간호사를 위한

핵심 임상추론

THE ESSENTIALS OF CLINICAL REASONING FOR NURSES

The Honor Society of Nursing, Sigma Theta Tau International (STTI) is a nonprofit organization founded in 1922 whose mission is to support the learning, knowledge, and professional development of nurses committed to making a difference in health worldwide. Members include practicing nurses, instructors, researchers, policymakers, entrepreneurs, and others. STTI has more than 500 chapters located at more than 700 institutions of higher education throughout Armenia, Australia, Botswana, Brazil, Canada, Colombia, England, Ghana, Hong Kong, Japan, Kenya, Lebanon, Malawi, Mexico, the Netherlands, Pakistan, Portugal, Singapore, South Africa, South Korea, Swaziland, Sweden, Taiwan, Tanzania, Thailand, the United Kingdom, and the United States of America. More information about STTI can be found online at www.nursingsociety.org.

Sigma Theta Tau International

550 West North Street

Indianapolis, IN, USA 46202

ISBN: 9781945157097

EPUB ISBN: 9781945157103

PDF ISBN: 9781945157110

MOBI ISBN: 9781945157127

Permission for this edition was granted by Sigma Theta Tau International Honor Society of Nursing

간호사를 위한 **핵심 임상추론**

The Essentials OF Clinical Reasoning FOR Nurses

2020년 12월 20일 1판 1쇄 인쇄
2020년 12월 30일 1판 1쇄 발행

지은이 | KUIPER · O'DONNELL · PESUT · TURRISE
엮은이 | 이주희 · 이윤주 · 배주연 · 상소민
펴낸이 | 김진환
펴낸곳 | 학지사메디컬
04031 서울특별시 마포구 양화로 15길 20 마인드월드빌딩
대표전화_ 02-330-5188　팩스_ 02-326-0338
등　록 | 2010년 2월 8일 제313-2010-36호
메　일 | hakjisamd@hakjisamd.co.kr
홈페이지 | http://www.hakjisamd.co.kr

ISBN 978-89-6069-911-3 93510

가　격 | 30,000원

간호사를 위한

핵심 임상추론

THE ESSENTIALS OF CLINICAL REASONING FOR NURSES

KUIPER · O'DONNELL · PESUT · TURRISE 공저

이주희 · 이윤주 · 배주연 · 상소민 공역

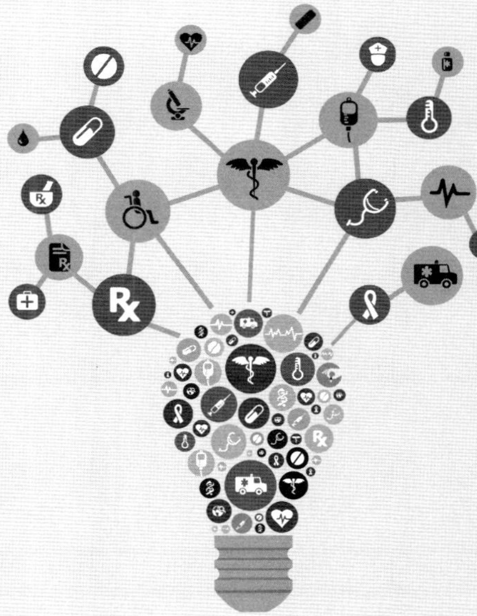

학지사메디컬
HAKJISA MEDICAL

역자소개

이주희 연세대학교 간호대학

이윤주 부산대학교 간호대학

배주연 연세대학교 간호대학

상소민 연세대학교 간호대학

역자서문

이 책은 Kuiper 박사와 동료들이 간호사의 임상추론, 자기조절 학습역량 등에 대하여 연구해 온 문헌들을 집대성하여 집필한 책입니다. 간호사의 임상추론 함양과 간호교육의 발전에 기여한 노스캐롤라이나 대학교의 Kuiper 박사와 함께 집필한 저자들에게 감사를 드립니다.

번역과정이 쉽지 않은 작업이었으나, 원저자들이 담고자 한 내용을 명확하고 정확하게 전달하기 위해 역자들이 세심하게 번역 작업을 수행하고 수정하며 내용을 합의하는 토론의 과정을 거쳤습니다. 여러 차례의 번역과 교정작업을 거치며 책이 출판될 수 있도록 지치지 않고 많은 수고와 노력을 아낌없이 쏟아준 여러 선생님들께 깊은 감사를 전합니다. 또한 독자들이 초고 번역을 가독성 있게 읽을 수 있도록 국문학적으로 검토해 주신 김미경 선생님께도 감사를 드립니다.

간호사의 임상추론 역량이 대상자의 건강문제 해결을 위한 핵심역량으로 떠오른 가운데 이 책을 번역하는 과정에서 그 중요성을 다시 한번 깊이 공감하였고, 간호교육에 미칠 중요한 영향력을 깨달았습니다. 간호사의 임상추론 역량은 환자안전에 직결되는 요소이므로 간호학문이 발전할수록 그 중요성은 더욱 강조되고 빛을 발하게 되리라 사료됩니다. 이 책의 큰 장점은 복잡하고 다양한 만성질환자가 증가하고 있는 임상의료환경의 변화 속에서 인간중심의 간호를 계획하고 수행하기 위해 간호사에게 요구되는 임상추론 역량 함양을 위한 표준화된 용어, 간호과정, 임상추론을 지지하는 사고 간의 관계, 임상추론 모델 및 사고전략 등을 제시한 것입니다. 이 책에는 간호사의 임상추론 사고 기술의 발전을 위한 구체적인 방법이 제시되었습니다.

또 하나의 장점은 다양한 생애주기 대상자의 사례를 통해 임상추론 모델을 적용하여 구체적인 문제해결과정을 제시한 것입니다. 이 책을 접하는 독자들이 문제의 우선순위 설정을 비롯한 임상추론 기술과 전략을 실제적으로 연습할 수 있는 유용한 기회를 제공하였습니다.

이 책을 읽는 간호학생, 간호실무자, 간호교육자들도 역자들이 번역을 하며 느꼈던 중요성에 공감하며 그 영향력이 전달되기를 바라며, 이를 통해 간호교육이 한 걸음 더 발전하게 되는 계기가 되기를 소망합니다. 이 책을 앞으로 간호학의 미래를 함께 이끌어나갈 간호학생, 간호실무자, 동료 교육자 및 연구자들에게 바칩니다.

2020년 12월

역자 드림

저자소개

RuthAnne Kuiper, PhD, RN, CNE, ANEF

RuthAnne Kuiper는 현재 윌밍턴에 있는 노스캐롤라이나 대학교 간호대학 교수이다. Kuiper 박사는 컬럼비아에 있는 사우스캐롤라이나 대학교에서 간호학 박사학위를 취득하였고, 로스앤젤러스에 있는 캘리포니아 주립 대학에서 심혈관계 임상간호사로 석사학위를, 뉴욕 알바니에 위치한 엑셀시어 대학에서 학사학위, 그리고 뉴저지 주 몬 클레어에 있는 Mountainside Hospital 간호대학에서 간호학 학사학위를 받았다. Kuiper 박사의 연구 관심 분야는 임상추론, 메타인지, 자기조절학습 및 기술 혁신 간호교육이다. Kuiper 박사는 간호교육과 관련된 수많은 연구를 수행하였고 연구에서 비롯된 많은 데이터 기반 출판물을 보유하고 있다. Kuiper 박사는 미국간호연맹(National League of Nursing), 시그마국제학회(Sigma Theta Tau International), 임상시뮬레이션 국제간호협회(INACSL) 위원, 간호학 임상시뮬레이션 편집위원 외 다른 여러 전문적 저널의 심사위원이다. 그 외에도 시그마국제학회의 회원이며, 지역 챕터에서 여러 리더십 직책을 맡았다. 2007년부터는 미국간호연맹의 간호교육자로 활동하고 있다.

2011년, Kuiper 박사는 Academy of Nursing Education Fellows에 가입했다. 또한 루이스 환자 안전 재단(Louise H. Batz Patient Safety Foundation)에서 선정한 동부 100위 내 간호 교수 중 하나로 선정된 것에 기반하여 2013년에 노스캐롤라이나에서 의학 및 간호 교수 상위 20명 안에 들었다. Kuiper 박사의 중점분야는 교육 및 성인간호, 특히 중환자 간호분야이다. 또한 여전히 간호교육자와 간호실무자를 위한 수업을 계속 강연하고 있으며, 간호교육자 실습을 감독하고 연구 프로젝트를 진행하는 전국의 대학원생을 멘토링하고 있다. 가장 최근에는 시그마국제학회와 엘스비어 재단이 공동 후원하는 간호학교수리더십학회(Nurse Faculty Leadership Academy)에서 교수 멘토를 담당했다.

Sandra M. O'Donnell, MSN, RN, CNE

Sandra M. O'Donnell은 윌밍턴에 위치한 노스캐롤라이나 대학교 간호대학을 은퇴한 강사이다. O'Donnell은 윌밍턴 노스캐롤라이나 대학교 간호대학에서 간호학사와 석사학위를 받았고, 간호교육자로 10년 넘게 간호학을 가르쳤으며, 2006년 대학원 우수상을 수상했다. 현재 종양간호협회, 미국간호연맹(National League of Nursing), 시그마국제학회(Sigma Theta

Tau International)의 Nu Omega Chapter에서 활동 중이다. O'Donnell은 내과/외과, 종양과, 심장내과 준중환자실(sub-ICU), 신장내과 및 회복실과 같은 다양한 임상 환경에서 임상을 지도하였으며, 학부에서는 건강사정, 임상추론 및 과학적 탐구, 병리학 및 전문직 간호, 온라인으로 RN-BSN 및 학부생 대상의 임상 연구 프로그램을 강의하였다. O'Donnell은 졸업학년 학생들의 학습 경험에 대한 공헌을 인정받았다.

O'Donnell의 연구 관심사는 학부교육과 임상환경에서 교육학적 적용 그리고 학부학생과 간호사들의 자기효능감 개발이다. O'Donnell은 현재 간호 프로그램에서 학부 교수진이 사용하는 몇 가지 유용한 지침과 핸드북을 작성하기도 하였다. 여기에는 서면 과제 평가기준, 3개의 임상 평가 도구, "캡스톤 프리셉터 핸드북" 및 "결과-현재 상태 테스트 핸드북"이 포함된다. 현재 노스캐롤라이나 주 윌밍턴에서 Lower Cape Fear Hospice 이사회와 뉴 하노버 지역 의료 센터(New Hanover Regional Medical Center) 간호사 자원봉사자를 포함한 다양한 자원봉사자 역할을 맡고 있다.

Daniel J. Pesut, PhD, RN, FAAN

Daniel Pesut는 미네소타 대학교 간호대학의 간호 보건학(Nursing Population Health) 및 시스템 협동 과정의 간호학 교수이다. Pesut 박사는 Katharine J. Densford International Center for Nursing Leadership의 임원이자 Katherine R. and C. Walton Lillehei의 간호 리더십 의장이다. Pesut 박사는 1975~1978년까지 육군 간호사단에서 현역으로 복무했다. 1978~1981년에는 미시간 대학교 간호대학에서 교수로 재직했으며, 1984년에 미시간 대학교에서 임상간호 연구 박사학위를 취득했다. 또한 사우스캐롤라이나의 콜럼비아에 위치한 William S. Hall Psychiatric Institute(1984~1987년)에서 간호부서의 이사(Director of Nursing Services)를 역임했으며 교수로는 사우스캐롤라이나 간호대학(1987~1997년), 인디애나 간호대학(1997~2012), 그리고 가장 최근에는 미네소타 간호대학(2012년~현재)에서 재직 중이다. 창의력, 메타인지와 간호교육분야에서 그의 작업과 학문은 성찰적 임상추론(Reflective Clinical Reasoning)의 Outcome-Present State-Test(OPT) 모델의 생성 및 개발을 이끌어 냈다.

Pesut 박사는 미국간호학술원의 정회원(FAAN)이며, 시그마국제학회(Sigma Theta Tau International)의 이사회(1997~2005년) 및 회장(2003~2005년)을 역임하였고, 하버드 고등 교육 연구소에서 경영 개발을 수료하였다. Pesut 박사는 허드슨 연구소의 코치이자 국제코치연맹(International Coach Federation)의 회원으로 수많은 저명한 교육 및 리더십 상들을 수상했다.

Stephanie L. Turrise, PhD, RN, BC, APRN, CNE

Stephanie L. Turrise는 윌밍턴에 위치한 노스캐롤라이나 대학교 간호대학의 조교수이다. Turrise 박사는 뉴저지 주립 대학인 러쳐스 대학교(Rutgers)에서 간호학 석사, 박사학위와 성인간호 전문간호사 학위를 받았다. Turrise 박사는 인디애나-퍼듀대학교 인디애나폴리스캠퍼스에서 간호교육 석사학위를 받은 간호교육자이며, 펜실베이니아주 블룸스버그에 위치한 블룸스버그 대학교에서 학사학위를 받았다. Turrise 박사의 연구 관심분야는 간호교육 및 만성 심장혈관질환을 가진 개인의 자기조절과 만성 심부전 환자의 치료의 변화 과정에 관한 연구이다. Turrise 박사는 최근 명상요법이 심장재활 참가자들의 결과에 미치는 영향을 조사하는 다학제 간 연구를 수행하였다. Turrise 박사는 AACN이 인증한 내과-외과 간호사이며, 심장재활 외래 병동에서 근무하고 있고, 시그마국제학회(Sigma Theta Tau International)의 일원이자 지역 지부에서 리더십 직책을 맡고 있다.

서문

지금까지 간호사로서 역할에 대한 생각의 변화를 일으킨 아이디어나 모델을 접한 적이 있나요? 저는 Outcome–Present State–Test(OPT) 모델을 처음 알게 되었을 때 이런 일이 일어났습니다.

저는 이런 방식의 "사고에 대한 사고"를 너무 오래전이라 잊어버렸던 학회에서 Daniel J. Pesut의 발표 중 처음 접하게 되었습니다. 집에 도착하자마자, 저는 Pesut과 Herman이 함께 공동 저술한 Clinical Reasoning: Art and Science of Critical Thinking 책을 주문하였습니다. 크기는 한 손에 들어올 정도로 작지만, 그 내용은 강력한 책장을 한 장씩 넘기며 아이오와 대학에서 진행한 결과와 중재 작업 중 용어 개발에 대한 저의 열정과 얼마나 잘 맞는지를 알고 놀랐습니다.

저는 곧바로 OPT 모델을 전자의무기록에 표준화된 간호용어 이용에 대한 발표에 사용하기 시작했습니다. 발표들의 대부분은 전세계 독자들을 위한 것이었는데, 저는 Pesut와 Herman의 책의 사본을 가져가서 간호과정을 이제 막 사용하기 시작한 국가에 적어도 20부의 사본을 나눠 주었습니다. 저는 OPT 모델이 간호사들로 하여금 간호진단, 결과 및 중재들을 연결하는 것을 돕는 데 아주 유용하다는 것을 발견했습니다. 특히 감사하게 여기는 한 가지는 간호과정의 세대에 대한 토론입니다. 저는 이런 토론이 간호과정의 시작점과 앞으로의 방향성을 이해하는 데 중요하다고 생각합니다. 오늘날 우리는 '빅 데이터'를 수집하면서 간호과정의 세대와 일치하는 특정 환자 집단을 위한 치료 모델로 전문성을 옮길 수 있는 토대를 제공하고 있습니다.

아마도 OPT 모델은 간호대학 신입생에게 The Essentials of Clinical Reasoning for Nurses: Using the Outcome–Present State–Test Model for Reflective Practice의 아이디어를 소개할 때 가장 가치가 있을지도 모릅니다. OPT 모델을 통해 신속하게 사례 연구의 웹 다이어그램을 만들고 간호사처럼 생각하기 시작하는 법을 배울 수 있습니다. 교육에 있어 가장 보람 있는 경험은 임상추론과 OPT 모델을 도입한 후에 일어났습니다. OPT 모델 토론 직후 가정 방문에 참여한 학생 중 한 명이 그날 밤 대상자와 함께 수업에서 배운 것을 어떻게 사용했는지를 적은 이메일을 보냈습니다. 그 대상자는 암 진단과 수술로 몸이 좋지 않은 상태였습니다. 학생은 대상자에게 그의 문제들에 초점을 맞춘 웹을 개발하는 것에 대한 도움을 요청했습니다. 그러자 현재 치료 계획이 대상자의 우선 순위에 초점을 맞추지 않았다는 것이 분명해졌습니다. 학생은 대상자의 새로운 웹 다이어그램을 치료팀에게 다시 가져갔습니다. 치료팀은 대상자의 요구들을 해결하기 위하여 새로운 치료 계획을 생성하였고 그 학생을 칭찬했습니다. 저는 아직도 그 학생이 그날 밤 저에게 보낸 이메일을 가지고 있습니다. 이 사례는 간호사들이 대상자 개개인별 이야기를 근거로 그들의 요구를 이해할 수 있도록 도와주는 OPT 모델의 힘을 보여줍니다.

저처럼 The Essentials of Clinical Reasoning for Nurses의 내용에 크게 영향을 받을 것이라고 생각합니다. 이 아이디어들이 임상 실습, 지도 방법 그리고 심지어 당신이 인생에서 직면하는 문제에 대해 어떻게 생각하는지에 대해 영원히 영향을 미칠 수 있을 것이라 확신합니다.

Sue Moorhead, PhD, RN, ENI, FAAN
간호분류 및 임상효과센터장
아이오와 대학교 간호대학 부교수

도입부

이 책에서 우리는 임상추론의 Outcome-Present State-Test(OPT) 모델을 제시하고 설명한다. OPT 모델은 임상추론, 임상감독 및 간호 계획을 학습하고 교육하는 것을 지원한다. 이 모델의 구조와 적용, 용어의 정의, 모델의 사용을 지원하는 사고전략은 현대 간호에 대한 교육, 실습 및 연구 결과를 가져온다. 학생, 간호실무자, 교육자, 책임자 및 관리자는 OPT 모델을 통해 전통적인 간호과정에서 진화적 발전을 고려하도록 권고된다.

임상추론 과정에서 학생들과 함께 하는 작업을 바탕으로 임상추론의 OPT 모델을 만들고, 개발하고, 정제했다. OPT는 대상자 이야기의 맥락을 고려하여 성찰, 결과상태, 검사 및 임상판단의 개발을 강조하는 3세대 간호과정 모델이다. OPT 모델은 임상실무에서 중요하고 창의적이며 시스템 및 복합적 사고의 사용 및 적용을 지원한다.

임상에서의 적용

OPT 모델의 사용 및 적용은 간호사가 간호결과에 대해 추론하는 데 사용하는 사고 기술 중 감춰진 일부를 추출하는 데 도움을 준다. 과정과 사고전략 및 전술을 보다 명시적으로 만듦으로써 임상추론에 사용되는 숨겨진 생각을 알아낼 수 있다. OPT 모델은 임상추론에서 보이지 않는 생각을 명확하고 눈에 띄게 만든다. 이러한 전략을 보다 분명하게 만드는 것은 여러 이점들이 있다. 이런 분석은 교수가 가르치고, 학생들이 배우고, 간호실무자가 더 나은 근거를 가질 수 있도록 도울 가능성이 높다. 결과에 초점을 맞추는 것은 치료 및 혜택에 대한 방향을 제공한다.

OPT 모델은 전통적인 간호과정을 기반으로 하지만 간호과정과는 여러 측면에서 다르다. 첫 번째, OPT 모델은 대상자 요구와 핵심 문제의 간호중재 활동들을 정리한다. 핵심 문제가 해결되면, 더 많은 외부 문제가 저절로 해결된다. 두 번째, OPT 모델은 현 상태와 명확한 결과 상태 간의 병렬화 혹은 차이 분석을 분명히 한다. 차이 분석은 시험을 만든다. 시험 조건들은 임상 결정, 중재 및 근거기반 판단을 활성화한다. 세 번째, 이 모델은 임상추론의 동시 반복적 특성을 강화한다. 네 번째, OPT 모델은 실제 성찰적 임상판단 개발에 필요한 중요하고 창의적이며 시스템 및 복합적 사고에 기반을 두고 있기 때문에 결과 중심의 의료 시스템과 양립할 수 있다.

사고 및 표준화된 용어의 종류

임상추론의 필수 요소라고 생각되는 사고전략과 전술을 정의하기 위해 최선을 다했다. 모델의 추론적 핵심을 지지하는 중요하고 창의적이며 시스템 및 복잡성 사고 기술의 역할을 설명한다. 성찰은 추론 과정의 필수적인 부분이다. 이 모델은 대상자의 이야기와 관련된 사실과 표준화된 간호용어 및 시스템 사고 전술을 사용하여 임상추론의 맥락과 내용을 구성한다.

임상적 의사결정 및 임상판단

이 모델의 임상적 의사결정은 간호 활동을 선택하는 것으로 정의된다. 임상판단은 대상자의 현재 상태 정보와 특정한 결과 상태 기준을 비교한 시험들이 가져온 결론이다. 현재 상태 및 결과 상태 정보의 일치 또는 불일치와 관련된 동시적 판단을 통해 임상적 의사결정의 필요성이 결정된다. 판단에 대한 성찰은 결과가 성공적으로 달성되었음을 나타낼 수 있고, 혹은 상황을 재구성하거나 새로운 시험 생성, 추가 임상 결정 또는 양질의 치료를 지원하는 데 필요한 추가 유형의 진단, 중재 및 결과에 대한 대체 판단이 필요하다는 것을 나타낼 수 있다.

책의 구성

PART I 임상추론 OPT 모델 마스터하기는 총 6장으로 구성되어 있다. 1장에서는 임상추론의 발달을 다루고, 2장은 간호지식을 정의하고 간호 활동을 가시화하기 위한 표준화된 용어의 중요성을 설명한다. 3장은 비판적, 창의적, 시스템 및 복잡성 사고, 그리고 사고전략과 전술이 자기규제 학습의 개발을 지원하는 방법 등 메타인지의 역할에 대한 토론과 통찰력을 제공한다. 4, 5, 6장은 대상자의 맥락 속 이야기에 주의를 기울이고, 핵심 문제를 분별하기 위해 임상추론 웹을 만드는 방법을 포함하는 OPT 모델을 마스터하는 단계별 접근 방식을 제공한다. 또한 5장은 치료 계획 및 추론을 하기 위한 필터링, 프레이밍 등을 정의하는 것에 대한 중요성을 설명하고, 6장은 임상적 의사결정, 중재 선택 및 임상판단과 관련된 요소를 자세히 설명한다.

PART II 생애주기에 따른 임상추론 OPT 모델의 적용에서는 특정 임상 사례 연구와 OPT 모델의 사용을 보여주는 총 7장으로 구성되어 있다. 독자들이 서로 다른 임상 시나리오와 모델의 교육, 학습 및 응용 프로그램을 지원하는 유사한 구조를 가지고 있음을 습득하게 한다. PART II는 신생아 사례로 시작하여 청소년 및 성인 대상자에서의 모델의 적용에 중점을 둔다.

10, 11, 12장은 여성, 남성 및 노인 건강 사례에서 모델을 어떻게 적용할 수 있는지에 대한 예를 제공한다. 13장은 임종 사례를 제시하고 호스피스와 완화치료를 받는 대상자에서의 모델 적용을 보여준다.

PART III 임상추론 OPT 모델의 혁신적인 적용은 총 3장으로 구성되어 있다. 14장은 OPT 모델이 미국간호진단협회(NANDA–I), 간호중재분류(NIC) 및 간호결과분류(NOC) 체계와 관련된 용어들과 또 다른 표준화된 용어인 오마하 시스템과 함께 어떻게 사용될 수 있는지 보여준다. 15장은 OPT 모델의 구조, 전략과 전술들이 어떻게 임상감독과 보고를 모의실험에서 지원할 수 있는지 묘사하고 설명한다. 마지막으로 16장에서는 OPT 모델의 미래 경향과 도전 과제로, 모의실험, 커리큘럼 개발 및 전문직 간 교육을 어떻게 지원할 수 있는지 제안한다. 마지막으로 용어사전은 책 전체에 사용되는 개념을 정의하여 독자의 이해를 돕는다.

간호학이 발전함에 따라 간호실무와 관련된 지식도 확장된다. 임상추론의 OPT 모델은 미래를 추론하는 데 필요한 비판적이고 창의적이며 시스템 및 복잡성 사고 기술의 발전 및 습득을 지지하기 위하여 표준화된 용어의 발전 및 개발과 관련된 현대적인 지식을 사용하는 구조 및 과정이다.

목차

PART I 임상추론 OPT 모델 마스터하기

CHAPTER 01 간호학에서 임상추론의 성장과 발전

전문직 간호: 간호업무의 범위와 표준 _ 4

간호과정의 흐름 _ 6

간호과정의 발전 _ 7

간호목표로의 전환 _ 8

임상추론의 OPT 모델의 시작 _ 8

현재의 6-단계 간호과정 _ 9

임상추론의 OPT 모델 _ 11

임상추론: 예술과 과학 _ 14

요약 _ 15

요점 _ 16

CHAPTER 02 임상추론과 표준화된 용어

간호실무 데이터의 수준 _ 22

개인 수준의 데이터 _ 23

단위/조직 수준 _ 23

네트워크/지방정부/국가 수준 _ 25

표준화된 용어: 간호정보학의 기여 _ 26

ANA가 조직한 간호기록 _ 28

간호용어와 영역의 조화 _ 32

발전 방향 _ 35

요약 _ 36

요점 _ 37

CHAPTER 03 임상추론: 사고에 대한 고찰

임상추론에 영향을 주는 사고 _ 42

임상추론을 위한 사고의 종류 _ 43

비판적 사고 _ 44

성찰적 자기조절 _ 45

창의적 사고 _ 46

체계적 사고 _ 47

복합적 사고 _ 49

임상추론의 숙달을 위한 사고전략 _ 51

지식 작업 _ 51

자기대화 _ 51

스키마 찾기 _ 52

프로토타입 확인 _ 53

가설 세우기 _ 53

만약-그렇다면, 어떻게-그래서 사고 _ 54

비교분석 _ 54

병렬화 _ 54

재귀적 비교 _ 55

프레임 재구성 _ 55

성찰 점검 _ 55

임상적 의사결정에 적용된 사고전략 _ 56

요약 _ 57

요점 _ 57

목차

CHAPTER 04 **임상추론의 OPT 모델 학습하기:** 맥락 속 대상자 이야기와 임상추론 웹

건강 데이터/근거의 출처 _ 62

맥락 속 대상자 _ 63

임상추론 웹: 임상추론을 위한 전략과 도구 _ 66

웹에 대해 자주 묻는 질문 _ 69

임상추론에 대한 성찰 _ 70

지식 작업 _ 72

자기대화 _ 73

스키마 찾기 _ 73

프로토타입 확인 _ 74

요점 _ 74

CHAPTER 05 **임상추론의 OPT 모델 학습하기:** 프레임, 결과–현재 상태–검사

필터링, 프레이밍과 초점 맞추기 _ 78

필터링 _ 78

프레이밍 _ 80

초점 맞추기 _ 83

웹에 대해 자주 묻는 질문 _ 86

임상추론에 대한 성찰 _ 88

가설 세우기 _ 89

만약-그렇다면, 어떻게-그래서 사고 _ 89

비교분석 _ 89

병렬화 _ 90

재귀적 비교 _ 90

요점 _ 92

CHAPTER 06 **임상추론의 OPT 모델 학습하기:** 중재, 판단과 프레임 재구성

간호중재 _ 96

임상적 결정 _ 97

판단 _ 99

웹에 대해 자주 묻는 질문 _ 102

임상추론에 대한 성찰 _ 103

재귀적 비교 _ 104

프레임 재구성 _ 104

성찰 점검 _ 108

임상추론 결과 _ 109

요점 _ 112

PART II **생애주기에 따른 임상추론 OPT 모델의 적용**

CHAPTER 07 **임상추론과 신생아 건강문제**

사례 연구: 황달이 있는 신생아 _ 120

대상자 이야기 _ 122

신체사정 _ 122

심리사회적 사정 _ 122

치료 계획 _ 123

임상추론의 OPT 모델을 사용한 대상자 중심의 간호계획 _ 123

대상자 문제와 간호진단의 발견 _ 123

우선순위의 간호 인지 _ 123

목차

임상추론 웹 만들기 _ 126

임상추론 웹 구성하기 _ 127

임상추론 웹을 잇고 엮기 _ 128

임상추론의 OPT 모델 워크시트 완성하기 _ 131

맥락 속 대상자 이야기 _ 131

진단 군집/단서 논리 _ 131

프레이밍 _ 133

현재 상태 _ 133

결과 상태 _ 134

검사 _ 134

중재 _ 135

판단 _ 137

완성된 임상추론의 OPT 모델 _ 139

요약 _ 140

요점 _ 141

CHAPTER 08 임상추론과 청소년 건강문제

대상자 이야기 _ 147

과거력 _ 147

신체사정 _ 147

진단 검사 결과 _ 148

그 밖의 진단적 검사 _ 148

약물 _ 148

심리사회적 사정 _ 148

현재 신체 상태 _ 148

임상추론의 OPT 모델을 사용한 대상자 중심의 간호계획 _ 149

대상자 문제와 간호진단의 발견 _ 149

우선순위의 간호 인지 _ 149

임상추론 웹 만들기 _ 154

임상추론 웹 구성하기 _ 154

임상추론 웹을 잇고 엮기 _ 155

임상추론의 OPT 모델 워크시트 완성하기 _ 159

맥락 속 대상자 이야기 _ 159

진단 군집/단서 논리 _ 160

프레이밍 _ 160

현재 상태 _ 161

결과 상태 _ 161

검사 _ 162

중재 _ 163

판단 _ 165

완성된 임상추론의 OPT 모델 _ 167

요약 _ 167

요점 _ 169

목차

CHAPTER 09 임상추론과 청년의 건강문제

대상자 이야기 _ 175

신체사정 _ 175

심리사회적 사정 _ 176

약물 _ 176

임상추론의 OPT 모델을 사용한 대상자 중심의 간호계획 _ 176

대상자 문제와 간호진단의 발견 _ 176

우선순위의 간호 인지 _ 177

임상추론 웹 만들기 _ 177

임상추론 웹 구성하기 _ 179

임상추론 웹을 잇고 엮기 _ 182

임상추론의 OPT 모델 워크시트 완성하기 _ 186

맥락 속 대상자 이야기 _ 186

진단 군집/단서 논리 _ 186

프레이밍 _ 187

현재 상태 _ 188

결과 상태 _ 188

검사 _ 189

중재 _ 190

판단 _ 192

완성된 임상추론의 OPT 모델 _ 194

요약 _ 195

요점 _ 196

CHAPTER 10 임상추론과 여성의 건강문제

대상자 이야기 _ 201

과거력 _ 201

신체사정 _ 202

진단 검사 결과 _ 202

약물 _ 202

심리사회적 사정 _ 202

현재 신체 상태 _ 203

임상추론의 OPT 모델을 사용한 대상자 중심의 간호계획 _ 203

대상자 문제와 간호진단의 발견 _ 203

우선순위의 간호 인지 _ 203

임상추론 웹 만들기 _ 208

임상추론 웹 구성하기 _ 208

임상추론 웹을 잇고 엮기 _ 210

임상추론의 OPT 모델 워크시트 완성하기 _ 212

맥락 속 대상자 이야기 _ 213

진단 군집/단서 논리 _ 213

프레이밍 _ 214

현재 상태 _ 214

결과 상태 _ 215

검사 _ 216

중재 _ 217

판단 _ 219

완성된 임상추론의 OPT 모델 _ 221

요약 _ 221

요점 _ 223

목차

CHAPTER 11 임상추론과 남성의 건강문제

대상자 이야기 _ 228

과거력 _ 229

신체사정 _ 229

진단 검사 결과 _ 229

약물 _ 230

심리사회적 사정 _ 230

현재 신체 상태 _ 230

임상추론의 OPT 모델을 사용한 대상자 중심의 간호계획 _ 230

대상자 문제와 간호진단의 발견 _ 231

우선순위의 간호 인지 _ 231

임상추론 웹 만들기 _ 236

임상추론 웹 구성하기 _ 236

임상추론 웹을 잇고 엮기 _ 238

임상추론의 OPT 모델 워크시트 완성하기 _ 241

맥락 속 대상자 이야기 _ 241

진단 군집/단서 논리 _ 241

프레이밍 _ 242

현재 상태 _ 243

결과 상태 _ 243

검사 _ 244

중재 _ 245

판단 _ 247

완성된 임상추론의 OPT 모델 _ 249

요약 _ 249

요점 _ 252

CHAPTER 12 임상추론과 노인의 건강문제

대상자 이야기 _ 257

과거력 _ 258

신체사정 _ 258

진단 검사 결과 _ 258

다른 진단 검사 _ 258

영양 _ 259

약물 _ 259

심리사회적 사정 _ 259

현재 신체 상태 _ 259

임상추론의 OPT 모델을 사용한 대상자 중심의 간호계획 _ 260

대상자 문제와 간호진단의 발견 _ 260

우선순위의 간호 인지 _ 260

임상추론 웹 만들기 _ 261

임상추론 웹 구성하기 _ 261

임상추론 웹을 잇고 엮기 _ 264

임상추론의 OPT 모델 워크시트 완성하기 _ 268

맥락 속 대상자 이야기 _ 269

진단 군집/단서 논리 _ 269

프레이밍 _ 270

현재 상태 _ 270

결과 상태 _ 271

검사 _ 272

중재 _ 273

판단 _ 274

완성된 임상추론의 OPT 모델 _ 276

요약 _ 277

요점 _ 279

목차

CHAPTER 13 임상추론과 호스피스 완화간호

대상자 이야기 _ 285

신체사정 _ 286

임상추론의 OPT 모델을 사용한 대상자 중심의 간호계획 _ 286

대상자 문제와 간호진단의 발견 _ 286

우선순위의 간호 인지 _ 286

임상추론 웹 만들기 _ 287

임상추론 웹 구성하기 _ 290

임상추론 웹을 잇고 엮기 _ 290

임상추론의 OPT 모델 워크시트 완성하기 _ 294

맥락 속 대상자 이야기 _ 294

진단 군집/단서 논리 _ 294

프레이밍 _ 295

현재 상태 _ 296

결과 상태 _ 296

검사 _ 297

중재 _ 298

판단 _ 299

완성된 임상추론의 OPT 모델 _ 300

요약 _ 301

요점 _ 303

PART III 임상추론 OPT 모델의 혁신적인 적용

CHAPTER 14 오마하 시스템과 OPT 모델 사용하기

지역사회간호와 임상추론 _ 310

지역사회간호를 위한 표준화된 용어: 오마하 시스템 _ 310

오마하 시스템: 문제 영역 _ 312

오마하 시스템: 중재와 목표 _ 313

오마하 시스템: 결과에 대한 문제측정척도 _ 314

대상자 이야기 _ 317

임상추론 웹을 잇고 엮기 _ 317

임상추론을 위한 사고전략 _ 319

자기대화 _ 319

프로토타입 확인 _ 320

스키마 찾기 _ 320

가설 세우기 _ 320

만약-그렇다면, 어떻게-그래서 사고 _ 321

비교분석 _ 322

병렬화 _ 324

의사결정(중재) _ 325

재귀적 비교 _ 325

프레임 재구성 _ 327

성찰 점검 _ 327

요약 _ 328

요점 _ 329

목차

CHAPTER 15 임상감독을 위해 OPT 모델 사용하기

성찰적 사고 기술과 간호 지능 _ 332

임상감독과 성공적 지능의 발달 _ 335

임상감독을 위해 임상추론의 OPT 모델 사용하기 _ 337

요약 _ 342

요점 _ 343

CHAPTER 16 미래 경향과 도전 과제

OPT 모델: 시뮬레이션 디브리핑 _ 348

교육과정 통합: 교육과정에서 임상추론의 OPT 모델 사용하기 _ 350

OPT 모델과 전문직 간 교육 _ 354

요약 _ 356

요점 _ 356

용어사전 _ 361

찾아보기 _ 369

PART I

임상추론 OPT 모델 마스터하기

MASTERING THE OPT MODEL OF CLINICAL REASONING

CHAPTER 1 간호학에서 임상추론의 성장과 발전

CHAPTER 2 임상추론과 표준화된 용어

CHAPTER 3 임상추론: 사고에 대한 고찰

CHAPTER 4 임상추론의 OPT 모델 학습하기: 맥락 속 대상자 이야기와 임상추론 웹

CHAPTER 5 임상추론의 OPT 모델 학습하기: 프레임, 결과-현재 상태-검사

CHAPTER 6 임상추론의 OPT 모델 학습하기: 중재, 판단과 프레임 재구성

CHAPTER 1

간호학에서 임상추론의 성장과 발전

THE DEVELOPMENT AND EVOLUTION OF CLINICAL REASONING IN NURSING

학습 목표

- 미국간호협회(American Nurses Association)의 간호업무의 범위와 표준을 검토한다.
- 간호과정의 성장과 발전을 설명한다.
- 임상추론을 위한 표준화된 용어의 역할을 간호과정의 배경에 맞게 설명한다.
- 임상추론의 Outcome-Present State-Test(OPT) 모델을 설명한다.
- 전통적인 간호과정 모델과 OPT 모델을 비교 및 대조한다.

간호사의 역할은 21세기 건강관리 문제들을 해결하기 위해 필수적이다. 간호지식의 발전과 표준화된 용어의 사용은 효율적이고 합리적인 임상추론을 가능하게 했을 뿐만 아니라, '간호'라는 직업의 발전을 위한 기반이 되었다(Pesut, 2006; Kuiper, Pesut, & Arms, 2016). 1장은 미국간호협회에서 제시한 전문직 간호사들을 위한 간호업무의 범위와 표준(scope and standards of Practice)에 대해 논할 예정이다. 그리고 간호과정의 역사를 짚어 올라가며 임상추론의 OPT 모델의 학습 배경을 설명한다.

전문직 간호: 간호업무의 범위와 표준 Scope and Standards of Practice

간호는 전문직으로서 전문적 실무와 간호수행의 표준을 바탕으로 점차 발전하고 있다. 과거에 비해 더욱 명확해지고 있는 전문직 표준은 간호사의 실무와 교육 그리고 전문직 사회화의 방향성을 제시한다. 미국간호협회(American Nurses Association, ANA)에서 발간한 「Nursing: Scope and Standards of Practice, 3rd edition(2015)」에서는 간호를 정의하고, 지식기반 간호실무와 함께 기본간호 및 상위 수준의 간호실무를 논하며, 사회의 이익을 위한 전문적이고 자율적이면서도 법적 근거를 갖는 간호실무와 간호에 대해 설명한다. 이 책에서는 다른 직종과 구별할 수 있는 전문직 기준을 언급하였으며, 구체적으로 살펴보면 다음과 같다. 전문직은 윤리강령의 맥락 내에서 서비스를 위한 방향성을 가지며, 발전된 지식과 이론을 바탕으로 실무를 수행한다. 또한 자주적이고 자율적으로 규제를 시행하는데, 이러한 측면에서 전문직은 직종 내 구성원과 그들이 제공하는 서비스를 통제하기 위한 책임과 권리를 가진다. 마지막으로, 사회 문제와 필요의 맥락에서 공익을 추구하고 제공해야 한다.

전문적인 간호실무의 성장과 발전을 탐구하기 위해 간호과정의 역사와 발전 과정을 배워야 한다. 사정, 진단, 결과 분류, 계획, 중재, 평가의 간호과정에서 '간호'를 이끌어가는 사고와 추론의 본질을 학습하는 것이 중요하다.

간호과정의 형식과 간호사가 대상자를 돌보는 상황에 대해 생각하고 추론하는 방법은 끊임없이 변화하고 있으며, 여러 연구와 간호실무, 간호교육의 발달은 이러한 변화를 촉진시킨다. 발전된 간호지식은 정책과 실무 표준에 영향을 미치기도 하고, 간호지식과 전문적인 업무 개념은 법적, 정책적 발전 방향에 따라 영향을 받기도 한다. 간호교육 연구는 전문적 실무에 바탕을 둔 간호의 교수 학습 정책을 조정한다. 최근 미국간호협회에서 발표한 간호 업무의 범위와 표준(American Nurses Association, ANA)은 간호사가 수준 높은 간호를 제공하는 데 사용하는 비판적 사고 모델을 묘사하고 설명하고 있다. 이 모델은 흔히 '간호과정'이라 알려져 있으며 개인, 가족, 단체, 지역사회를 위한 간호에 대한 생각을 조직화하는 틀을 제공한다. 또한 간호실무에 바탕이 되는 전문직 표준은 이 모델의 구축을 돕는다.

이 모델의 첫 번째 단계는 사정(assessment)으로, 수집된 적절한 자료와 지역사회 건강이나 대상자, 가족과 관련된 정보를 포함한다. 사정은 간호진단(diagnosis)으로 이어진다. 간호진단은 정보를 분석함으로써 진행되는데, 이는 실제 혹은 잠재적인 간호문제나 이슈를 밝히기 위함이다. 이어 여러 간호진단으로부터 결과(outcomes)가 도출된다. 결과를 인지하는 것은 대상자에게 필요한 간호계획(plan)이 적절하게 수행되어 결과가 도출되었는지를 확인하는 과정이다. 간호계획은 대상자나 상황이 기대하는 결과를 달성하기 위한 전략을 구성하는 과정이다. 이를 통해 발전한 간호계획의 실행(implementation or execution)은 건강교육, 건강 증진 활동과 통합적 돌봄 등을 의미한다. 간호평가(evaluation)는 목표 달성에 대한 결과를 결정하는 과정이다. 이와 같은 실무의 기준틀에서 보다 더 나아가, 전문적인 수행(performance)에 관련된 기준들은 다음과 같다.

- 윤리적인 실무
- 문화적 감수성
- 다양성과 포용성(inclusivity)
- 모든 상황에서의 효과적 의사소통
- 건강관리 소비자를 포함한 모든 이해 당사자와의 협동

전문적 간호수행은 임상 환경과 전문직 내의 리더십도 포함된다. 실무에서의 연구와 근거의 통합(integration)은 간호의 질을 높이는데 긍정적인 영향을 미친다. 통합을 위해서는 현실적이면서도 동시에 미래를 지향하는 사고 역량과 지식이 필요하다. 전문직 수행표준은 자신과 다른 사람에 대한 평가와 자원 활용, 환경 건강과 관련이 있다. 2015년 표준은 과거의 법적, 교육적, 정치적 정책과 시간이 지남에 따라 발전된 표준에 기반을 두고 있으며, 당대의 전문직 간호실무를 대표한다는 점에 유의해야 한다. 간호과정의 본질은 시간의 흐름과

함께 변화했다. 학생들과 보건의료 전문가는 간호과정이 시간에 따라 어떻게 발전하고 진화했는지에 대한 역사를 이해하는 것이 중요하다.

초기 간호과정 모델은 문제 해결을 위한 관점(problem-solving perspective)을 중점으로 설계되었다. 시간이 지나면서 결과를 중시하는 현대 사회에서 문제 해결 모델은 오늘날 간호사에게 기대되는 임상추론 능력과 간호계획을 충족시키기 위해, 복합적 추론 모델과 시스템으로 대체되었다. 현대 간호과정 모델에 대한 관심은 표준화된 용어, 체계에 대한 사고, 간호목표 그리고 창의적이고 복합적인 사고에 대한 논의를 포함해야 한다. 다음은 시간의 흐름에 따른 간호과정의 성장과 발전을 기술한다.

간호과정의 흐름 A Brief History of the Nursing Process

1950년대 이전 간호과정은 간호학에 임상적 사고의 체계를 제공하였다. 전통적인 간호과정은 대상자들이 마주하는 문제들을 예상하고 신속하게 해결하기 위한 생각을 정리하기 위해 고안되었다. 1950년대 이전 간호교육은 도제식 모델(apprenticeship model)에 중점을 두었다(Taylor & Care, 1999). 의식, 전통, 표준 수술 절차와 도제식 모델은 임상적 사고를 위한 문제-해결 기술의 발달을 강조하는 방향으로 바뀌었다. 이 1세대 간호과정(1950~1970)은 임상적 사고를 네 단계(사정-계획-중재-평가)의 문제-해결 모델로 체계화했다(Assesment-Planning-Intervention-Evaluatic, APIE)(Pesut & Herman, 1998).

간호의 생물학적, 정신적, 사회적 및 신체적 사정은 전통적으로 의학에서 시행된 신체사정과는 차이가 있었고, 이는 간호수행과 중재로 해결할 수 있는 문제의 확인에 대한 관심을 높였다. 대부분의 간호과정과 간호사정은 신체적 체계와 병태생리학적 접근을 통해 다양한 이슈들의 틀을 잡았다. 필터링, 프레이밍, 구체적인 문제에 초점을 맞추는 것은 사정 형식에 의해서 이루어지거나 기본적인 질병-생리적 과정에서 벗어나면서 이루어졌다. 시간이 지나면서 간호사는 의학적 관점에서 간호 돌봄의 관점을 구분해내기 시작했고, 간호실무의 영역과 그 초점을 설명하기 위한 개념, 용어, 언어를 발달하게 하였다.

간호문제 해결에 대한 패턴이 나타나면서 소규모의 간호사들은 간호에서의 관심 또는 문제의 불필요한 반복을 인지하기 시작했다. 특정 집단에서의 간호 요구와 패턴 인식 및 관계에 대한 관심은 간호현상의 지식 표현에 전념하는 간호의 자기 조직화를 자극했다. 간호사들은 간호치료와 대상자 간호 요구의 복합성과 자기-유사성(Self-similarity)을 인정하게 되었다. 이어서 행동적 신호, 징후, 증상 사이의 관계 및 패턴 그리고 질병과 건강 상태에 대한 대상자의 반응과 관련된 특징을 정의하는 것에 관심을 가지기 시작했다. 간호는 실제적이거나 잠재적인 건강관리 문제에 대한 인간의 반응을 진단하고 치료하는 것이다(ANA, 2015). 간호는 점점 진화하였고, 간호사들은 체계적으로 간호현상을 표준화된 지식 분류 체계로 이름을 짓고 정리하게 되었다. 지식 분류 체계는 간호진단, 간호중재, 간호결과로 나누어진다.

간호진단은 간호실무의 영역 내에서 나타나는 대상자의 행동 패턴을 표준화된 용어로 이름 붙이고 정의하여 설명하는 것이다. 신호, 징후, 증상 등의 지표들과 병인 사이의 패턴 인지와 관계 인식은 간호진단 체계로 발전하게 되었다. NANDA-I(North American Nursing Diagnosis Association International)은 간호와 관련된 지식들을 문제 및 진단과 연관하여 정의하고 있다(NANDA, n.d.). 진단과 추론 이해에 대한 초점이 맞춰지면서 임상 실무를 위한 간호지식이 발전하는 기반이 마련되었다.

간호과정의 발전 Evolution of the Nursing Process

간호진단을 만들고 발전시키는 것에 대한 이슈가 대두되면서 기존의 네 단계 문제 해결 간호과정인 사정, 계획, 중재, 평가(APIE)에 변화가 생겼다. 간호진단과 관련하여 지식 표현, 필터링, 프레이밍 과정은 진단적인 추론에 대한 관심을 반영하게 되었다. 네 단계의 APIE 모델은 다섯 단계 모델인 사정, 진단, 계획, 중재, 평가(ADPIE)로 바뀌었다. 두 번째 세대(1970~1990)는 간호학으로의 필터링과 프레이밍을 통해 진단적 추론의 본질을 정의하고 설명하는 데에 집중하였다(Pesut & Herman, 1988). 학자들은 간호사들 본인이 어떻게 실무를 생각하고 추론하는지 탐구하기 시작했고, 도덕적 행위자로서 간호사를 인지하여 전문지식 및 기술과 임상적 지혜를 갖게 하였다. "대상자 이해"와 대상자의 이야기 속에서 독특한 특징과 맥락을 과학적인 지식과 융합함으로써 간호사는 간호의 과학과 예술을 실천할 수 있었다(Tanner, 2006).

간호진단, 중재, 결과를 설명하고 정의하는데 도움이 되는 표준화된 용어들이 새로 만들어지는 작업은 계속 진행 중이다. 그 예시로 필터링, 틀 잡기, 간호사정과 계획에 사용되는 수많은 표준화된 용어들이 생겼고, 이는 ANA에 의해 인정됐다. 새로운 용어는 다음과 같다–북미간호진단분류(NANDA–I classification), 간호중재분류체계(Nursing Interventions Classifications, [NIC] system), 간호결과분류체계(Nursing Outcomes Classification, [NOC] system), 오마하 시스템(Omaha System), 국제간호실무분류(International Classification of Nursing Practice, [ICNP]), 임상간호분류체계(Clinical Care Classification, [CCC]) system), 수술간호데이터세트(Perioperative Nursing Data Set, [PNDS]), 표준의료용어체계(Systematized Nomenclature of Medicine–Clinical Term, [SNOMED CT]), 대체의료청구코드(Alternative Billing Codes, [ABC]) 그리고 국제표준검사용어코드(Logical Observation Identifiers Names and Codes, [LOINC])(ANA, 2012). 간호실무 내 임상추론을 위한 이 새로운 용어들의 중요성은 다음 장에서 논의된다.

임상추론과 비판적 사고의 본질과 양성은 간호교육의 연구와 실무의 주제가 되었다. "맥락과 상황 속 대상자"를 이해하고 사정하는 것은 간호학생과 간호전문가에게 기대되는 발전을 위한 우선 과제로 떠올랐다(Tanner, 2006). 임상추론에서 비판적 사고를 명확하게 하는 것은 학생들을 평가하고 간호교육 프로그램을 인증하는데 있어 중요한 주제이자 주요 평가 항목이 되었다(Facione & Facione, 1996; Bowles, 2000; Hicks, 2001; Scheffer & Rubenfeld, 2000; Kuiper & Pesut, 2004; NLN, 2006).

간호목표로의 전환 Shift Outcome Specification

건강관리 산업 내의 정책, 규칙, 절차들이 변화하면서 문제를 중점적으로 다뤘던 시각에서 대상자가 원하는 결과와 최종 결과를 인지하는 것으로 초점이 옮겨갔다. 비록 간호목표가 내포되어 있기는 하지만 간호과정의 처음 두 세대(APIE, ADPIE)에서는 확실한 집중을 받지 못했다. 학자들은 간호진단과 중재와 연관하여 표준화된 간호분류체계를 만들기에 급급했고, 후에는 간호목표를 제시하는 데 시간과 주의를 집중하였다.

임상추론의 OPT 모델의 시작

Enter the Outcome-Present State-Test(OPT) Model of Clinical Reasoning

간호교육 영역에서 간호목표의 중요성이 커지자 Pesut과 Herman(1992, 1998, 1999)은 학생이 대상자 간호의 복잡성에 대해 생각하고 추론하는 기술을 완전히 습득할 수 있도록 도와줘야 한다고 느꼈다. 이에 Pesut과 Herman(1999)은 임상추론의 OPT 모델을 개발하고 발전시켰다. 간호 직종에서 개발된 간호용어들을 활용할 수 있는 '간호목표'와 함께 특별한 복잡성이 있는 대상자의 이야기와 문제를 다룰 수 있는 임상추론 모델이 필요하다고 생각했기 때문이다.

OPT 모델은 대상자가 경험할 수 있는 다양한 이슈들을 평가하고, 관찰된 문제 상황을 대표하기 위한 '간호목표'를 강조한다. 모델은 의료인들이 대상자의 알려진 현재 상태와 요구되는 결과 사이의 대치 상태를 인식하도록 돕는 전략을 제시한다. 문제와 결과는 동전의 양면과 같고 누군가가 추론을 할 때 문제와 결과가 서로 연관되어 있으며 상호보완적인 관계임을 깨닫는 것이 중요하다.

Kelso와 Engstrom(2006)은 본질적으로 서로 상호보완하는 관계에 있는 거의 모든 문제와 결과와의 관계를 다룬다. 문제 발생부터 결과까지의 상호보완적 관계를 나타내기 위한 기호로 "~"를 사용할 것을 제시했다. 예시는 다음과 같다; 간호~과실(negligence), 고통~안정, 불안~불안조절, 자살 사고~살려는 의지, 자기 관리 부족~자기관리. 간호사는 매일 사람들이 다양한 상호보완의 요구와 문제를 조절하는 것을 돕고 있다. 또한, 사람들이 질병~건강 상태로 넘어갈 수 있도록 이끈다. 임상추론의 본질을 들여다보는 잠재된 시각은 문제 확인과 기대되는 결과 사이의 상호적 관계 및 차이를 인정하기 위해 필요한 창의적인 사고를 인지하고 인정하는 것이다.

OPT 모델은 간호목표로서의 구체적인 결과를 간호과정에 중요한 사고와 추론의 명시적 부분으로 만든 최초의 모델들 중 하나였다(Pesut & Herman, 1988, 1999). OPT 모델은 많은 학교와 실무 현장에서 사용되었고, 학생들이 현대의 간호실무를 위해 필요한 비판적, 창의적, 체계적 그리고 복합적 임상추론기술을 습득하는 데에 효과를 보였다(Kautz, Kuiper, Pesut, Knight-Brown, & Daneker, 2005; Bartlett et al., 2008; Bland et al., 2009; Jonhson et al., 2006; Kautz, Kuiper, Pesut & Williams, 2006). OPT 모델은 간호목표를 포함한 간호과정 반복을 예고하였다. 훗날에는 다른 세대의 간호과정이 생겨날 것으로 보인다.

현재의 6-단계 간호과정 Current Six-Step Nursing Process

ANA(2015)의 현재 실무 표준과 간호과정은 중재 단계에서 4가지의 부가적 단계를 더한 총 6단계의 과정으로 사정, 진단, 목표, 계획, 중재(돌봄의 조화, 건강 교육과 증진, 상담, 처방의 권한과 치료), 평가(ANA, 2015)이다. 그림 1.1은 ANA의 간호과정 모델을 보여주고 있다.

현재의 범위와 표준은 OPT 모델의 필수적 요소를 포함하고 있다. 간호사는 대상자를 보면서, 무슨 일이 일어나고 있고 대상자는 그에 대해 어떻게 반응하고 있는지에 대한 생각과 추론을 동시에, 그리고 반복적으로 "업데이트"한다. 간호사의 경계와 집중은 대상자와 상호작용하는데 필요한 핵심 기술이라 할 수 있다. 간호사는 대상자의 상태와 간호 요구도를 함께 판단한다. 임상추론의 OPT 모델은 과정, 전략, 전술의 구조를 제공하여 학생과 의료진이

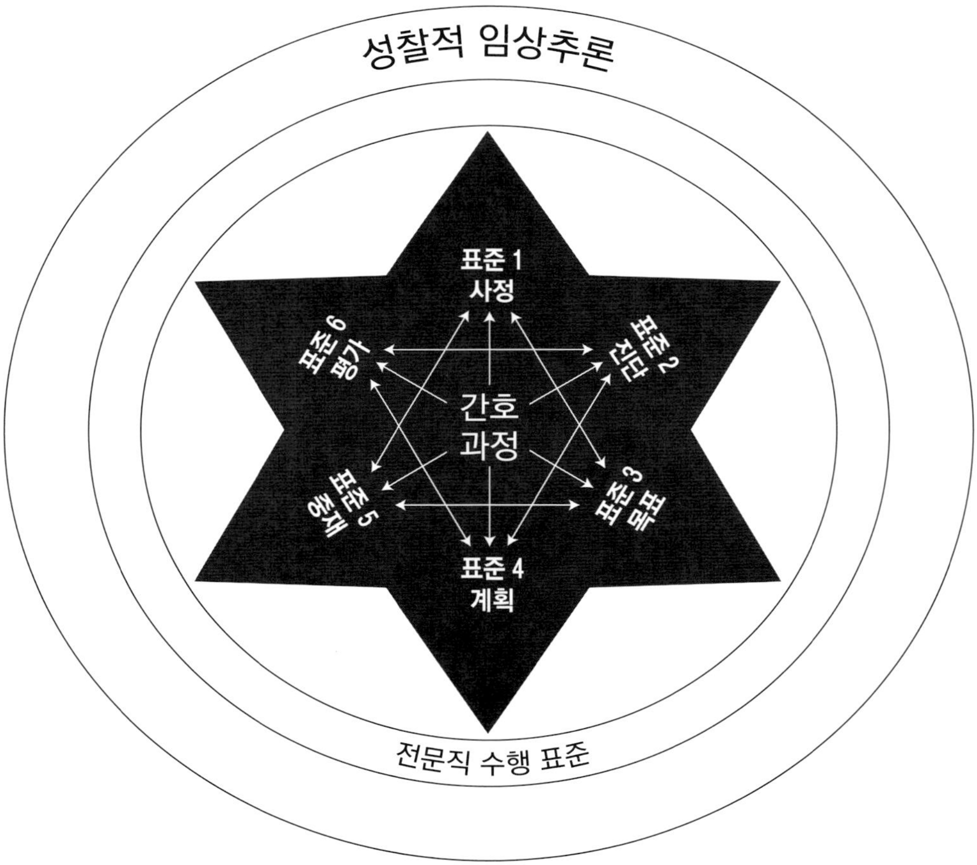

그림 1.1 간호과정과 전문직 간호실무의 표준

*The American Nurse Association (2015). Nursing: Scope and standards of practice, 3rd edition, ANA publishing, Silver Spring, Maryland에서 가져옴

임상추론의 복잡성을 해결하도록 돕는다. 한 사람이 사용하는 임상추론 내용과 임상용어는 표준화된 용어에 기반을 두고 있다. 임상적 문제를 검증하고, 틀을 잡고, 문제 해결에 주력하는 것은 종종 철학이나 학문적 관점의 영향을 받으며, 전자의무기록을 바탕으로 조직화되고, 기관 혹은 실무 환경에서 표준화된 용어를 사용하도록 하는 정책과 연관되어 있다.

임상추론의 OPT 모델 OPT Model of Clinical Reasoning

OPT 모델은 반복적이고 재귀적이며 비선형의 동시적인 정보처리 모델이다(그림 1.2). 이는 선형의 단계적이며 순차적인 정보처리 모델이었던 과거의 간호과정과 대조를 이룬다. 임상추론의 OPT 모델은 학생들이 대상자의 다양한 간호 요구를 추론하고 비판적, 창의적, 체계적 그리고 복합적인 사고를 인지적 및 메타인지적인 복잡성을 습득하는데 도움을 주도록 설계되었다(Kuiper & Pesut, 2004). 이어서 OPT 모델 구조에 의해 지지되는 임상추론에 대한 간단한 논의가 이어진다(Pesut & Herman, 1998, 1999; Pesut, 2001, 2004, 2006; Kuper et al., 2016).

임상추론은 동시적이고 창의적이고 비판적이며, 체계적이고 복합적인 사고를 필요로 한다. 임상추론은 인지적 및 메타인지적 사고능력과 하위의 사고전략 및 전술을 의도적으로 사용하고 성찰하는 것이다. 임상추론을 할 수 있게 하는 사고전략은 특수한 상황 속에 존재하는 대상자의 복잡한 이야기와 여러 이슈 간의 관계에 대해 주의를 기울이고 연습하며 의식적으로 성찰함으로써 얻을 수 있다.

OPT 모델은 개별 대상자 사례와 간호 요구도의 맥락 안에서 성찰, 목표설정, 의사결정 및 판단 검증을 강조한다. 이 모델은 의료진이 여러 간호진단의 관계를 동시에 고려 및 이해하고, 연결 고리를 강화하고 균형을 맞춤과 동시에 상호작용을 심사숙고하는 것을 돕는다. 또한, 진단 사이의 인과 관계나 상호작용의 관계를 고려할 수 있도록 한다. OPT 모델은 분야별 표준화된 용어들을 사용하여 대상자의 이야기를 이해하기 위한 구조, 과정, 전략을 제공한다. 체계적으로 이야기 속 요소들을 관련짓기 위해서는 다양한 사고인 비판적, 창의적, 체계적, 복합적이 필요하다. 이와 같은 사고를 사용함으로써 간호사는 프레임을 잡고, 여러 상응하는 주제에 대한 식견을 가질 수 있으며, 대상자의 이야기 속 필요한 간호문

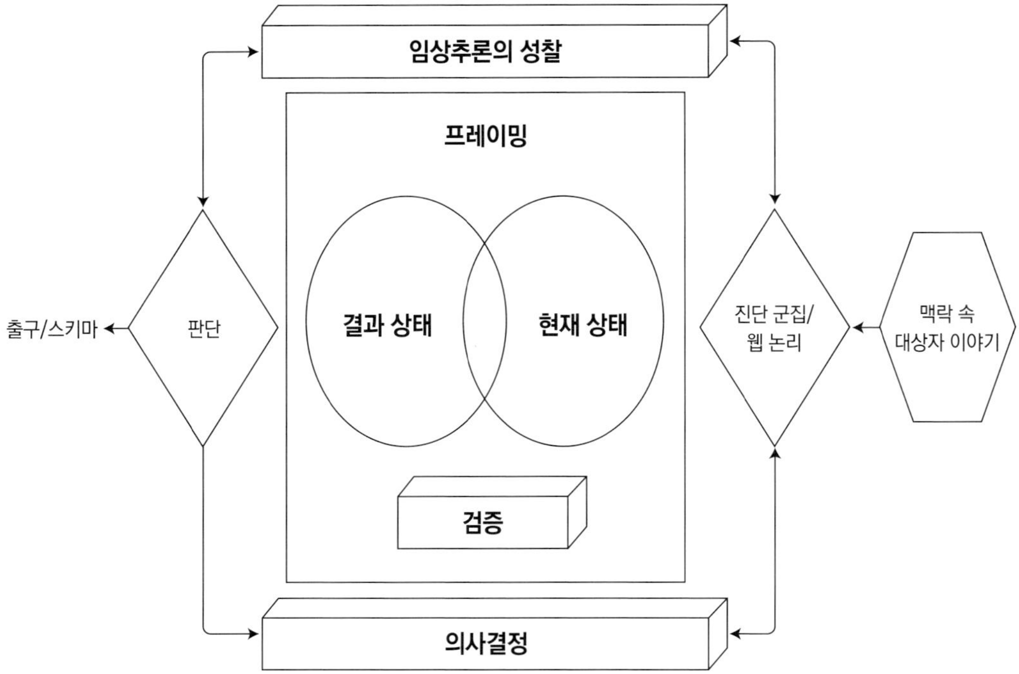

그림 1.2 임상추론의 OPT 모델
(Pesut & Herman, 1998, 1999)

제와 다양한 시스템을 이해할 수 있다. 동시에 반복되는 사고와 추론을 통해 현재 상태와 바라는 결과 상태 사이에 존재하는 틈을 이해할 수 있는 시야를 갖게 된다. 현재 상태와 기대되는 결과의 병렬 상태(juxtaposition)는 문제부터 결과까지의 상호보완적인 본질을 드러낸다.

문제와 요구되는 결과 간 차이가 나타나면 의사결정을 통해 문제에서 기대되는 결과로 이행할 수 있게 돕는 중재를 함께 고려할 수 있다. 목표의 달성은 다음과 같은 질문을 통해 판단해 볼 수 있다.

- 어느 정도로 목표가 달성되었는가?
- 목표를 달성하기 위해 다른 무언가를 더 할 수 있었는가?
- 필터, 프레임, 이름 짓기, 문제~결과를 다시 고려할 필요가 있는가?

학생들과 의료진들이 OPT 모델의 임상추론과 관련된 복잡한 사고 기술을 완전히 익힐 수 있도록 돕기 위해 진단 간 관계는 임상추론 웹(Clinical Reasoning Web, CRW)이라는 도구를 사용하여 시각적으로 나타낼 수 있다. 임상추론 웹은 의료진이 대상자 이야기의 복잡한 본질을 볼 수 있도록 시야를 "멀리 확대"해서 큰 그림을 보도록 한다. 의료진들이 성찰하고, 설명하고, 상호적인 유형과 간호진단의 연관성을 다루는 동안 대상자의 간호 요구의 시스템적 역동성에 대한 복잡성을 이해할 수 있는 통찰력이 생기게 된다.

우선적으로 요구되는 간호가 확인된 후에는 시야를 "가까이 확대해서" 현재 혹은 문제 상태 결론과 관련된 결과를 정의하기 쉬워진다. 반복적인 성찰과 다수의 간호 요구도 간의 관계를 명시하는 것은 핵심 주제의 인지로 이어진다. 핵심 주제는 시스템적 역동성의 중심 지지 요소이자 중력의 중심이나 지렛대의 역할을 한다. 핵심 주제가 정해지면 "핵심 문제~기대된 결과"의 상호보완적 본질과 관련된 문제~결과를 명시하기 위해 많은 노력이 필요하다. 결과 성취의 근거는 간호결과분류체계(NOC)와 같은 표준화된 전문 용어에 포함되는 기준에 의해 정의된다(Moorhead, 2013). 간호중재를 선택하여 대상자의 문제 혹은 현재 상태에서 요망되는 결과 상태로 옮겨 가는 것을 도울 수 있다(Butcher et al., 2019).

OPT 모델의 임상적 의사결정은 현재 상태에서 기대되는 결과로 옮겨 갈 수 있도록 돕는 간호중재나 행동을 말한다. OPT 모델의 임상적 판단은 결과의 성취를 평가하기 위한 과정이다. 현재와 기대되는 결과 사이의 차이가 어느 정도로 채워졌는가? 판단을 성찰하면 다른 중재 결정이나 선택을 내리면서 문제와 결과 사이의 차이를 새롭게 분석하거나 상황의 틀을 다시 구성해야 할 수도 있다. 이 과정에서 간호사는 목표달성에 대한 반복적인 성찰과 판단을 하게 된다.

OPT 모델에는 6개의 내재된 논리가 있다. 대상자의 이야기에 대한 논리는 다음과 같다. 추론에 대한 도전은 대상자의 이야기를 이해하고 표준화된 지식 표현의 필터링을 통해 대상자가 나누는 것을 성찰하는 것에서부터 시작한다. 이 논리는 간호관점의 "프레임 구성하기"로 이어진다. 간호사가 대상자의 이야기를 추론할 때마다 더 효과적으로 추론하기 위해 필요한 자원과 이해의 폭이 늘어난다. 이러한 추론 사례들은 간호사가 미래에 패턴을 인식하는 데에 바탕이 될 스키마(schema)를 발달시킬 수 있게 돕는다. 간호중재에는 여러 간호진단~결과의 논리, 대상자가 현재 상태에서 기대되는 결과로 가도록 하는 중재의 논리, 문제 및 결과와 중재 사이의 양식과 관계의 논리, 한 사람의 생각과 추론하는 노력을 다루고 자기조절하는 논리가 있다.

임상추론: 예술과 과학 Clinical Reasoning: Art and Science

이 책은 학생과 의료진이 사람들의 간호 요구를 더 효과적으로 추론하는 것을 이해하도록 돕기 위해 만들어졌다. 사회의 더 큰 맥락에서 간호를 이해하는 것이 사회의 힘이 간호에 어떤 영향을 주고 있는지, 간호사들이 전문적 성장과 평생 학습에 어떤 역할을 하고 있는지 알기 위한 첫 출발점이다.

간호의 예술과 과학 측면은 한 전문직으로서의 간호와 전체적인 사회 사이의 사회적 계약에 기반을 두고 있다. 간호사들이 예술과 과학 측면의 균형을 맞추기 위해 고군분투하는 동안 간호업무의 범위와 표준(ANA, 2015)은 현대 간호실무의 필수적인 특징을 정의하고 개요를 서술한다. 현대 간호실무의 필수적 특징은 다음을 포함한다.

- 문제 중심 지향성에 제한 없이 건강과 질병에 대한 인간의 반응에 집중
- 대상자의 이야기를 이해하면서 획득한 지식에 기반을 둔 객관적인 정보와 근거의 통합
- 진단과 치료에 대한 사고와 추론 과정에 과학적 지식을 적용
- 건강과 치유를 돕는 돌봄 관계의 제공

예를 들어, 전문적인 간호사들은 실무와 수행의 17가지 표준을 지켜야 할 의무가 있다. 임상추론을 위해서는 확실한 기술과 태도 그리고 효과적으로 추론하기 위한 지식을 갖추고 있어야 한다. 임상추론의 전제적인 조건이 되는 기술은 목적이 있는 읽기, 외우기, 소통을 위한 아이디어, 표준화된 용어 이해, 사실을 아는 것, 그 사실들을 의미 있게 정리하고 사용하는 것, 특정한 상황에 활용하도록 결정하는 것의 지식 업무와 관련된 활동을 포함한다. 예를 들어, 심장에서 혈액이 어떻게 나가는지 배우기 위해서는 심장에 대한 정보를 읽고 외워야 한다. 그 다음에는 우심실, 대동맥, 수축, 전기 신경 분포와 같은 용어를 배운다. 간호실무에서 임상적 추론을 사용할 때 이와 같은 학습 과정이 일어나는 것이다.

능숙한 간호사가 되기 위해서는 사실을 인지하고 지식을 사용해야 한다. 예를 들어 정상 혈압이 120/80mmHg일 때, 이에서 벗어나면 문제가 있다는 것이다. 정상 수치가 몇인지 알지 못한다면, 정상에서 편차가 생겼을 때 결정을 내리기가 어려워 진다.

지식인은 표준화된 용어와 그들의 비판적, 창의적, 복합적 사고 기술의 발달에 의지한다. 추론을 통해 심장이 혈액을 어떻게 내보내는지 알기 위해 도움이 되는 지식을 사용하는 방법을 학습할 수 있다. 이 책은 생각하고, 추론하고, 대상자의 이야기를 성찰하는 방법을 묘사한다. 다음의 몇 장에서는 임상추론의 필수 구성 요소를 논하고, 간호사와 학습자들이 임상추론 역량을 기르기 위해 사용할 수 있는 전략과 조언을 제공한다.

요약 Summary

전문적인 간호실무는 학문의 발전에 영향을 받는다. 시간이 흐르면서 간호실무와 연관된 범위와 표준은 발전하고 있다. 간호과정은 유능한 돌봄과 관련된 사고 모델이다. 1950년대부터 간호과정의 다양한 형태가 발달했고, 각각의 발달은 간호지식의 발전 및 진전과 연결되어 왔다. 초기 간호과정의 문제–해결 모델은 진단적 추론 기술에 더 집중한 모델들로 진화했다. 간호지식 분류 체계가 생겨나고 표준화된 용어가 수립되면서 표준화된 용어를 간호과정 모델에 포함해야 했다. 간호 돌봄의 복잡성이 증가하면서 시스템과 복잡성 사고를 지지하기 위해 임상추론의 새로운 모델이 필요했다. 임상추론의 OPT 모델은 학생들과 의료진이 비판적, 창의적, 체계적, 복잡성 사고 기술과 추론할 수 있도록 돕는 구조를 제공한다. OPT 모델은 모델에 대한 모델 혹은 임상추론의 메타 모델이다. 건강과 관련된 어느 직종에서도 사용할 수 있다. 다른 모델과의 차이점은 임상용어나 필터링, 프레임, 대상자 돌봄 이슈를 가까이서 다룰 수 있게 하는 표준화된 용어를 사용한다는 것이다. 학생들과 의료진이 생각하는 것에 대한 사고력을 기르고, 메타인지적 기술을 갖게 돕는 것이 이 책의 목적 중 하나이다. 다음 장에서는 다양한 수준의 실무 자료를 다루고, 임상추론 과정을 위한 표준화된 용어의 중요성을 설명한다.

요점 Key Points

- 전문적인 간호실무는 학문의 발전에 영향을 받는다. 시간이 흐르면서, 간호실무와 연관된 범위와 표준은 현대의 정책적, 법적, 교육적 발전에 대응하여 진화하고 있다.
- 간호과정은 적어도 3세대의 진화를 거듭했다. 첫 번째 세대는 문제와 과정에 초점을 맞추었다. 두 번째 세대는 진단과 추론에 초점을 맞추었고, 세 번째 세대는 표준화된 용어를 활용하는 데에 주의를 하며 간호목표에 집중했다.
- 표준화된 용어는 필터링, 프레이밍, 대상자 돌봄 계획과 그 과정에서 간호사의 역할과 관련된 주제에 주력한다.
- 임상추론의 OPT 모델은 세 번째 세대의 간호과정으로 임상추론의 인지적이고 메타인지적인 측면의 발달을 지지한다. 모델은 의료진이 성공적으로 갖춰야 하는 비판적, 창의적, 체계적이며, 복잡성을 지닌 사고 기술을 이용한다.
- OPT 모델은 모델 중의 모델, 혹은 임상추론의 메타 모델이다. 건강과 관련된 어느 직종에서도 사용할 수 있다. 다른 모델과의 차이점은 임상용어나 필터, 프레임, 대상자 돌봄 주제를 가까이서 다룰 수 있게 하는 표준화된 용어를 사용한다는 것이다. 학생들과 의료진이 생각하는 것에 대한 사고력을 기르고, 메타인지적 기술을 갖도록 돕는 것이 이 책의 목적 중 하나이다.

질문과 활동

1. ANA(2015)의 Nursing: Scope and Standards of Practice 세 번째 판을 읽고 공부해보자. 미국간호협회가 발표한 사회적 정책진술의 이전 버전이 들어있는 부록에 특히 주목해보자. 웹사이트(http://www.nursingworld.org/nursingstandards)를 보고 탐구해보자.

2. 북미간호진단협회의 웹사이트(http://www.nanda.org/)를 탐구해보자.

3. 오마하 시스템의 웹사이트(http://www.omahasystem.org/)를 탐구해보자.

4. 아이오와 대학교의 the Nursing Classification and Clinical Effectiveness 웹사이트(http://www.nursing.uiowa.edu/center-for-nursing-classification-and-clinical-effectiveness)를 탐구해보자.

5. 4번의 내용을 ICNP의 웹사이트를 탐구한 내용과 비교 및 대조해보자(http://www.icn.ch/what-we-do/international-classification-for-nursing-practice-icnpr/).

6. 전문적 간호실무와 관련된 표준화된 용어의 사용에 대한 개인의 철학이나 입장을 개발해보자.

REFERENCES

American Nurses Association (ANA). (2012). ANA recognized terminologies that support nursing practice. Retrieved from http://www.nursingworld.org/MainMenuCategories/ThePracticeofProfessionalNursing/NursingStandards/Recognized-Nursing-Practice-Terminologies.aspx

American Nurses Association (ANA). (2015). *Nursing: Scope and standards of practice* (3rd ed.). Silver Spring, MD: ANA Publishing.

Bartlett, R., Bland, A. R., Rossen, E., Kautz, D.D., Benfield, S., & Carnevale, T. (2008). Evaluation of the Outcome-Present State-Test Model as a way to teach clinical reasoning. *Journal of Nursing Education*, 47, 337-344.

Bland, A., Rossen, E., Bartlett, R., Kautz, D., Carnevale, T., & Benfield, S. (2009). Implementation and testing of the OPT Model as a teaching strategy in an undergraduate psychiatric nursing course. *Nursing Education Perspectives*, 30(1), 14-21.

Bowles, K. (2000). Research briefs: The relationship of critical thinking skills and the clinical-judgment skills of baccalaureate nursing students. *Journal of Nursing Education,* 39(8), 373-376.

Butcher, H. K., Bulechek, G. M., Dochterman, J. M., & Wagner, C. M. (2019). *Nursing Interventions Classification* (NIC) (7th ed.). St. Louis, MO: Mosby Elsevier.

Center for Nursing Classification and Clinical Effectiveness-University of Iowa. Retrieved from http://www.nursing ulowa.edu/center-for-nursing-classification-and-clinical-effectiveness

Dochterman, J., & Jones, D. (2003). *Unifying nursing languages: The harmonization of NANDA, NIC, and NOC.* Washington, DC: American Nurses Association.

Facione, N. C., & Facione, P. A. (1996). Externalizing the critical thinking in knowledge development and clinical judgment. *Nursing Outlook*, 44(3), 129-136.

Herman, J., Pesut, D., & Conard, L. (1994). Using metacognitive skills: The quality audit tool. *Nursing Diagnosis*, 5(2), 56-64.

Hicks, E D. (2001). Critical thinking: Toward a nursing science perspective. *Nursing Science Quarterly*, 14(1), 14-21.

International Council of Nurses (ICNP). (2016). Retrieved from http://www.icn.ch/what-we-do/international-classification-for-nursing practice-icnpr/

Johnson, M., Bulechek, G., Butcher, H., Dochterman, J. M., Maas, M., Moorhead, S., & Swanson, E. (2006). *NANDA, NOC, and NIC linkages* (2nd ed.). St. Louis, MO: Mosby.

Kautz, D., Kuiper, R., Pesut, D., Knight-Brown, P., & Daneker, D. (2005). Promoting clinical reasoning in undergraduate nursing students: Application and evaluation of the Outcome-Present State-Test (OPT) Model of Clinical Reasoning. *International Journal of Nursing Education Scholarship*, 2(1). Article 1. doi:10.2202/1548-923X.1052

Kautz, D.D., Kuiper, R. A., Pesut, D. J., & Williams, R. L. (2006). Unveiling the use of NANDA, NIC, and NOC (NNN) language with the Outcome-Present State-Test (OPT) Model of Clinical Reasoning. *International Journal of Nursing Terminologies and Classifications*, 17, 129-138.

Kelso, J. A., & Engstrom, D. A. (2006). *The complementary nature*. Cambridge, MA: MIT Press.

Kuiper, R. A. (2002). Enhancing metacognition through the reflective use of self-regulated learning strategies. *Journal of Continuing Education in Nursing*, 33(2), 78-87.

Kuiper, R., & Pesut, D. (2004). Promoting cognitive and metacognitive refle practice: Self-regulated learning theory. *Journal of Advanced Nursing*, 45(4), 381-391.

Kuiper, R., Pesut, D. J., & Arms, T. (2016). *Clinical reasoning and care coordination for advanced practice nursing*. New York, NY: Springer Publishing Company.

Martin, K. S. (2005). *The Omaha System: A key to practice, documentation, and information management* (reprinted 2nd ed.). Omaha, NE: Health Connections Press.

Moorhead, S., Johnson, M., Maas, M. O., & Swanson, E. (Eds.). (2013). *Nursing Outcomes Classification (NOC): Measurement of health outcomes* (5th ed.). St. Louis, MO: Elsevier.

NANDA-I. (n.d.). Retrieved from http://www.nanda.org/

National League for Nursing Accrediting Commission (NLN). (2006). *Accreditation manual with interpretive guidelines by program type: For post-secondary and higher degree programs in nursing*.

Omaha System. (2016). Solving the clinical data information puzzle. Retrieved from http://www.omahasystem.org/

Pesut, D. (2000). Knowledge work for 21st century nursing. *Nursing Outlook*, 48(2), 57.

Pesut, D. J. (2001). Clinical judgment: Foreground/background. *Journal of Professional Nursing*, 17(5), 215.

Pesut, D. (2004). Reflective clinical reasoning: The development of practical intelligence as a source of power. In L. Haynes, H. Butcher, & T. Boese (Eds.), *Nursing in contemporary society: Issues, trends, and transitions to practice* (pp. 146–162). Upper Saddle River, NJ: Prentice Hall.

Pesut, D. J. (2006). 21st century nursing knowledge work: Reasoning into the future. In C. Weaver, C. W. Delaney, P. Weber, & R. Carr (Eds.), *Nursing and informatics for the 21st century: An international look at practice, trends, and the future* (pp. 13–23). Chicago, IL: HIMSS.

Pesut, D. J., & Herman, J. (1992), Metacognitive skills in diagnostic reasoning: Making the implicit explicit. *Nursing Diagnosis*, 3(4), 148–154.

Pesut, D. & Herman, J. (1998). OPT: Transformation of the nursing process for contemporary practice. *Nursing Outlook*, 46(1), 29–36.

Pesut, D., & Herman, J. (1999). *Clinical reasoning: The art and science of critical and creative thinking*. New York, NY: Delmar Publishers.

Scheffer, B., & Rubenfeld, G. (2000). A consensus statement on critical thinking in nursing. *Journal of Nursing Education*, 39(8), 352–359.

Tanner, C. A. (2006). Thinking like a nurse: A research–based model of clinical judgment in nursing. *Journal of Nursing Education*, 45(6).

Taylor, L., & Care, W. (1999). Nursing education as cognitive apprenticeship: A framework for clinical education. *Nurse Educator*, 24(4), 31–36.

CHAPTER 2

임상추론과 표준화된 용어

CLINICAL REASONING AND STANDARDIZED TERMINOLOGY

학습 목표

- 간호실무 데이터의 세 단계에 대해 설명한다.
- 간호실무 데이터의 각 단계가 간호지식의 생성과 관리에 어떻게 기여하는지 논의한다.
- 표준화된 용어가 전문적 간호실무에서 간호지식, 임상추론 및 간호계획을 조직하는 데에 왜 중요한지 설명한다.
- 다음 표준화된 용어들의 일반적 특성을 설명한다: 북미간호진단(North American Nursing Diagnosis, [NANDA-I]), 간호중재분류체계(Nursing Interventions Classifications, [NIC]), 간호결과분류체계(Nursing Outcomes classification, [NOC]), 오마하 시스템(Omaha System), 국제간호실무분류(International Classification of Nursing Practice, [ICNP]), 임상간호분류체계(Clinical Care Classification, [CCC]) system, 간호관리최소데이터세트(Nursing Management Minimum Data Set, [NMMDS]), 수술간호데이터세트(Perioperative Nursing Data Set, [PNDS]), 표준의료용어체계(Systematized Nomenclature of Medicine—Clinical Term, [SNOMED CT]), 대체의료청구코드(Alternative Billing Codes, [ABC]), 국제표준검사용어코드(Logical Observation Identifiers Names and Codes, [LOINC]).
- 공통의 통합 간호용어와 필터링, 프레이밍, 간호사정과 간호계획의 체계에 관한 NANDA-I, NIC, NOC의 조화를 논의한다.
- 간호용어 공통의 통일된 구조가 어떻게 간호의 '예술과 과학적인' 측면을 유지하고 간호지식 생성과 관리에 기여하는지 설명한다.

임상추론은 간호지식 작업의 발전을 위한 표준화된 용어의 역할과 간호정보학의 이해를 전제로 한다. 여러 수준의 관점에서 표준화된 용어는 간호실무에 중요하다. 이번 장에서는 우선 여러 수준의 간호실무 데이터를 간단히 소개하고, 미국간호협회(ANA)에 의해 인정된 간호지식 분류 체계에 대해 논한다. "각각의 표준화된 용어는 합의된 정의를 갖고 있다. 용어들은 자연언어, 선형 목록, 분류학상의 어휘, 조합된 혹은 결합된 어휘일 수 있다"(Sewell, 2015, 231쪽; AMIA, 2015). 여러 수준의 간호실무 데이터는 간호계획, 조직적 계획, 평가 그리고 간호과학 발전을 위한 간호지식의 생성과 관리에 영향을 미친다.

간호실무 데이터의 수준 Levels of Nursing Practice Data

간호실무 데이터의 여러 수준은 자원의 할당과 전문적 간호실무를 위한 간호지식의 생성과 관리와 관련하여 다양한 목적에 사용된다. 간호진단, 중재, 결과 간 관계는 각각의 대상자 수준에서 중요하다. 대상자와 관련된 데이터와 정보가 모일수록 이는 행정 및 임상적 의사결정을 위한 간호 단위 수준에서 유용하게 사용된다. 단위 수준 혹은 조직적인 수준에서 데이터는 비용, 질, 훈련, 교육, 효과 결정에 활용된다. 마지막으로, 조직 수준에서 수집된 데이터를 지방정부와 국가기관에 보내면 빅 데이터 과학과 연구를 지원하기 위한 지식이 만들어지고 관리된다. 즉 네트워크, 지방정부, 국가 수준의 건강 결과와 간호 돌봄 기여를 추적할 수 있게 된다.

그림 2.1은 다양한 수준의 간호실무 데이터에 대한 관점을 나타낸다. 아이오와 간호중재 프로젝트(Iowa Nursing Intervention project)가 개발한 이 모델은 간호실무 데이터의 세 가지 수준인 개인 수준, 단위/조직 수준, 네트워트/지방정부/국가 수준을 보여준다(Center for Nursing Classification and Clinical Effectiveness, 2015).

간호데이터를 담고 있는 전자의무기록에 사용되는 표준화된 용어는 대상자가 요구하는 간호와 기대되는 간호결과를 위한 중재를 간호사가 추론하기 위한 필터링, 프레이밍, 중점계획을 지지한다. 표준화된 용어는 전달되는 간호를 기록하기 위해 사용된다. 대부분의 간호사와 의료진은 임상추론과 직접적으로 관련이 있는 개인 수준의 실무에 익숙하지만 관리자와 행정가는 조직 및 단위 수준의 데이터에 가장 관심을 갖고 있다. 한편, 행정가와 연구원은 네트워크, 지방정부, 국가 수준의 데이터에 대한 관심이 가장 크다. 각각의 수준은 간호 건강관리사업에 대한 다른 관점을 제공한다. 한 번 데이터가 모이게 되면 이는 건강관리사업에 미친 간호의 기여를 정의하고, 묘사하며, 기록하기 때문에 모든 간호사들은 실무 데이터의 수준들에 대해 알고 있어야 한다. 간호지식의 생성과 관리를 위한 표준화된 용어의 가치를 인정하는 것은 지속적인 전문적 책임이며 간호, 질, 자원의 효과적 사용을 모니터링하기 위한 지표를 구성한다.

개인 수준의 데이터 Individual-Level Data

대부분의 간호사가 가장 즉각적 관심을 갖는 수준은 개인 수준이다. 대상자와 그의 맥락에 대한 정보는 분류 체계의 형식으로 표준화된 임상 지식을 사용함으로써 설명된다. 이 수준에서 실무 데이터는 대상자의 문제, 간호중재, 결과, 임상적 선택과 결정을 설명하는 것과 관련하여 유용하게 사용하기 위해 조직된다. 이 데이터는 조직의 전자의무기록에 주로 저장된다. 만약 이 정보가 표준화된 시스템에 의해 수집되고 사용된다면, 이를 더 크고 넓은 맥락의 단위 및 조직 수준에서 통합하여 이용할 수 있다. 그룹과 조직이 간호진단, 중재, 결과의 개발에 지속적으로 노력하고 간호관리최소데이터세트(NMMDS)로 통합하기 시작하면서 이 수준의 개발이 확장되고 있다.

단위/조직 수준 Unit/Organization Level

단위/조직 수준에서 개별 대상자에 대한 데이터는 하나의 시스템으로 합쳐진다. 이는 건강관리 정보 시스템과 같은 다른 정보 시스템과 연결될 수 있다. 단위/조직 수준에서 흔한 종류의 치료에 대한 분석은 네 개의 기준척도(자원, 비용, 효과, 교육)에 따라 수행될 수 있다. 자원 할당을 위한 데이터를 사용하면 생산성을 측정할 수 있다. 비용과 관련된 데이터는 청구와 계약에 관한 정보를 제공한다. 효과 연구를 지원하기 위한 데이터는 실무 혁신에 영향을 미친다. 직원의 행동과 관련된 데이터는 평가와 계획에 사용될 수 있다. 각 기관은 조직 내 간호서비스의 동향과 패턴을 기록하는 데 유용한 정보의 유형을 정의하고 명시한다. 간호관리자가 되려는 포부가 있다면 이 정보가 아주 중요하게 될 것이다.

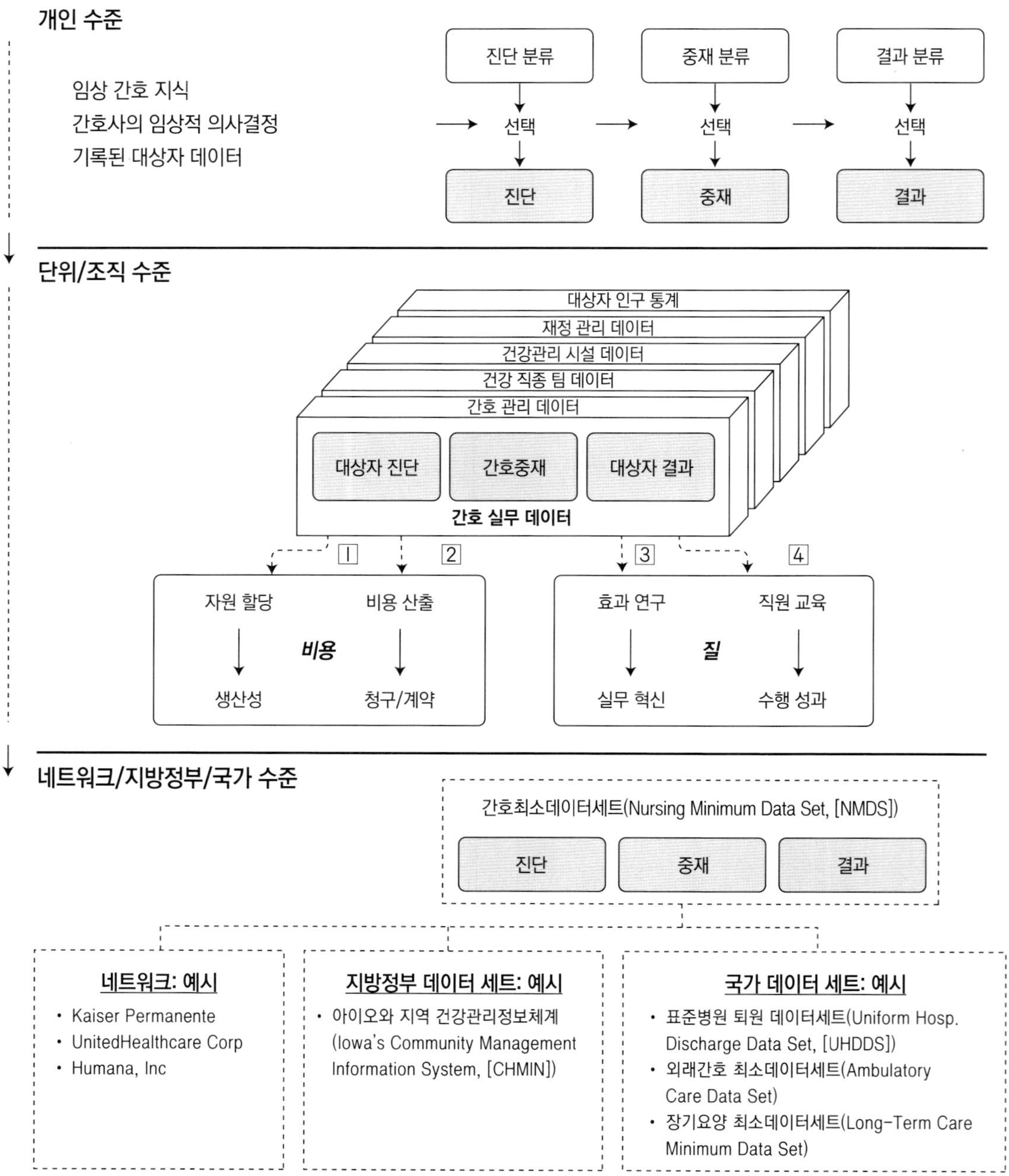

그림 2.1 간호실무 데이터: 세 가지 수준

네트워크/지방정부/국가 수준 Network/State/Country Level

네트워크/지방정부/국가 수준은 간호활동에 관한 데이터의 가장 넓은 범위를 나타낸다. 이 수준에서, 간호관리최소데이터세트(Nursing Management Minimum Data Set, NMMDS)는 여러 시스템의 정보 관리 요구를 충족시킬 수 있었다. 간호정보에서 필수적인 부분이 무엇일까? 간호최소데이터세트(NMDS)가 간호정보의 좋은 출발점이라 여겨지기도 한다. NMMDS는 거대한 건강관리 시스템에서 다수의 데이터 사용자들의 정보 요구를 충족하기 위한 간호의 특정 차원과 관련된 통일된 정의와 카테고리를 갖는 변수 세트이다. NMMDS는 다양한 서비스 상황에서 대상자가 제공받는 간호와 관련된 정보를 표준화하기 위한 목적을 갖고 있다. 데이터 세트에는 세 가지 요소인 간호 돌봄 데이터, 대상자 데이터, 서비스 데이터가 있다.

간호 돌봄 데이터의 요소는 다음을 포함한다.

- 간호진단
- 간호중재
- 간호결과
- 간호 돌봄의 강도

대상자 데이터의 요소는 생년월일, 성별, 인종, 거주지를 포함한 개인 식별 정보로 구성되어 있다. 서비스 데이터의 요소는 다음과 같다.

- 시설 혹은 서비스 기관의 고유 번호
- 대상자의 고유 건강 기록
- 등록된 주요 간호 제공자들의 고유 번호
- 입원 혹은 대면 날짜
- 퇴원 날짜
- 최종 퇴원 장소 또는 대상자 상태
- 예상 지불자

이러한 종류의 데이터 세트의 이점은 다양한 요인을 서로 비교할 수 있는 통일된 데이터 수집, 대상자 문제와 제공되는 간호와 관련된 경향의 인지, 질 보장 평가와 간호서비스의 비용을 위한 믿을 수 있는 데이터를 포함하고 있는 것이다. 또한 이러한 데이터베이스는 간호진단, 중재, 결과 그리고 다른 임상 간호 연구 기반 질문을 포함하는 연구 등의 간호 돌봄에 관한 비교 연구를 증진한다. 많은 조직과 프로젝트들은 최소데이터세트 구성 개발에 전념하고 있다. 결과적으로 이러한 발전을 통해 간호 돌봄에 관한 프로젝트를 연구하기 위한 데이터 뱅크를 얻게 되었다. 실무 데이터의 수준(Levels of Practice Data) 체제는 데이터 수집, 분석, 평가의 여러 수준 간의 대조를 제시한다. 각 단계의 중요한 구성 요소는 데이터 그 자체이다. 데이터의 요소는 얼마나 구체적으로 정의 및 코드화 되며, 종합되고 발달하는가?

표준화된 용어: 간호정보학의 기여

Stangardized Terminologies: the Contributions of Nursing Informatics

간호정보학자들은 표준화된 용어와 분류 체계의 발전과 관련된 학문과 연구의 오랜 경력을 갖고 있고, 이를 통해 간호지식이 근거기반 실무 지침으로 대표되고, 포착되고, 변화될 수 있었다. 간호정보학자들은 대상자 상태의 간호프레임을 구성하기 위해 필요한 표준화된 용어를 정하고 발전시키기 위해 많은 시간을 보냈다. 간호정보학은 "전 세계 개인과 가족, 지역사회의 건강을 증진시키기 위하여 간호, 정보, 지식을 정보통신기술의 관리와 통합하는 과학과 실무이다"(AMIA, Special Interest Group on Nursing Informatics, 2009). 간호정보학의 핵심 영역은 다음과 같다.

- 근거기반 실무, 연구, 교육을 위한 개념 표현과 표준
- 상호 정보 교환이 가능한 국가의 자료 인프라 구축을 위한 데이터와 소통 표준
- 새로운 지식을 실무에 전파하기 위한 연구 방법
- 대상자 중심의 안전한 돌봄을 위한 정보 발표와 검색 접근법
- 모든 의료 현장 속 전문직 간의 워크플로우(workflow) 요구를 다루기 위한 정보통신기술
- 통신 및 정보기술의 개발, 설계, 구현을 위한 비전과 관리
- 공공의 건강을 증진하기 위한 건강관리 정책의 정의

이 시스템들 속에 저장된 지식은 임상추론, 실무, 연구 목적에 유용하게 쓰인다. 지식 분류를 실무에서 사용하는 것은 문제, 결과, 중재의 관리에 대한 기록 그리고 궁극적으로 사고

와 추론을 위한 필터로 작용한다.

필터링은 프레임 구성에 도움이 되고, 한 세트의 사실에 구체적인 의미를 부여한다. 프레이밍(framing)과 의미 구성은 구체적인 문제에 초점을 맞추게 함으로써 기대하는 결과를 얻게 하거나, 중재를 선택하여 문제 해결에 영향을 끼칠 수 있게 된다. 표준화된 방법으로 간호지식을 담아내고 체계화함으로써 여러 실무 수준에서 데이터를 사용하고 계속 진행 중인 데이터 발굴과 간호진단, 중재, 결과의 역학과 관련한 경향을 인지할 수 있게 된다.

유용한 표준화된 분류 체계는 목적 중심적이며 카테고리 안의 항목을 포함하는 잘 정의된 표준을 지니고 있다. 이 표준을 통해 이용자가 이해할 수 있도록 지속적이고 확실하게 항목을 카테고리 안으로 배치하게 된다. 분류 체계가 이 기준을 충족하게 되면, 임상추론의 임상용어를 제공하고 간호사가 대상자의 문제에 이름을 붙이고, 대상자에 대해 동료와 소통할 수 있으며, 간호의 기여도에 관련한 다른 학문 분야와도 소통할 수 있게 된다.

분류 체계는 왜 필요한가? Mills(1991)는 분류 체계가 필수 요소와 핵심적인 간호내용 사이의 관계를 규명하기 위한 언어 체제를 제공한다고 주장한다. 이러한 체계적인 언어 체제는 간호문화를 설명해 준다. 분류 체계는 사고와 의사결정을 구조화하고, 기억과 소통을 촉진하고 돌봄의 일관성을 증진한다. 분류 체계는 다른 분류 체계로 연결된다. 표준화된 용어에 대해 생각할수록 마음 속에 이런 질문을 갖는 것이 중요하다.

- 분류 체계의 목적은 무엇인가?
- 항목을 분류하는 데 어떤 기준이 사용되는가? 이 기준은 용어의 의미를 정의하는 데 도움이 되어야 한다.
- 분류는 믿을만한가? 항목들을 신뢰할 수 있도록 분류하기 위해서는 카테고리를 나누는 구체적인 기준이 있어야 한다.
- 이런 분류 체계가 충분한가?
- 이 시스템이 타당한지에 대해 얼마나 구체적으로 평가되는가? 누구나 이 분류 체계를 사용하여 분류(grouping)할 수 있을 때, 내적 타당도는 증가해야 한다.
- 이용자가 분류 체계를 이해할 수 있는가?

Kerr(1991)가 관찰한 바와 같이 분류 체계의 목적은 자신의 세상을 이해하고, 다른 사람과 소통하고, 체계적으로 정보를 제공하며, 지식 간의 차이와 관계를 인지하기 위함이다. 우리의 지식이 발전할수록, 분류 체계는 진화하고 변화한다.

표준화된 용어 없이는 어마어마한 양의 자료와 정보를 합리적으로 종합하거나 일관적으로 실무 데이터를 여러 수준으로 사용하기 불가능할 것이다. 보건의료에서 다양한 분류 체계가 활용된다. 분류 체계는 지식을 구성하고 저장하며, 공통된 특징을 바탕으로 체계적으로 다양한 아이디어를 카테고리화 할 수 있다.

실무 데이터의 여러 수준에서 사용되는 지식은 다양한 자원(resource)으로 표현되고 있다. 예를 들어, 지난 몇 년 동안 발전된 간호의 특수한 지식은 다양한 분류 체계에 저장되어 있다. 북미간호진단(NANDA–I), 아이오와 간호중재분류(Nursing Interventions Classifications, [NIC]) 프로젝트(Butcher, Bulechek, Dochterman, & Wagner, 2019), 그리고 아이오와 간호결과분류체계(Iowa Nursing Outcomes classification, [NOC]) 프로젝트는 간호지식의 분류와 체계적 발전에 주요한 기여를 했다(Moorhead, 2013). 이렇게 국내외적으로 활용되고 있는 자원은 중요한데, 그 이유는 전자의무기록(Electronic Health Records, EHR)이 다양한 간호실무 현장에서 중요한 건강 정보를 인지하고 추적하기 위해 지식 표현 체계의 데이터를 연결하고 변환하고 포착하도록 조직되었기 때문이다.

EHR은 표준화된 용어에서 나온 간호데이터가 담기고 저장되는 흔한 매개체이다. 필터링, 프레이밍, 초점 맞추기에 있어 중요한 것은 의료진들이 대상자의 이야기와 관련된 사실들을 구성하는 방법에 대해 의식 및 목적을 가지고 있어야 한다는 것이다.

ANA가 조직한 간호기록 Nursing Documentation Oranized by the ANA

1997년 ANA는 '간호정보와 데이터세트평가센터(NIDSEC)'를 설립했다. 이 센터의 목적은 정보 체계에 대한 기준을 발달시키고 전파하기 위함이었다. 이 기준을 통해 간호실무를 기록하고 자발적으로 기입된 정보 체계를 평가했다. 이 기준의 주 이용 대상은 임상 정보 시스템의 판매자와 소비자이다. 정보 체계에 있어 간호데이터에 대한 표준이 필요하므로, 평가센터에 대한 요구 또한 증가했다.

간호데이터세트의 네 가지 차원에 대한 완전성, 정확성, 적절성을 평가하기 위한 기준이 설정되었고, 그 체계는 다음과 같은 내용을 포함한다.

- 명명법
- 임상 항목
- 임상데이터 저장소

• 일반적인 체계 특징

간호실무 데이터 분류 운영위원회는 다음을 수행하도록 구성되었다.

- 시스템이 안정화 될 때까지 간호현상을 설명하기 위한 분류 체계의 개발 및 검증을 지원한다.
- 건강관리 분류 체계를 인지하고 발전시키며, 간호분류 체계와의 상호 관계를 모니터링하고 연구하기 위해 전문직 내 그리고 전문직 간 협동이 필요하다.
- 책무성(accountability)을 가진 간호사가 간호진단을 내리고, 중재를 수행하기 위해 인간 반응에 대한 분류를 증진하고 촉진한다.
- 간호전문직에서 개발하거나 사용하는 분류 체계가 병원, 요양원 및 일차의료기관 등에서 다양한 고객/의료 전달 상황에서 적용 가능한지 확인한다.
- 보상, 동료 심사, 표준 개발, 실무의 구조화, 인증 또는 다른 목적을 위해 사용되었든지 상관없이 선택된 분류 계획의 일관적인 적용을 증진한다. 분류 체계와 통합 정보 체계는 데이터를 간호지식으로 변형시키기 위한 구성 요소이다(Rutherford, 2008).

오늘날 ANA는 표 2.1에 제시된 간호실무를 위한 12개의 표준화된 용어를 공인했다. 표준화된 용어가 어떻게 전문적 간호실무를 지원하는지 이해하는 것은 전문직의 책임이자 실무의 표준이다. 표준화된 용어는 지식 항목과 임상추론에서 사용되는 임상용어를 제공한다. 이번 장에서는 간호실무의 임상추론에 중요한 분류 체계와 표준화된 용어를 소개한다. 임상에서 근무하는 대부분의 의료진과 가장 관련 깊은 것은 실무의 개인 수준이다. 이 수준에서 의료진은 인지된 대상자 문제의 종류와 그들이 내린 간호진단, 성취할 결과 그리고 선택한 중재에 대한 결정을 내리게 된다. 앞으로 나올 장에서는 표준화된 용어가 간호 돌봄에 대한 사고와 추론에 얼마나 유용한지를 보여준다.

실무 혹은 기관의 정책의 맥락에서 보았을 때 주어진 분류 중 몇 가지는 다른 것들보다 익숙할 수 있다. 체계화된 한 세트의 각 용어들이 전문 직종과 건강관리사업의 전체적인 발전에 기여했음을 아는 것이 중요하다(Sewell, 2015; Ackley & Ladwig, 2014). NANDA-I, NIC 그리고 NOC을 사용하고 함께 작업하는 것은 추후 몇 십 년의 중요한 임상 학문이다. NANDA-I 진단, NIC 중재 그리고 NOC 결과 분류는 간호의 임상추론을 위한 임상용어를 제공한다. 임상추론의 OPT 모델은 돌봄에 있어 이러한 분류 체계를 결합하고, 사용하고, 통합하기 위한 구조와 몇 개의 사고전략을 제시한다.

표 2.1 미국간호협회가 인정한 간호실무를 위한 표준화된 용어

용어	설명과 목적	더 많은 정보를 위한 링크
간호최소데이터세트 (Nursing Minimum Data Set, [NMDS])	임상 실무를 설명하기 위해 필요한 데이터의 카테고리를 설명하고 구체화한다. 대상자의 인구통계와 환자등록번호, 간호제공자의 고유등록번호와 간호진단, 간호중재, 간호결과 및 간호강도를 포함한다.	http://www.nursing.umn.edu/centers/center-nursing-informatics/center-projects http://www.nursing.umn.edu/sites/nursing.umn.edu/files/usa-nmds.pdf http://www.nursing.umn.edu/sites/nursing.umn.edu/files/nmds-monograph.pdf
간호관리최소데이터세트 (Nursing Management Minimum Data Set, [NMMDS])	간호관리자와 운영자들이 지방, 국가, 국제적인 수준의 간호서비스를 계획, 수행, 평가, 벤치마킹하기 위해 필요한 맥락적 요인을 묘사하기에 유용한 카테고리와 용어이다.	http://www.nursing.umn.edu/sites/nursing.umn.edu/files/nmds-implementation-guide.pdf http://www.nursing.umn.edu/sites/nursing.umn.edu/files/i-nmds.pdf
국제간호실무분류 (International Classification of Nursing Practice, [ICNP])	국제간호협의회(International Council of Nursing, [ICN])에 의해 개발된, 일곱 개의 구체적 축에서 선택된 용어와 결합된 간호진단, 중재, 결과를 포함한 참고 용어이다. 일곱 개의 축(Seven specific axes) - 대상자, 초점, 판단, 수단, 행동, 시간, 장소	http://www.icn.ch/what-we-do/international-classification-for-nursing-practice-icnpr/
북미간호진단 (North American Nursing Diagnosis, [NANDA-I])	간호진단의 카테고리와 정의를 나타낸다. 간호진단은 건강상태와 인생 과정에 대한 인간의 반응과 그 반응에 대한 개인, 가족, 그룹, 공동체의 취약성에 대한 임상적 판단이다. 간호진단은 간호가 책임을 가지고 결과에 도달하기 위해 선택하는 간호중재의 기반이 된다.	http://www.nanda.org http://kb.nanda.org/article/AA-00226/30/English-/Resources/Glossary-of-Terms.html
간호중재분류 (Nursing Interventions Classifications, [NIC])	아이오와 대학교의 간호분류 및 임상 효과 센터(Center for Nursing Classification and Clinical Effectiveness)에 의해 개발되었다. NIC는 30개의 분류와 7개의 영역으로 정리된 554개의 간호중재를 분류하고 설명한다.	https://nursing.uiowa.edu/cncce/nursing-interventions-classficiation-overview
간호결과분류 (Nursing Outcomes Classification, [NOC])	아이오와 대학교의 간호분류 및 임상 효과 센터(Center for Nursing Classification and Clinical Effectiveness)에 의해 개발되었다. NOC에는 알파벳순으로 정리된 490개의 결과가 있다. 각각의 결과에는 정의와 5점 라이커트 척도로 대상자의 상태를 평가하기 위해 사용될 수 있는 지표가 있다.	https://nursing.uiowa.edu/cncce/nursing-outcomes-classification-over-view

표 2.1 미국간호협회가 인정한 간호실무를 위한 표준화된 용어 (계속)

용어	설명과 목적	더 많은 정보를 위한 링크
오마하 시스템 (Omaha System)	개인, 가족, 공공 건강, 지역사회 맥락과 관련된 문제, 중재 및 결과의 분류이다.	www.omahasystem.com
임상간호분류 (Clinical Care Classification, [CCC])	가정간호 비용을 위해 개발되었다. 21개 돌봄 구성요소는 두 개의 밀접한 관계의 CCC 용어를 각각 분류하는 표준화된 틀을 제공한다: 간호진단의 CCC와 간호중재의 CCC. 이는 간호과정의 6단계를 코드화하고 분류하는 데에 사용된다. 6단계 - 사정, 진단, 목표설정, 계획, 중재, 평가	http://www.sabacare.com/
수술간호데이터세트 (Perioperative Nursing Data Set, [PNDS])	입원 전부터 퇴원까지의 수술 경험과 관련된 표준화된 용어와 데이터를 제공한다. 수술 환경에서 간호와 관련된 지식을 생산하고 관리하기 위한 수단으로 발전되었다(Beyea, 2000).	http://www.aorn.org/aorn-org/educa-tion/individuals/continuing-educa-tion/online-courses/introduction-to-pnds
대체의료청구코드 (Alternative Billing Codes, [ABC])	기존의 코딩 분류 체계에 포함되지 않는 대체 의료 서비스를 처리하기 위해 개발되었다. 많은 대체보완의료 중재의 비용을 청구하고 기록하는 데에 유용하다. NIC에서 참고한 많은 간호절차를 포함한다.	www.abccodes.com https://www.abccodes.com/faq/
국제표준검사용어코드 (Logical Observation Identifiers Names and Codes, [LOINC])	임상 및 실험실 관찰을 위한 공통의 언어(식별자, 이름, 코드의 세트)이자, 실험 연구, 임상 측정, 표준화된 설문 도구 등을 포함한 측정 목록이다. 측정 및 관찰이 가능한 것들을 분명하게 인지하게 하는 구조화된 이름과 보편적인 코드를 제공함으로써 돌봄 제공과 임상 결과, 결과 관리 그리고 연구 데이터를 교환 및 종합할 수 있다. 데이터 교환과 정보 처리 상호 운용을 극대화하기 위해 만들어졌다.	http://loinc.org/background http://loinc.org/downloads/files/LOINCManual.pdf
표준의료용어체계 (Systematized Nomenclature of Medicine—Clinical Term, [SNOMED CT]	간호문제의 일부분을 포함한 포괄적이고 국제적인 표준 의료용어이다.	http://www.ihtsdo.org/snomed-ct/what-is-snomed-ct

출처: http://www.nursingworld.org/MainMenuCategories/Tools/Recognized-Nursing-Practice-Terminologies.pdf

간호용어와 영역의 조화 Harmonizing Nursing Language and Domains

표 2.2는 필터링과 프레임 구성 관점에서의 간호영역들을 보여주고 있다. 이런 개념화를 통해 간호실무의 네 가지 영역인 기능적, 생리적, 심리사회적, 환경적인 영역을 볼 수 있다. 이 주요 영역 안에 진단, 결과, 중재 분류(classes)가 포함된다.

언어의 조화는 여러 언어들 간의 차이를 연결하고 건강 데이터의 분석적 계산과 추정을 위한 표준화를 돕는다. 한 사람이 전자의무기록에 저장된 지식을 이용하는 방법은 그 사람의 실무 환경과 그의 지식, 믿음, 가치, 전문직 역할에 달려 있다. 간호가 계속 발전하고 전자건강기록에 저장된 데이터, 정보 및 지식이 중요한 필터, 프레임 그리고 초점이 될수록 임상적 학문은 비교, 기술적, 처방적, 예측적인 건강 분석을 만들 수 있다(Ritt, 2014).

NANDA-I의 목적은 간호실무의 독립적 영역에 있는 간호진단을 발전시키고, 조직화하고 검증하기 위한 방법을 제공한다. 간호진단을 개발하고 NANDA-I 공동체에 소개하기 위한 기준은 절차에 서술되어 있다. NANDA-I 진단의 신뢰도는 문헌고찰, 타당화 연구, 진단명과 정의의 주기적인 개선을 통해 이루어진다. 진단명과 카테고리는 그들의 적절성을 확인하기 위해 검증되고, 진단은 임상 검증을 위해 사용되어지고 확인된다. 그 결과 시간에 따라 진단은 검증되고 정제된다. 간호 치료를 분류하는 것은 간호의 지식 기반을 명확하게 하고 발전시키는 데 필수적이다.

간호사는 오랜 시간동안 돌봄을 제공하고 기록해 왔지만, 일관된 방법으로 제공하지 못했다. NIC는 자신과 다른 사람이 중요한 간호 업무에 대해 소통할 수 있는 공통의 언어를 제공한다(Moorhead, 2013). 아이오와 대학교의 연구팀은 간호에 민감한 대상자 간호결과 분류와 관련된 중요한 업무를 담당하고 있다. 간호에 민감한 대상자 결과는 간호중재에 반응하고 중간 수준의 추상화에서 개념화된 다양한 개인 또는 가족의 상태, 행동, 또는 지각을 말한다. 간호결과는 NMMDS를 완성하기 위해 필요한 요소이다.

아이오와 NOC 프로젝트의 목적은 다음을 달성하기 위한 것이다.

- 간호에 민감한 결과 및 지표를 식별, 명명, 검증, 분류한다.
- 임상 분야 검증을 통한 결과 분류의 타당성과 유용성을 평가한다.
- 간호결과와 지표를 위한 측정 절차를 규명하고 검증한다.

표 2.2 간호용어와 영역의 조화: 간호실무의 분류: 간호용어를 위한 공통의 통일된 구조

영역(Domains)			
I. 기능적 영역 기본 요구를 촉진하기 위한 진단, 결과, 중재를 포함	**II. 생리적 영역** 최적의 생물리학적인 건강을 촉진하기 위한 진단, 결과, 중재를 포함	**III. 심리사회적 영역** 정신적, 정서적 건강과 사회적 기능을 촉진하기 위한 진단, 결과, 중재를 포함	**IV. 환경적 영역** 기본 요구를 촉진하기 위한 진단, 결과, 중재를 포함
분류(Classes) 아래의 내용과 관련된 진단, 간호결과, 중재와 관련된 내용을 포함			
활동/운동: 에너지 보존과 소모를 포함한 신체활동	**심장 기능:** 조직 관류를 유지하기 위한 심장의 메커니즘	**행동:** 건강을 증진, 유지 혹은 회복시키는 행동	**건강관리 체계:** 건강관리 서비스를 전달하기 위한 사회적, 정치적, 경제적 구조와 과정
안위: 정서적 · 신체적 · 영적 안녕과 고통으로부터의 자유	**배설:** 체내 노폐물의 배출과 분비 과정	**소통:** 구어, 문어, 비언어적 메시지를 받고 해석하고 표현하는 것	**인구집단:** 공통의 특징을 가진 개인 혹은 공동체의 집합
성장과 발달: 신체적 · 정서적 · 사회적 성장과 발달의 이정표	**체액과 전해질:** 체액/전해질의 조절과 산-염기 균형	**대응:** 스트레스 상황에 적응하는 것	**위기 관리:** 건강에 대한 인지된 위협을 피하거나 조절하는 것
영양: 섭취, 흡수 및 영양분 이용의 과정	**신경 인식:** 기억, 사고, 판단을 포함한 신경인지 기능 및 신경계 관련 기전	**정서적:** 세계를 인지하는 데에 영향을 끼칠 수 있는 정신적 상태 혹은 기분	
자기 간호: 기본적 및 도구적 일상생활활동 능력	**약학 기능:** 약물 혹은 의약품 및 다른 약물학적으로 활발한 제품의 치료적 효과 혹은 부작용	**지식:** 건강을 증진, 유지 혹은 회복시키기 위해 정보를 이해하고 적용하는 것	
성: 성 정체성과 성생활의 유지와 수정	**신체 조절:** 세포 과정을 조절하기 위한 체온, 내분비, 면역계 반응	**역할/관계:** 기대되는 사회적 행동과 다른 사람과의 정서적 유대감의 유지와 수정	
수면/휴식: 수면, 휴식, 이완 패턴의 양과 질	**생식:** 출산과 탄생에 관련된 과정	**자아인식:** 개인 정체성과 신체 정체성의 지각	
가치/신념: 결정의 선택에 영향을 미치는 신념, 목표, 지각 및 영적 그리고 다른 믿음	**호흡기계 기능:** 동맥혈가스가 정상 범위 안에서 유지되도록 하는 충분한 환기		
	지각/인지: 시각, 청각, 촉각, 미각, 후각을 통한 정보의 유입과 차단		
	조직 통합성: 분비, 배설, 치유를 위한 피부와 점막 보호		

간호 연구자들은 간호결과를 가변적인 개념으로 발전시켜 간호중재에 대한 반응으로 대상자의 상태가 여러 상황 속에서 시간에 따라 기록될 수 있게 하였다. 각 결과는 이를 평가하기 위한 지표와 연관되어 있다. 예를 들어, 체액 균형이란 간호결과는 신체의 세포 내 · 외 구성 요소 안의 수분의 균형을 말한다. 이를 연속적으로 봤을 때, 체액 균형은 다음과 같은 다섯 단계의 척도가 있다.

- 극도로 손상된
- 상당히 손상된
- 손상된
- 중간 정도로 손상된
- 손상되지 않은

척도법을 사용하는 것은 간호결과 달성에 대한 양적인 정보를 제공한다. 간호결과 중 체액 균형에 대한 지표에는 평균동맥압 및 중심정맥압, 폐쐐기압(pulmonary wedge pressure), 24시간 섭취 · 배설의 균형, 체중, 움푹 들어간 눈이 있는지 없는지, 갈증, 부종, 경정맥 팽창 등이 있다. NOC의 작업은 지속적으로 개정되고 있으며, 간호에 필요한 지식 작업에 매우 중요하게 기여한다.

간호 이론가, 연구가, 지역사회 간호 교육자, 그리고 오마하 방문간호사협회(Visiting Nurses Association of the Omaha)의 직원과 간호관리자의 생각과 견해를 통합함으로써 오마하 시스템이 만들어졌다(Martin & Sheet, 1992). 오마하 모델은 지역사회 간호 접근법이다. 분류 체계의 세 부분은 문제 분류, 중재 체계, 결과에 대한 문제 측정이다(Martin & Sheet, 1992).

오마하 시스템은 네 개의 지역사회 건강 간호 실무 카테고리로 구성되어 있다. 카테고리나 영역은 문제 분류 체계의 첫 번째 단계를 대표한다. 이는 환경적, 심리사회적, 생리적, 건강 관련 행동이다. 정의된 각 영역 안에는 구체적인 문제가 있으며, 각 문제는 결핍부터 건강 증진을 아우르는 문제의 연속선상에 있다.

두 번째 단계는 문제의 초점을 개인이나 가족으로 인지한다. 마지막으로, 관련된 증상과 징후는 문제 인지를 위한 진단적 단서를 제공한다. 중재 체계는 간호진단과 함께 사용될 간호 행위의 틀이라 할 수 있다.

간호중재에는 네 가지의 카테고리인 건강 교육, 치료와 절차, 사례 관리, 감시가 있다.

건강 교육은 정보 제공, 고객 문제 예상, 자기 간호의 책임, 대응과 관련된 활동을 포함한다. 치료와 절차는 예방, 인식, 증상과 징후의 경감을 위한 행동이다. 사례 관리는 조정력, 지지, 전원을 위한 간호 활동을 포함한다. 감시는 탐지, 측정, 비판적 분석, 주어진 고객의 상태에 따른 고객의 상황을 모니터링하는 것이다.

오마하 시스템의 목적은 지역사회 간호사에게 지역사회와 가정 건강관리 간호실무와 관련된 문제와 중재를 분류하고 코드화하기 위한 체계적인 방법을 제공하는 것이다. 기준은 문제, 중재, 간호결과에 대한 문제 측정을 기반으로 개발되었다. 오마하 시스템은 신뢰성, 적정성, 응집성과 관련하여 현장의 전문직 종사자에게 관심을 받고 있다(Martin, 2005).

발전 방향 Future Evolution

간호사들은 표준화된 용어에 담겨진 지식을 사용 및 개선하고, 꾸준히 정보를 받아야 할 의무와 책임이 있다. 이 체계에 저장된 지식은 임상추론을 위한 임상추론의 용어이다. 앞으로 10~20년 후 병원과 의료기관은 표준화된 간호용어를 정보 체계와 전자기록에 포함시키기 시작할 것이다. Pesut(2008)은 향후 10년 동안 4세대 간호과정(2020~2040)이 지식 구축에 전념하고 조직화될 것이라고 제안했다. 데이터베이스와 시스템이 공통의 간호용어 체계와 연결되어 있기 때문에 이와 같은 저장소를 발견하고 데이터 마이닝할 수 있게 되어 간호진단, 중재, 결과 간의 관계와 패턴을 분석하면서 배울 수 있게 되었다.

데이터가 축적되면 실무 경험에 기초하고 최선의 실무 정보를 제공할 수 있는 간호 분석 데이터에서 도출된 5세대(2040~2050) 원형을 개발하기 시작하며, 경험과 임상 통찰력을 기반으로 한 새로운 치료 옵션을 제공하게 될 것이다. 이 돌봄의 원형들을 제련하면, 특정 대상자 인구의 간호진단, 중재, 결과의 발생과 역학에 대해 배울 수 있다. 또한, 기관이나 1차 · 2차 · 3차 간호 요구의 종류에 따라 데이터를 정리할 수도 있다. 어떤 경향이 나타나는지 더 많은 경험과 이해를 통해 간호사는 더 효과적이고 효율적으로 대상자에게 필요한 간호를 계획할 수 있다. 검증된 데이터와 원형을 제공함으로써 우리는 다음 세대의 간호과정(2050~2060)으로 이동할 수 있다. 그 결과 환자의 고유한 개인 특성에 기반한 간호중재 예측 모델을 개발할 수 있고, 이는 여러 기관 또는 국제적 수준의 간호지식 데이터베이스를 종합한 데이터로부터 도출된 경험적 데이터와 비교할 수 있다. 실제로, 대상자 간호 사례 중심의 시뮬레이션은 임상추론, 임상적 의사결정 그리고 더 나은 임상판단을 할 수 있도록 도울 것이다.

이러한 발전의 진화는 간호 돌봄 실무를 위해 간호사가 지식 발전과 전략 관리에 집중하도록 할 것이다(Ritt, 2014). 다음 장에서 제시된 임상추론의 OPT 모델은 표준화된 간호용어를 논리적이고 예술적으로 사용할 수 있는 구조를 마련한다. 이 지식 복합 작업의 성공을 위한 비결은 간호지식 표현 체계, 전자의무기록의 사용, 정보과학과 건강 분석 기술과 발견에 의해 발전하는 간호지식 작업의 중요성을 인정하고 가치 있게 생각하는 것이다(Burke, 2013).

요약 Summary

간호정보학 및 지난 30년간 발달된 표준화된 용어의 영역에 점진적인 발전이 있었다. 일련의 프로젝트는 NANDA-I, NIC, NOC, Omaha System, ICNP, CCC System, PNDS와 NMMDS와 같은 간호 분류 체계의 발전을 가져왔다. 추가적으로, 간호는 ABC, LOINC와 SNOMED CT와 같은 학제 간의 표준화된 용어에 통합되었다.

체계적인 연구와 동료 평가를 통해 분류 체계들은 라벨을 개발하고 특성을 정의하고, 간호사가 일상적으로 처리하는 가장 기본적인 대상자의 문제, 중재 및 결과 체계를 구성하는 구조를 만들었다. 표준화된 용어에는 여러 이점이 있다. 먼저, 공통된 언어가 제공된다. 인지된 표준화된 용어는 간호의 전문적 정체성, 역할, 건강관리사업에 기여한다. 분류 체계는 간호가 무엇인지, 간호의 본질이 무엇인지 정의한다. 서비스와 비용, 간호와 다른 데이터베이스 및 건강관리 분류 체계를 연결하도록 표준화되었다. 표준화된 용어는 임상추론을 위한 용어와 내용을 제공한다. 실무 데이터의 모든 수준에서 간호지식의 축적은 데이터 과학 발전과 미래 간호 분석에 토대를 제공한다.

요점 Key Points

- 여러 수준의 실무 관점에서 간호지식을 쌓기 위해 표준화된 용어의 발전이 중요하다.
- 분류 체계를 검사할 때 목적, 카테고리, 분류 계층, 신뢰성, 적절성, 일관성과 이용자의 이해 정도에 주의를 기울여야 한다.
- 2012년 6월, 미국간호협회는 간호실무를 위한 12세트의 표준화된 용어를 발표했다: NANDA-I, NIC, NOC, Omaha System, NMDS, ICNP, CCC System, NMMDS, PNDS, SNOMED CT, ABC, LOINC.
- 이 체계에 저장되거나 분류된 지식은 임상추론을 위한 임상용어와 내용이 된다.
- 간호용어와 영역을 조화시키는 것은 간호 돌봄을 위한 필수적인 사정과 평가의 틀을 제공한다.
- 이 체계에 담긴 지식을 아는 것은 임상추론을 더 쉽고 효과적이며 효율적으로 만든다.
- 다양한 인지된 용어가 많음에도 불구하고 이 책에서는 임상에서 전자의무기록에 제일 흔하게 사용됨을 고려하여 NANDA-I, NIC와 NOC를 사용한다.

질문과 활동

1. 이번 장에서 나온 표준화된 용어 중 어떤 것이 가장 익숙했는가? 설명된 각 체계의 장점과 단점 목록을 작성해보자.

2. 가장 알지 못하는 체계에 대한 문헌 검색을 시행해보자. 이 체계와 관련한 최근 정보를 찾아보자.

3. 제시된 체계들의 단점 중 하나는 개인에게 특정 진단명으로 이름표를 붙이는 것을 증가시키는 것이다. 대상자에게 "이름표를 붙이는 것"에 대한 장단점을 현존하는 분류 체계 용어를 사용하여 동기와 함께 논의해보자.

4. 다른 학문의 누군가를 인터뷰하여 그 사람은 일할 때 표준화된 용어나 구체적인 지식 분류 체계를 사용하는지 알아보자.

REFERENCES

Ackley, B. J., & Ladwig, G. B. (2014). *Nursing diagnosis handbook: An evidence-based guide to planning care* (11th ed.). Maryland Heights, MO: Mosby.

American Medical Informatics Association (AMIA). (2015). Retrieved from http://www.amia.org/aboutamia/mission-and-history

American Nurses Association (ANA). (2012). ANA recognized terminologies that support nursing practice. Retrieved from http://www.nursingworld.org/MainMenuCategories/ThePracticeofProfessionalNursing/NursingStandards/Recognized-Nursing-Practice-Terminologies.aspx

AMIA Nursing Special Interest Group. Retrieved from https://www.amia.org/programs/working-groups/nursing-informatics

Beyea, S. C. (2000). Perioperative data elements: Interventions and outcomes. AORN *Journal*, 71(2), 344-352.

Burke, J. (2013). *Health analytics: Gaining insight to transform health care*. Hoboken, NJ: John Wiley & Sons.

Butcher, H. K., Bulechek, G. M., Dochterman, J. M., & Wagner, C. M. (2019). *Nursing Interventions Classification (NIC)* (7th ed.). St. Louis, MO: Mosby.

Dochterman, J. M., & Jones, D. A. (Eds.). (2003). *Unifying nursing languages: The harmonization of NANDA, NIC, and NOC*. Washington, DC: American Nurses Association.

Kerr, M. (1991). Validation of taxonomies. In R. Carroll-Johnson (Ed.), *Classification of nursing diagnoses: Proceedings of the 9th conference* (pp. 6-13). Philadelphia, PA: Lippincott.

Martin, K. S. (2005). *The Omaha System: A key to practice, documentation, and information management* (2nd ed.). Omaha, NE: Health Connections Press.

Martin, K. S., & Scheet, N. J. (Eds.). (1992). *The Omaha System: Applications for community health nursing*. Omaha, NE: WB Saunders Company.

Mills, W. (1991). Why a classification system? In R. Carroll-Johnson (Ed.), *Classification of nursing diagnoses: Proceedings of the 9th conference* (pp. 3-6). Philadelphia, PA: Lippincott.

Moorhead, S. (2013). *Nursing Outcomes Classification (NOC): Measurement of health outcomes* (5th ed.). Philadelphia, PA: Elsevier Health Sciences.

NANDA-I. (n.d.). Nursing diagnoses: Definitions and classification. Retrieved from http://www.nanda.org/

Omaha System. (2016). Retrieved from http://www.omahasystem.org/

Pesut, D. (2008). Thoughts on thinking with complexity in mind. In C. Lindberg, S. Nash, & C. Lindberg (Eds.), *On the edge: Nursing in the age of complexity* (pp. 211-238). Bordentown, NJ: Plexus Press.

Ritt, E. (2014). Essential analytics in nursing education: Building capacity to improve clinical practice. *Journal of Nursing Education and Practice*, 4(12), 9-12.

Rutherford, M. (2008). Standardized nursing language: What does it mean for nursing practice. *OJIN: The Online Journal of Issues in Nursing*, 13(1), 243-250.

Sewell, J. (2015). *Informatics and nursing: Opportunities and challenges* (5th ed.). Philadelphia, PA: Wolters Kluwer.

Werley, H. H., Devine, E., Zorn, C. R., Ryan, P., & Westra, B. L. (1991). The Nursing Minimum Data Set: Abstraction tool for standardized, comparable, essential data. *American Journal of Public Health*, 81(4), 421-426.

CHAPTER 3

임상추론: 사고에 대한 고찰

CLINICAL REASONING: THINKING ABOUT THINKING

학습 목표

- 임상추론의 개발과 숙달을 뒷받침하는 다섯 가지 사고에 대해 파악한다.
- 임상추론의 기술 발전을 지지하기 위해 제안된 비판적 사고, 자기조절 사고, 창의적 사고, 체계적 사고, 복합적 사고 간의 관계를 설명한다.
- 임상추론 과정에서의 성찰과 자기조절의 중요성을 설명한다.
- 임상추론 사고 기술의 발전을 위한 열한 가지 사고전략과 전술을 정의한다.

임상추론에 영향을 주는 사고 Thinking that Influences Clinical Reasoning

이번 장에서는 임상추론을 위해 필요한 여러 종류의 사고에 대해 탐색하고 설명한다. 가장 핵심적인 내용은 성찰과 자기조절의 중요성이다. 또한 비판적, 창의적, 자기조절적, 체계적, 복합적 사고의 영향에 관해 논의한다. 마지막으로, 임상추론 능력 개발을 촉진하고 지지하는 몇 가지 사고전략과 전술을 소개하고 있다.

간호실무는 기술 발전의 경향과 개발에 영향을 받는다. 1장에서 기술한 바와 같이 간호과정은 시간이 지나면서 변화하고 성장했다. 기존의 4단계 문제-해결 과정은 '사정, 진단, 결과, 계획, 중재, 평가'를 포함한 6단계 과정으로 발전했다. 과정의 각 단계는 대상자의 이야기, 역사, 돌봄 요구, 다뤄지고 있는 건강관리 문제와 관련된 다양한 사고를 활성화시킨다. 다양한 사고는 사례에 대해 추론하기 위해 사용하는 지식과 근거뿐만 아니라 간호사가 필터링을 하고, 프레임을 구성하며, 데이터에 초점을 맞추는 데에 영향을 끼친다. 지식과 근거 관리는 간호과정과 수행에 영향을 미친다. 임상추론은 다양한 종류의 사고를 활성화한다. 간호사가 대상자, 가족, 조직과 시스템 내의 제공자에 대해 임상추론을 수행함에 따라 비판적, 창의적, 체계적, 복합적 사고 기술이 지속적으로 성장한다. 임상추론의 숙달은 메타인지적인(사고에 대한 사고) 자기조절 기술과 인지적 사고전략과 전술의 발달을 필요로 한다(Kuiper & Pesut, 2004).

어떻게 하면 자신의 사고에 대해 고찰하고 지각할 수 있는 능력을 기를 수 있을까? 한 가지 방법은 임상추론 과정에 수반되는 여러 종류의 사고를 구분 짓는 것이며, 또 다른 방법은 사고의 인지와 메타인지적인 측면을 구분하는 것이다. 메타인지적인 인식은 자기조절 기술의 발달을 필요로 한다. 자기조절을 위해서는 자기 모니터링, 자기 평가, 자기 강화의 과정에 대한 주의가 필요하다(Pesut & Herman, 1999; Kuiper & Pesut, 2004; Kuiper, Pesut & Arms, 2016).

메타인지적 기술은 양질의 성과를 제공하는 간호계획을 위한 실무 쟁점, 중재 및 간호결과를 결정하는 데에 중요하다(Herman, Pesut, & Conard, 1994). 구체적 인지와 메타인지적 과정은 지식 및 대상자의 문제를 파악하는 경험의 적용, 임상적 판단, 목표 달성을 위한 행동을 수행하는 것을 포함한다(Benner, Hughes, & Sutphen, 2008; Kuiper & Pesut, 2004; Kuiper et al., 2016).

사고에 대한 고찰 능력을 발달시키지 못한 경우, 전략적인 방법으로 생각하거나 이해하는 능력이 결여되었음을 의미하는 저인지(Hypocognition) 상태로 이어질 수 있다(Moriotto, 2010). 저인지 상태를 방지하기 위해 간호사는 다음의 전략을 고려해야 한다.

- 기초 과학을 임상추론 기술로 통합시킨다.
- 실용적인 관점을 증진시키는 사고를 사용하여 근거를 실무로 전환하는 것을 연습한다.
- 방대한 양의 임상연구 자료를 통합하기 위해 고안되었으며, 임상적 의사결정의 독특한 특성을 부정하는 알고리즘을 사용할 시에는 주의한다(Mariotto, 2010).

근거기반의 지침에서 벗어나 대상자 고유의 가치와 선호에 기반한 양질의, 대상자 중심의, 안전한 돌봄을 제공하는 적절한 시기를 파악하기 위해서는 임상 전문지식이 필요하다(Cronewett et al., 2007). 간호사가 대상자 간호 요구의 다양한 측면에 집중할 때, 표준화된 용어와 지식 표현 체계는 간호사가 이를 필터링하고, 프레이밍하고, 전략적이고 사려 깊은 방법으로 대상자를 돌보기 위해 학문적 기여에 집중할 수 있는 방법을 제공한다.

프레이밍의 본질적인 부분은 대상자와 가족의 요구, 소망, 선호에 집중하는 것을 포함한다. 다양한 관점에서 상황의 전체적인 특성을 이해하는 것은 상황의 변화에 따라, 혹은 상황에 대한 이해를 통해 특징을 파악하는 감각과 사고에 내재되어 있다(Benner, Hooper-Kyriakidis, & Stannard, 2011; Bourdieu, 1990). 이러한 이해는 마주한 건강 문제의 해결을 위해 적절한 사고 활동을 바탕으로 한 자기조절과 성찰 능력의 중요성을 부각시킨다.

임상추론을 위한 사고의 종류 Kinds of Thinking that Support Clinical Reasoning

그림 3.1은 임상추론을 위한 사고의 종류를 나타내고 있다. 이러한 사고 유형 간의 차이를 보여주기 위하여 인지적 사고(비판적 사고)와 메타인지적 사고(성찰적 자기조절, 창의적 사고, 체계적 사고, 복합적 사고)가 나열되어 있다. 실무에서 각각의 사고는 재귀적이며 반복적으로 사용되므로 상호 연관성을 가진다.

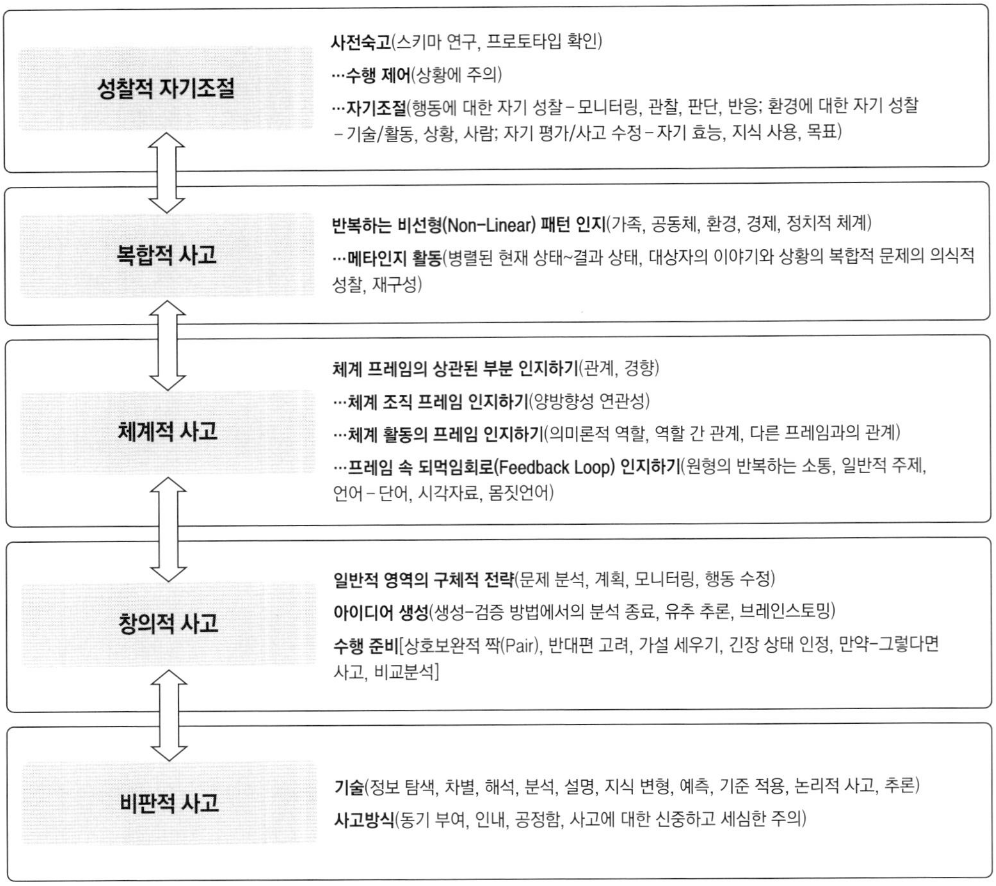

그림 3.1 임상추론을 위한 사고의 종류

비판적 사고 Critical Thinking

수년간 간호교육 프로그램의 교육과정은 임상추론의 가치를 중심으로 개발되고 구성되었다. 실제로 American Association of Colleges of Nursing(AACN, 2008)은 임상추론을 간호학사 프로그램의 본질적이고 중요한 부분으로 설정했다. Watson과 Glaser(1964)는 임상추론을 문제 인지, 논리, 진실과 근거 탐색을 위한 태도들의 복합체로 제시했다. Facione(1990)는 임상추론의 본질에 대한 합의를 결정하기 위해 국제적인 델파이 연구를 시행하고, 임상추론을 "목적이 있는, 자기조절의 판단"이라 정의했다. 임상추론은 해석, 분석,

추론, 설명, 평가, 자기조절을 포함한 기술의 집합이다(Facione & Facione, 1996). Scheffer과 Rubenfeld(2000)는 간호 교육 전문가를 대상으로 조사한 결과 비판적 사고는 사고에 대한 섬세하고 신중한 관심을 포괄하며 정보 탐색, 분류, 분석, 지식 변형, 서술, 기준 적용 그리고 동기, 인내, 정직함의 특징뿐만 아니라 논리적 추론의 사고와 인지 과정을 포함한다고 정의하였다.

Brookfield(2012)에 의하면, 비판적 사고는 사람들이 자신의 사고와 행동에 영향을 미치는 추정을 발견하고, 이 추정들이 타당하고 믿을 만한 행동인지 확인하거나 평가하며, 추정들을 다양한 관점에서 혹은 다른 사람이 보는 것처럼 살펴본 후 이러한 정보에 근거하여 행동을 취하려고 노력하는 과정에서 발생한다.

다음 세 가지의 가정은 비판적 사고에 중요하다.

- 패러다임 가정: 세계를 근본적인 카테고리 안으로 정렬하는 것
- 규범적 가정: 특정한 상황에서 일어나야 한다고 생각하는 것
- 인과적 가정: 세상이 어떻게 작동하는지와 이러한 가정들이 변경될 수 있는 조건에 대한 가정(Brookfield, 2012)

비판적 사고가 행동과 연계될 때 "가치"에 대한 쟁점이 불거지는데, 이는 과정의 다음 단계가 어떠한 행동이 바람직하며 지지적인 것인가를 판단하는 것이기 때문이다(Brookfield, 2012). 비판적 사고는 정신적 과정 이상을 의미하며, 상황의 가치와 문맥을 고려한 거시적인 맥락에서 수행된 것이다. 예를 들어, 비판적 사고 기술을 사용하는 간호사는 어린이에게 백신주사를 놓기 위한 결정을 내리기 위해 필요한 가정과 지식을 검토할 것이다. 보호자에게 최선의 근거를 교육하고 제시하는 방법을 알면 부모가 자녀를 위한 예방적 건강관리에 부여하는 가치에 영향을 미칠 수 있다.

성찰적 자기조절 Reflective Self-Regulation

자기조절에 이용되는 사고 활동인 자기 모니터링은 개인의 전략, 인지, 영향, 행동을 변화시킨다. 연속적인 상황에서 반복하여 이 사고 활동이 습관이 되면 학습자는 목표를 달성하기 위해 자기효능감을 개발하고, 성과의 원인을 추론하기 위해 성찰하는 동안 자기 평가를 사용하게 된다(Kuiper & Pesut, 2004; Schunk, 2012; Kuiper et al., 2016).

Zimmerman(1998, 2000)은 학습하면서 일어나는 자기조절 과정을 사전숙고, 수행 제어, 자기 평가라고 정의했다. 간호계획에서 사전숙고 과정은 행동보다 앞서 발생하며 임상추론을 위한 단계를 마련한다. 수행 제어 단계는 임상추론과 동시에 일어나며, 한 상황과 그에 따른 행동에 대한 관심에 영향을 끼친다. 자기 성찰은 자신의 행위에 대해 정신적이고 행동적으로 반응하는 단계이다. 사회적 인지 이론은 자기조절적 사고 과정의 개인적, 행동적, 환경적 과정의 상호작용이 순환적이라고 전제하는데, 이는 사고 과정이 진행되는 동안 각 단계가 모니터링되고 변화하기 때문이다(Zimmerman, 1998, 2000).

임상추론의 OPT 모델을 사용할 때 성찰은 실행적 사고 과정의 한 요소이다(Pesut & Herman, 1992, 1999). 성찰은 대상자의 상황에 대해 생각하는 동시에 자신의 사고를 관찰하는 것이다.

성찰의 목표는 최고의 사고 과정에 도달하는 것이다. 더 많은 성찰을 할수록, 더 질 높은 간호를 제공할 수 있다. 성찰은 모니터링, 분석, 예상, 계획, 평가, 수정 기술을 사용한다(Herman et al., 1994). 효과적인 임상추론을 사용할 때 개인, 가족 및 지역사회를 위해 긍정적인 건강관리 결과를 산출하는 간호계획을 위한 사전 숙고와 수행 제어뿐만 아니라 아니라 자기규제 학습과 전략적 사고가 관계한다(Kuiper, Pesut, & Kautz, 2009). 이러한 전략적 사고는 비판적 사고를 기반으로 함양되지만 더 나아가기 위해서는 창의적, 체계적, 복합적 사고의 발달과 적용이 필요하다. 사고 기술의 발전은 임상 성장으로 이어진다(Barkimer, 2016).

창의적 사고 Creative Thinking

창의적 사고는 문제와 결과의 상호보완적 본질을 기반으로 문제를 해결하거나 요구를 충족시키기 위한 연계성, 특성, 요소, 이미지, 연산을 만들어 임상추론을 지원하는 메타인지적 과정이다(Pesut, 1985, 2008, 2016). 창의적 사고는 상호보완적 부분, 긴장, 반대편에 대해 고심하는 것이다(Pesut, 2008, 2016). Treffinger(1985), Treffinger, Isaksen(2005)의 모델에서 정의된 창의적 문제-해결 과정은 문제 이해, 아이디어 생산, 행동을 위한 준비의 세 단계로 구분된다. 이는 계획, 모니터링, 행동 수정의 메타인지적 과정을 포함한다(Schunk, 2012). 이 모델이 임상 상황에 어떻게 적용될 수 있을지 고려해 보자. 그리고 이 과정을 임상추론 시나리오에서 확인할 수 있을지 성찰해보자.

첫 번째, 한 번 문제가 고려되면 여러 영역에서 사용될 수 있는 일반적 전략(문제를 작은 요소들로 분해하는 것)이 도입된다. 이 전략들은 문제 속 여러 과제를 이해하기 위한 임상추론 활동의 초기 단계에 사용된다.

두 번째, 아이디어 창출은 특정 영역의 지식과 경험을 활용한 생성 및 검증, 수단-결과 분석, 유추, 브레인스토밍과 같은 전략들에 의해 이루어진다(Schunk, 2012). 생성 및 검증 전략은 지식을 사용하여 해결 방법과 차선책의 우선순위를 정한다. 창의적 사고의 기본은 당면한 상황을 원하는 목표와 비교하고, 그것들 사이의 차이를 비교하고 대조하는 수단-결과 분석 능력이다. 임상추론의 OPT 모델에서 창의적 사고는 문제를 결과와 함께 나란히 놓는 것으로 정의된다. 개인은 하위 목표를 인지하고 달성함으로써 해결책에 가까워질 수 있다. 유추는 문제 상황을 경험 상황과 비교하는 것으로, 이를 위해서는 뛰어난 영역 지식과 이전의 노출이 필요하다. 현재 문제 상황을 이전 경험의 상황과 비교하는 것이다. 브레인스토밍은 문제를 정의하고, 해결책을 만들며, 해결책을 판단하기 위한 기준을 설정하고 결과를 위한 최고의 해결책을 선택하는 것이다. 성공적인 브레인스토밍은 문제를 인식하고, 실행 가능한 해결책을 고안하며, 결과의 평가를 가능하게 하는 특정한 지식에 의해 결정된다.

세 번째, 행동을 위한 준비를 위해 상태-행동 순서의 네트워크를 뜻하는 생산 체계를 사용해야 한다(Anderson, 1990, 1993, 2000). 상태는 체계를 활성화하는 문제의 상황이며, 행동은 일어나는 활동을 말한다. 행동을 위한 준비 단계를 이어나가기 위해서는 창의적 사고와 비슷한 만약-그렇다면 비교법을 사용해야 한다. "만약"은 성취하기 위한 목표이며, "그렇다면"은 행동이다. 명확한 정의가 없는 까다로운 상황에서 문제 해결을 위한 간호계획을 세우기 위해서는 비판적 사고와 창의적 사고 같은 구체적 전략이 필요하다. 대상자, 맥락, 문제의 역동성에 영향을 끼치는 여러 요인을 조절하기 위하여 이러한 체계를 다루려면 체계적, 복합적 사고와 같은 추가적인 전략이 요구된다. 전체~부분 관계를 이해하고 파악하기 위해서는 체계적 사고가 필요하다.

체계적 사고 Systems Thinking

Jennifer Mensik(2014)은 건강관리 분야에서 시스템 기반의 리더십을 위한 체계적-사고의 마음가짐의 중요성을 설명하고 상향식 또는 하향식으로 조직에 영향을 끼치려 노력하는 개인이 체계적 사고를 할 때 겪게 되는 문제를 묘사한다. 체계적 사고는 대상 자체보다는 관계와 경향에 집중하도록 돕는 토대이다(Senge, 1990). Senge(1990)가 정의한 체계적 사고란 시스템의 행동을 형성하는 행위자, 힘, 요소, 연관성을 설명하고 이해하기 위한 사고방식과 언어를 말한다.

체계적 사고는 다음의 네 가지 핵심 개념을 바탕으로 한다.

- 모든 체계는 상호 연결된 부분으로 이루어져 있으며, 한 부분에 변화가 생기면 전체 체계에 영향을 미친다.
- 부분들의 구조와 연결은 패턴을 만들고 한 체계가 어떻게 조직되고 작동하는지 밝힌다.
- 부분과 구조가 반복적인 되먹임회로를 통해 지속적으로 변화하기 때문에 체계적 행동은 출현적 현상(부분적 속성을 뛰어넘는 체계의 속성)이다.
- 각 부분이 복잡성을 빚으며 다른 부분에 영향을 끼치기 때문에 되먹임회로는 체계의 주된 역동적 행동을 조절한다.

Barry Richmond(1993)는 체계적 사고란 세상이 상호작용의 되먹임회로를 통해 역동이 조절되는 복잡한 시스템임이라는 점과 세상의 근본적인 구조를 깊게 이해함으로써 행동에 대해 신뢰할 수 있는 추론을 하는 예술과 과학이라 정의했다.

체계적 사고에 대한 최신의 정의는 Derek과 Laura Cabrera(2015)에 의한다. 이들은 체계적 사고를 위해서 구분(Distinctions), 체계적(Systems) 규칙, 관계적(Relationship) 규칙, 관점적(Perspective) 규칙, 즉 DSRP를 숙달하고 관심을 두어야 한다고 제시했다. 체계적 사고는 여러 아이디어와 대상 간의 차이점을 파악하는 것을 필요로 한다. 어떠한 대상이나 생각은 부분으로 쪼개지거나 전체로 묶여질 수 있다. 그리고 아이디어를 또 다른 아이디어나 기타의 것들과 연관 지을 수 있다. 마지막으로 어떠한 대상이나 아이디어도 견해나 관점이 될 수 있다. 예를 들어, 표준화된 용어를 구분하는 것은 임상추론에서 중요해졌다. 학문적인 견해나 관점에서 의료진이 용어를 쪼개거나 합치는 것은 중요하다. 표준화된 용어는 한 사람이 다른 필터, 프레임, 관심 있는 쟁점에 초점을 두고 공부할 때 갖는 견해나 관점을 제공하고, 다른 체계에 관련지어질 수 있다.

어렵고 복잡한, 사회-체계적인 문제를 해결하기 위한 핵심은 체계적 역동성을 고려하여 문제에 적용 가능한 고유한 체계적 사고를 사용하는 것이다. 예를 들어, 체계적 역동성에서 인과 관계의 회로 균형을 맞추고 강화하는 것에 대한 추론과 사고는 전체적인 그림을 받아들임으로써 진행할 수 있다. 전체의 상황을 구성하는 모든 요소들 사이의 체계적 사고에 대한 상호작용이 고려되면 보이든 보이지 않든 관계는 명백해진다(Senge, 1990).

인간이 존재하는 환경 속 인간 활동의 전체적 체계를 이해하는 것은 간호계획에 있어 간호사에게 도전이라 할 수 있다. 상호성과 관계를 동시에 밝히기 위해서는 대상자의 동시이환, 치료, 결과에 대한 과거의 전통적이고 선형적인 원인과 결과 관계 대신, 전체적으로 복잡한 양방향성의 상호관계를 고려해 보아야 한다(Pesut, 2008; Kuiper et al., 2016). 체계적 사고의 또 다른 측면은 상황에 대한 사실을 해석하기 위해 필요한 필터나 프레임을 고려하는 것이다. Lakoff(2010)는 프레임 혹은 개요를 의미 있는 역할, 역할 간 관계, 다른 프레임과의 관계를 포함한 무의식적인 구조라 정의했다. 프레임은 언어에 의해 강화되고 유지되며, 감정을 환기하고, 무의식적 추론(사고)을 알려준다. 따라서 체계를 고려하여 프레임을 발달시켜 다른 사람들과 공유되어야 하는 사실을 해석하고 고려하는 것을 보조할 수 있다. 각 건강관리 제공자에 의해 간호계획 상황에 적용된 다양한 프레임은 실제 상황을 이해하고 체계에 포함되는 것을 방해할 수 있다. 예를 들어, 모든 제공자와 대상자가 동등하게 잘 이해할 수 있는 간호계획을 위한 프레임을 구성하기 위해서는 체계적 사고의 연습이 필요하다. Lakoff(2010)는 프레임이 부족하면 저인지가 일어난다고 주장한다. 새로운 프레임을 구성하기 위한 전략은 다음과 같다.

- 도덕적 가치의 관점에서 쟁점에 대한 프레임을 구성해보자.
- 감정을 느끼게 하고 가치를 강조하는 이야기를 제공해보자.
- 중요한 요점을 포함하는 일반적 주제나 이야기를 찾아보자.
- 맥락에 대해 알고 사람들이 이해할 수 있는 용어, 시각적 이미지, 몸짓언어를 사용해보자.

복합적 사고 Complexity Thinking

복합적 사고는 체계적 사고를 포함한다. Crowell(2015)은 상황이 복잡하고 확실하지 않으며, 비선형적이고 역동적이며 관계 중심적이라는 사실을 수용하는 새로운 세계관을 복합계 과학이 지지한다는 것에 주목한다. 복합적 사고전략은 과학과 양자물리학을 기반으로 하는 "관계는 모든 것의 핵심 결정인자"라고 믿는 복합성 이론에서 나왔다(Wheatley, 1999, 11쪽). 한 상황 속의 대리인, 행위자, 요소의 관계는 특정 패턴과 관계를 드러내는 역동적 상호작용을 이룬다(Capra, 1996, 81쪽). 간호와 건강관리에 적용된 복합성 이론이 제안하는 바는 다수의 인자가 건강에 영향을 미치지만 한편으로는 창의적 사고와 간호활동에 내재된 혁신에서 비롯한 대상자와의 고유한 상호작용을 인정한다는 것이다(Burns, 2001).

복합적 사고는 대상자의 간호 요구와 간호에 대한 우려의 요소 사이에서 나타나는 반복적인 비선형의 패턴에 집중하는 것이다. 이 비선형성은 지속적으로 문제에 대한 구체적인 원인과 해결책을 찾는 사회에서는 받아들이기 어려운 개념이다. 대상자나 건강관리 제공자 개인은 가족이나 공동체라는 더 큰 구조 속 관계들에 속한다. 사람에게 영향을 미치는 더 큰 범위의 패턴에는 환경, 경제, 정치 체계가 있다.

복합성 이론은 복합적 활동 형태를 흔히 드러내는 체계적 역동성 속에서 다수의 요소와 요인의 상호보완적인 관계를 학습한다(Gleick, 1987). Lindberg, Nash와 Lindberg(2008)는 복합계 과학에 입문서를 제공하여 간단하게 복잡하고 복합적인 문제를 구분하도록 하였다. 이들은 복합적응체계 이론을 간호에 적용하고, 간호가 어떻게 복합적응체계의 특징을 관리하고 영향을 미치는지 보여준다(예: 질서~무질서, 다양성, 자기 조직, 내재성, 분산 제어, 적응 가능한 요소, 비선형).

대상자 간호 요구를 포함한 간호현상의 지식 표현과 프레임을 구성하는 것은 복잡하므로 간호사는 자신들의 사고를 적용해야 한다. 연습과 의식적 성찰, 대상자의 이야기와 실무 맥락과 관련된 문제의 복잡성에 집중함으로써 임상추론을 수행할 수 있는 구체적인 복합적 사고 활동이 가능해진다.

OPT 모델에서 정의한 복합적 사고는 복합성 원칙과 관행에서 유래되었으며, 이는 체계적 역동성 및 궁극적으로 원하는 결과 상태와 현재 상태를 함께 결정하는 것을 이해함으로써 필터링, 프레이밍 및 집중을 유도한다.

우리는 복합적 사고를 통해 상황 속의 여러 요소들의 상호작용을 고려한다. Pesut(2008)은 복합적 사고가 임상추론 웹, 대상자의 간호 요구, 간호 반응을 인지하고 만드는 데에 연관된 반복적이고 비선형적인 패턴을 인식하는 것임에 주목했다. 임상추론 과정에서 많은 다른 종류의 사고가 사용된다. 여러 종류의 사고를 구분해야 사고전략이 적용되는 방법에 대한 통찰력을 기를 수 있다. 다음 부분에서는 제시된 여러 종류의 사고에서 얻어지는 사고전략과 전술이 논의된다.

임상추론의 숙달을 위한 사고전략
Thinking Tactics that Support Mastery of Clinical Reasoing

표 3.1은 임상추론 기술의 발달을 위한 구체적인 전략과 전술을 보여준다. 이 전략 중 다수는 본질적으로 메타인지적이다. 지식 작업에의 주목, 자기대화, 프로토타입 확인 또는 패턴 인식(스키마 연구), 가설 세우기, 만약–그렇다면, 어떻게–그래서 사고 활성화, 비교분석, 현재와 기대되는 상태 사이의 차이를 알아내기 위한 병렬화, 재귀적 비교, 프레임 재구성, 성찰 점검 전략을 각각 소개한다.

지식 작업 Knowledge Work

임상추론은 읽기, 외우기, 훈련하기, 쓰기, 연습하기와 같은 지식 작업을 완료했음을 전제로 한다. 이 지식 작업은 맥락 속 대상자의 이야기에 대한 데이터를 기록하고 해석하기 위해 사용되는 표준화된 용어의 임상적 단어를 습득하기 위해 필요하다.

필요한 정보와 지식은 전자의무기록이나 조직 내의 간호과정 체계에서 얻을 수 있다. 질병 상태의 정의와 분류, 혹은 간호 제공자에게 학문적 지식의 기초를 제공하는 간호지식 영역을 모른다면 대상자의 사례에 진단적 가설을 세우는 것은 매우 어렵다. 간호를 계획하기 위해 필요한 다른 근본적 지식은 생리적, 정신적, 사회적 기능에 대한 지식을 포함한다. 이와 같은 영역의 근본적 지식은 임상 검사의 정상과 비정상적인 수치 및 불안과 두려움 등의 정신역동과 같은 것들을 포함한다. 이러한 지식은 임상추론을 위해 사례에서 무슨 일이 일어나는지 해석하고, 분석하고, 설명하고, 추론하는 것을 돕는다.

자기대화 Self-Talk

자기대화는 자기 자신에게 생각을 표현하는 과정이다. 자기대화는 “질병에 대한 의학적 상태와 관련하여 가능한 간호진단은 무엇이 있는가?”란 질문에 답하는 것이다. 이 질문에 대한 답은 사례에 관한 진단적 가설을 인지하는 것이 된다. 예를 들어, 폐기종에 대한 반응은 비효과적 호흡 양상, 손상된 가스 교환, 피로, 불안, 두려움이 있을 수 있다. 자기대화나 소리 내어 말하는 것은(think aloud) 임상추론 웹을 엮어 나가는데 유용하다. 가능한 관계에

표 3.1 사고전략과 전술의 정의

사고전략	정의	임상추론의 OPT 모델에서의 쓰임
지식 작업	임상용어를 학습하기 위한 적극적인 읽기, 외우기, 훈련하기, 쓰기, 복습하기, 연습하기	맥락 속 대상자의 이야기 간호진단 용어
자기대화	자기 자신에게 생각을 표현하는 것	간호진단 인지 추론 웹 - 웹을 연결 (Web spinning and weaving the web)
스키마 찾기	현재 상황에 적용할 수 있는 과거 경험의 일반적/구체적 패턴에 접근하는 것	결과-현재 상태-검사 확인
프로토타입 확인	비교분석을 위해 모델 사례를 참고하는 것	간호진단 인지 결과 상태 중재
가설 세우기	추가적 조사를 통해 검증할 수 있는 사실을 처리하기 위한 설명을 결정하는 것	추론 웹 - 웹을 연결
만약-그렇다면, 어떻게-그래서 사고	아이디어와 결과를 논리적인 순서로 연결하는 방법에 대한 설명	추론 웹 - 웹을 연결
비교분석	경쟁하는 대체 방안의 강점과 약점을 고려하는 것	핵심 인지
병렬화	현재 상태와 결과 상태를 나란히 두는 것	현재 상태-결과 상태 비교
재귀적 비교	한 상태나 상황을 다른 것과 지속적으로 비교하는 전략	관찰한 대상자의 상태를 다음과 비교하는 것
프레임 재구성	일련의 단서, 실험, 결정이나 판단을 통해 내용 및 맥락에 다른 의미를 부여하는 것	더 나은 대상자/가족 관리를 위해 핵심 쟁점을 재구성하거나 간호 계획을 바꾸는 것
성찰 점검	과제나 상황에 대한 자기 모니터링, 자기 수정, 자기 평가를 통해 대상자의 시나리오를 성찰하고 분석하는 것	대상자 간호에 있어 성공과 오류를 인지하고 수정하기 위한 전략과 중재를 정확히 집어내는 것

대해 소리 내어 말하고, 추론하고 진단적 가설과 그들의 연결 고리를 표현해야 한다.

스키마 찾기 Schema Search

스키마 찾기는 과거 경험과 현재 상황을 인지 및 관련시키거나 설명할 수 있는 장기기억에 접근하는 과정이다. 학생들은 스키마를 찾는 데에 임상경험이 도움이 되기 때문에 많은 임상 경험을 좋아한다. 과거의 임상경험은 구체적인 사례에 대해 추론할 때 도움이 된다. 전문

지식을 발달하기 위한 한 가지 방법은 스키마를 구성하며 자기대화를 하는 것이다. 간호사의 대상자들과의 경험은 마음속에서 복잡하게 연결된 망으로 구축된다.

더 많은 경험을 할수록 망이 더 복잡해지고, 더 많은 패턴이 발전될수록 그 패턴이나 신경 네트워크에 접근하기 쉬워진다. 초보자들은 각각의 임상 경험들을 서로 엮어서 기억 웹을 만드는 과정에 있다. 숙련자들은 다른 웹에 서로 겹쳐진 많은 웹을 지니고 있다. 능숙한 간호사들이 상황에 대해 효과적으로 빠르게 추론할 수 있는 것은 이와 같이 기억에 정보를 저장하기 때문이다. 스키마는 대상자가 보여준 것과 어떤 중재가 이루어졌는지, 결과는 무엇이었는지를 포함한다. 이러한 기억장치는 임상추론 전문지식의 기초가 된다.

프로토타입 확인 Prototype Identification

프로토타입 확인은 비교분석을 위해 모델 사례를 참고하는 것이다. 질병이 있는 상태의 대상자는 질병이 있는 사람의 한 가지 예시를 대표한다. 급성 위기에서 프로토타입의 대상자가 어떤 것을 보일지 아는 것은 기준이 된다. 프로토타입 확인 과정에서는 개인이 교재에 있는 사례를 기준으로 사용하며, 비교분석을 위한 참고 자료로도 고려한다. 프로토타입이나 시뮬레이션은 인지할 수 있는 패턴의 형성과 발전으로 이어질 신경 네트워크 연결을 만들 수 있게 한다. 임상추론의 주요한 부분은 알고 경험한 것과 관찰하고 사정한 것 사이의 패턴 인식을 연결하는 것이다. 시간에 따른 경험의 패턴은 스키마의 발달을 돕는다. 프로토타입 확인은 스키마의 발달을 활성화하고 강화한다.

가설 세우기 Hypothesizing

가설 세우기는 추가적인 조사를 통해 판별할 수 있는 사실들에 대한 설명을 결정하는 것이다. 가설 세우기는 임상용어의 사용과 이해를 전제로 한다. 사례 속 상황에 대한 설명은 진단적 가설이라 불린다. 이는 상황이나 고위험 후유증을 설명할 수도 있는 추측이다. 대상자의 사례에 대해 세워진 가설을 검사하기 위해서는 데이터가 필요하다.

진단적 가설은 임상추론 웹을 만들 때 연관성을 찾기 위한 시작점과 삽입점이 된다. 가설 세우기는 만약-그렇다면, 어떻게-그래서 사고를 포함한다. 하지만 이는 조금 더 공식적인 선언 혹은 진술로 사실들이 얼마나 구체적으로 연관되어 있는지 설명한다. 가설 검증을 위해서는 제안된 관계를 확정하거나 부인하기 위해 통제된 상태에서 근거를 모아야 한다.

개인의 사례에 따른 간호계획에 대해 웹을 엮고 잇다 보면 진단적 가설을 세우게 된다. 진단이 확인되면 가설을 통해 진단들이 어떻게 연관되어 있는지를 파악하기 쉬워진다.

만약-그렇다면, 어떻게-그래서 사고 If-Then, How-So Thinking

만약-그렇다면, 어떻게-그래서 사고에서는 아이디어와 결과를 논리적인 순서로 연결한다. 이런 사고는 각각의 웹 속의 진단과 간호계획 요구를 연결할 때 사용된다. 아이디어와 결과를 논리적인 순서로 연결하는 것이 임상추론의 핵심이다. 또한 간호계획을 시작하고 계획에 어떤 자원이 필요한지 알아내기 위한 출발점이다.

비교분석 Comparative Analysis

비교분석은 경쟁하는 대체 방안의 강점과 약점을 고려하는 사고전략이다. 웹을 사용해서 진단적 가설과 그들의 관계가 명확해지면, 비교분석을 통해 어떤 관계가 핵심 혹은 상황의 중심 사안인지 결정하게 된다. 간호사는 핵심 사안을 인지하여 간호에 초점을 맞출 수 있다. 핵심 사안을 알게 되면 다른 문제와 요구에 영향을 미칠 수 있는 도미노 효과가 생긴다.

병렬화 Juxtaposing

병렬화는 또 다른 필수적 전략이다. 병렬화는 현재와 결과 간의 차이를 분석하는 것으로 현재 상태 조건을 결과 상태와 나란히 놓아 보는 것이다. 한 상태를 다른 상태와 나란히 두고 대조하는 것은 두 상태의 차이를 극명하게 드러낸다. 현재 상태로부터 기대하는 상태까지의 차이 혹은 틈이 분명히 드러나면 임상추론의 OPT 모델에서 검사 생성 조건을 설정하는데 도움이 된다. 그리고 틈이 메워지면 검사가 만족된다.

간호계획 모델에서 실무 사안, 중재 및 결과를 결정할 때, 기대되는 결과를 성공적으로 성취하는 것은 틈을 없애는 데 도움이 되고 검사를 성공적으로 통과할 수 있도록 한다. 병렬화를 통해 두 상태 사이의 필수 요소를 준비할 수 있다. 결정을 내리고 중재를 시작하는 것은 병렬된 두 상태 사이의 차이를 메우는 것에 도움이 된다.

재귀적 비교 Reflexive Comparison

재귀적 비교는 대상자의 상태를 한 관찰 시점부터 다음 관찰 시점까지 지속적으로 비교하는 전술이다. 예를 들어, 매번 실험 결과값이 나올 때마다 간호사는 대상자의 진행 상태를 이전 관찰 시점 대 다음 관찰 시점과 비교한다. 이 방법은 간호사가 대상자의 수치를 기준으로 삼고 기대되는 결과 상태로 진전하고 있는지 고려하는 것이다. 이 과정은 내준적(ipsative) 대 규범적 모델의 비교를 나타낸다.

프레임 재구성 Reframing

프레임 재구성은 일련의 단서, 실험, 결정이나 판단을 통해 내용 및 맥락에 다른 의미를 부여하는 전술이다. 임상추론은 간호사가 프레임을 구성, 병렬하고 대상자의 현재 상태와 기대된 결과 상태 사이의 일치를 검사하기 위해 사용하는 성찰적, 동시적, 창의적, 비판적, 체계적, 복합적 사고임을 기억하자. 핵심 사안에 대한 프레임을 재구성해야 할 수도 있다. 대상자를 한 상태에서 다른 상태로 옮겨 가도록 돕는 것은 하나의 도전 과제이다. 상황의 프레임을 재구성하는 다른 방법은 간호계획을 통해 어떻게 대상자와 가족이 효과적으로 최적의 치료 계획을 관리하게 할 수 있을지 고려해 보는 것이다. 프레임 재구성하기는 주어진 이야기와 맥락, 상황에 대한 성찰 속에서 다른 의미를 부여할 수 있게 하는 사고전략이다.

성찰 점검 Reflection Check

성찰 점검은 대상자 시나리오를 성찰하고 분석하는 것이다. 성찰 점검은 특정 업무나 상황에 대한 자신의 생각에 대해서 자기 모니터링, 자기 수정, 자기 강화, 자기 평가 등의 자기 조절 전략을 의도적으로 사용하는 과정이다(Herman et al., 1994; Kuiper & Pesut, 2004; Kuiper et al., 2016; Pesut & Herman, 1992; Worrell, 1990). 성찰 점검은 바르게 수행한 것과 오류를 모두 짚어 주며, 오류를 수정할 방법에 대한 이해와 기회를 제공한다. 성찰 점검은 제시된 사고 기술과 전략이 지금까지 어떻게 임상추론을 지원하는지 이해하는 것이다.

임상적 의사결정에 적용된 사고전략 Thinking Tactics Applied Clinical Decision-Making

여기서 설명되고 표 3.1에 제시된 전략들은 임상적 결정을 내리기 위해 사례를 분석하는 과정에서 합쳐진다. 임상적 의사결정은 대상자를 현재 상태에서 결과 상태로 이르게 하는 중재, 행동, 쟁점을 선택하는 것이다. 현재 상태와 결과 상태를 가깝게 하기 위해 간호사는 어떤 행동과 중재를 해야 하는가? 스키마 찾기와 프로토타입 확인을 사용하고 적용할 때 의사결정이 이루어진다. 비교분석은 경쟁하는 대체 방안의 강점과 약점을 고려하는 과정이다. 만약–그렇다면, 어떻게–그래서 사고 또한 의사결정을 지지한다. 간호사는 검사를 통해 현재 상태와 결과 상태 사이의 틈이 얼마나 잘 메워졌는지 확인한다. 비교분석을 사용하고, 현재 사례를 참고 기준으로 하여 상황의 상태를 봤을 때 그 질이 높은지 낮은지 측정한 후 판단을 내리는 과정인 재귀적이고 내준적인 비교를 함으로써 검사할 수 있다. 예를 들어, 상처는 치료한 지 일주일이 지나면 어떻게 보일까? 검사 결과는 임상판단의 기반이 된다.

현재 상태를 특정 결과 상태와 비교한 검사 결과와 조직적인 체계적 사고를 바탕으로 내린 결론에 근거하여 판단을 내린다. 현재 상태에 대한 판단이 기대되는 결과와 일치될 때(상처가 치유됨) 간호사는 다른 것에 대해 추론할 수 있다. 하지만 검사나 일치가 만족스럽지 않을 때(감염이 아직 존재함) 성찰은 비판적, 창의적, 동시적 사고와 의사결정을 작동시킨다. 판단과 관련하여 세 가지의 결론을 내릴 수 있다.

- 결과 상태와 현재 상태의 완벽한 일치(상처가 치유됨)
- 결과 상태와 현재 상태의 부분적 일치(상처 치유가 진전하고 있으나 완전하지 않음)
- 결과 상태와 현재 상태의 일치가 없음(치유되지 않고 나빠짐)

판단은 임상적 의사결정과 성찰로 이어지고, 이는 대상자의 현재 상태와 결과 상태를 만족스럽게 일치시키기 위한 것이다. 판단을 위한 사고전략은 프레임 재구성이나 사실과 근거에 다른 의미를 부여하는 과정이다. 마지막으로, 전체 과정에 대한 성찰을 통해 자기 수정을 할 수 있게 되고 의료진의 전문성이 더해진다.

임상적으로, 현재 상태나 현재 있는 문제에 집중하는 것은 행동을 위한 방향을 분명하게 보여 주지는 않는다. 결과가 구체화된 후 행동의 방향은 확실해지고, 성과 결과가 명확해진다. 문제를 목표로 탈바꿈시키기 위해서는 행동의 현재와 최종 결과를 넘어 사고해야 한다. 이 과정은 간호계획 활동과 성찰을 포함한다. 여러 종류의 사고가 임상추론의 기반을 제공하는 사고전략을 어떻게 지지하는지 이해할 수 있어야 한다.

요약 Summary

임상추론의 이해는 임상추론 과정에 포함된 사고의 종류를 통찰함으로써 시작한다. 이번 장은 사고 과정의 비판적 사고(인지적) 측면과 성찰과 자기조절의 발달을 위한 메타인지적 사고 종류의 차이를 살펴보았다.

임상추론 과정에 중요한 다른 종류의 사고에는 자기조절 학습, 창의적 사고, 체계적 사고, 복합적 사고가 있다. 임상추론을 위한 몇 가지 사고전략은 정의되고 설명되어 있다. 사고전략에 대한 통찰력과 숙달은 중요하다. 다음 장에서는 다른 종류의 사고전략을 임상추론의 OPT 모델에 적용하는 것에 대한 설명을 다룬다. 파트 II 속 각각의 임상적 사례 연구는 사고전략이 생애주기 속에서 어떻게 임상추론의 OPT 모델을 사용하는지 소개한다.

요점 Key Points

- 임상추론은 다양한 종류의 사고를 활성화한다. 간호사가 임상적으로 대상자와 가족, 조직과 체계 내 다른 간호 제공자들과 함께 추론하면서 비판적, 자기조절적, 창의적, 체계적 그리고 복합적인 사고 기술을 발전시키는 것이 필요하다.
- 임상추론은 간호사가 전체적인 상황과 안전하고 효과적인 간호에 대한 대상자의 선호와 관련된 문제, 중재, 결과 사이의 관계를 프레이밍하고 고려할 수 있게 하는 인지적, 메타인지적 사고 활동에 영향을 받는다.
- 임상추론의 OPT 모델의 숙련을 위한 구체적 사고전략에는 의도적인 지식 작업, 자기대화, 스키마 찾기, 프로토타입 확인과 패턴 인지, 가설 세우기, 만약-그렇다면, 어떻게-그래서 사고, 비교분석, 병렬화, 재귀적 비교, 프레임 재구성, 성찰 점검이 있다.

질문과 활동

1. 비판적 · 창의적 · 체계적 · 복합적 사고의 관계를 말로 설명하고 차이점을 찾아보자.
2. 임상추론의 OPT 모델에 사용되는 다른 사고전략과 성찰의 역할을 설명해보자.
3. 익숙해진 스키마와 프로토타입을 기억하려고 노력해보자. 비판적 성찰을 통해 연속적인 임상 상황에서 사용해야 하는 임상추론 사고전략을 분석해보자.
4. Diana Crowell(2015)의 Complexity Leadership: Nursing's Role in Health Care Delivery를 읽고 12장에 있는 Complexity Leadership Assessment profile을 완성해보자. 여러분의 점수와 평가를 복합적 사고 기술의 필요성과 관련지어보자.

REFERENCES

American Association of Colleges of Nursing (AACN). (2008). *The essentials of baccalaureate education for professional nursing practice*. Washington, DC: American Association of Colleges of Nursing.

American Nurses Association (ANA). (2015). *Nursing: Scope and standards of practice* (3rd ed.). Silver Spring, MD: ANA Publishing.

Anderson, J. R. (1990). *Cognitive psychology and its implications* (3rd ed.). New York, NY: W. H. Freeman and Company.

Anderson, J. R. (1993). Problem solving and learning. *American Psychologist*, 48(1), 35–44.

Anderson, J. R. (2000). *Learning and memory: An integrated approach* (2nd ed.). New York, NY: Wiley.

Bandura, A. (1997). *Self–efficacy: The exercise of control*. New York, NY: W. H. Freeman and Company.

Barkimer, J. (2016). Clinical growth: An evolutionary concept analysis. *Advances in Nursing Science*, 39(3), e28–e39.

Benner, P., Hooper–Kyriakidis, P., & Stannard, D. (2011). *Clinical wisdom and interventions in acute and critical care: A thinking–in–action approach*. New York, NY: Springer Publishing Company.

Benner, P., Hughes, R. G., & Sutphen, M. (2008). Clinical reasoning, decision making, and action: Thinking critically and clinically. In R. G. Hughes (Ed.), *Patient safety and quality: An evidence–based handbook for nurses* (pp. 1–23). Washington, DC: Agency for Healthcare Research and Quality.

Bourdieu, P. (1990). *The logic of practice*. Stanford, CA: Stanford University Press.

Brookfield, S. D. (2012). *Teaching for critical thinking: Tools and techniques to help students question their assumptions. San Francisco*, CA: Jossey–Bass.

Burns, J. P. (2001). Complexity science and leadership in healthcare. *Journal of Nursing Administration*, 31(10), 474–482.

Cabrera, D., & Cabrera, L. (2015). *Systems thinking made simple: New hope for solving wicked problem*. New York, NY: Odyssean Press.

Capra, F. (1996). *The web of life*. New York, NY: Doubleday.

Cronenwett, L., Sherwood, G., Barnsteiner, J., Disch, J., Johnson, J., Mitchell, P., ... Warren, J. (2007). Quality and safety education for nurses. *Nursing Outlook*, 55(3), 122–131.

Crowell, D. M. (2015). *Complexity leadership: Nursing's role in health-care delivery*. Philadelphia, PA: F. A. Davis.

Facione, N. C., & Facione, P. A. (1996). Externalizing the critical thinking in knowledge development and clinical judgment. *Nursing Outlook*, 44(3), 129–136.

Facione, P. A. (1990). *The Delphi report executive summary* (pp. 1–22). Montclair, NJ: Montclair State University Center for Critical Thinking; and Millbrae, CA: The California Academic Press.

Gleick, J. (1987). *Chaos: Making a new science*. New York, NY: Penguin Books.

Herman, J., Pesut, D., & Conard, L. (1994). Using metacognitive skills: The quality audit tool. *Nursing Diagnosis*, 5(2), 56–64.

Institute of Medicine (IOM). (2001). *Crossing the quality chasm: A new health system for the 21st century*. Washington, DC: The National Academies Press.

Institute of Medicine (IOM). (2003). Greiner, A., & Knebel, E. (Eds). *Health professions education: A bridge to quality*. Washington, DC: The National Academies Press.

Kuiper, R. A., & Pesut, D. J. (2004). Promoting cognitive and metacognitive reflective clinical reasoning skills in nursing practice: Self-regulated learning theory. *Journal of Advanced Nursing*, 45(4), 381–391.

Kuiper, R. A., Pesut, D., & Arms, T. (2016). *Clinical reasoning and care coordination in advanced practice nursing*. New York, NY: Springer Publishing.

Kuiper, R., Pesut, D., & Kautz, D. (2009). Promoting the self-regulation of clinical reasoning skills in nursing students. *The Open Nursing Journal*, 3, 76–85.

Lakoff, G. (2010). Why it matters how we frame the environment. *Environmental Communication: A Journal of Nature and Culture*, 4(1), 70–81. doi:10.1080/17524030903529749

Lindberg, C., & Lindberg, C. (2008). Nurses take note: A primer on complexity science. In C. Lindberg, Nash, and C. Lindberg (Eds.), *On the edge: Nursing in the age of complexity* (pp. 23–48). Bordentowa NJ: PlexusPress.

Mariotto, A. (2010). Hypocognition and evidence-based medicine. *Internal Medicine Journal*, 40, 80–82. doi:10.111?j.1445-5994.2009.02086.x

Mensik, J. (2014). *Lead, drive & thrive in the system*. Silver Spring, MD: ANA Publishing.

Pesut, D. (1985). Toward a new definition of creativity. *Nurse Educator*, 10(1), 5.

Pesut, D. (2008). Thoughts on thinking with complexity in mind. In C. Lindberg, S. Nash, & C. Lindberg (Eds.), *On the edge: Nursing in the age of complexity* (pp. 211–238). Bordentown, NJ: PlexusPress.

Pesut, D. J. (2016) Transformed and in service: Creating the future through renewal. In W. Rossa (Ed.), *Nurses as leaders: Evolutionary visions of leadership* (pp. 165–178). New York, NY: Springer Publishing.

Pesut, D. J., & Herman, J. A. (1992). Reflection skills in diagnostic reasoning. *Nursing Diagnosis*, 3(4), 148–154.

Pesut, D., & Herman, J. (1999). *Clinical reasoning: The art and science of critical and creative thinking*. New York, NY: Delmar Publishers.

Richmond, B. (1993) Systems thinking: Critical thinking skills for the 1990s and beyond. *System Dynamics Review*, 9(2), 13–133.

Scheffer, B., & Rubenfeld, G. (2000). A consensus statement on critical thinking in nursing. *Journal of Nursing Education*, 39(8), 352–359.

Schraeder, C., & Shelton, P. (2013). Effective care planning models. In G. Lamb (Ed.), *Care coordination: The game changer: How nursing is revolutionizing quality care* (pp. 57–79). Silver Spring, MD: American Nurses Association Publishing.

Schunk, D. H. (2012). *Learning theories: An educational perspective* (6th ed.). Upper Saddle River, NJ: Pearson

Prentice Hall. Senge, P. (1990). *The fifth discipline: The art and practice of the learning organization*. New York, NY: Doubleday Currency.

Treffinger, D. J. (1985). Review of the Torrance Tests of Creative Thinking. In J. Mitchell (Ed.), *Ninth mental measurements yearbook* (pp. 1633–1634). Lincoln, NE: Burros Institute of Mental Measurement.

Treffinger, D. J., & Isaksen, S. G. (2005). Creative problem solving: The history, development, and implications for gifted education and talent development. *Gifted Child Quarterly*, 49(4), 342–353. doi:10.1177/001698620504900407

Waldrop, M. (1992). *Complexity: The emerging science at the edge of chaos*. New York, NY: Simon and Schuster.

Watson, G., & Glaser E. (1964). *Critical thinking appraisal manual*. New York, NY: Harcourt, Brace & World.

Wheatley, M. J. (1999). *Leadership and the new science* (2nd ed.). San Francisco, CA: Berrett–Koehler Publishers.

Worrell, P. (1990). Metacognition: Implications for instruction in nursing education. *Journal of Nursing Education*, 29, 170–175.

Zimmerman, B. (1998). Developing self–fulfilling cycles of academic regulation: An analysis of exemplary instructional models. In D. H. Schunk & B. J. Zimmerman (Eds.), *Self–regulated learning: From teaching to self–reflective practice* (pp. 1–19). New York, NY: Guilford Press.

Zimmerman, B. (2000). Attaining self–regulation: A social cognitive perspective. In M. Boekaerts, P. R. Pintrich, & M. Zeidner (Eds.), *Handbook of self–regulation* (pp. 13–39). San Diego, CA: Academic Press.

Zimmerman, B., & Schunk, D. S. (2001). *Self–regulated learning and academic thought*. Mahwah, NJ: Lawrence Erlbaum Associates.

CHAPTER 4

임상추론의 OPT 모델 학습하기: 맥락 속 대상자 이야기와 임상추론 웹

LEARNING THE OPT MODEL OF CLINICAL REASONING: PATIENT-IN-CONTEXT STORY AND THE CLINICAL REASONING WEB

학습 목표

- 임상추론의 OPT 모델 웹 워크시트를 만들기 위해 필요한 맥락 속 대상자 이야기의 구성 요소를 설명한다.
- 임상추론 웹을 만드는 과정을 핵심 간호진단과 관련하여 설명한다.
- 임상추론 웹에서 우선 순위를 결정하기 위해 필요한 전략과 임상추론을 위한 사고 기술을 설명한다.
- 대상자와 가족의 요구와 간호 돌봄 책임을 다룰 때 데이터, 지식, 근거 관리가 중요한 이유에 대해 설명한다.
- 대상자와 가족을 위한 간호계획의 관점 및 단계와 관련된 간호사의 성찰, 소통, 추론을 지원하는 비판적 메타-성찰 과정을 설명한다.

이번 장은 임상추론 웹을 이용하여 데이터를 조직하고 맥락 속 대상자 이야기를 만들기 위하여 데이터를 모으는 과정을 다룬다. 대상자와 가족의 건강 데이터를 수집하기 위해 사용할 수 있는 많은 프레임이 있다. 간호사는 학문적 관점과 전문직 기준에 따라 필터링, 프레임 구성, 데이터 초점 맞추기를 이해하는 것이 중요하다. NANDA-I/NIC/NOC/Omaha systems 같은 구체적인 간호 혹은 의학적 분류 체계를 사용할 수 있다(Martin, 2005). 몇몇 간호교육 프로그램이나 조직 내의 임상 간호부서는 특정한 모형, 개념적 프레임워크나 이론을 지지한다. 종종 간호사정은 전자의무기록에 포함된 간호 구조나 요소들의 영향을 받는다. 한 사람이 맥락 속 대상자의 이야기에 대해 사고하고 추론하는 방식에 오늘날의 조직이나 기관의 정책이 어떻게 영향을 미치는지 이해하고, 사용되는 간호사정의 본질과 근원을 성찰하는 것이 중요하다. 전자의무기록 카테고리는 사정을 지시하는 방식, 사정이 질병과 문제 중심 혹은 건강 강점 중심인지 여부에 따라 종종 달라진다. 데이터 수집의 가장 중요한 점은 대상자의 현재 상태를 파악하고 대상자의 강점과 정상에서 벗어난 정도를 파악하는 것이다. 일단 건강 편차나 문제점이 파악되면, 임상추론의 주된 쟁점은 대상자의 선호를 고려하여 문제점을 건강증진과 건강관리에 영향을 주는 바람직한 결과로 변화시키는 것이 된다.

건강 데이터/근거의 출처 Sources of Health Data/Evidence

간호사가 대상자나 가족과 접촉하는 순간부터 데이터가 모이기 시작한다. 이 과정은 처음 사례에 대해 들었을 때, 다른 건강관리 제공자에게서 보고를 받았거나, 건강기록에서 과거력과 신체력에 대해 읽었거나, 대상자의 호소를 들었을 때 시작한다. 무엇을 알고 있는지, 더 명확하게 해야 할 것은 무엇인지, 어떤 다른 데이터를 수집해야 하는지를 결정하기 위해 간호사는 즉시 사고 과정을 활성화한다. 대상자의 이야기를 충분히 이해하기 위해 모든 정보가 고려될 수 있도록 데이터를 기록하는 것은 중요하다.

이야기를 전달할 때 어떤 표준 용어를 사용할 것인지 생각해 보아야 한다. 의학적, 약물학적, 심리적인 간호용어는 필터링, 프레임, 사례에 초점을 맞추기 위해 사용되며, 여러 팀원들이 함께 대상자와 가족을 위한 건강관리를 제공할 수 있도록 하는 소통의 도구가 된

표 4.1 맥락 속 대상자의 이야기를 이해하기 위해 필요한 질문

맥락 속 대상자	• 누가 대상자인가? • 대상자의 이야기는 무엇인가? • 대상자와 대상자의 이야기를 (나는) 어떻게 설명할 수 있는가? • 대상자의 상황에 대해 (나는) 어떻게 생각하는가? • (내가) 고려해야 할 맥락 속 요인은 무엇인가? • (내가) 사용하는 기관 정책과 사정 양식이 대상자와 대상자의 이야기에 대한 나의 사고와 추론에 어떤 영향을 미치는가?

다. 필수적인 건강 문제에 초점을 맞추기 위해서는 이야기의 중심 쟁점을 파악해야 한다. 표 4.1은 맥락 속 대상자의 이야기를 만들고 발전시키기 위해 성찰해야 할 질문을 보여주고 있다.

맥락 속 대상자 Patient-in-Context

맥락 속 대상자 이야기의 또 다른 데이터 출처는 대상자와의 면담이다. 신체 검진이 이루어지는 동안 간호사는 과거에 대해 질문하면서 언어적 · 비언어적 데이터를 수집한다. 수집된 정보를 검증하고 대상자가 직접 나눌 수 없는 사실을 얻기 위해 대상자에게 중요한 인물 그리고 가족과도 면담을 진행한다. 과거의 건강문제, 간호계획, 간호중재, 결과 평가를 이해하기 위해 과거 의학 기록은 그 형식에 상관없이 중요하다. 대상자가 아동이거나 취약한 노인인 경우 부모나 보호자가 대상자를 이해하기 위한 정보의 유일한 출처가 될 수 있다.

전자의무기록의 사용이 확대함에 따라 데이터의 폭발적인 증가와 함께 의료진이 반드시 검증해야 하는 데이터의 양도 늘어났다(Goodwin, VanDyne, Lin & Talbert, 2003). 이러한 엄청난 지식 작업은 의사결정과 임상적 판단에 방해가 될 수 있다(Grier, 1985). 임상추론의 OPT 모델이 제공하는 구조와 과정은 본질적인 데이터, 정보, 지식을 중심에 놓고 간호계획에 사용할 수 있게 보조함으로써 초심자의 의사결정과 판단에 도움을 준다.

임상추론 워크시트의 OTP 모델에서 사용되는 특정 간호진단과 연관 자료는 간호용어 라벨로서 대상자 사정을 기반으로 한 개념과 단서를 대표한다. 간호 돌봄의 의미를 파악하기 위해 이 단서는 맥락 속 대상자 이야기를 기반으로 논리적이고 신중하게 구조화된다. 진단에서 군집/단서 논리(cue logic)는 귀납적, 연역적 혹은 변증법적이다. 귀납은 구체적인 단서에서 일반적 판단으로 추론하는 것을 말한다. 예를 들어, 오른쪽 발꿈치에 궤양이 있는 대상자의 백혈구 수치와 체온 상승을 바탕으로 감염이 있다고 결론을 내리는 것이다. 연역은 일반적 전제로부터 결론을 내리는 추론법이다. 감염이 있다면 항생제가 효과적인 치료법일 것이라는 결론이 이에 대한 예시이다. 변증법적 사고는 피드백과 변화가 가능한 개방 체계와 관련한 상태로 귀납적이고 연역적인 면모를 모두 고려한다. 감염이 생긴 대상자가 어느 정도의 항생제를 복용한다면 체온이 정상으로 돌아오고, 백혈구 수치가 감소할 것이다.

맥락 속 대상자 이야기의 임상적 근거는 간호사가 필터링, 프레임, 단서에 초점을 맞추는 방식에 따라 처리된다. 단서 논리는 대상자 상황의 구조를 잡고 프레임을 구성하는 것을 돕는 정보에 기여한다. 자신의 생각을 자신에게 표현하는 자기대화의 사고 기술은 단서 논리를 설명하고 그 발전을 돕는다. 단서 논리는 과거의 지식 작업과 연결되고 새로운 정보의 학습과 함께 이루어지는 단기 · 장기 기억과 경험에 의해 영향을 받는다. 경험은 정신적 모형이나 스키마에 기록된다. 현재 상황을 설명하고 이해하기 위해 과거의 경험을 바탕으로 스키마에서 기억을 회수할 수도 있다.

모델 사례나 프로토타입을 사용하는 것은 사람들이 상황에 대해 사고하고 추리하는 것을 돕는 또 다른 방법이다. 프로토타입은 모델 사례로서 제시된 상황과 비교할 수 있는 기준점이 되며 사례들의 유사점과 차이점을 파악하는 데에 도움을 준다. 비교를 함으로서 주어진 조건에서 무슨 일이 일어나고 있는 것인지 가설을 세울 수 있다. 가설 세우기는 여러 사실을 해결하는 방법을 정하고 추가적인 조사를 통해 검증하는 것이다. 예를 들어, 높아진 백혈구 수치에 대해 생각해 보자. 발적, 궤양에서 나오는 분비물, 높아진 체온은 자기대화를 통해 감염에 대한 가능성을 고려해 보게 한다. 경험이 사고에 영향을 주듯이 감염된 궤양이 생겼던 과거의 경험이 사고에 영향을 끼쳤을 것이다. 궤양성 염증의 교과서 서술(프로토타입)은 이 문제에 대한 단서 논리를 사용하는 데에 도움이 된다. 치료가 시작되면 치유되고 있는 상처와 과거 염증이 있었던 상태를 비교할 수 있다. 이 성찰적 비교는 시험이다. 감염된 궤양과 치유된 궤양 간의 차이는 극명한 대조를 이루며 궤양의 치유 여부에 대한 근거를 제공한다. 그림 4.1은 특정한 대상자의 이야기를 다룬 임상추론의 OPT 모델 워크시트를 보여주고 있다.

진단 군집/단서 논리는 대상자의 이야기를 이해하는 데 유용하며, 간호사의 근무 환경에 대한 상황을 바탕으로 간호 돌봄 요구에 대한 프레임을 구성하기에 유용하다. 간호사는 스스로 다음과 같은 질문을 해보아야 한다. "내가 대상자에 대한 모든 정보를 모았는가? 만약 그렇다면 간호에 민감한 정보와 대상자의 병태생리학적 상태 또한 포함하는가? 내가 결과를 정의하거나 문제 목록을 처음으로 만들었는가? 내가 대상자의 문제를 인지했다면 상호보완적인 긍정적 결과는 무엇이 되겠는가?"

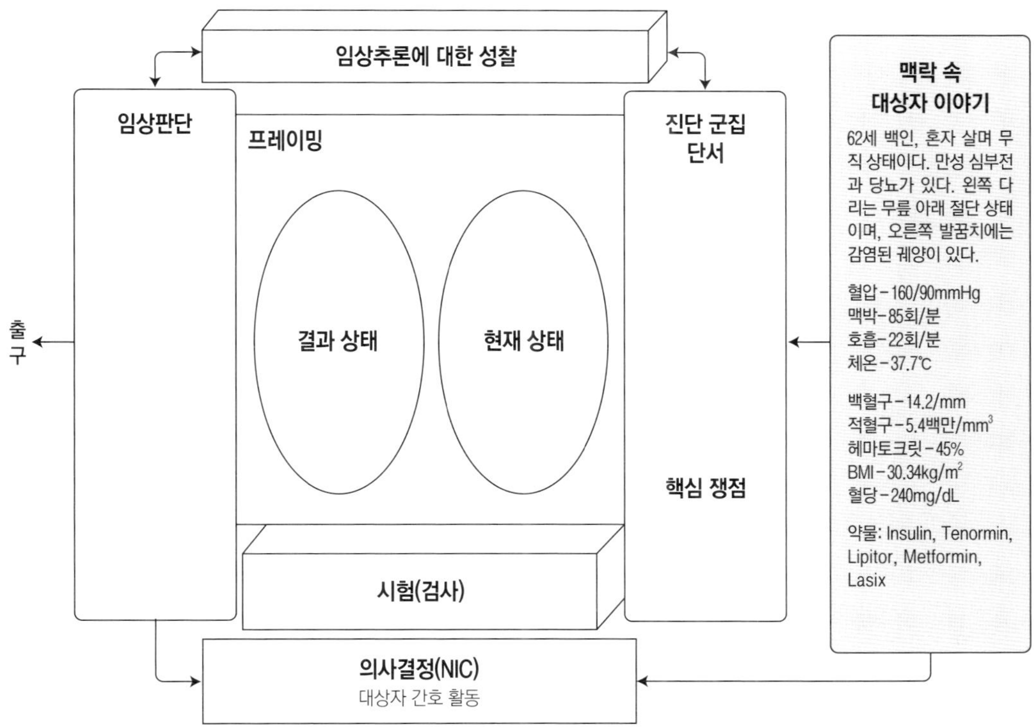

그림 4.1 임상추론의 OPT 모델 워크시트(맥락 속 대상자 이야기)

임상추론 웹: 임상추론을 위한 전략과 도구
Clinical Reasoning Web: Strategy and Tool to Support Clinical Reasoning

OPT 모델에서 임상추론은 간호실무의 비판적, 성찰적, 동시적, 창의적 사고이며 중재와 임상판단의 대상이 되는 문제와 결과들을 나란히 놓고 바라볼 수 있게 하는 것이다(Pesut & Herman, 1999). 임상추론의 OPT 모델은 분석, 합성, 평가, 창의성 판단과 같은 비판적 사고 기술에 의존한다(Airasian et al., 2000).

창의적 사고는 상호보완적 부분, 선택 사이의 긴장과 상반되는 부분을 관리하는 것이다. 창의적인 문제 해결을 위해서는 도전을 이해하기, 아이디어 내기, 행동 준비하기의 세 요소가 필요하다(Treffinger & Isaken, 2005).

OPT 임상추론 웹 워크시트는 임상추론을 위한 도구이다. 기본적으로 임상추론 웹은 모든 가용 자원과 연관된 데이터의 분석과 통합을 바탕으로 추출된 간호진단들 간의 관계를 시각적 그래픽으로 표현한 것이다. 데이터의 작은 조각까지 고려하는 것은 전체적인 이야기와 관련되어 있고, 동시 반복적인 분석, 평가와 사고를 필요로 한다.

결과적으로 시각적 도식은 진단들을 연결하는 선들이 표현하는 바와 같이 쟁점들의 역동적인 관계를 보여준다. 간호사가 사례를 생각하며 임상추론 웹을 이어나갈수록 간호진단 간의 관계가 명확해지고, 웹의 중앙 원에 위치한 의학적 상태의 동시 결과로 간주된다. 웹을 연결해 나가면서 간호사는 진단 사이의 관계를 분석하여 결과적으로 구체적 핵심 문제로 합쳐지는 시각적 지도가 만들어진다. 핵심 쟁점은 시스템 역동의 무게 중심을 나타낸다. 간호진단 간의 모든 가능한 연결선을 그려 포괄적인 과정이 완료되면, 핵심 문제는 가장 많은 연결 고리가 있는 간호진단을 지원하는 중심 관심사로 나타난다. 그림 4.2와 표 4.3의 예시는 핵심 우선순위를 보여주기 위한 각각의 간호진단 사이 연결의 요약을 보여준다. 이 핵심은 이후 간호계획을 세우기 위해 사용된다. 핵심 진단이 결정되고 다뤄진 후 그에 따른 결과가 달성되면, 다른 간호진단/문제도 해결되는 경우가 종종 있다. 만약 다른 간호진단이 중요하다고 하더라도 쟁점들이 시스템 내에서 최대 영향력을 가진 중심점이 아닐 수 있다.

임상추론의 OPT 모델 웹 워크시트를 만들기 위한 단계는 다음과 같다.

1. 주 의학 진단명과 대상자의 일반적 기술을 중앙 원에 둔다.

2. 간호진단과 관련된 간호 영역과 군을 결정한다.

3. 각각의 진단군과 단서에 해당하는 간호진단을 선정한다. 간호진단은 표준화된 용어로 대표되는 실제 혹은 잠재적 건강 문제에 대한 인간의 반응이다.

4. 간호진단을 결정한 후 전체 웹 워크시트를 돌아보고 동시에 각 진단이 다른 진단과 연관되어 있는지 고려하고 설명한다. 진단 사이의 웹을 연결하기 위해 관계마다 선을 그린다. 선을 그리면서 연결에 대한 이유를 정당화하고, 진단들이 어떻게 연관되어 있는지 혹은 연관되어 있지 않은지를 구체적으로 설명한다. 기능적인 관계가 있다면, 과정이 끝나고 웹이 시각적으로 생겨날 때까지 연결을 끌어낸다. 진단 군집/단서 논리의 발전을 성찰하기 위해 사용될 수 있는 몇 가지의 질문이 표 4.2에 제시되어 있다.

5. 연결점이 완성되면 간호진단들의 각 타원과 연결된 선의 개수를 세고 기록한다. 숫자는 임상추론 웹 워크시트에 기록한다. 표 4.3은 예시로 대상자를 위한 우선 사항의 순위를 보여주고 있다.

6. 타원들 사이에서 가장 많은 연결을 가진 간호진단이 핵심 쟁점이 된다. 그림 4.2는 이 사례에 대한 완성된 임상추론 웹을 보여주고 있다.

7. 관계들을 다시 살펴보고 맥락 속 대상자나 대상자의 이야기를 요약하는 주제와 핵심을 파악한다.

8. 임상추론의 OPT 모델 워크시트에 맥락 속 대상자 이야기, 진단 군집/단서 논리, 핵심 쟁점을 배치한다.

표 4.2 진단 군집/단서 논리를 이해하기 위한 질문

진단 군집/단서 논리	• 사고의 결과로 어떤 진단을 내렸는가? • 문제와 결과의 상호보완적 본질(~)은 무엇인가? • 주어진 진단에 대해 어떤 결과가 떠오르는가? • 어떤 데이터와 근거가 진단을 뒷받침하는가? • 추론 웹은 알려진 문제(진단)의 관계를 어떻게 밝히는가? • 임상추론 웹은 어떻게 사례에 대한 아이디어와 사고를 관계를 짓는가? • 주제가 드러날수록, 어떤 핵심 쟁점이 나타나는가?

표 4.3 간호진단 사이의 웹 연결

간호 영역	군	간호진단	웹 연결
심리사회적	행동	비효과적 치료요법 관리	7
신체적	조직 통합성	비효과적 조직 관류	6
기능적	영양	영양 불균형: 신체 요구량보다 높음	6
심리사회적	행동	비효과적 건강 유지	6
환경적	위기 관리	비효과적 보호	5
생리적	신체 조절	감염의 위험	6
심리사회적	정서적	고독의 위험	4
환경적	자아인식	손상된 신체상	4

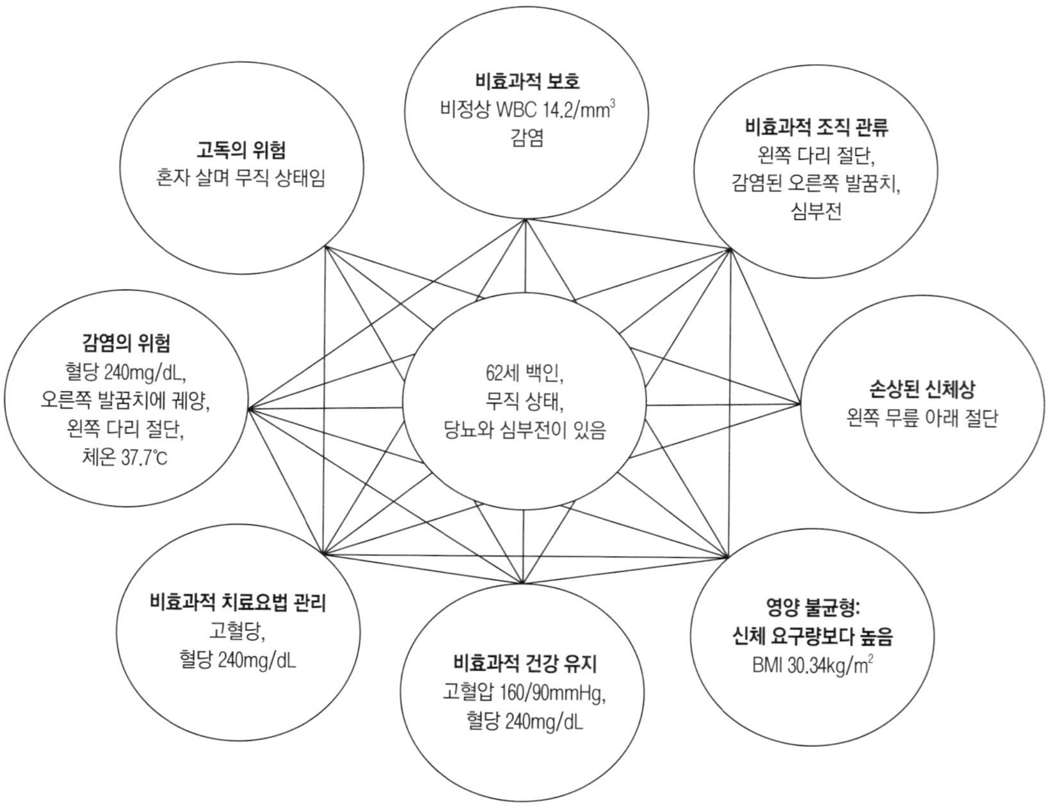

그림 4.2 임상추론 웹

웹에 대해 자주 묻는 질문 Questions Frequently Asked About the Web

이 모형을 사용하는 학생들은 단서 논리와 핵심 쟁점에 대해 자주 의문을 가진다. 가장 자주 묻는 질문과 그에 대한 답은 다음과 같다.

1. **단서 논리**
    a. 질문: 추론 웹의 다양한 타원에 넣기 위해 권고되는 간호진단은 몇 개인가?
    b. 대답: 간호진단은 대상자의 과거력, 신체 검진, 가족 및 대상자에게 중요한 인물과의 면담, 의료기록(과거력, 간호계획, 중재, 결과 평가를 포함)과 모든 가능한 자원에서 모아진 대상자 데이터의 분석과 합성을 기반으로 선택된다. 데이터는 대상자에 따라 다르다. 문제와 잠재적 문제의 인지는 다양한 사고 유형을 통한 분석과 대상자의 데이터 합성을 포함한다. 이 과정은 5장에서 다뤄진다.
    c. 미리 정해지거나 권장되는 간호진단의 개수는 없다. 각각의 요소들이 개인 또는 지역사회의 특정한 문제와 위기에 맞게 개별화된다는 것은 OTP 모델과 임상추론 웹의 가치를 강화시킨다. 간호진단의 개수는 인지된 문제, 중증도 수준, 임상적 설정에 따라 변화한다.

2. **핵심**
    a. 질문: 어떤 것이 주요 간호문제인지 결정하는 과정에서 간호진단에 연결되는 화살표가 두 방향 혹은 세 방향 연결이 되는 경우 어떻게 하는가?
    b. 대답: 앞서 설명한 바와 같이, 간호사는 간호진단 간의 관계 식별을 통해 임상추론 웹을 엮기 시작한다. 이 관계는 웹의 가운데 타원에 나와 있는 의학적 상태와 동시에 고려된다. 핵심은 중심된 우선 사항으로 나타나는 쟁점이다. 이는 간호계획에 가장 큰 영향을 주고, 계획을 세우기 위한 초점이 된다. 핵심 문제가 다뤄지고 결과가 달성됨에 따라 종종 다른 간호진단이나 간호문제가 해결되기도 한다.
    c. 대답: 만약 하나 이상의 간호진단이 가장 많은 개수의 연결을 갖고 있다면 간호사는 타원들 간의 관계를 재검토해 봐야 한다. 이때 간호사는 각 간호진단이 서로에게 관련이 있는지 없는지에 대해 고려해 봐야 한다. 이 과정은 소리내어 말하고 연결 고리들의 이유를 정당화 하는 것을 포함한다. 이는 어떤 핵심 주제가 맥락 속 대상자 이야기

를 제일 잘 요약하는가를 간호사가 결정하기 위해 필수적이다.

3. **핵심**

a. 질문: "~의 위험" 간호진단이 핵심 쟁점이 될 수 있는가?

b. 대답: 아니다. NANDA-I은 위험 간호진단을 "취약한 개인, 가족, 지역사회에서 발전할 수도 있는 건강 상태와 인생 과정에 대한 인간의 반응"으로 정의한다(NANDA-I, 2017, 164쪽). 이는 증가된 취약성뿐만 아니라 위험 요인에 의해 결정된다. 위험 간호진단은 실제적 간호진단과 어떤 증상과 징후가 진단을 입증하느냐에 따라 다르고, 간호진단은 필터링, 프레임 구성하기, 쟁점의 초점이 일차적 · 이차적 · 삼차적 예방 관점인지에 따라 좌우된다. 위험 요인은 고위험 진단을 입증한다(Carpenito, 2017). 즉, 위험 간호진단을 결정하기 위한 현재의 증상과 징후는 없다. 대신 대상자가 증상과 징후를 가질 수 있는지에 대한 잠재력을 전제하는 취약성이 존재한다.

그림 4.3은 임상추론의 OPT 모델 워크시트이다.

임상추론에 대한 성찰 Reflection on Clinical Reasoning

이전에 서술된 임상추론 활동은 행동과 기술로 미국간호협회가 Nursing: Scope and Standards of Practice(2015)에서 제시한 전문직 의무, 권한, 책임이다. 임상 사례에서 정보와 데이터를 모으고 분석하는 것은 간호사가 임상추론 사고를 사용하여 대상자와 가족을 위한 간호계획을 세울 수 있는 역량 개발의 필요성을 강화하기 위해 중요하다. Hawkins, Elder, Paul(2010)에 따르면, 임상추론은 목적이 있으며 무언가를 알아내고, 질문을 해결하거나 문제를 해결하려는 시도이다.

비판적 사고 전문가들은 모든 임상추론은 추정을 근거로 하고 한 관점에서 이루어지며, 데이터와 정보, 근거를 기반으로 한다고 제시한다. 임상추론은 개념과 이론에 의해 영향을 받고, 알려지고, 표현된다. 임상추론 사고방식은 결과가 있는 결말에 이르게 하는 추론과 해석을 수반한다.

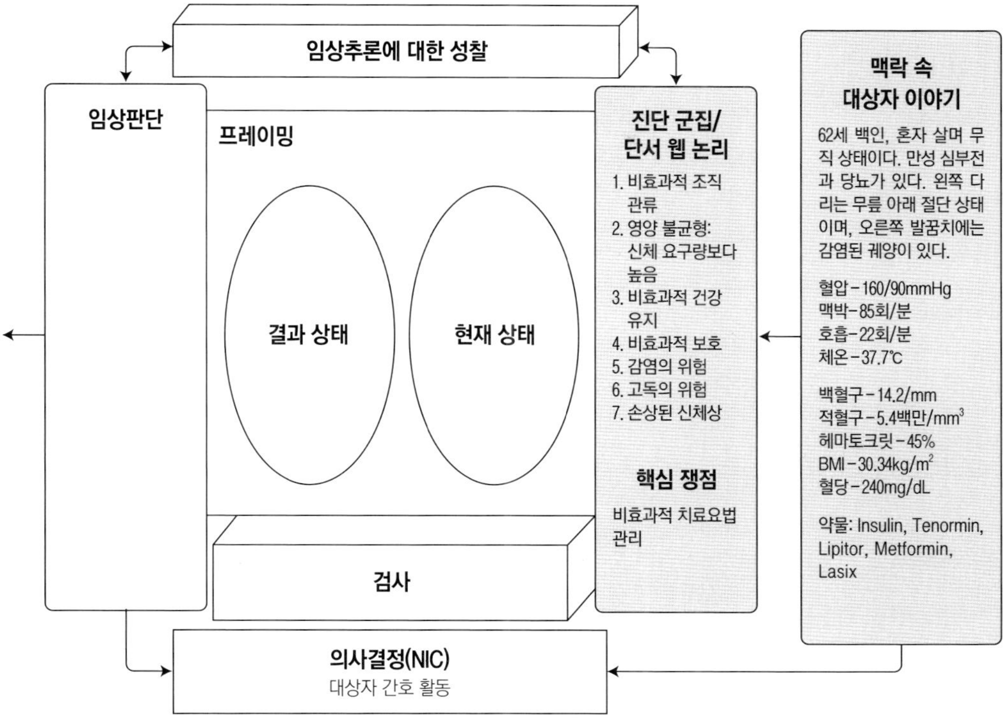

그림 4.3 임상추론의 OPT 모델 워크시트(진단 군집/단서 논리)

임상추론 사고방식은 제시된 정보를 필터링하고 a) 의도, b) 성찰, c) 호기심, d) 모호성에 대한 인내, e) 관점에 대한 공감, f) 자신감, g) 전문직 동기 부여의 태도를 포함한 개인의 관점에 영향을 받는다. 임상추론의 OPT 모델은 맥락 속 대상자 이야기 내의 경쟁하는 다수의 간호 돌봄 요구에 대해 사고하기 위한 구조, 과정, 전략을 제공한다.

비판적 사고 기술은 맥락 속 대상자 이야기를 고려하기 위해 사용되고, 창의적 사고는 핵심 쟁점을 결정하는 가장 중요한 근거를 식별하고 추론하는 데 이용된다. 간호학생은 간호계획을 세우기 시작하면서 대상자와 가족의 상황 속 내용(데이터와 근거)을 정리하는 데 임상추론의 OPT 모델 워크시트와 웹 구조의 도움을 받는다(Kuiper, Pesut, & Kautz, 2009).

표 4.4의 사고전략은 OPT 모델의 간호계획 단계에서 사용되는 구체적인 활동과 결과를 설명한다. 자기대화를 통한 지식 작업과 성찰은 프로토타입을 기억하고, 임상 사례에 대해

표 4.4 임상추론의 OPT 모델을 위한 사고전략

사고전략	정의	예상되는 결과
지식 작업	읽기, 기억하기, 훈련하기, 쓰기, 복습하기, 추론할 임상적 용어와 내용을 습득하고 연구에 활용하기 위해 활발히 사용	• 상용어, 구체적 사실, 방법, 절차, 기본 개념과 원칙을 알고 있다. • 표준화된 용어를 알고 그 가치를 인정한다. • 필터링, 프레임 구성, 임상추론을 위한 지식 작업의 초점에 대한 통찰력을 가지고 있다.
자기대화	사고와 추론을 위해 자기 자신에게 자신의 생각을 표현하는 것	• 단서, 개념, 가설 사이 관계에 대해 생각나는 대로 말하고 설명한다. • 상호보완적인 표준화된 의학 용어와 간호진단, 중재, 결과 간의 관계에 대한 설명이다.
프로토타입 확인	임상의 모델 시나리오 혹은 모범 사례 연구	• 프로토타입과 주어진 사례의 비교분석이다. • 모범 사례의 유사점과 차이점 인지이다.
스키마 찾기	대상자 이야기나 임상 시나리오의 추론을 위한 경험의 회상	• 과거에서 현재의 사례 기반 분석의 학습 이동이다.

추론하기 위한 정보를 조직하는 스키마를 만들기 위해 중요한 과정이다. 사례를 발달시키는 것은 임상적 자신감과 역량의 발전을 도모하게 하고, 패턴에 대한 민감성을 길러준다. 표 4.4는 이번 사례에서 사용되는 임상추론 기술의 발전과 숙달을 위한 여러 전략과 전술에 대해 설명하고 있다.

지식 작업 Knowledge Work

임상추론은 맥락 속 대상자 이야기에 대한 데이터를 해석하기 위해 분류 체계의 임상용어를 얻는데 필요한 읽기, 외우기, 훈련하기, 쓰기, 연습하기와 같은 지식 작업을 전제로 한다. 임상기록, 전자의무기록 혹은 한 조직의 간호과정 시스템은 필요한 지식 작업을 제공한다. 간호 제공자에게 학문적인 지식 기반을 제공하는 질병 상태와 간호지식 영역의 정의와 분류를 알지 못하면 대상자의 사례에 진단적 가설을 세우기가 어렵다. 대상자의 간호계획을 세우기 위해 필요한 기본 지식은 생리적, 정신적, 사회적 기능에 대한 지식을 포함한다. 수집된 데이터에 의하면 대상자는 그가 혼자 살며 무직 상태라는 것을 알 수 있다. 대상자는 심

부전과 당뇨가 있고, 오른쪽 발꿈치에 감염된 궤양이 있으며, 무릎 아래 절단 상태이다. 그의 활력징후는 혈압 160/90mmHg, 맥박 85회/분, 호흡 22회/분, 체온 37.7℃이다. 검사 결과는 전혈구 수치, 혈당, BMI를 포함한다. 다른 중요한 정보는 그의 약물 복용(Insuline, Tenormin, Lipitor, Metformin, Lasix) 목록이다. 이러한 지식은 간호사가 임상추론을 위해 사례에서 어떤 일이 일어나는 것인지 해석, 분석, 설명 그리고 추론하는 것을 돕는다. 다른 사고전략은 자기대화, 스키마 찾기, 프로토타입 확인, 가설 세우기, 만약-그렇다면, 어떻게-그래서 사고, 비교분석, 병렬화, 재귀적 비교 등이 간호계획을 추론하기 위해 사용된다.

자기대화 Self-Talk

이 전략은 자기 자신에게 자신의 생각을 표현하는 과정이다. 자기대화는 "질병에 대한 의학적 상태와 연관된 간호진단으로 가능한 것은 무엇이 있는가?"라는 질문에 답하는 것이다. 이 질문에 대한 답은 사례에 관한 진단적 가설을 인지하는 것이 된다. 이번 사례에서 심부전과 당뇨를 가진 대상자에게 비효과적 조직관류, 영양 불균형: 신체 요구량보다 높음, 비효과적 건강 유지, 비효과적 보호, 감염의 위험, 고독의 위험, 손상된 신체상, 비효과적 치료요법 관리의 간호진단을 내릴 수 있다. 자기대화는 임상추론 웹을 잇고 엮으면서 계속된다. 간호진단 사이의 관계를 생각하고 추론하는 것은 진단적 가설과 그들의 관계 속 연결을 강조한다.

스키마 찾기 Schema Search

스키마를 찾는 것은 현재 상황에 적용할 수 있는 과거 경험의 일반적, 구체적 패턴에 접근하는 과정이다. 심부전과 당뇨가 있는 대상자들과 관련된 과거 임상 경험은 이번 사례의 추론에 도움을 준다. 스키마는 대상자가 보여준 것과 어떤 중재가 이루어졌는지, 결과는 무엇이었는지를 포함한다. 이 기억들은 임상추론 전문지식의 기초가 된다.

프로토타입 확인 Prototype Identification

프로토타입을 확인하는 것은 비교분석하기 위해 견본 사례를 참고하는 것이다. 심부전과 당뇨가 있는 대상자는 그 질병을 가진 다른 대상자의 한 예시가 된다. 이러한 상태의 프로토타입적 대상자는 기준이 될 가능성이 높다. 프로토타입 확인과 함께 심부전과 당뇨에 대한 교과서 서술은 비교분석을 위한 기준과 참고 요점이 된다. 따라서 간호사는 과거 사례와 이번 사례 간의 패턴을 기억하고 추론해야 한다. 간호사는 심부전과 당뇨의 경험이 있는가? 간호사는 이러한 상태로 혼자 살고, 신체적으로 문제가 있는 성인 남자를 간호한 경험이 있는가? 간호사는 감염된 궤양을 간호한 경험이 있는가? 시간이 지나면서 얻게 된 경험의 패턴은 이번 시나리오에서 회상될 수 있는 스키마의 발달을 돕는다. 이 스키마가 프로토타입에 부합하는지 결정하는 것은 스키마 발달을 강화한다.

요점 Key Points

- 간호를 관리하기 위한 임상추론은 맥락 속 대상자와 가족의 이야기를 이해하고 받아들이면서 시작한다.
- 사정이 시행되고 기록되는 방식에 대해 의식적으로 집중하는 것은 필터링, 프레이밍, 표준화된 용어의 사용과 관련된 초점에 영향을 미친다.
- 임상추론 웹을 만드는 것은 학생이 대상자의 문제에 대해 사고하고 우선이 되는 간호를 선택하는 데에 발판이 되는 전략이다.
- 의미 있는 단서, 개념, 원칙을 인지하고 우선적 간호진단으로 정리하는 것은 현재 상태, 시험, 중재, 결과, 임상판단에 초점을 맞춘 간호계획을 세우는 토대가 된다.
- 임상추론을 통해 간호계획을 세우고 관리하는 과정은 성찰과 사고의 자기조절에 의한 비판적, 창의적, 체계적, 복합적 사고 기술을 요한다.

질문과 활동

1. 간호계획을 세우기 위해 맥락 속 대상자 이야기를 서술하는 과정과 그에 대한 이점을 자신만의 언어로 직접 설명해보자.

2. 대상자와 가족의 건강관리 요구를 알아내기 위한 모든 가능한 데이터 자원의 목록을 만들어보자. 문제들을 간호영역과 문제 분류 체계로 정리해보자.

3. 확인된 우선순위 간호진단이 간호계획에 접목되는 방법과 임상추론 웹 내의 다른 간호진단에 어떻게 영향을 줄 수 있는지 설명해보자.

4. 임상추론 웹의 정보가 보고나 건강관리기록에서 간호관리 팀원들 사이의 소통을 촉진하기 위해 어떻게 사용될 수 있는가?

5. 맥락 속 대상자 이야기와 임상추론 웹을 만들기 위해 사용되는 모든 가능한 표준화된 용어와 소통 전략을 파악해보자. 용어의 차이가 소통과 대상자 간호계획에 영향을 주는가?

6. 맥락 속 대상자 이야기와 임상추론 웹에 적용되는 성찰과 비판적, 창의적 사고전략 사이의 관계를 알아보자.

REFERENCES

Airasian, P. W., Cruikshank, K. A., Mayer, R. E., Pintrich, R., Raths, J., & Wittrock, M. C. (2000). The cognitive process dimension. In L. W. Anderson & D. R. Krathwohl (Eds.), *A taxonomy for learning, teaching, and assessing: A revision of Bloom's taxonomy of educational objectives*, pp. 63–92. Boston, MA: Allyn and Bacon.

American Nurses Association (ANA). (2015). *Nursing: Scope and standards of practice* (3rd ed.). Silver Spring, MD: ANA Publishing.

American Psychiatric Association. (2013). DSM 5. Arlington, VA: American Psychiatric Association Publishing.

Carpenito, L. J. (2017). *Nursing diagnosis: Application to clinical practice* (15th ed.). Philadelphia, PA: Wolters Kluwer Health.

Goodwin, L., VanDyne, M., Lin, S., & Talbert, S. (2003). Building nursing knowledge through informatics: From concept representation to data mining. *Journal of Biomedical Informatics*, 36(4–5), 379–388.

Grier, M. (1985). *Information processing in nursing practice: Annual review of nursing research* (pp. 265–287). New York, NY: Springer Publishing Company.

Hawkins, D., Elder, L., & Paul, R. (2010). *Clinical reasoning*. Tomales, CA: The Foundation for Critical Thinking.

Kuiper, R., Pesut, D., & Kautz, D. (2009). Promoting the self–regulation of clinical reasoning skills in nursing students. *The Open Nursing Journal*, 3, 76-85. Retrieved from http://www.ncbi.nlm.nih.gov/pmc/articles/PMC2771264/

Martin, K. S. (2005). *The Omaha System: A key to practice, documentation, and information management* (reprinted 2nd ed.). Omaha, NE: Health Connections Press.

NANDA–I. (2017). Defining the knowledge of nursing. Retrieved from http://www.nanda.org/nandainternational–glossary–of–terms.html

Pesut, D., & Herman, J. (1999). *Clinical reasoning: The art and science of critical and creative thinking*. New York, NY: Delmar Publishers.

Treffinger, D. J., & Isaksen, S. G. (2005). Creative problem solving: The history, development, and implications for gifted education and talent development. *Gifted Child Quarterly*, 49(4), 342–353. doi: 10.1177/001698620504900407

CHAPTER 5

임상추론의 OPT 모델 학습하기: 프레임, 결과-현재 상태-검사

LEARNING THE OPT MODEL OF CLINICAL REASONING: FRAMING, OUTCOME-PRESENT STATE-TEST

학습 목표

- 간호계획을 실행하기 위한 가장 확실한 상황을 제시하기 위해 대상자와 가족의 건강관리 상황을 구성하는데 필요한 지식과 데이터를 설명한다.
- 임상추론 웹에서 확인된 우선순위나 핵심 문제에서 발생하는 현재 상황을 결정하기 위한 필터링, 프레임, 초점 맞추기 과정을 설명한다.
- 건강과 웰니스의 차이를 밝혀내기 위한 현재와 결과 상태의 병렬화를 지원하는 다른 임상적 사고 과정에 대해 서술한다.
- 대상자와 가족의 요구를 다루기 위한 데이터와 근거 관리가 결과 상태를 결정함에 있어 얼마나 중요한지 설명한다.
- 프레임 및 현재, 과거 상태 사이의 관계와 임상추론의 OPT 모델의 요소에 대한 성찰이 간호계획을 위해 선택한 검사와 중재를 어떻게 결정하는지 설명한다.

이번 장에서는 4장의 임상추론 웹을 사용하여 도출된 데이터를 조직화하는 작업 과정을 보여준다. 간호사가 대상자와 가족의 상황에 대한 주요 건강 문제를 성찰함에 따라 우선순위가 결정되면, 상황 프레임은 설정된 결과를 달성하기 위해 주의를 기울여야 하는 현재 상태 문제를 확인하는데 영향을 준다. 경우에 따라 대상자의 이야기는 프레임을 구성하거나 의미를 도출하는 데 사용된다. 식별된 중요한 문제는 간호사에게 사고의 구조와 안내에 도움이 된다. 간호사는 대상자 간호와 관련된 문제의 프레임을 구성하기 위해 필요한 건강사정과 과거 정보를 필터링한다. 현재 상태의 간호관련 문제에 중점을 두고 간호중재에 민감한 결과를 만드는 데 영향을 준다. 임상추론의 OPT 모델은 필터링, 프레임 구성, 현재 상태와 기대되는 결과 사이의 차이를 알아내기 위한 대상자/가족 사정을 강조한다. OPT 모델은 대상자 간호 시나리오에서 우선순위를 식별하여 건강과 웰빙에 필요한 결과를 결정하는 데 도움을 준다. 이번 장은 간호사가 협동적 건강관리를 위한 결과를 결정하기 위해 어떻게 임상추론 과정을 적용하는지 다룬다. 그리고 필터링과 프레임 구성의 중요성, 문제-결과 병렬화의 상호보완적 본질, OPT 모델 속 검사의 정의에 특히 초점을 맞추어 학습할 예정이다.

필터링, 프레이밍과 초점 맞추기 Filtering, Framing, and Focusing

대상자와 가족의 이야기에 의도적으로 집중하는 것은 간호사가 맥락, 현재 상태, 기대되는 결과 상태 사이 관계의 프레임을 구성할 수 있게 한다. OPT 모델 워크시트에서 현재와 결과를 나란히 비교하는 것은 맥락 속 대상자 이야기로부터 동시적이고 반복적 사고를 증진하고 문제~결과의 상호보완적 본질을 밝힌다. 이는 중재에 의해 영향을 받을 수 있고, 검사를 통해 평가된다. 간호사는 개별 대상자 사례를 분석하고 현재~결과 상태에 대한 간호를 계획하고 이해하는 반복적인 연습으로 임상추론 기술을 개발한다. 표 5.1은 특정 대상자 사례 시나리오에서 필터링, 프레임 구성, 자료에 초점을 맞추기 위해 임상추론의 OPT 모델과 함께 사용할 몇 가지 성찰 질문을 제시하고 있다.

필터링 Filtering

대상자와 가족의 과거력과 사정을 통해 얻은 정보를 필터링하기 위해 간호지식을 이해하는

표 5.1 필터링, 프레이밍, 초점 맞추기를 위한 질문

필터링과 프레이밍	• 프레임에 대해 생각할 때 대상자의 이야기에서 작동하는 배경적 문제는 무엇인가? • 이야기에 관련된 어떤 사실과 자료를 어떻게 필터링하는가? • 현재 상태와 결과 상태는 어떻게 관계되어 있는가? 그들의 차이는 무엇인가? • 대상자의 이야기를 둘러싼 "프레임"을 고려할 때, 상황에서 관찰된 내용을 가장 잘 설명할 수 있는 방법은 무엇인가?
결과 상태	• 핵심 문제와 관련하여 우선적으로 해결해야 하는 건강관리 문제는 무엇인가?
현재 상태	• 간호 관리를 통해 달성될 수 있는 적절하고 현실적이며 측정 가능한 목표와 결과는 무엇인가? • 현재 상태의 정의는 무엇인가? 결과 상태는 어떻게 정의되는가? • 결과와 현재 상태의 차이 혹은 상호보완적 짝은 무엇인가?
검사	• 기대되는 결과에 관한 대상자 분석과 사정의 임상적 지표는 무엇인가? • 기대되는 결과는 어떤 기준으로 평가될 수 있는가? • 기대되는 결과가 달성되었는지 어떻게 알 수 있는가? • 이번 특정 사례의 검사를 어떻게 정의할 수 있는가? • 간호 목표를 달성하기 위한 중재를 분석하기 위해 어떤 검사가 필요한가?

것은 중요하다.

간호사는 물론 다른 의료 전문가들도 정보를 필터링하여 대상자 사례와 관련된 문제를 프레임화하고, 중재에 의해 영향을 받는 결과로 전환되는 특정 분야별 문제에 초점을 맞춘다. 필터링은 현재의 지식과 자료를 체계화하기 위한 임상추론 사고방식을 필요로 한다. 이러한 건강관리 정보에 대한 인식과 고려는 건강관리 상황, 전문가 간 팀 협업, 정보학 및 최신 치료법과 관련된 현대 문제에 가치가 있다. 기초적이고 전문적인 준비, 임상용어 사용, 간호계획 발전 연습, 성찰적 사고 및 교수진과 직원의 지도를 통해 얻은 이해, 가치 평가 및 통찰력은 사람들이 "간호사처럼 생각"하도록 돕는다(Tanner, 2006).

초보 간호사는 사실들을 의미 있는 방식으로 모으고 패턴을 인지하기 시작한다. 그리고 그들은 현재와 미래 상황을 위해 사실의 유용성을 결정한다. 한 사람의 전문적 믿음, 가치,

학문에서 발전되어 온 지식을 향한 방향성을 보여주기 때문에 그가 어떻게 정보를 필터링하는지 의식하는 것은 중요하다. 사례에서 제시되는 모든 정보를 어떻게 걸러내는가는 임상추론 사고방식과 (a) 의도, (b) 성찰, (c) 호기심, (d) 모호함에 대한 허용, (e) 관점에 대한 공감, (f) 자신감, (g) 전문직 동기 부여, (h) 지식과 표준화된 용어의 전략적 사용을 포함한 개인적 관점에 영향을 받는다.

정보의 필터링은 진단 군집/단서 논리 사용이 포함되는데, 이는 간호 돌봄의 의미를 알아차리기 위한 맥락 속 대상자의 이야기에 대한 자료를 의도적으로 구성하는 것이다. 진단 군집/단서 논리와 기억에 내재된 스키마는 프레임 구성에 영향을 준다. 기준이 되는 모델 사례인 프로토타입 역시 필터링과 프레임 구성에 영향을 미친다. 발꿈치에 생긴 감염된 궤양의 예시를 생각해 보자. 화농성 분비물과 체온 상승의 인지는 감염을 의심해 보게 한다. 경험이 사고에 영향을 주는 것처럼 감염된 궤양에 대한 경험도 추론에 영향을 미치지 않을까? 감염된 궤양에 대한 교과서 서술은 이 문제에 대해 단서 논리를 사용하는 데에 도움이 된다. 치료 후 치유가 시작되면 간호사는 감염이 있을 때와 과거의 모습을 기억하여 비교하게 된다. 이 비교는 검사라 할 수 있다. 감염된 궤양과 치유되고 있는 궤양의 차이는 대조를 보이고, 궤양이 치유되고 있는지 그렇지 않은지에 대한 근거를 제공한다.

사정 활동의 지식 작업에서 얻은 진단 군집/단서 논리는 간호진단 목록을 생성한다. 임상추론 웹은 핵심 우선순위 문제를 결정하는 데에 도움이 된다. 이 핵심은 프레임 구성과 간호 돌봄 요구에 영향을 미친다. 진단 군집/단서 논리와 프레임 구성은 반복적이고 되풀이된다. 이들은 전경과 배경의 위치 사이를 계속 오가는 시각적 환상처럼 이동한다. 예를 들어, 전경은 감염된 궤양이고 배경은 대상자의 생활 상태라고 할 수 있다. 문제와 관련하여 이러한 두 가지 정보는 모두 중요하지만, 정보의 중대성은 중재에 따라 달라진다.

프레이밍 Framing

대상자의 이야기는 임상추론의 맥락과 주요 쟁점에 대한 중요한 정보를 제공한다. 간호사가 대상자와 가족에게 귀를 기울이고, 의미 있는 방법으로 그들과 소통하며, 상황에서 사실을 접하면서 이야기에 의미가 부여된다. OPT 모델 워크시트의 맨 위에는 배경 상황 문제를 가장 잘 나타내는 프레임 또는 주제를 표시하는 곳이 있다(그림 5.1). 프레임은 OPT 모델의 임상추론 웹이 만들어지고 난 후 자주 등장하는 주제이다. 프레임은 현재 상태와 결과 상태를 조직하는 것을 돕고, 차이를 보여주며, 두 상태 사이의 차이를 줄이기 위해 어떤 검사나 중재가 필요한지에 대한 시야를 제공한다. 프레임은 명백하거나 명백하지 않은 특징을 구분하는 간호사의 필터링 능력에 달려있다. 간호사는 모든 대상자 중심 문제를 동시에 생각하면서 의사결정과 성찰을 프레임 구성 과정에 사용한다. 프레임이 구성되는 동안 사고를 모니터링하고 자기조절하기 위해 성찰을 사용한다.

이야기의 프레임을 구성하는 방법은 임상추론에 영향을 준다. 최근의 사례를 예로 들어보자. 조지 애플턴은 62세의 남성으로 혼자 살며 무직 상태이다. 그의 과거력은 만성 심부전과 당뇨이다. 이 상황의 프레임에서는 심부전과 당뇨를 관리해야 조지가 최대한 독립적일 수 있고 당뇨의 합병증을 예방할 수 있다. 이런 프레임이 어떻게 사고와 행동을 지도하고 감독할 수 있는가? 이 상황을 보기 위해 사용한 "프레임"이나 렌즈가 "대상자를 위한 보호자 찾기"와 관련이 있다면 사고와 행동이 달라졌겠는가? 이 두 개의 다른 관점에서 사고와 행동이 어떻게 달라지겠는가? 프레임 구성 과정에서는 모여진 데이터, 근거, 단서가 사례의 연결 고리에 의미를 부여한다. 과거 경험의 기억으로부터 얻은 스키마와 프로토타입은 현재 상황에 적용될 수 있고 프레임 구성에 영향을 준다. 그 결과, 비교분석과 가설을 위한 기준점으로 그 구조를 이용하거나 추가 조사를 통해 검증될 수 있는 사실들에 관한 설명을 결정하는 기준을 정하는 등 결과 달성을 시험하기 위한 구조를 확립한다.

만약-그렇다면 사고는 특정 행동의 결과를 고려한 미래의 예측과 관련된 또 다른 전략이다. 이 전략은 이전 사례에 나온 오른쪽 발 궤양에 관한 사실들에 대한 프레임을 구성하는 방법에 있어서 차이를 만든다. 감염이라는 상태가 상황의 프레임이라면 이것이 한 사람의 사고와 어떠한 연관이 있는가? 만약 궤양 관리가 프레임이라면 이는 사고에 어떤 영향을 미치는가? 치유되고 있는 궤양이 프레임이라면 이는 사고에 어떻게 영향을 미치는가? 상승한 체온이 프레임이라면 사고와 행동에 어떤 영향을 주는가? 대상자에게 당뇨가 있고 오른쪽 다리에 궤양이 있다는 사실을 고려했을 때, 문제의 프레임이 어떻게 이동하는가? 중요한 사실은 모든 가능성을 동시에 고려해야 한다는 것이다. 이 과정은 임상추론을 위한 동시적이고, 반복적이며 되풀이되는 사고로 2장에 제시된 프레임 구성 과정에 대한 아이디어를 서술한다.

프레이밍(그림 5.2)은 우리가 정신적 모형이나 문제, 사건, 의미에 대해 지각적 입장을 만들 때 항상 사용하는 과정이다. Peter Senge(1990)는 「The Fifth Discipline」에서 정신적 모델은 우리가 세상을 이해하고 행동하게 하는 것이라고 정의했다. Senge(1990)는 정신적 모델을 자신의 건강관리에 참여하는 대상자처럼 단순한 일반화로 설명하거나 환자가 왜 그렇게 행동하는지에 대한 가정과 같은 복잡한 이론으로 설명한다. 대상자가 건강관리에 흥미가 있다고 믿는다면, 흥미가 없다고 믿을 때와 우리는 다르게 행동하게 된다. 대상자의 이야기와 관련된 프레임과 정신적 모델을 알게 되는 것은 임상추론의 중요한 측면으로 이는 지각과 행동을 안내한다(Fairhurst & Sarr, 1996).

이를 대상자 사례 관리에 적용해보면 다음과 같다.

- 프레이밍은 의미를 관리하는 방식으로 다른 것은 제외하면서 사례의 하나 혹은 그 이상의 측면을 선택하고 강조하는 것을 포함한다.
- 프레이밍은 한 가지에 집중하고 분류, 기억, 이해하기 위해 언어, 사고, 사전숙고를 사용하는 것이다.
- 프레이밍은 적절한 프레임이 갖추어지면, 올바른 행동이 뒤따르기 때문에 사람들의 동의 가능성을 높인다.
- 프레이밍은 목적을 명확히 하고, 우리가 의미있게 관리하고 있는 대상자와 가족을 철저히 이해하는 진취성을 필요로 한다.
- 프레임의 기회는 건강관리 상호작용 중에 우리가 하는 모든 의사소통에서 발생한다.
- 우리의 가치관은 우리가 구성하는 프레임의 종류와 프레임이 인식되는 방식에서 중요한 역할을 한다.

프레이밍은 대상자의 이야기에 대한 사고를 포함하며, 중심 문제와 부가적 문제를 구별한다. 간호사가 임상추론을 위해 프레이밍을 사용할 때 이야기의 의미가 만들어진다. 프레이밍은 여러 종류의 카메라 렌즈로 비유할 수 있다. 넓은 각도의 렌즈는 가깝게 당겨진 렌즈와 다른 풍경을 담을 수 있다. 대상자와 가족의 이야기를 위해 사용하는 정신적 모델과 프레임을 아는 것은 성공적인 임상추론을 위해 중요하다. 우리는 대상자가 공유하는 이야기와 그 이야기에 부여하는 의미를 통해 프레임에 대해 알게 된다. 프레이밍은 연극의 무대 배경으로 생각할 수 있다. 무대의 배경과 맥락이 바뀜에 따라 연기자의 행동도 바뀌게 된다. 배경과 맥락은 행동과 사건에 영향을 미친다.

프레이밍은 다른 간호계획 모델과는 다른, OPT 모델의 독특한 측면 중 하나이다. 프레

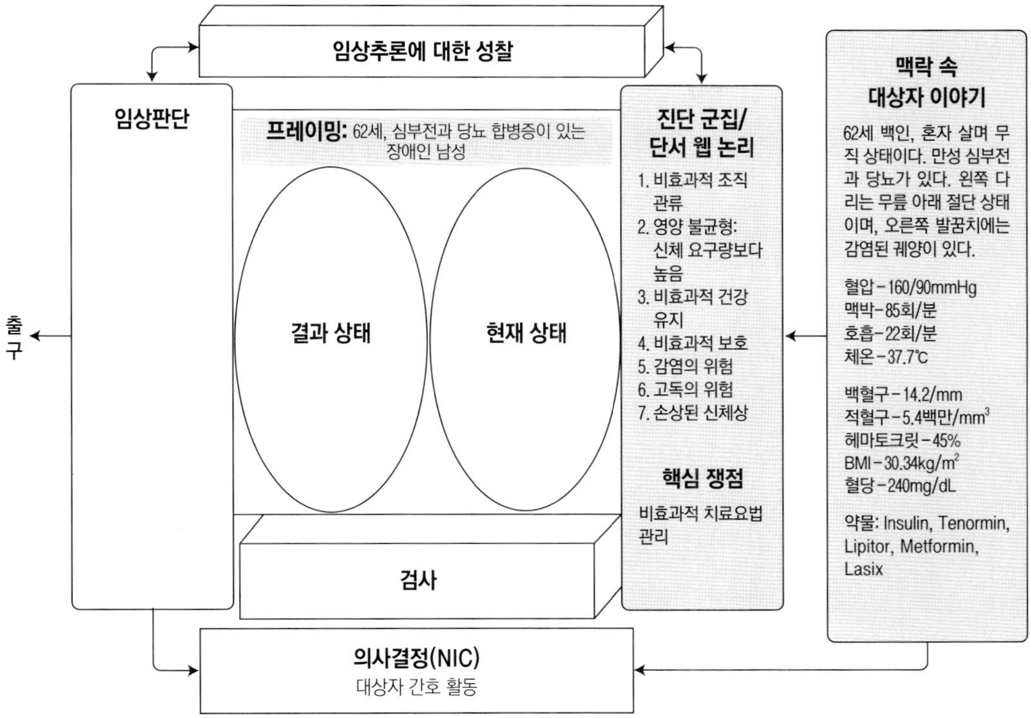

그림 5.1 임상추론의 OPT 모델 워크시트(프레임 구성)

임은 현재 상태와 원하는 결과 상태를 설정하기 위한 구조를 제공한다. 간호사는 "이야기의 중심 문제가 무엇인가"라고 질문하고 나서 "이 이야기에 대해 나는 어떻게 생각하는가?", "이 상황을 볼 때 어떤 렌즈를 사용했는가?"라고 질문해야 한다. 물론 상황의 프레임을 구성하고 그에 의미를 부여하는 것은 이야기에 관련된 자료나 단서를 어떻게 조직하느냐에 달려있다. 따라서 프레이밍은 간호사가 임상에서 무엇을 보고, 듣고, 알고, 느끼는지 이해하기 위한 간호사의 지식과 진단 군집/단서 논리에 달려있다.

초점 맞추기 Focusing

프레임을 배경으로 이제 전면에 등장하는 것은 현재 상태와 결과 상태를 비교하는 것이다. 현재 상태(P)는 맥락 속 대상자의 묘사로 대상자의 초기 상태이다. 간호활동의 결과로 시간

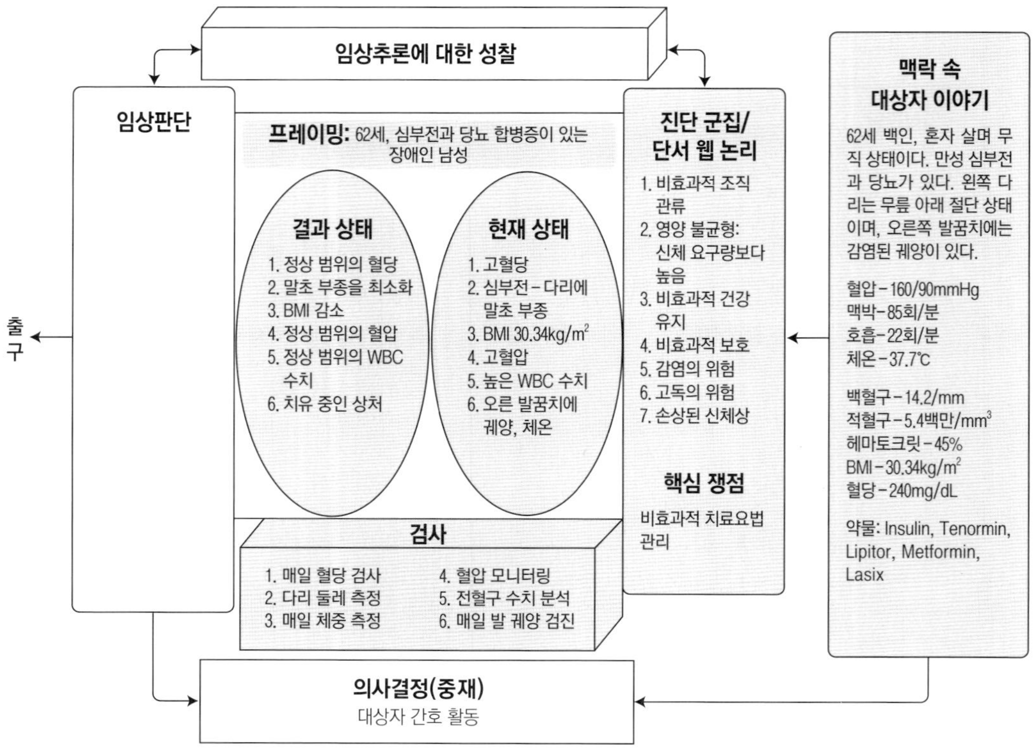

그림 5.2 임상추론의 OPT 모델 워크시트(결과 - 현재 상태 - 검사)

이 지남에 따라 변화하는 현재 상태는 진단 군집/단서 논리로부터 파생되어, 표준화된 분류 용어로 정의된다. 발의 궤양 사례에서 현재 상태는 조직 통합성 장애이다. 결과(O)는 간호 결과로 얻게 되는 기대되는 상태 혹은 최종 상태이다.

결과 상태는 기대되는 대상자의 컨디션을 말하며 프레임과 초기 상태의 자료 및 기대되는 상태를 정의하는 기준으로부터 비롯된다. 발에 궤양이 생긴 사례에서 성취 가능한 결과는 치유, 조직 통합성, 감염 해결이다.

상황의 프레임이 주어지면, 간호사는 현재 상태의 자료에서 결과를 만들기 위해 결과 중심의 사고를 하게 된다(Pesut, 1989). 결과가 나온 후에는 현재 상태~결과 상태의 비교가 이루어진다. 병렬화는 현재 상태의 자료와 구체화된 결과 상태 기준의 비교이다. 병렬된 현재 상태와 기대되는 상태는 "프레이밍"의 배경 문제에서 나온다. 따라서 맥락은 통합되고 병렬로 연결된 현재~결과 상태의 대조를 지원한다. 이 나란한 비교에 초점을 맞추면 검사(T)가 만들어진다. 검사는 현재 상태와 결과 상태를 비교하고 두 상태 사이의 차이를 평가하는 과정이다. 발 궤양에 감염되었을 때 어떻게 보였는지, 치유되면 어떻게 보여야 하는지를 병렬화하는 것은 검사의 예시이다. 따라서 이번 사례에서 검사는 상처와 주위 피부를 완전하게 사정하는 것이다. 다른 검사에는 백혈구 수치와 체온 사정이 있다. 간호는 현재 상태와 결과 상태 사이의 틈을 메꾸는 것을 돕는다.

한편 핵심 문제인 비효과적 치료요법 관리 상태가 파악되면, 이것이 대상자의 현재 상태를 정의하기 위한 기초가 되며 기대되는 결과 상태와 대조한다. 이번 사례에서 고혈압, 고혈당, 말초 부종, 체중 증가, 감염된 오른쪽 발 궤양은 주목해야 할 현재 상태의 문제이다. 결과는 정상 범위의 혈당과 혈압, 말초 부종의 최소화, 체중 조절, 궤양 치유의 증거 등이 될 것이다. 현재 상태와 결과 상태 사이의 분명한 차이는 간호중재의 분석, 실행 및 평가의 초점이 된다. 그러므로 현재 상태와 결과 상태는 핵심 문제에 관련되며, 결과 상태는 현재 상태가 개선된 상태를 반영한다.

간호대학생을 대상으로 한 연구 논문에 따르면 많은 학생들이 임상추론의 OPT 모델을 통한 프레이밍을 어려워한다. 시간 경과에 따라 분석한 OPT 모델 워크시트는 전체적으로 큰 차이를 보이지 않았으나($p=.90$) 학생 간에 차이($p<0.01$)가 있었다(Kautz et al., 2009). 모델을 사용한 개별학생의 임상 과제에 주목하는 것은 개인의 임상추론 능력에 따른 사정, 평가 및 맞춤 교육을 하는 방법이기 때문이다.

응급구조과 학생의 연구에서는 1~6주 사이의 기간 동안 대상자 이야기를 포착하는 것($p=.001$)과 판단적 서술을 작성하는 것($p=.004$)에서 학생들의 점수에 유의한 차이가 있었다. 또한 학생들은 시간이 지남에 따라 가족의 과거력을 알아보는 것($p<.001$)과 판단적 서술의 포함($p<.001$)에서 개선이 있었다(Kautz, Kuiper, Pesut, Knight-Brown & Daneker, 2005). 마지막으로, 4학년 간호학생들을 대상으로 한 연구에 따르면 지식 수준(예: 기술, 다른 사람들과의 관계, 질병 과정의 이해, 치료, 중재)이 증가하였고, 우선순위에 집중하고 임상 환경에 효과적으로 참여할 수 있도록 했다(White, 2003). 임상추론의 OPT 모델은 실무에서 사고의 습관과 자기효능감의 형성을 돕는다. 프레임 구성은 OPT 모델의 가장 어려운 개념/측면이다. 이 기술을 숙달하기 위한 몇 가지 조언은 다음과 같다.

1. 맥락 속 대상자 이야기를 위해 모아진 정보를 신중하게 고려하고 필터링한다.
2. 사례 속 우선순위의 문제에 대해 진단 군집/단서 논리와 귀납적, 연역적 혹은 변증법적 사고 과정을 사용하여 현재 상태 문제를 선택하기 위해 상황 프레임을 구성한다.
3. 현재의 문제를 성찰하여 이를 해결하는 것이 대상자와 가족에게 긍정적인 결과로 이어질 수 있는지 여부를 결정한다.
4. 선택된 현재 상태의 문제에 집중하고 성취 가능한 결과와 문제의 상호보완적 본질을 결정한다.
5. 차이를 인지하고 평가하기 위해 현재 상태와 결과 상태를 나란히 비교한다.
6. 현재 상태와 결과 상태의 차이 분석을 시행하기 위한 근거를 제공하고 분석할 검사를 선택한다.
7. 계획을 성찰하고 검사가 적절한지, 현재 상태와 결과 상태가 핵심 문제에 어떻게 관련되어 있는지, 결과 상태가 개선된 현재 상태를 성찰하는지 확인한다.

웹에 대해 자주 묻는 질문 Questions Frequently Asked About the Web

OPT 모델의 다른 부분과 관련하여 학생들은 프레임 구성, 문제~결과 관계, 검사의 개념과 관련된 문제에 질문을 가진다. 가장 자주 묻는 질문과 그에 대한 답은 다음과 같다.

1. **프레임**
   a. 질문: 맥락 속 대상자 이야기에 기록되지 않은 프레이밍 서술의 독특한 점은 무엇인가?
   b. 대답: 프레임과 주제는 대상자의 이야기에 대해 사고할 때 배경적 문제를 나타낸다. 현재 상태와 기대되는 결과 상태를 설립하기 위한 구조를 제공한다. 프레이밍을 다른 종류의 카메라 렌즈를 통해 대상자의 이야기를 보는 과정으로 생각한다. 프레이밍을 연극의 배경으로 생각해 보자. 이 배경과 맥락이 바뀌면 배우의 행동 또한 바뀔 것이다.
   c. 대답: 프레이밍은 대상자의 이야기에 대해 사고하는 과정이며 중심 문제와 부가적인 문제를 구분한다. 대상자의 이야기에 대한 프레임을 구성할 때 간호사는 이야기의 중심 문제, 이야기에 대해 어떻게, 무엇을 생각해야 하는지, 상황을 보는 렌즈를 반드시

고려해야 한다. 간호사로서 어떻게 대상자의 이야기를 "필터링"하고 이야기에 이름 지어주며 표제를 달 것인가?

d. 대답: 반대로 맥락 속 대상자의 이야기는 간호에 민감한 정보 및 대상자 상태에 대한 병태생리학과 관련된 정보를 설명하는 것이다. 이는 대상자의 인구학적 특성, 관련된 진단 결과, 사정 자료, 가족 역동성, 그리고 간호계획을 위해 고려해야 할 맥락적인 요소를 포함한다. 이러한 사실을 감안할 때 대상자의 의학적 상태에 대한 간호의 결과는 무엇인가?

2. **현재 상태**

a. 질문: 모든 현재 상태의 문제는 핵심 문제와 관련이 있는가?

b. 대답: 그렇다. 대상자의 최초 상태인 현재 상태는 핵심 문제와 반드시 관련이 있다. 핵심 문제는 대상자의 현재 상태를 정의하기 위한 기초이며 기대되는 결과 상태와 대조된다. 시간이 흐르면 현재 상태는 간호행위의 결과로 변화한다.

3. **결과 상태**

a. 질문: 결과 진술 시 권장되는 구성 요소는 무엇인가?

b. 대답: 결과는 대상자 간호의 목표 또는 기대되는 결과이다(Kuiper, Pesut & Arms, 2016). 결과는 프레임과 초기 현재 상태의 자료뿐만 아니라 기대되는 상태를 정의하는 기준에서 도출된다. 결과 진술은 특정한 현재 상태 자료에만 적용된다. 또한 결과 진술은 간호중재에 대한 반응의 연속선에서 측정된 상황, 행동이나 지각이 될 수 있다(Butcher & Johnson, 2012). 결과는 현재 상태에 상호보완적이며 부정적이기보다는 긍정적인 용어를 사용해서 정의되어야 한다. 예를 들어, 통증/무통은 부정적 정의이다. 조금 더 나은 현재~결과 상태의 비교는 통증/통증조절이 될 것이다.

4. **결과 상태**

a. 질문: 꼭 모든 결과 진술에 NOC 라벨을 포함해야 하는가?

b. 대답: 이 책의 사례 연구 예를 위해 작성된 결과 진술을 명확하게 하기 위해 굵은 글자로 표시된 NOC 라벨이 포함되어 있다. 제안된 결과는 대상자의 문제 또는 현재 상

태와 간호중재에 의해 해결되거나 개선될 것으로 예상되는 문제 또는 상태 간의 관계를 나타낸다.

5. **검사**

a. 질문: 간호사는 대상자의 현재 상태가 결과 상태에 도달하기 위해 어떤 검사가 고려되어야 하는지 어떻게 결정하는가?

b. 대답: 임상추론의 OPT 모델에서 간호사는 각 현재 상태를 관련된 결과 진술 옆에 위치시킨다. 한 상태와 다른 상태를 나란히 비교하는 것은 두 상태의 차이를 확실하게 보여준다. 차이 분석은 충족되어야 하는 검사이다. 이 차이는 검사를 위한 조건을 설정한다(Kuiper et al., 2016). 중재의 평가는 차이가 해소되었는지 결정하기 위해 사용된다. 즉, 간호사는 기대되는 상태에 도달되었는지 입증하기 위한 근거를 반드시 고려해야 한다. 검사 결과, 사정 자료, 대상자의 표현이 근거가 될 수 있다.

임상추론에 대한 성찰 Reflection on Clinical Reasoning

간호사가 간호계획을 필터링하고, 프레임을 구성하며, 이에 집중할 수 있는 역량 개발의 필요성을 강화하기 위해서는 임상추론 실습이 중요하다. 임상추론의 OPT 모델은 대상자의 이야기에서 얻은 현재 상태의 정보와 결과를 동시적 · 반복적으로 비교할 때 간호사의 사고를 지원하는 도구이다. 현재 상태와 기대되는 상태 사이의 차이는 중재가 시행된 후 분석되고 평가되는 검사를 설정한다. 성취 근거가 평가될 때 판단과 결론을 내릴 수 있다. 간호계획 단계에서 이러한 임상추론 기술을 발전시킬 수 있는 구체적인 사고전략이 있다.

임상추론의 OPT 모델은 분석, 통합, 평가, 창의성, 판단과 같은 고차원적인 비판적 사고 기술에 의지한다(Airasian et al., 2000). 이러한 전략 중 다수는 메타인지적인데, 이는 우리의 사고에 대해 생각하는 것을 의미한다. 지식 작업에의 집중, 자기대화, 프로토타입 확인 또는 패턴 인지(스키마 찾기), 가설 세우기, 만약-그렇다면 사고의 활성화, 비교분석, 병렬화와 같은 각 전략이 현재 상태와 기대되는 상태의 차이를 알아내고 재귀적 비교를 활성화하기 위해 사용된다.

가설 세우기 Hypothesizing

이 과정은 추가 조사에 의해 시험될 일련의 사실들을 설명하는 것을 결정한다. 가설 세우기를 위해서는 임상용어를 사용하고 이해해야 한다. 사례의 상황에 대한 설명을 진단적 가설이라고 한다. 진단적 가설은 상황과 고위험 결과를 설명할 수 있는 것에 대한 추측이다. 대상자 사례에 대한 가설은 자료에 의해 증명되어야 하고, 그렇지 않으면 상황의 현실감을 계속 찾아야 한다.

진단적 가설은 임상추론 웹을 개발할 때 연관성을 만들기 위한 시작점과 삽입점이 된다. 가설 세우기는 만약-그렇다면, 어떻게-그래서 사고를 다룬다. 하지만 가설 세우기는 얼마나 구체적으로 사실이 관련되어 있는지에 대한 조금 더 공식적인 진술이다. 가설 검증은 제안된 관계를 확실히 하거나 무효화하기 위해 통제된 상태에서 근거를 모으는 것을 필요로 한다. 각각의 사례 관리를 위해 웹을 잇고 엮는 과정은 진단적 가설을 만든다. 일단 확인된 진단이 선택되면, 가설 세우기에 의해 진단들이 어떻게 관련되어 있는지 보기 쉬워진다. 조지 애플턴의 사례를 예로 들었을 때, 우리는 치료 요법의 자기 관리를 개선하면 건강 유지와 감염을 줄이고 조직 관류를 증진시킬 수 있다는 가설을 세울 수 있었다.

만약-그렇다면, 어떻게-그래서 사고 If-Then, How-So Thinking

이러한 종류의 사고는 임상추론의 핵심이라 할 수 있는 아이디어와 결론을 논리적인 순서로 연결하는 과정을 수반한다. 만약-그렇다면, 어떻게-그래서 사고는 진단과 간호 요구를 각각의 웹에 연결하는 데에 사용된다. 계획을 발전시키고 간호관리를 위해 필요한 자원이 무엇인지 결정하기 위한 좋은 시작점이다. 이 사례에서 만약 조직 관류가 치료 요법의 더 나은 관리에 의해 개선되면 감염은 해결될 것이다.

비교분석 Comparative Analysis

이 사고전략은 경쟁 대안의 장단점을 고려하는 것을 포함한다. 진단적 가설과 관계가 웹을 사용해서 명백하게 설정되면 비교분석을 사용하여 어떤 관계가 핵심인지, 상황의 중심 문제인지 결정할 수 있다. 핵심 문제가 밝혀지면 다른 문제와 간호요구가 영향을 받게 되는 도미노 효과가 나타난다. 가설 세우기 과정 중 비교분석은 여러 건강 문제를 고려한 최고의 영향과 결과를 얻기 위해 간호진단의 우선순위를 선정한다.

병렬화 Juxtaposing

병렬화는 현재 상태를 결과 상태의 옆에 놓는 것이다. 한 상태와 다른 상태의 나란한 대조는 두 상태 사이의 차이를 보여준다. 현재 상태와 기대되는 상태 간의 명백한 차이는 OPT 모델의 검사를 만들기 위한 상태를 설정한다. 검사는 차이가 좁혀지면 만족된다. 실무 문제, 중재, 간호관리의 결과를 결정하면 기대되는 상태의 연속적인 달성은 차이를 없애고 검사를 성공적으로 통과할 수 있게 한다. 병렬화는 두 상태 간의 중요한 요소를 설정하도록 한다. 만약 더 나은 건강 유지에 의해 고혈당 상태가 나아졌다면, 차이가 사라지고 결과가 달성되었는지는 혈당 모니터링이 결정할 것이다. 한 사람이 내리는 결정과 중재는 서로 맞물린 조건 사이의 격차를 해소하는 데 도움이 된다.

재귀적 비교 Reflexive Comparison

이 전략에는 한 번 관찰한 시점에서 나중에 관찰한 시점까지 대상자의 상태를 지속적으로 비교하는 것이 포함된다. 예시로 궤양의 크기를 측정할 때마다 간호사는 다음 측정과 함께 대상자의 진행 상태를 비교한다. 대상자 자체가 원하는 결과 상태를 향해 나아가는 표준 역할을 한다.

표 5.2에 제시된 사고전략은 OPT 모델을 사용하여 간호계획 단계에서 사용된 구체적인 간호활동과 결과를 설명한다. 상황 프레임을 구성하고 우선순위나 핵심 문제에 대해 가설을 세우는 것은 검사에 대한 만약–그렇다면, 어떻게–그래서 사고, 현재 상태와 결과 상태의 비교분석, 우선적 간호진단과 결과의 병렬화 같은 다른 전략으로 이어진다.

표 5.2 임상추론의 OPT 모델을 뒷받침하는 사고전략

사고전략	정의	기대되는 결과
필터링	필터링은 대상자 간호 시나리오에서 데이터를 모으기 위해 사용하는 지식과 관점을 인지하는 과정이다. 다양한 건강관리 분야는 대상자의 데이터를 다르게 필터링한다. 필터링 과정은 대상자의 이야기와 관련된, 의미 있는 학문적 지식과 사실을 거르고 선택하는 것이다.	• 간호계획과 관련된 우선적 정보의 식별 • 표준화된 용어의 사용에 집중 • 전문직 간/실무 범위에서의 학문적 차이 인정
프레이밍	프레임은 필터링과 특정한 개념적-이론적 기반에 근거한 집중이나, 사고와 추론을 조직화하기 위한 방법에서 얻어진다.	• 필터링, 프레이밍, 모델, 이론, 주어진 상황의 사실을 일치시키고 해석하기 위해 사용되는 실무의 개념적 틀에 근거한 초점 맞추기의 의식적 인지 • 표준화된 용어의 의식적 선택
가설 세우기	주어진 사례의 사실이나 개념이 어떻게 서로에게 관련되어 있는지에 대한 진술이다.	• 통합된, 연관 관계와 방향적, 양방향적, 다방향적 가설의 진술
만약-그렇다면, 어떻게-그래서 사고	아이디어와 결과를 논리적인 순서로 연결 짓는 것이다.	• 만약-그렇다면, 어떻게-그래서 형식 안에서 명시된 관계의 진술
비교분석	주어진 상황의 사실들 사이에서 유사점과 차이점을 분석하는 것이다.	• 비교-대조 과정에 근거한 계획과 선택의 타당화
병렬화	현재 상태를 명시된 결과 상태와 대조하는 과정이다. 반대 사이의 긴장을 이해하는 것이다(예: 간호진단과 상응하는 간호결과).	• 검사나 현재 상태와 잘 명시된 기대되는 상태 사이의 차이분석을 만드는, 기대되는 결과와 현재 상태 데이터의 나란한 비교(결과는 문제 상태의 부정적 정의가 아님을 주목)
검사	목표한 결과 상태로 이동하기 위한 현재 상태의 연속적인 근사치에 대해 공존하는 사고이다.	• 과도기적 결과 달성과 관련된 성찰과 판단
재귀적 비교	대상자를 기준치의 제어와 차후의 임상적 관찰로 사용하는 것이다.	• 시계열 관찰 간의 유사점과 차이점 인지

요점 Key Points

- 건강관리 시나리오에서 문제를 프레임하기 위해 맥락 속 대상자 이야기의 자료와 정보를 필터링한다.
- 프레임이란 건강관리 시나리오에서 세워진 간호계획을 위한 기초를 제공하는 배경 문제와 관련된 주제이다.
- 간호를 관리하기 위한 임상추론은 건강 증진을 위해 집중해야 할 핵심과 현재 상태의 문제에 대한 비판적 성찰을 필요로 한다.
- 현재 상태의 문제를 기대되는 결과와 비교하기 위해 창의적 사고, 재귀적 비교, 병렬화가 필요하다.
- 확인된 격차를 나열하고 가설을 세운 후, 결과가 달성 가능한지 여부를 판단할 수 있는 검사와 척도를 결정하기 위해 만약-그렇다면, 어떻게-그래서의 사고전략이 사용된다.

질문과 활동

1. 건강관리 상황을 프레임화하기 위해 필터링 되어야 하는 자료와 정보를 직접 자신만의 언어로 설명해보자.

2. 대상자와 가족의 시나리오를 조사할 때, 특정한 문제를 관리하는 건강관리 제공자에 의해 생길 수 있는 다양한 프레임을 열거해보자.

3. 임상추론의 OPT 모델 워크시트를 사용하여 완성된 임상추론 웹의 각 간호진단에 현재 상태와 결과 상태를 연결하여 설명해보자.

4. 기대되는 결과에 다가가기 위한 순서를 선택하는 데에 있어 핵심 우선 순위의 간호진단과 현재 상태의 문제가 왜 가장 중요한지 설명해보자.

5. 대상자의 건강관리 시나리오에서 현재 상태에서 결과 상태로 발전하는 상황을 모니터링 할 수 있는 모든 가능한 검사에 대해 탐색해보자. 특정한 사례를 위해 가장 실용적인 검사를 어떻게 선택할지 결정해보자.

6. 이번 장에 나온 사례에서 완성된 과정을 성찰하고 필터링, 프레이밍, 초점 맞추기가 올바르게 이루어졌는지 결정해보자. 다음에 이 스키마를 맞닥뜨렸을 때 어떻게 사고를 바꿀 것인가?

REFERENCES

Airasian, P. W., Cruikshank, K. A., Mayer, R. E., Pintrich, R., Raths, J., & Wittrock, M. C. (2000). The cognitive process dimension. In L. W. Anderson & D. R. Krathwohl (Eds.), *A taxonomy for learning, teaching, and assessing: A revision of Bloom's taxonomy of educational objectives*, pp. 63–92. Boston, MA: Allyn and Bacon.

Butcher, H., & Johnson, M. (2012). Use of linkages for clinical reasoning and quality improvement. In M. Johnson, S. Moorhead, G. Bulechek, H. Butcher, M. Maas, & E. Swanson (Eds.), *NOC and NIC link ages to NANDA–I and clinical conditions* (3rd ed.), pp. 11–23. Maryland Heights, MO: Elsevier.

Fairhurst, G., & Sarr, R. (1996). *The art of framing: Managing the language of leadership*. San Francisco, CA: Jossey Bass.

Kautz, D., Kuiper, R., Bartlett, R., Buck, R., Williams, R., & Knight–Brown, P. (2009). Building evidence for the development of clinical reasoning using a rating tool with the Outcome–Present State–Test (OPT) Model. *Southern Online Journal of Nursing Research*, 9(1).

Kautz, D., Kuiper, R., Pesut, D., Knight–Brown, P., & Daneker, D. (2005). Promoting clinical reasoning in undergraduate nursing students: Application and evaluation of the Outcome–Present State–Test (OPT) Model of Clinical Reasoning. *International Journal of Nursing Education Scholarship*, 2(1), Article 1. Retrieved from http://www.bepress.com/ijnes/vol2/iss 1/art1

Kuiper, R. A., Pesut, D. J., & Arms, T. (2016). *Clinical reasoning and care coordination in advanced practice nursing*. New York, NY: Springer Publishing Company.

Pesut, D. (1989). Aim versus blame: Using an outcome specification model. *Journal of Psychosocial Nursing and Mental Health Services*, 27(5), 26–30.

Pesut, D., & Herman, J. (1999). *Clinical reasoning: The art and science of critical and creative thinking*. New York, NY: Delmar Publishers.

Senge, P. (1990). *The fifth discipline*. New York, NY: Doubleday.

Tanner, C. A. (2006). Thinking like a nurse: A research–based model of clinical judgment in nursing. *Journal of Nursing Education*, 45(6), 204–211.

White, A. (2003). Clinical decision making among fourth–year nursing students: An interpretive study. *Journal of Nursing Education*, 42(3), 113–120.

CHAPTER 6

임상추론의 OPT 모델 학습하기: 중재, 판단과 프레임 재구성

LEARNING THE OPT MODEL OF CLINICAL REASONING: INTERVENTIONS, JUDGMENTS, AND REFRAMING

학습 목표

- 임상추론의 OPT 모델을 사용하여 대상자와 가족의 시나리오에 대해 기대되는 건강관리 성과를 달성하는데 가장 적절한 근거기반 중재를 어떻게 선택할 것인지 설명한다.
- 결과 상태를 얼마나 성공적으로 달성했는지에 대해 판단하기 위해 검사와 중재를 평가하는데 사용되는 사고 과정을 설명한다.
- 새로운 현재 상태 문제와 기대되는 결과를 결정하기 위해 건강관리 상황의 프레임을 재구성하기 위한 사고 과정을 설명한다.
- 새로운 프레임이나 핵심 문제가 어떻게 대상자와 가족의 건강을 강화하는지 설명한다.
- 임상추론의 OPT 모델이 어떻게 반복적이고 되풀이되는 과정의 성찰적 사고와 재사고를 촉진하는지 설명한다.
- 임상추론의 OPT 모델이 현재 건강관리 문제와 맥락을 고려하여 이 상황을 조정하는데 필요한 복합적 사고를 지원하는 방법을 설명한다.

5장은 적절한 검사를 선택하는 방법에 대한 것이며, 이는 현재~결과 상태의 차이를 평가하고 대상자가 기대되는 결과로 향하고 있는지 파악하기 위함이다. 이번 장은 대상자와 가족이 기대되는 결과에 이르도록 돕는 간호중재를 선택하는 과정에 대해 설명한다. 이 과정을 위해서는 임상판단, 검사와 중재를 바꾸기 위한 결정 혹은 다른 초점이나 우선순위를 선정하기 위한 상황 프레임의 재구성이 필요하다. 한 세트의 문제가 다뤄지면 사고의 변화를 요구하는 다른 문제가 생겨난다. 대상자의 상황이 재사정되면서 간호사는 상황 속에 남아 있는 건강문제에 대해 성찰한다. 새로운 건강 정보와 자료를 필터링하여 새로운 일련의 현재 상태 문제와 원하는 결과를 위한 상황을 재구성한다. 새로운 간호관련 문제에 대한 초점은 추가 정보, 자료와 중재 결과 및 변화된 결과의 영향을 받는다. 간호사가 OPT 모델의 이 부분을 임상추론 과정으로 사용함에 따라 결과를 달성하기 위한 근거기반 중재가 선택된다.

간호사는 대상자의 문제를 다룰 때 대상자 중심의 결과를 이끌어내기 위해 적절한 중재를 사용하며 비판적, 창의적, 체계적, 복합적 사고 과정을 적용하여 대상자와 가족의 건강과 안녕에 영향을 미친다. 기대되는 결과를 달성하기 위한 중재를 계획하기 위해 대상자 문제의 프레이밍과 복잡성을 성찰하는 것이 중요하다. 한 사람이 내리는 결정과 시작하는 중재는 병렬된 현재~결과 상태 사이의 차이를 메우는 것을 돕는다.

간호중재 Nursing Care Interventions

현재의 간호 요구나 문제가 각각 다른 간호 요구가 문제에 어떻게 영향을 미치는지 간호사가 분석하고 성찰함에 따라, 효과적이고 효율적인 근거기반 간호를 사용함으로써 결과의 달성을 가속화할 수 있는 중재의 초점을 밝히는 패턴이 나타난다. 중재에 이름을 붙이는 중요한 측면은 간호를 위해 수용된 지식과 언어에 부합하는 시스템에 따라 분류하는 것이다. 모든 간호사는 간호를 서술함에 있어 사정, 중재, 결과에 대한 공통의 소통 방법을 제공하는 간호용어를 이해한다(Association of Perioperative Registered Nurses [AORN], n.d.; Keenan, 1999; Rutherford, 2008).

특히 전자의무기록에 있어 공용어는 효율적인 문서화를 촉진한다. 표준화된 언어의 이점은 간호사와 기타 의료 제공자 간의 의사소통 개선, 간호중재에 대한 가시성 개선, 대상자 치료 개선, 간호 결과를 도출하기 위한 자료 수집 강화, 관리 표준 준수 강화 및 간호역량 평가 촉진이다(Rutherford, 2008). 2장에서는 임상추론과 표준화된 용어에 대해 설명하였다. 진단, 중재, 결과는 ANA가 인정한 용어로 정의되고, 설명되고, 분류된다. 2장의 표 2.1을 참고해보자.

표준화된 용어는 특정한 목적을 염두에 두고 개발되었다. 분류의 기준을 세우는 것은 임상의 의료진에게 신뢰도, 타당성, 유용성을 보장한다. 인정된 각 분류 체계는 대상자의 문제, 중재, 결과에 대해 추론하는 의료진에게 유용한 표준화된 용어를 대표한다. 4, 5, 6장에 사용된 임상추론의 OPT 모델 워크시트의 예시는 신체의 만성적 · 행동적 건강문제를 나타낸다. 이러한 종류의 임상 사례와 간호맥락에 근거했을 때, 구체적 종류의 표준화된 용어가 필요할 수 있다.

이 책의 교육 및 학습적 목표를 위해 임상추론의 OPT 모델을 NANDA-I 진단, NIC (Butcher, Bulechek, Dochterman, & Wagner, 2019), NOC 체계(Moorhead, 2013)와 함께 사용하는 방법을 보여준다. 14장에서 임상추론의 OPT 모델이 어떻게 오마하 시스템을 통합할 수 있는지 설명한다(Martin, 2005).

이러한 분류 체계에 저장된 지식을 사용하는 방법은 실무적 맥락, 지식, 믿음, 가치, 전문직 정체성에 달려있다. 간호가 진화하고 분류 체계가 임상적 학문에 중요한 초점이 될수록 전문직 구성원들은 체계의 지식을 인지하고 사용 및 개선해야 할 의무와 책임이 있다.

분류 체계에 저장된 지식은 임상추론을 위한 임상추론 용어이다. 다음 장에서 볼 수 있듯이 임상추론의 OPT 모델은 표준화된 용어를 예술적으로 사용할 수 있는 구조를 제공한다.

임상적 결정 Clinical Decisions

결정은 대상자가 현재 상태에서 원하는 결과 상태로 전환할 수 있도록 돕는 중재에 대한 선택이다. 중재의 결과에 기초하여 결과의 달성 정도를 지속적으로 갱신하고 '검사'하는 것이다. 목표나 결과 성취를 향해 계속해서 가까워질수록 검사는 반복되고 되풀이된다. 임상적 의사결정은 대상자를 현재 상태에서 특정 또는 원하는 결과 상태로 이동시키는 중재 및 행동의 선택이다. 의사결정은 기대되는 결과 상태의 달성을 촉진하는 중재의 목록을 선택하는 과정이라 할 수 있다.

이 사례에서 현재 상태와 결과 상태를 가깝게 만들기 위해 어떤 간호활동과 중재가 필요한가? 대상자 중심의 간호계획을 위한 중재를 결정하기 위해 표 6.1을 사용할 수 있다.

표 6.1 임상추론의 OPT 모델에서 결정을 내리기 위한 질문들

의사결정(중재)	• 어떤 임상적 결정이나 중재가 결과 달성을 도울 수 있는가? • 어떤 구체적 중재 활동이 수행을 필요로 하는가? • 이 활동들을 왜 고려하는가?

표 6.2 치료 요법의 비효율적 이행에 대한 중재와 근거

중재	근거
대상자의 감정과 가치, 처방된 간호계획(예: 혈당수치 모니터링)을 따르지 않는 이유를 사정한다.	의사결정 참여에 대한 개인의 선호도를 평가하면 선호하는 수준에서 의사결정에 참여할 수 있다(Florin, Ehrenberg, & Ehnfor, 2006).
대상자가 복잡한 약물 복용 스케줄을 관리하는 법을 결정하도록 도와준다.	치료 요법들을 단순화하고 개별적인 생활방식에 맞춤화시키면 치료 이행을 증진시킬 수 있다(Battaglioli-Denero, 2007).
대상자의 감정과 가치, 처방된 간호계획(예: 식단)을 따르지 않는 이유를 사정한다. 필요한 경우에는 대상자가 적절한 간호를 받을 수 있도록 다른 시설에 의뢰한다.	의사결정 참여에 대한 개인의 선호도를 평가하면 선호하는 수준에서 의사결정에 참여할 수 있다(Florin et al., 2006). 적당한 의뢰가 누락되면, 대상자는 합병증, 심리적 디스트레스, 재입원과 같은 좋지 않은 결과를 경험할 수 있다(Bowles, Foust, & Naylor, 2003).
대상자가 건강한 생활방식을 선택하고 적절한 진단적 검사(고혈압의 합병증과 전략 모니터링)를 받도록 돕는다.	규칙적인 운동, 건강한 체중 유지, 금연, 알코올 섭취 제한과 같은 건강한 생활방식은 만성 질환의 위험을 낮춘다(Holmes, 2006).
대상자와 가족에게 제공된 정보와 정보가 전달되는 방법을 조정한다(예: 감염을 예방하고 치료하기 위한 궤양 관리).	대상자의 선택과 자기조절을 위한 대상자 중심의 교육적 중재는 삶의 질, 대응하는 능력에 대한 자신감, 만족도를 높이고 간호 관리 자원의 요구도를 감소시킨다(Kennedy et al., 2004).
대상자와 가족에게 제공된 정보와 정보가 전달되는 방법을 조정한다(예: 감염의 증상과 단서, 궤양 발달을 즉각적으로 보고하는 것).	대상자의 선택과 자기조절을 위한 대상자 중심의 교육적 중재는 삶의 질, 대응하는 능력에 대한 자신감, 만족도를 높이고 간호 관리 자원의 요구도를 감소시킨다(Kennedy et al., 2004).

Ackley, B., & Ladwig, G. (2014). Nursing diagnosis handbook: An evidence-based guide to planning care. St. Louise, MO: Mosby Elsevier.

임상추론의 OPT 모델에서 의사결정은 기대되는 결과 상태 달성을 촉진하기 위한 행동 목록에서 중재를 선택하기 위한 시간이다. 의사결정을 돕기 위해 기억이나 자원에서 스키마 찾기와 프로토타입 확인을 사용하고 적용할 수 있다. 비교분석은 경쟁하는 대체 방안의 강점과 약점을 고려하는 과정이다. 만약-그렇다면, 어떻게-그래서 사고 또한 의사결정에 도움이 된다. 표 6.2는 대상자를 위한 합병증의 치료와 관련한 중재를 고려하는 것을 보여주고 있다.

판단 Judgments

판단을 내리는 것은 현재 상태와 구체화된 결과 상태를 비교하는 검사에서 얻은 결과에 근거하여 결론을 내리는 과정이다. 판단에 관해 가능한 세 가지의 결론은 다음과 같다.

- 현재 상태와 결과 상태의 완벽한 일치(예: 공복 혈당이 정상 범위에 있다)
- 현재 상태와 결과 상태의 부분적 일치(공복 혈당이 입원 때보다 낮지만 허용 범위를 벗어난다)
- 현재 상태와 결과 상태의 불일치(공복 혈당은 범위를 벗어나고, 높다)

대상자의 현재 상태와 결과 상태를 충분히 일치시키기 위하여 성찰과 임상적 의사결정을 통해 판단을 내린다. 판단을 위한 사고전략은 성찰 점검, 상황의 프레임 재구성, 이야기의 사실에 다른 의미를 부여하는 것을 포함한다. 대상자 중심의 간호계획을 위한 중재를 판단하기 위해 표 6.3을 사용할 수 있다.

검사 동안, 간호사는 차이가 얼마나 잘 메워졌는지 결정한다. 간호사들은 현재 상태 자료에 기초하여 대상자들과 가족들을 원하는 상태에 더 가깝게 하기 위한 중재를 선택한다.

표 6.3 임상추론의 OPT 모델에서 판단을 내리기 위한 질문들

판단	1. 대상자에게 필수적인 간호중재의 결과는 무엇인가? 2. 현재 상태와 결과 상태의 차이를 검사하며 수집된 근거의 의미는 무엇인가? 3. 간호계획의 성공 또는 결함에 대한 판단은 무엇인가?

비교분석과 재귀적 비교의 사고전략은 검사 사례와 판단의 전후에 시행된다. 현재의 사례를 참조 기준으로 사용하여 품질 표준의 유무를 측정한 후 상황의 상태에 대한 판단이 이루어진다(Fowler, 1994). 검사의 결론은 임상적 판단의 기반이 된다. 연구에 의하면 시간이 경과함에 따라 학생들이 목표-구체적인 판단 진술 사용이 개선되었다(Kautz, Kuiper, Pesut, Knight-Brown, & Daneker, 2005).

완성된 임상추론의 OPT 모델은 임상추론과 판단 기술의 습득과 발달을 지지하는 대상자의 이야기, 진단 군집/단서 논리, 핵심 우선순위, 현재에서 결과 상태를 확인하기 위한 검사와 기준, 건강과 질병 관리를 위한 중재를 사용한다(그림 6.1).

중재와 판단을 내리기 위한 단계는 다음과 같다.

1. 현재 상태와 결과 상태의 차이를 신중하게 고려한다.
2. 현재 상태와 결과 상태의 간격을 좁히기 위해 필요한 행동 목록에서 근거기반의 중재를 선택한다.
3. 경쟁하는 대체 방안의 강점과 약점을 밝히기 위해 비교분석을 사용한다.
4. 하나 혹은 그 이상의 중재가 상황에 적절한지에 대한 결정을 내린다.
5. 상황의 상태에 대한 판단을 내리기 위해 비교분석과 재귀적 비교를 사용하여 검사를 진행한다.
6. 성찰에 기반하여 중재의 효능에 대한 결정과 판단을 내린다.
7. 성찰의 결과와 결론에 근거하여 필요 시 수집된 사실에 새로운 의미를 부여하는 전체적 과정에 대한 상황의 프레임을 재구성한다. 모아진 사실에 새로운 의미를 부여하는 전체 과정에 대한 상황의 프레임을 재구성한다.
8. 계획에 대해 성찰하고, 검사가 적절한지, 현재 상태와 결과 상태가 핵심 문제에 관계되어 있는지, 결과 상태가 현재 상태의 개선을 반영하는지 확인한다.
9. 대상자와 가족의 건강과 안녕을 위해 세워진 기대되는 목표와 결과를 이루기 위한 과정의 일부분을 수정하고 조정한다.

그림 6.1의 예시는 OPT 모델의 명백한 측면을 보여준다. 성찰, 진단 군집/단서 논리, 프

레이밍, 임상적 의사결정을 사용하여 성취 가능한 결과와 연결해 판단을 내릴 수 있다. OPT 모델 워크시트를 완성하기 위해 사용되는 임상추론은 중재와 임상적 판단에 영향을 받기 쉬운 문제와 결과의 병렬화를 야기하는 간호실무에 내재된 비판적, 성찰적, 동시적, 창의적, 체계적 그리고 복합적 사고를 증진한다(Kuipper, Pesut, & Arms, 2016; Pesut & Herman, 1999). OPT 모델의 구조와 과정은 복잡한 대상자 간호상황 속 결과에 대한 판단을 내리는 중재의 역할을 생각해 보기 위한 새로운 방법을 촉진한다. 표 6.4는 그림 6.1에 나온 사례의 결과 상태를 나란히 비교, 판단, 근거를 제시한다.

간호계획을 완성하고 OPT 모델 워크시트의 모든 부분을 기입하면, 간호사는 대상자 간호 시나리오의 전체적 그림을 볼 수 있다. 표 6.5는 특정한 사례를 위한 간호계획의 본질적 요소를 관리하고 추적하기 위해 사용할 수 있는 워크시트 형식의 사정 영역, 분류(classes),

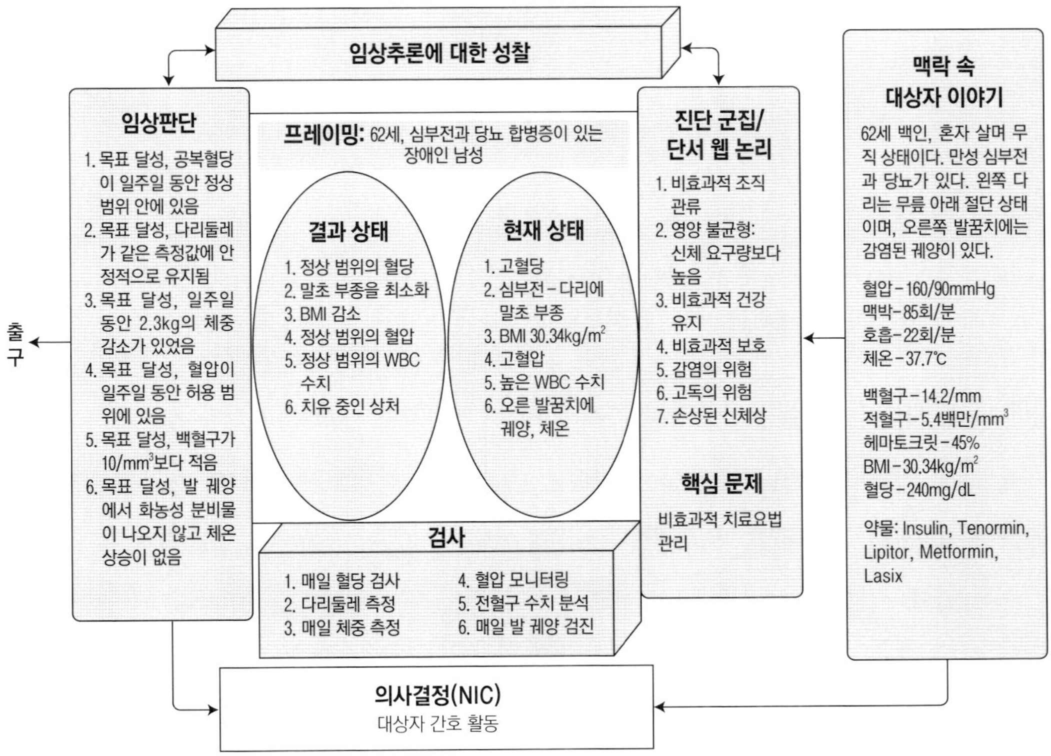

그림 6.1 임상추론의 OPT 모델 워크시트(판단)

표 6.4 결과 상태, 판단, 근거 표

결과 상태	판단	근거
생리적 건강: 치료적 반응 혈당이 정상 범위 안에 있다.	공복혈당이 1주일 동안 정상이다.	대상자가 당뇨 교육을 듣고, 식단을 유지하면서 약물 처방과 혈당 모니터링을 이행한다,
생리적 건강: 심폐기능 말초 부종이 축소되었다.	다리둘레가 같은 측정값에서 안정적으로 유지된다.	아직 말초 부종이 남아있지만, 다리둘레는 그대로 유지된다. 이는 당뇨와 심부전을 위한 치료 요법을 지켰음을 의미한다.
생리적 건강: 대사조절 BMI가 감소했다.	1주일 동안 2.3kg의 체중 감소가 있었다.	대상자는 처방된 대로 간호계획 기간에 체중을 감소하고 당뇨식단을 지켰다. 체중 감소를 통해 확인할 수 있다.
생리적 건강: 대사조절 혈압이 정상 범위 안에 있다.	혈압이 일주일 동안 허용 범위에 있다.	고혈압을 위한 의학적 치료 계획을 이행하고, 체중 감소, 감염, 혈당조절은 혈압 상승의 원인이 될 수 있는 스트레스 호르몬의 분비를 감소시켰다.
생리적 건강: 치료적 반응 백혈구 수치가 정상 범위 안에 있다.	백혈구가 10/mm^3보다 적다.	감염이 조절되면서 면역 반응이 가라앉았다.
생리적 건강: 치료적 반응 궤양이 치유되고 있다.	발 궤양에서 화농성 분비물이 나오지 않고, 체온 상승이 없다.	감염 조절의 결과로 조직 통합성이 개선되었다. 감염의 징후는 줄어들고 있다.

대상자의 단서/문제, NANDA-I 간호진단, NOC, NIC를 보여 준다. 이 워크시트는 간호사가 구체적인 간호계획을 세울 때 정보와 사고를 정리할 수 있도록 도와준다.

웹에 대해 자주 묻는 질문 Questions Frequently Asked About the Web

OPT 모델을 작업해 본 학생들은 중재, 근거, 판단에 대한 질문을 갖는다. 이들이 가장 자주 묻는 질문과 그에 대한 답은 다음과 같다.

1. **중재**
   a. 질문: 각각의 현재/결과 상태를 위해 하나 이상의 중재가 필요한가?
   b. 대답: 기대되는 결과 상태에 도달하기 위해 간호사는 중재를 선택한다. 간호사나 간호 지도자는 하나 이상의 중재를 선택할 재량이 있다. 책에서 제공한 많은 사례에서 하나 이상의 중재가 제공되었다.

2. **근거**

   a. 질문: 기재된 모든 중재에 각각의 근거가 필요한가?

   b. 대답: 현재의 근거에 기반하여 논리적으로 근거를 제공하는 것은 임상적 숙련을 위한 지식 작업 측면에서 선택된 중재의 신뢰성에 강점이 된다.

3. **판단**

   a. 질문: 간호사는 어떻게 판단에 설명된 대로 결과 상태가 성취되었는지 그렇지 않은지 결정하는가?

   b. 대답: 판단은 중재에 근거한 결론을 내리는 과정이다(Butcher & Johnson, 2012). 간호사는 중재의 결론을 기반으로 대상자의 현재 상태가 어느 정도로 변했는지 결정해야 한다. 그 과정에서 간호사는 판단을 내리기 위해 각 결과 진술을 위한 지표, 근거나 검사에 의지한다. 결국, 판단은 대상자의 현재 상태와 결과 사이의 일치 수준에 대한 성찰과 결론으로 이어진다.

4. **판단**

   a. 질문: 대상자가 기대되는 결과에 도달하지 못했다면 어떻게 해야 하는가?

   b. 대답: 판단은 대상자의 현재 상태와 결과 상태 간에 만족스러운 일치를 달성하는 것에 대한 성찰과 임상적 의사결정을 바탕으로 내려진다. 이를 통해 (1) 현재 상태와 결과 상태의 완벽한 일치, (2) 현재 상태와 결과 상태의 부분적 일치, (3) 현재 상태와 결과 상태의 불일치와 같은 세 가지 결론이 가능하다. 만약 불만족스러운 연결이 있다면 간호사는 핵심 문제의 프레임을 재구성해야 한다(Kuiper et al., 2016). 이는 사실과 근거에 다른 의미를 부여하는 과정이다. 전체적 과정은 자기 수정(Self-correction)으로 이어진다(Kuiper et al., 2016).

임상추론에 대한 성찰 Reflection on Clinical Reasoning

워크시트 맨 위의 성찰 상자는 대상자의 상황을 위해 사용된 사고전략을 상기시켜 준다. 이 전략들은 대상자의 문제와 관련된 아이디어와 문제들 사이의 많은 관계를 명백하게 한다.

임상추론의 OPT 모델 워크시트를 사용할 때, 비판적 · 창의적 · 동시적 사고로 구성된 실천적 사고과정의 한 요소로써 성찰을 하게 된다. 성찰의 목표는 가능한 최고의 사고 과정에 도달하는 것이다. 더 많은 성찰을 할수록, 더 수준 높은 간호가 제공된다.

성찰은 모니터링, 분석, 예견, 계획, 평가, 수정 기술의 사용을 수반한다. 비판적 사고는 분석, 추론, 설명, 평가, 자기조절의 해석 기술로 구성되어 있다(Facione & Facione, 1996). 이러한 행동은 ANA의 Nursing: Scope and Standards of Practice와 4장에 나온 임상추론의 사고방식에서 서술된 전문직 의무, 권한, 책임과 일치한다. 표 6.1은 기대되는 결과에 도달하기 위하여 간호중재와 판단을 내릴 때 임상추론의 OPT 모델과 사용하기 위한 성찰 질문을 보여준다.

간호사는 대상자의 이야기에서 나온 현재 상태 정보와 결과를 동시적이며 반복적으로 나란히 비교하므로, 차이를 채우는 결정 및 중재가 주어지면 판단 및 결론에 대한 검사 조건으로 차이를 분석하고 평가할 수 있다. 표 6.6은 간호계획 과정에서 간호사가 사용하는 사고과정을 제시한다.

재귀적 비교 Reflexive Comparison

재귀적 비교는 대상자의 상태를 한 시점에서 관찰한 내용을 다른 시점의 관찰과 지속적으로 비교하는 전략이다. 간호사는 혈당 수치를 측정하거나 혈압을 재는 매 순간마다 대상자의 상태를 다음 측정 수치와 비교한다. 즉, 대상자가 기대되는 결과 상태로의 진전이 있는지 확인하는 기준이 되는 것이다.

프레임 재구성 Reframing

프레임 재구성은 주어진 단서 세트, 검사, 결정, 판단에서 상황의 맥락이나 요소에 다른 의미를 부여하는 전략이다. 임상추론은 간호사가 프레임을 구성하고, 병렬하며 대상자의 현재 상태와 기대되는 결과 상태 사이의 일치를 검사하기 위해 사용하는 간호실무에 내재된 성찰적, 공존적, 창의적, 비판적, 체계적, 복합적 사고임을 기억한다. 핵심 문제에 대한 프레임을 재구성하기 위해 임상추론이 필요할 수 있다. 이제 대상자가 한 상태에서 다른 상태로 이동할 수 있게 어떻게 돕느냐가 도전 과제가 된다. 프레임 재구성을 위한 또 다른 전략은 간호중재 계획을 통해 어떻게 대상자와 가족이 자기돌봄을 시행하고 치료 요법을 관리하는지 고

표 6.5 사정 영역, 분류(NANDA-I), 대상자 단서/문제, 간호진단, NOC와 NIC

영역	분류	인지된 대상자 문제	NANDA-I 간호진단	NOC	NIC
건강 증진: 안녕감 혹은 기능이 정상임을 인식하는 것 그리고 이를 조절하고 증진하는 전략을 인식하는 것	**건강인식:** 정상적인 기능과 안녕 상태를 인지하는 것 **건강관리:** 건강과 안녕을 유지하는 활동을 규명하고, 조절하며, 수행하고, 통합하는 것				
영양: 조직의 유지, 재생 그리고 에너지 생산에 필요한 영양소를 섭취, 소화, 활용하는 활동	**섭취:** 음식이나 영양분을 체내로 받아들이는 것 **소화:** 음식물이 흡수 · 소화에 적합한 물질로 전환되는 물리적 · 화학적 활동 **흡수:** 체조직을 통해 영양분을 흡수하는 작용 **대사:** 원형질의 성장과 활용을 위해 살아있는 유기체와 세포 내에서 일어나는 화학적 · 물리적 과정으로서 모든 생명과정을 위해 에너지를 유리하고 이로 인한 부산물을 생산하는 것 **수화작용:** 체액과 전해질의 섭취 및 흡수				
배설/교환: 신체로부터 부산물을 분비하고 배설하는 것	**비뇨기계 기능:** 소변의 분비, 재흡수, 배출 과정 **위장관계 기능:** 소화의 최종 산물을 흡수하고 배설하는 과정 **피부기능:** 피부를 통해 분비하고 배출하는 과정 **호흡기계 기능:** 가스교환과 대사의 최종 산물 배출의 과정				
활동/휴식: 에너지 자원의 생산, 보존, 소비, 균형	**수면/휴식:** 잠, 휴식, 평온, 활동하지 않음 **활동/운동:** 몸의 부분을 움직이거나(기동성), 일을 하며, 주로 저항에 대항하는(항상은 아님) 활동을 수행하는 것 **에너지 균형:** 자원의 섭취와 소비 간의 역동적 일치 상태 **심혈관/호흡기계 반응:** 활동/휴식을 지지할 수 있는 심폐 기전 **자기돌봄:** 몸과 신체의 기능을 돌보기 위한 활동을 수행하는 능력				

표 6.5 사정 영역, 분류(NANDA-I), 대상자 단서/문제, 간호진단, NOC와 NIC (계속)

영역	분류	인지된 대상자 문제	NANDA-I 간호진단	NOC	NIC
지각/인지: 주의 집중, 지남력, 감각, 지각, 인지, 의사소통을 포함한 인간의 정보 인지 체계	**주의력:** 무엇인가 알아채거나 주목하려는 정신적 준비 **지남력:** 시간, 장소, 사람에 대한 인식 **감각/지각:** 촉각, 미각, 후각, 시각, 청각, 운동과 감각자료의 해석을 통해 정보를 받음으로써 이름, 관련성, 형태를 인지하는 것 **인지:** 기억, 학습, 사고, 문제-해결, 요약, 판단, 통찰력, 지적능력, 계산, 언어의 사용 **의사소통:** 언어적·비언어적 정보를 보내고 받는 것				
자아지각: 자신에 대한 인지	**자아개념:** 자기 전체에 대한 이해 **자존감:** 자기 자신의 가치, 능력, 중요성, 성공에 대한 진단 **신체상:** 자기 신체에 대한 정신적 이미지				
역할 관계: 개인 혹은 집단 간의 긍정적이고 부정적인 인간관계 혹은 관련성을 의미	**돌봄 제공자 역할:** 건강관리전문가가 아닌 간호 제공자에게 사회적으로 기대하는 행동 형태 **가족 관계:** 생리적 혹은 선택적으로 관계를 맺은 사람들의 연합 **역할 수행:** 사회적으로 기대되는 행동 패턴에서 기능의 질				
성: 성적 주체성, 기능, 재생산	**성 정체감:** 성적 혹은 성별에 관련된 특정한 상태 **성기능:** 성적 활동에 참여하는 능력 **생식:** 인간이 만들어지는 과정				
대응/스트레스 내성: 삶의 사건/삶의 과정과의 투쟁	**외상 후 반응:** 신체적 혹은 심리적 손상 후에 발생하는 반응 **대응반응:** 환경 스트레스를 관리하는 과정 **신경/행동학적 스트레스:** 신경과 뇌 기능의 행동 반응				

표 6.5 사정 영역, 분류(NANDA-I), 대상자 단서/문제, 간호진단, NOC와 NIC (계속)

영역	분류	인지된 대상자 문제	NANDA-I 간호진단	NOC	NIC
삶의 원칙: 삶의 사건/삶의 과정과의 투쟁	**가치:** 선호하는 유형의 행동 혹은 최종 결과에 대한 확인 및 순위 **신념:** 진실 혹은 내적 가치가 있다고 보는 행동, 관습, 제도에 대한 견해, 기대 혹은 판단 **가치/신념/행동의 일치성:** 가치, 신념, 행동 간의 일치 혹은 균형의 성취				
안전/보호: 근본적 행동, 사고, 행동에 대한 행실의 원칙, 사실이나 고유의 가치가 있다고 생각되는 제도	**감염:** 병원체 침범에 따른 숙주의 반응 **신체적 손상:** 신체적인 상해 혹은 손상 **폭력:** 손상 혹은 남용의 원인이 되는 과도한 힘 혹은 압력의 행사 **환경적 위험:** 주변에 있는 위험 요소 **방어과정:** 자신이 아닌 것으로부터 자신을 지키는 과정 **체온 조절:** 유기체를 보호하려는 목적으로 신체 내의 열과 에너지를 조절하는 생리적 과정				
안위: 위험, 신체적 손상, 면역 체계의 손상에서 벗어난 상태, 손실보존, 안전과 안위의 보호	**신체적 안위:** 고통에서 벗어난 상태, 안위 혹은 편안함 **환경적 안위:** 환경에 대한 안녕감 혹은 편안감 **사회적 안위:** 사회적 상황에 대한 안녕감 혹은 편안감				
성장/발달: 신체적 차원의 기관계의 연령에 알맞은 성장과 발달 지표의 성취	**성장:** 신체적 차원의 증가 혹은 기관계의 성숙				

표 6.6 임상추론의 OPT 모델을 위한 사고전략

사고전략	정의	예상되는 결과
재귀적 비교	대상자를 대조군 기준 및 후속 임상 관찰로 사용	• 시계열 관찰 간의 유사점과 차이점 규명
판단	검사를 통해 결론을 내릴 수 있음. 6C 즉, context(맥락), contrast(대조), criterion(기준), concurrent(공존하는), consideration(고려), conclusion(결론)을 포함함	• 반복적이고 되풀이하는 성찰과 판단에 근거한 결과 달성에 대한 진술
프레임 재구성	필터링, 프레이밍, 판단 후 초점을 기반으로 하여 맥락, 사실, 대상자 이야기의 변화에 대해 다른 의미를 고려하는 것	• 새로운 필터, 프레임, 초점에 근거한 진단, 중재, 결과와 관련된 임상 질문과 추론의 재심
성찰 점검	자기 관찰, 검토와 검사, 판단에 근거한 사고와 추론의 자기 수정	• 자기 모니터링 • 자기 평가 • 자기 강화 • 추론 구조, 과정, 결과의 자기 수정

려하는 것이다. 프레임 재구성은 이야기와 맥락에서 다른 의미를 찾고 상황에 대해 성찰할 수 있게 하는 사고전략이다.

그림 6.2는 OPT 모델 워크시트를 사용하여 어떻게 상황을 재구성하고 대상자의 심리학적 관리 능력에 직접적인 영향을 미치는 정신사회적 문제에 초점을 맞추는지를 보여준다. 혼자 사는 생활환경, 신체적 장애로 인해 손상된 신체상, 고혈압 약에 의한 우울은 검사와 중재를 위한 초점에 변화를 준다.

성찰 점검 Reflection Check

성찰 점검은 임상추론을 위한 사고전략을 사용한 대상자 중심의 사고를 성찰하고 분석하는 것이다. 성찰 점검은 의도적으로 구체적 과제와 환경에 대한 한 사람의 사고를 평가, 모니터링, 수정, 강화의 자기조절 전략을 사용하는 과정이다(Herman, Pesut, & Conard, 1994; Kuiper & Pesut, 2004; Pesut & Herman, 1992; Worrell, 1990). 연구에 따르면 성찰은 임상추론의 발전과 기술을 증진시킨다(Kuiper, Pesut, & Kautz, 2009). 성찰 점검은 올바르게 수행된 노력을 정확히 짚어내고, 오류를 찾아내며, 수정하는 방법을 이해하기 위한 기회를 제공한다. 예를 들어, 이번 사례에 대한 프레임 재구성은 정신사회적 문제를 초점으로 하

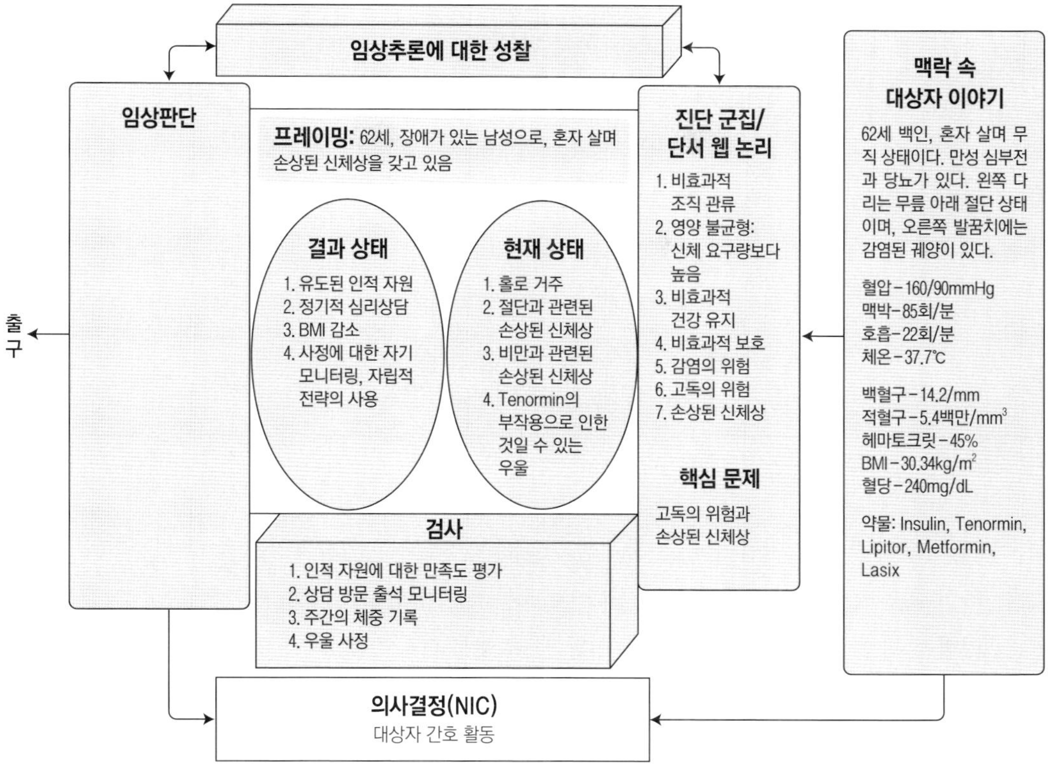

그림 6.2 임상추론의 OPT 모델 워크시트(프레임 재구성)

였다. 간호사는 인적 교류 자원의 평가, 상담 방문 출석 일수의 모니터링, 매주 체중 측정, 우울 사정 검사가 사용하기 가장 좋은 검사인지 여부를 성찰해야 할 수 있다. 성찰 점검을 통해 주어진 대상자의 이야기나 프레임 속 맥락에서 지금까지 설명된 사고 기술과 전략이 성찰적 임상추론을 지지하는지 이해하게 된다. 표 6.7은 대상자 중심의 간호계획을 위한 중재에 대한 성찰 점검을 위해 사용될 수 있다.

임상추론 결과 Clinical Reasoning Outcomes

이전에 설명된 표 6.6에 있는 전략은 임상적 결정을 내리기 위해 사례 분석을 시행할 때 함께 사용된다. 임상적 의사결정은 현재 상태에서 대상자를 기대되는 결과 상태로 도달하게 하는 중재, 행동, 문제를 선택하는 것이다. 다른 말로, 현재 상태와 결과 상태를 가깝게 만들

표 6.7 임상추론의 OPT 모델에 대한 성찰 점검을 위한 질문들

성찰 점검	1. 대상자가 현재 상태에서 결과 상태로 이동할 때 어떤 임상 결정이 도움이 되는가? 2. 상황에 대한 임상적 판단을 내리기 위해 어떤 능력을 갖고 있는가? 3. 선택과 결정을 고려할 때, 도움이 필요하면 무엇을 해야 하는가? 4. 환경이 임상적 판단을 내리기에 좋은가? 5. 임상적 판단에 대한 나의 반응은 무엇인가? 6. 이 상황에서 내 생각에 영향을 준 과거의 경험은 무엇일까? 7. 이 상황에 대한 추론 웹의 결과는 무엇인가?

기 위해 간호사가 어떤 행동과 중재의 조정이 필요한가? 의사결정은 스키마 찾기와 프로토타입 확인의 이용과 적용을 지지한다. 비교분석은 경쟁하는 대체 방안의 강점과 약점을 고려하는 과정이다. 만약-그렇다면, 어떻게-그래서 사고 또한 의사결정에 도움이 된다.

간호사는 검사를 시행하면서 비교분석과 재귀적 비교의 이용과 적용을 통해 현재 상태와 결과 상태 사이의 차이가 얼마나 메워졌는지 확인한다. 현재 상태가 변화되었는지 평가한 후 상황에 대한 판단이 내려진다. 검사와 관련된 결론은 임상적 판단의 근거가 된다.

판단은 현재 상태와 명시된 결과 상태를 비교하는 검사의 결과와 체계적 사고의 산물에 근거해 내려진 결론이다. 한 번 현재 상태의 판단이 기대되는 결과와 밀접하게 일치되면(예: 치유된 궤양), 간호사는 다른 것들에 대해 추론할 수 있다. 만약 일치나 검사가 만족스럽지 않다면(예: 감염이 아직 존재함), 성찰이 비판적, 창의적, 동시적 사고와 의사결정을 활성화한다. 판단에 관해 다음과 같은 세 가지 결론을 내릴 수 있다.

- 현재 상태와 결과 상태의 완벽한 일치(예: 치유된 궤양)
- 현재 상태와 결과 상태의 부분적 일치(궤양을 치료 중이지만 치유되지 않음)
- 현재 상태와 결과 상태의 불일치(치유되지 않았고 상태가 악화됨)

판단은 성찰과 현재 상태와 결과 상태 사이의 만족스러운 일치에 대한 임상적 의사결정으로 이어진다. 한 번 결과가 명시되면, 행동의 경로는 분명해지고 성취 정도의 검사는 확실히 결정된다. 문제를 결과로 변환하기 위해서는 현재 상태를 넘어 행동의 최종 결과까지 생

각해야 한다. 이 과정은 성공적인 결과를 위한 건강관리 팀의 간호관리 활동과 성찰을 포함한다. 사고전략과 비판적 사고 기술이 어떻게 성찰적 임상추론에 내재되어 있는지 알 수 있다. 표 6.8은 대상자와 가족을 위한 간호계획 과정에 사용되는 사고전략, 비판적 사고 기술, 성찰적 임상추론을 비교한다.

근거는 OPT 모델과 방법을 사용한 학생들의 사고력을 향상시키고, 대상자 치료 문제에 대한 생각의 차이를 깨닫게 하였다(Kuiper et al., 2009). OPT의 구조와 과정은 간호결과가 잘 정의되고, 복잡한 대상자 간호상황에서 결과에 대한 판단을 내리는 중재의 역할에 대해 새롭게 생각해 볼 수 있도록 보장한다. 또한, 임상추론의 자기효능감을 강화하는 것은 간호사가 차후의 임상 상황에서 사고 기술과 전략을 시행할 때 가져야 할 목표이다.

표 6.8 사고전략, 비판적 사고 기술과 성찰적 임상추론의 비교

사고전략	비판적 사고 기술	성찰적 임상추론
읽기 외우기 훈련하기 쓰기 검토하기 연습하기	해석하기 분류하기 문장 해독하기 의미를 명확하게 하기	지식 작업 임상용어 표준화된 용어
자기대화 스키마 찾기 프로토타입 확인 가설 세우기	분석하기 아이디어 검토하기 논쟁 인지하기 논쟁 분석하기	단서 논리 단서 연결 귀납 연역 귀추법(retroduction)
스키마 찾기 프로토타입 확인 가설 세우기 만약-그렇다면, 어떻게-그래서 사고	추론 내리기 근거에 의심 품기 대안 추측하기 결론 내리기	프레임 구성 단서 연결 시나리오 개발 결과 명시 검사 설계

표 6.8 사고전략, 비판적 사고 기술과 성찰적 임상추론의 비교 (계속)

사고전략	비판적 사고 기술	성찰적 임상추론
스키마 찾기 프로토타입 확인 비교분석 만약-그렇다면, 어떻게-그래서 사고	설명하기 결과 서술하기 절차 정당화하기 논쟁 제시하기	의사결정 중재 대체 방안 결과
병렬화 비교분석 재귀적 비교	평가하기 주장 사정하기 논쟁 사정하기	검사 검사 시행하기 평가하기
프레임 재구성 성찰 점검	자기조절 자기 반성 자기 수정	판단 검사 결과에 다른 의미를 부여하기 새로운 환경의 프레임 구성하기 새로운 검사 만들기

요점 Key Points

- 분류 체계의 발달은 간호진단, 중재, 결과에 대한 언어를 표준화함에 있어 중요하다.
- NANDA-I 진단, NIC 중재, NOC 결과는 간호에서의 임상추론을 위한 임상용어를 제공한다. OPT 모델은 분류 체계를 간호실무로 통합하기 위한 구조와 인지적 과정을 제공한다.
- 분류 체계에 포함된 지식을 아는 것은 임상추론을 더 쉽고 효과적이고 효율적으로 만든다. 이러한 시스템에 저장되거나 분류된 지식은 임상추론을 위한 내용이다.
- 검사와 중재의 분석과 평가는 OPT 모델 워크시트를 사용하여 간호계획에 대한 판단을 내리는데 중요하다.
- 성찰 점검과 프레임 재구성은 반복되는 간호계획 과정과 함께 작업하기 위한 임상추론 과정에서 의미 있는 단계이다.
- 임상적 스키마와 프로토타입은 미래 간호상황에서 간호사를 위해 임상추론의 OPT 모델과 함께 발달된다.

질문과 활동

1. 효율적이고 효과적인 임상추론과 관련된 표준 간호용어와 분류 체계의 중요성을 직접 자신만의 언어로 설명해보자.

2. 임상 시나리오에서 핵심 문제를 검토할 때, 대상자와 가족의 요구에 근거하여 나타날 수 있는 모든 중재의 목록을 만들어보자.

3. 임상추론의 OPT 모델 워크시트를 사용할 때, 완성된 임상추론 웹에서 특정한 분류 체계를 사용하여 각 간호진단에 대한 검사와 중재를 알아보자.

4. 프레임 재구성 과정에서 핵심 우선순위의 간호진단이 어떻게 변화할 수 있는지 설명해보자.

5. 현재 상황에 영향을 미칠 수 있는 특정한 핵심 문제를 위한 모든 가능한 중재에 대해 조사하고 특정한 사례에서 가장 실용적인 중재를 선택해보자.

6. OPT 모델 워크시트와 함께 사용한 사고전략에 대해 성찰하고 만들어진 스키마와 달성된 결과에 대한 판단을 내려보자. 이 스키마를 다시 사용할 것인가?

REFERENCES

Ackley, B., & Ladwig, G. (2014). *Nursing diagnosis handbook: An evidence-based guide to planning care*. St. Louis, MO: Mosby Elsevier.

American Nurses Association (ANA). (2006). Recognized terminologies and data element sets. Retrieved from http://www.nursingworld.org/Main MenuCategories/Tools/Recognized Nursing PracticeTerminologies.pdf

American Nurses Association (ANA). (2015). *Nursing: Scope and standards of practice* (3rd ed.). Silver Spring, MD: ANA Publishing.

Association of Perioperative Registered Nurses (AORN). (n.d.). Perioperative nursing data set. Retrieved from www.aorn.org

Battaglioli-Denero, A. M. (2007). Strategies for improving patient adherence to therapy and long-term patient outcomes. *Journal of the Association of Nurses in AIDS Care*, 18(suppl 1), S17-522.

Bowles, K. H., Foust, J. B., & Naylor, M. D. (2003). Hospital discharge referral decision making: A multidisciplinary perspective. *Applied Nursing Research*, 16(3), 134-143.

Butcher, H. K., Bulechek, G. M., Dochterman, J. M., & Wagner, C. M. (2019). *Nursing Interventions Classification* (NIC) (7th ed.). St. Louis, MO: Mosby Elsevier.

Butcher, H. K., Bulechek, G. M., Dochterman, J. M. M., & Wagner, C. (2013). *Nursing Interventions Classification (NIC)*. Philadelphia, PA: Elsevier Health Sciences.

Butcher, H., & Johnson, M. (2012). Use of linkages for clinical reasoning and quality improvement. In M. Johnson, S. Moorhead, G. Bulechek, H. Butcher, M. Maas, & E. Swanson (Eds.), *NOC and NIC linkage to NANDA-I and clinical conditions* (3rd ed.), pp. 11-23. Maryland Heights, MO: Elsevier.

Facione, N. C., & Facione, P. A. (1996). Externalizing the critical thinking in knowledge development and clinical judgment. *Nursing Outlook*, 44(3), 129-136.

Florin, J., Ehrenberg, A., & Ehnfor, M. (2006). Patient participation in clinical decision-making in nursing: A comparative study of nurses' and patients' perceptions. *Journal of Clinical Nursing*, 15(12), 1498-1508.

Fowler, L. (1994). *Clinical reasoning of home health nurses: A verbal protocol analysis* (Unpublished doctoral dissertation). University of South Carolina, College of Nursing, Columbia, SC.

Herdman, T. H., & Kamitsuru, S. (Eds.). (2014). *NANDA International nursing diagnoses: Definitions duclassification, 2015-2017*. Oxford, England: Wiley Blackwell.

Herman, J., Pesut, D., & Conard, L. (1994). Using metacognitive skills: The quality audit tool. *Nursing Diagnosis*, 5(2), 56-64.

Holmes, S. (2006). Nutrition and the prevention of cancer. *Journal of Family Health Care*, 16(2), 43-46.

Kautz, D., Kuiper, R., Pesut, D., Knight-Brown, P., & Daneker, D. (2005). Promoting clinical reasoning in undergraduate nursing students: Application and evaluation of the Outcome-Present State-Test (OPT) Model of Clinical Reasoning. *International Journal of Nursing Education Scholarship*, 2(1), Article 1. Retrieved from http://www.bepress.com/ijnes/vol2/iss1/art1

Keenan, G. (1999). Use of standardized nursing language will make nursing visible. *Michigan Nurse*, 72(2), 12-13.

Kennedy, R. (2003). The nursing shortage and the role of technology. *Nursing Outlook*, 51(3), S33-S34.

Kennedy, A. P., Nelson, E., Reeves, D., Richardson, G., Roberts, C., Robinson, A., ... Thompson, D. G. (2004). A randomised controlled trial to assess the effectiveness of cost of a patient orientated self management approach to chronic inflammatory bowel disease. *Gut*, 53(11), 1639-1645.

Kuiper, R. A., & Pesut, D. J. (2004). Promoting cognitive and metacognitive reflective clinical reasoning skills in nursing practice: Self-regulated learning theory. *Journal of Advanced Nursing*, 45(4), 381-391.

Kuiper, R. A., Pesut, D., & Arms, T. (2016). *Clinical reasoning and care coordination in advanced practice nursing*. New York, NY: Springer Publishing.

Kuiper, R., Pesut, D., & Kautz, D. (2009). Promoting the self-regulation of clinical reasoning skills in nursing students. *The Open Nursing Journal*, 3, 76-85. Retrieved from http://www.ncbi.nlm.nih.gov/pmc/articles/PMC2771264/

Martin, K. S. (2005). *The Omaha System: A key to practice, documentation, and information management* (reprinted 2nd ed.). Omaha, NE: Health Connections Press.

Moorhead, S., Johnson, M., Maas, M. O., & Swanson, E. (Eds.). (2013). *Nursing Outcomes Classification (NOC): Measurement of health outcomes* (5th ed.). St. Louis, MO: Elsevier.

NANDA-I. (n.d.). *Nursing diagnoses: Definitions and classification*. (2016). Retrieved from http://www.nanda.org/

Omaha System. (2016). Retrieved from http://www.omahasystem.org/

Pesut, D. (1989). Aim versus blame: Using an outcome specification model. *Journal of Psychosocial Nursing and Mental Health Services*, 27(5), 26–30.

Pesut, D. J., & Herman, J. A. (1992). Reflection skills in diagnostic reasoning. *Nursing Diagnosis*, 3(4), 148–154.

Pesut, D., & Herman, J. (1999). *Clinical reasoning: The art and science of critical and creative thinking*. New York, NY: Delmar Publishers.

Robb, M. K. (2016). Self-regulated learning: Examining the baccalaureate millennial nursing student's approach. *Nursing Education Perspectives*, 37(3), 162–164.

Rutherford, M. (2008). Standardized nursing language: What does it mean for nursing practice? *OJIN: The Online Journal of Issues in Nursing*, 13(1). doi:10.3912/OJIN.Vol13N001PPTOS

Worrell, P. (1990). Metacognition: Implications for instruction in nursing education. *Journal of Nursing Education*, 29(4), 170–175.

PART II

생애주기에 따른 임상추론 OPT 모델의 적용

APPLICATIONS OF THE OPT MODEL OF CLINICAL REASONING ACROSS THE LIFE SPAN

CHAPTER 7 임상추론과 신생아 건강문제

CHAPTER 8 임상추론과 청소년 건강문제

CHAPTER 9 임상추론과 청년의 건강문제

CHAPTER 10 임상추론과 여성의 건강문제

CHAPTER 11 임상추론과 남성의 건강문제

CHAPTER 12 임상추론과 노인의 건강문제

CHAPTER 13 임상추론과 호스피스 완화간호

CHAPTER 7

임상추론과 신생아 건강문제

CLINICAL REASONING AND NEONATAL HEALTH ISSUES

학습 목표

- 빌리루빈 수치가 높고 황달이 있는 신생아 대상자의 문제, 중재, 결과를 관리하기 위한 임상추론에서 필수적 OPT 모델 구성 요소를 설명한다.
- 고빌리루빈혈증이 있는 신생아 대상자의 건강 문제에 관련된 간호진단을 파악한다.
- 신생아 시나리오에서 사정된 건강 문제에 적절한 간호결과를 파악한다.
- 고빌리루빈혈증이 있는 신생아의 현재 상태에서 결과 상태로의 변화에 대해 추론하기 위해 사용할 수 있는 관련 검사와 임상적 판단에 대해 설명한다.
- 신생아 황달이 있는 신생아의 우선순위와 기대되는 결과를 설정하기 위한 임상추론 기술과 전략을 돕는 사고 과정을 서술한다.

사례 연구: 황달이 있는 신생아 Case Study: Neonate with Jaundice

이번 장에서는 피부와 공막에 노란색의 변색, 황달이 있는 37주 신생아의 사례 연구를 제시한다. 신생아 황달은 빌리루빈에서부터 나오는 노르스름한 황색 색소가 피부와 점막에 축적되면서 발생한다(Porter & Dennis, 2002). 출생 후 비결합빌리루빈을 수용성 결합 형태로 전환하는 것은 간의 기능이다. 높은 수준의 빌리루빈이 혈청에 축적되면 신생아 고빌리루빈혈증이라 불리는 상태가 나타난다(Blackburn, 2013; Porter & Dennis, 2002).

신생아에게 황달이 자주 생기는 것은 정상적인 생리 과정, 즉 "생리적 황달"의 결과이며, 이런 상태는 무해하다(Clark, 2013). 황달에 대한 또 다른 설명으로는 출생 후에 과다한 적혈구가 파괴되어 더 많은 빌리루빈의 생산을 야기하기 때문이다. 그러나 신생아의 간기능은 아직 미숙하기 때문에 이 비결합빌리루빈이 혈액, 조직, 체액에 축적되어 고빌리루빈혈증을 초래할 수 있다(Lantzy, 2016). 다른 기여 요인에는 미숙, 출생 과정에서 생긴 멍, 태변의 배출 지연(최초의 대변), 머리혈종(두피 아래 혈액의 축적), 임신성 당뇨병, 모유수유 지연이 있다(Shortland & Hussey, 2008). 또 다른 종류의 황달은 다른 질병 요인(예: 폐혈증, 저갑상선증, 면역적 · 비면역적 용혈성 빈혈, G6PD 결핍, 적혈구가 손상되거나 파괴되는 상태)에 의해 생기는 "병리적 황달"이다(Lantzy, 2016).

대부분의 고빌리루빈혈증은 양성이다. 하지만 고빌리루빈혈증의 제일 심각한 병리적인 결과는 무정위운동(사지에서 관찰되는 느린, 비틀린 움직임), 청력손실, 뇌성마비, 신경학적 발달 문제/또는 인지적 문제와 같은 영구적인 신경학적 손상이다(American Academy of Pediatrics [AAP], 2004). 핵황달이란 비결합빌리루빈이 뇌혈관장벽을 통과해 신경막에 부착된 상태로, 결과적으로 가장 치명적인 상태인 뇌병증으로 이어진다.

신생아의 빌리루빈 수치 검사는 정기적으로 시행된다. 빌리루빈 수치가 증가하면 (1) 전혈구 수치(CBC), (2) 조기 세포 사멸을 야기하는 적혈구에 있는 항체를 찾는 쿰스 검사, (3) 용혈성 빈혈을 확인하기 위한 망상적혈구수치와 같은 검사가 권장된다(MedlinePlus, 2016).

이번 사례 연구에서 신생아 황달의 발생에 대한 한 가지 위험 요인은 신생아가 충분한 모유를 공급 받지 못하고 있다는 것을 의미하는 "모유수유 황달"이다. 우유의 섭취 감소, 적은 칼로리 섭취, 탈수 가능성으로 인해 빌리루빈의 순환이 증가된다. 신생아가 충분한 모유를 먹지 못하면, 태변 배출이 감소되고 빌리루빈의 재흡수가 일어나서 비결합빌리루빈의 수치를 높인다. 또한 "모유수유 황달"의 또 다른 원인이 되는 유아 무기력 증상은 영양분을 충분히 받지 못할 가능성이 높아져 증상의 순환이 반복되게 된다(Preer & Philipp, 2011).

이번 사례의 또 다른 기여 요인은 적혈구 용혈을 야기하는 ABO식 혈액형 부적합이다. 엄마의 혈액형이 태아와 일치하지 않아 엄마의 면역 체계가 태아의 혈액형에 대항하는 항체를 만들게 된다(Shortland & Hussey, 2008). 항체는 태반을 통해 태아에게 이동할 수 있다. 출생 후 아기의 적혈구는 신생아의 면역 체계에 의한 적혈구파괴(용혈)를 초래하는 모성항체로 둘러싸이게 된다. 이 상태는 "신생아용혈성질환"으로 조기 증상에는 높은 빌리루빈 수치와 황달이 있다(MedlinePlus, 2015).

치료 방법으로 형광의 백색 빛을 사용하는 광선요법이 있다(Lantzy, 2016). 광선요법은 비결합빌리루빈의 모양과 구조를 변화시켜 간이나 콩팥을 통해 배출될 수 있는 분자의 형태로 전환하기 위해 사용한다(Maisels & McDonagh, 2008). 중증의 고빌리루빈혈증에 사용되는 치료법에는 (1) 교환수혈, (2) 면역글로불린 항체의 정맥내주입(Intravenous Immunoglobin G, [IVIG])이 있다. 교환수혈은 면역매개용혈("신생아용혈성 질환")로 발생하는 순환 빌리루빈을 빠르게 제거할 수 있다. 두 번째 치료인 IVIG는 면역글로불린 항체 G(IgG)가 포함된 혈장을 주입하여 임신 중 엄마로부터 얻은 항체의 잠재적 부작용에 대응하는 것을 돕는다. 이 과정은 신생아의 혈류에서 순환하는 모성항체가 아기의 적혈구를 파괴하는 것을 막음으로써 용혈성 빈혈의 진행을 차단한다(Martin, Jerome, Epelbaum, Epelbaum, Williams, & Walsh, 2008).

"빌리루빈 수치 및 심각한 고빌리루빈혈증 위험"이라고 기록된 차트는 건강한 만삭 신생아에게는 심각한 고빌리루빈혈증 위험을 의미한다. 연령별 총 혈청빌리루빈 수치를 기준으로 95% 이상은 위험이 높고, 중간(20~95%), 낮음(40% 미만)으로 구분한다(Bhutani, Johnson, & Sivieri, 1999). 임신 35주 또는 그 이후에 태어난 신생아의 경우 비결합빌리루빈이 12mg/dL보다 클 때 광선요법이 옵션이며, 비결합빌리루빈이 25~48시간에 15mg/dL, 49~72시간에 18mg/dL, 72시간 이상의 기간 동안 20mg/dL을 초과할 때 사용할 수 있다(AAP, 2004; Porter & Dennis, 2002).

대상자 이야기 Patient Story

제이슨 스미스는 백인 남아 신생아로 태어난 지 24시간 되었다. 제이슨은 4회의 임신 경험과 4회의 출산 경험을 가진 27살 여성의 아이로 37주차에 태어났다. 제이슨의 어머니는 주기적으로 산전 간호를 받았다. 산모가 받은 진단 검사는 혈액형(O+), 그룹B 연쇄구균 검사, 풍진 항체, 인체면역결핍바이러스, B형간염 항체, 매독 항체를 포함한다. 모든 진단 검사 결과는 음성이었다. 피토신을 사용한 유도분만으로 투명한 양수를 동반한 자발적 양막파수가 연달아 일어났다. 분만에는 8시간 20분이 걸렸다. 제이슨은 질식분만으로 태어났고 1분에 Apgar 점수 8점, 5분에 9점이 나왔다. 제이슨의 출생 시 체중은 3.3kg이다. 기관의 정책에 따라 제이슨은 erythromycin 성분의 안연고제와 Vit K 주사를 처방받았다. 신생아 신체검사의 결과와 활력징후는 정상 범위 내에 있었다. 출산 후 제이슨은 유대 형성 및 모유수유를 위해 속싸개에 싸여 어머니의 가슴 위에 놓여졌다.

신체사정 Physical Assessment

출생 당시의 활력징후는 체온이 37℃(98.6F), 맥박은 152회/분, 호흡은 48회/분(호흡이 고르고 노력이 필요하지 않음), 혈압은 64/48mmHg이었다. 혈당 수치는 50~65mg/dL 사이로 안정적으로 유지되었다. 신체 검사상 특이 사항은 없었으나, 피부 사정에서 얼굴과 공막, 가슴에 황달 증상을 보였다. 배설 기록에 따르면 출산 후 한 번의 중간 정도 양의 태변 배출과 한 번의 소변 배설이 있었다. 처음 시행한 모유수유는 문제없이 잘 진행되었지만 시간이 지나면서 아이에게 수유하기 위한 노력이 필요해졌다. 어머니가 피부 대 피부 자극을 수행하고, 5번의 모유수유를 실행했으나 거의 성공하지 못했다.

심리사회적 사정 Psychosocial Assessment

제이슨의 어머니는 제이슨에게 황달이 생긴 것에 대해 걱정을 드러내고 불안해 보였다. 그녀의 말에 따르면, 제이슨의 형제자매(6살, 4살, 2살)는 모유수유에 “문제가 없었고, 피부가 노랗게 되지 않았다.

치료 계획 Treatment Plans

제이슨은 태어난 지 18시간 만에 ABO식 혈액형 부적합으로 인한 용혈성 황달을 진단받고 신생아중환자실로 입원했다. 정맥내주입과 집중적인 광선요법이 시작되었다. 생후 24시간이 되었을 때 빌리루빈 수치는 20mg/dL이었고, 정맥내주입으로 500mg/kg의 양의 IVIG를 투여 받았다. 고빌리루빈혈증을 치료하기 위해 적극적인 체액 관리를 받았으나, 생후 3일째에 제이슨의 빌리루빈 수치가 22mg/dL에 다다랐다. 5일째에 제이슨의 빌리루빈 수치는 8.9mg/dL이었고, 수치가 떨어지고 있기 때문에 광선요법이 중단되었다. 광선요법 중단 24시간 후에 빌리루빈 수치가 반동으로 인해 9.2mg/dL으로 증가했다. 생후 5일째 모유수유가 잘 이루어지고 혈당 수치가 안정적으로 이어지자 정맥내주입도 중단되었다. 의사와 퇴원 48시간 후 외래 예약을 잡고 생후 7일에 제이슨은 퇴원할 수 있었다.

임상추론의 OPT 모델을 사용한 대상자 중심의 간호계획
Patient-Centered Plan of Care Using the OPT Model of Clinical Reasoning

이번 사례 속 대상자의 이야기는 신체 검진, 현재 약물 목록, 간호 회의를 포함하여 가능한 모든 출처를 통해 얻은 것이다. 대상자 문제 목록과 관련 간호진단은 간호사가 사정 자료와 정보를 필터링하고, 이야기의 맥락에 대한 프레임을 구성하며 우선적 간호와 결과에 집중하도록 돕는 임상추론 웹 워크시트의 생성을 돕는다(Butcher & Johnson, 2012).

대상자 문제와 간호진단의 발견 Patient Problems and Nursing Diagnoses Identication

간호계획의 첫 번째 단계는 대상자에 의해 제시된 다양한 문제와 단서를 발견하고, 이러한 단서와 문제를 정확히 담아내는 특징을 가진 간호진단을 선택하는 것이다. 대상자의 의학적 진단은 고빌리루빈혈증에 의해 황달을 유발하는 용혈성 빈혈이다.

우선순위의 간호 인지 Nuring Care Priority Identification

간호사는 과거력, 생리적 · 심리사회적 사정, 의학적 기록에서 단서와 문제를 알아낸다. 해석과 의미를 찾기 위해 비슷한 문제와 단서를 군집시킨다. 그 후에는 각 간호진단의 정의와 본질적인 의미를 규정하는 특징에 근거하여 단서와 문제들의 군집과 일치하는 관련 간호진단이 확인된다. 주된 분류 영역과 영역별 분류, 대상자의 단서와 문제, 정의가 있는 관련된 NANDA-I 진단(Herdman & Kamitsuru, 2014), NOC(Moorhead, Jonhson, Maas, & Swanson, 2013), NIC(Butcher et al., 2019) 라벨을 열거하는 사정워크시트가 만들어졌다. 이 워크시트는 간호사가 대상자 간호 쟁점을 정리하는 것을 돕고, 적절한 간호진단을 만들어 내도록 설계되었다.

표 7.1 영역, 분류(NANDA-I 분류 II), 대상자 단서/문제, 간호진단, NOC와 NIC 라벨

영역	분류	인지된 대상자 문제	NANDA-I 간호진단	Nursing Outcomes Classifications (NOC)	Nursing Intervention Classifications (NIC)
기능적	영양	• 신생아가 젖 빨기를 효과적으로 유지할 수 없음 • 신생아 무기력	**비효과적 영아 수유 양상:** 영아의 젖을 빠는 힘이 부족하거나 빨고 삼키는 데 어려움이 있어 구강을 통한 영양 섭취가 대사 요구에 비해 부적절한 상태	• 모유수유 정립 • 삼킴 상태: 구강 단계	• 모유수유 보조 • 수유 상담 • 비영양적 빨기
생리적	체액과 전해질	• 모유수유 패턴이 잘 정립되지 않음 • 적은 소변량 • 불감성 수분손실을 동반한 광선요법 • 신생아 무기력	**체액부족:** 혈관 내 간질 또는 세포 내의 체액이 감소된 상태. 나트륨의 변화 없이 수분손실만 있으므로 탈수를 의미함	• 영양 상태: 음식과 액체 섭취	• 체액 모니터링 • 모유수유 보조
	조직 통합성	• 피부와 점막에 황달 • 모유수유 패턴이 잘 정립되지 않음 • ABO식 혈액형 부적합 • 탈수 • 빌리루빈: 17.5mg/dL • 헤마토크릿: 35.8% • 망상적혈구 비율: 19%	**신생아 황달:** 비결합빌리루빈으로 인해 생후 24시간된 신생아의 피부와 점막에 황달이 나타남	• 신생아 적응	• 광선요법: 신생아 • 신생아 모니터링

표 7.1은 이번 사례를 위한 분류 영역, 분류, 대상자 단서와 문제, 관련된 간호진단, 제시된 NOC와 NIC 라벨을 나타낸다.

표 7.1 영역, 분류(NANDA-I 분류 II), 대상자 단서/문제, 간호진단, NOC와 NIC 라벨 (계속)

영역	분류	인지된 대상자 문제	NANDA-I 간호진단	Nursing Outcomes Classifications (NOC)	Nursing Intervention Classifications (NIC)
심리사회적	대응반응	• 어머니는 황달에 대해 염려하고 있으며, "다른 아이들은 이런 노란 피부가 없었어요"라고 말함 • 어머니는 아기가 모유수유를 충분히 받지 못하고 있음에 대해 염려하고 있음 • 어머니는 아기가 신생아중환자실에 입원한 것에 대해 염려하고 있음	**불안(부모):** 자율신경반응을 동반하는 막연한 불편감 혹은 두려움(근원을 알 수 없는). 위험을 예상함으로 인해 야기되는 염려. 이것은 임박한 위험을 경고하는 경계단서이며 위협을 처리하는 방법을 취할 수 있게 함	• 대응	• 불안 감소 • 대응 증진
	지식	• 어머니가 고빌리루빈혈증에 대한 지식부족을 나타냄 • 어머니가 아이에게 수유를 더 잘 할 수 있는 방법에 대한 지식부족을 표현함	**지식부족:** 특정 주제와 관련된 인지적 정보가 부재 또는 결핍된 상태	• 대상자 만족도: 교육 • 지식: 모유수유	• 모유수유 보조 • 수유 상담 • 교육: 절차/치료
		• 어머니가 퇴원 후 대상자 치료에 대해 이후 조치를 알고 싶어 함 • 의사에게 전화해야 하는 시기 • 가능한 예방 책 강구	**자가건강관리 향상 가능성(부모):** 질병과 후유증을 치료하기 위한 치료적 섭생을 일상생활에 적용하는 양상이 건강 관련 목표 도달에 충분함	• 지식: 치료 요법	• 건강 교육

표 7.1 영역, 분류(NANDA-I 분류 II), 대상자 단서/문제, 간호진단, NOC와 NIC 라벨 (계속)

영역	분류	인지된 대상자 문제	NANDA-I 간호진단	Nursing Outcomes Classifications (NOC)	Nursing Intervention Classifications (NIC)
환경적	위기 관리	• 비효과적 체온 조절 • 전해질 불균형 • 증가한 빌리루빈 수치 • 정맥내주입(침습적) • 혈당수치 변동 • 광선요법으로 인한 예상된 애착의 방해 • 신생아중환자실 입원과 정맥 요법과 관련된 부모의 불안	**신체손상 위험성:** 개인의 적응적, 방어적 자원과 환경적 상태의 작용 결과로 신체적 위해가 발생할 위험이 높은 상태 **애착 장애 위험성:** 부모나 의미 있는 인물이 자녀와 상호작용하는데 방해 요인에 취약하여 보호적이고 양육적인 호혜 관계를 발달시키지 못하는 상태	• 위기 관리 • 위기 발견 • 부모-유아 애착	• 영양 수준 모니터링 • 감염 관리 • 부모 교육: 신생아 • 애착 증진
		• ABO식 혈액형 부적합 • 비효과적 모유수유 • 증가된 빌리루빈 수치 • 감소한 헤마토크릿과 증가한 망상적혈구 비율	**고빌리루빈혈증의 합병증 위험성:** 신생아의 혈중 담즙 색소 빌리루빈 수치가 비정상적으로 높게 발달할 수 있는 높은 위기 상태에 있는 것	• 생리적 안정 복구	• 신생아 모니터링

[멈춰서 생각해 보기]

1. 어떤 분류 영역이 영향을 받는가? 무슨 진단을 내렸는가?

2. 대상자의 어떤 단서/근거/자료, 대상자 사정에서 온 어떤 근거가 진단을 뒷받침하는가?

임상추론 웹 만들기 Creating a Clinical Reasoning Web

임상추론 웹은 간호사가 핵심 건강관리 문제를 찾고, 우선순위를 세우기 위한 목적으로 복잡한 대상자의 이야기를 통해 분석하고 추론하는 방법이다. 간호사는 웹을 사용하여 데이터 속 대상자 단서에 근거한 문제를 정의하고, 여러 다양한 문제를 다루고 정의하기 위해 간호진단을 알아내며, 진단 사이의 관계를 결정한다(Kuiper, Pesut, & Kautz, 2009). 웹은 간호가 필요한 핵심 문제의 현재 상태와 결과를 설명하는 NANDA-I 간호진단 간 기능적 관계의 시각적 표현이다(Butcher & Johnson, 2012). 즉, 임상추론 웹은 대상자 이야기의 구성 요소와 문제가 서로 어떻게 연관되어 있는지를 보여주는 그래픽으로 간호진단 사이의 연관성을 선으로 나타낸다(Kuiper, Pesut, & Arms, 2016). 의학적 진단은 증상 군집, 대상자 사례의 독특한 이야기 및 인간이 간호진단에서 가장 잘 표현되는 실제 또는 잠재적 건강 문제에 대한 지속적인 반응을 나타내는 지속적인 라벨이다. 예를 들어, 같은 의학적 진단명을 가진 두 대상자가 있을 때, 간호사는 각 사례와 연관된 사고전략과 진단적 가설에 근거하여 다른 간호진단과 다른 핵심 문제가 우선순위에 있음을 알아낼 수 있다.

임상추론 웹 구성하기 Constructing the Clinical Reasoning Web

사정 데이터, 근거, 단서에서 문제가 구별되고 간호진단이 선택된 후, 임상추론 웹은 다음의 단계를 따라 설계된다.

1. 대상자에 대한 일반적 서술은 일차적 의학 진단명과 함께 가운데 타원에 위치시킨다. 이번 사례에서는 생후 24시간의 신생아가 용혈성 빈혈, 고빌리루빈혈증, 황달이 있다는 것이 가운데 타원에 기입될 것이다. 최근 빌리루빈 수치를 낮추고 모유수유를 통해 더 많은 섭취를 하기 위한 치료를 받았다.
2. 가운데 타원 주위에 있는 타원에 대상자의 단서에서 나온 NANDA-I 간호진단을 각각 기입한다.
3. 각 간호진단 아래에 대상자의 이야기와 사정에서 수집된 자료를 나열한다.
4. 각 간호진단은 대상자 상황에 대한 간략한 서술이 담긴 가운데 타원에 직접적으로 관련되어 있기 때문에, 간호사는 가운데 타원에서 주변에 있는 각 간호진단 타원까지 선을 그린다. 그림 7.1은 이번 사례를 위한 임상추론 웹을 만들기 위한 첫 번째 단계를 보여주고 있다.

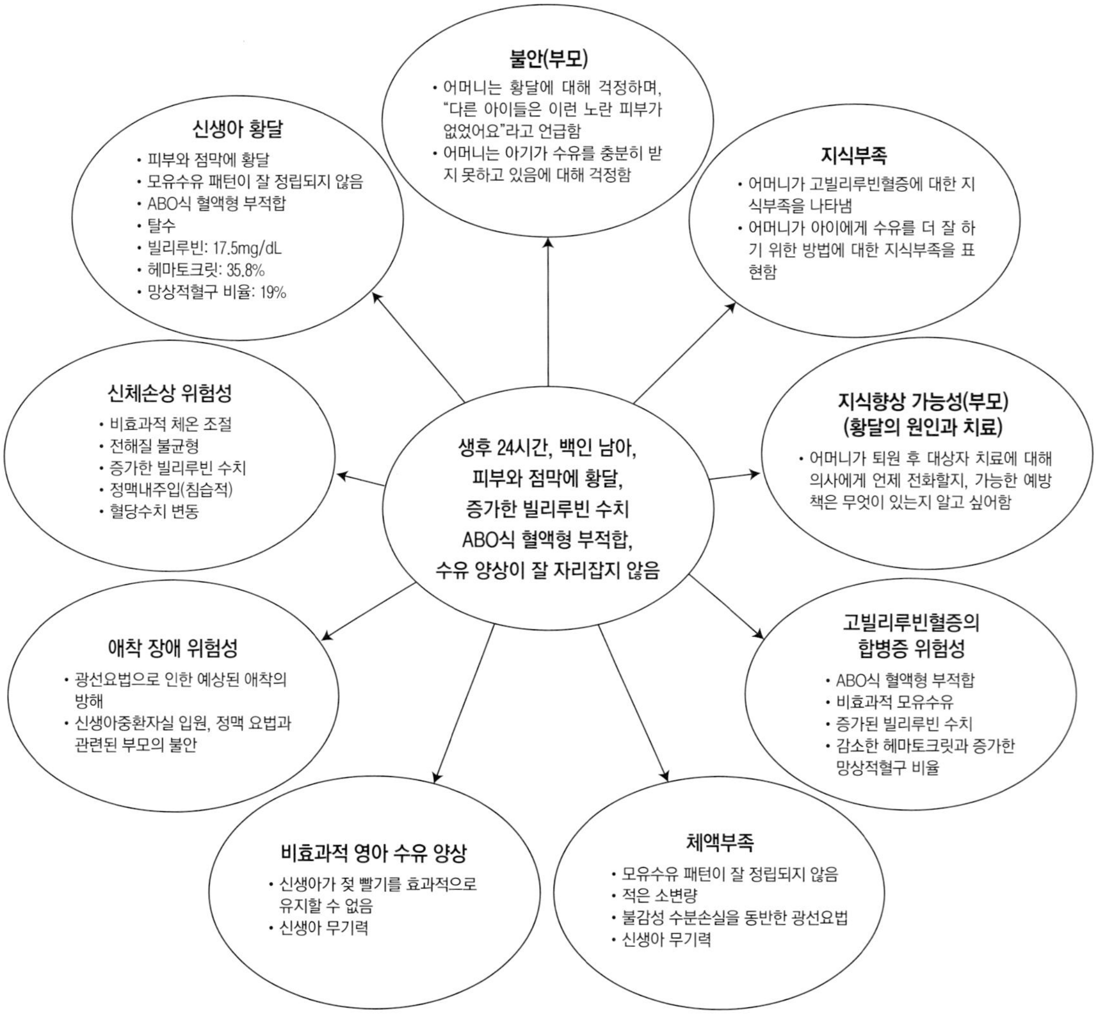

그림 7.1 임상추론 웹: 신생아 황달: 의학적 진단에서 간호진단으로의 연결

임상추론 웹을 잇고 엮기 Spinning and Weaving the Reasoning Web

임상추론 웹을 잇고 엮기 위해 간호사는 반드시 간호진단 간의 관계를 설정하고, 이를 분석 및 설명해야 한다. 이 과정에서 3장에서 생각하는 대로 말하기, 자기대화, 스키마 찾기, 가설 세우기, 만약-그렇다면, 어떻게-그래서 사고, 비교분석이 사용된다. 간호사는 이를 통

해 바깥 타원에 있는 간호진단들 사이의 가능한 연결 고리를 찾고 관계를 설정할 수 있다.

간호사는 다음의 단계에 따라 웹을 계속해서 잇고 엮는다.

1. 각 간호진단과 건강관리 문제가 다른 모든 진단과 어떻게 관련되어 있는지 생각한다. 만약 두 진단 사이에 기능적 관계가 있다면 단방향 연결을 의미하는 단방향의 화살표를, 양방향 연결을 나타내기 위해서는 양방향 화살표를 그린다. 예를 들어, 신생아 황달과 불안 사이의 관계는 어떻게 되는가? 이 진단들은 어떻게 관련되어 있는가? 서로 어떻게 영향을 주는가? 제이슨 스미스의 사례에서 간호사는 신생아 황달이 부모의 불안을 초래하는지, 혹은 반대로 불안이 신생아 황달을 야기하는지 고려해 볼 것이다. 이런 경우에는 신생아 황달에서 불안으로 이어지는, 반대가 아닌 단방향 연결선이 존재한다. 다른 예시는 지식향상 가능성(부모)이 어떻게 고빌리루빈혈증의 합병증 위험성의 문제와 관련되어 있는지 고려해 보는 것이다. 이 두 진단 사이에는 관계가 없기 때문에 연결선이 그려지지 않는다.

2. 연결 관계를 결정하기 위해 첫 번째 단계는 서로 다른 타원들 사이에서 반복적으로 되풀이된다. 만약 기능적 관계가 있다면, 모든 과정이 끝날 때까지 연결선이 그어지고, 시각적으로 웹이 나타난다.

3. 모든 연결선이 그려지면 한 타원에서 다른 타원으로 이어지는 모든 선의 개수가 세어

표 7.2 간호영역, 간호진단과 연결선

간호영역	분류	간호진단	웹 연결선
생리적	조직 통합성	신생아 황달	9
생리적	지식	지식부족	6
환경적	위기 관리	고빌리루빈혈증의 합병증 위험성	5
기능적	영양	비효과적 영아 수유 양상	5
심리사회적	대응반응	불안(부모)	4
	지식	지식향상 가능성(부모)	3
환경적	위기 관리	신체손상 위험성	3
생리적	체액과 전해질	체액부족	4
환경적	위기 관리	애착 장애 위험성	2

지고 그 숫자는 임상추론 웹 워크시트에 기록된다. 제이슨 스미스가 갖고 있는 문제의 우선순위는 연결선의 개수에 근거하여 표 7.2에 의해 제시되고 있다.

가장 많은 연결선을 가진 간호진단, 즉 핵심 문제는 우선순위의 문제가 된다. 이는 대상자의 현재 상태를 정의하는 기초가 되고 기대되는 결과 상태와 대조된다(Kuiper et al., 2009). 핵심 문제를 파악하는 것은 먼저 해결해야 하는 핵심 NANDA-I 진단을 인식하도록

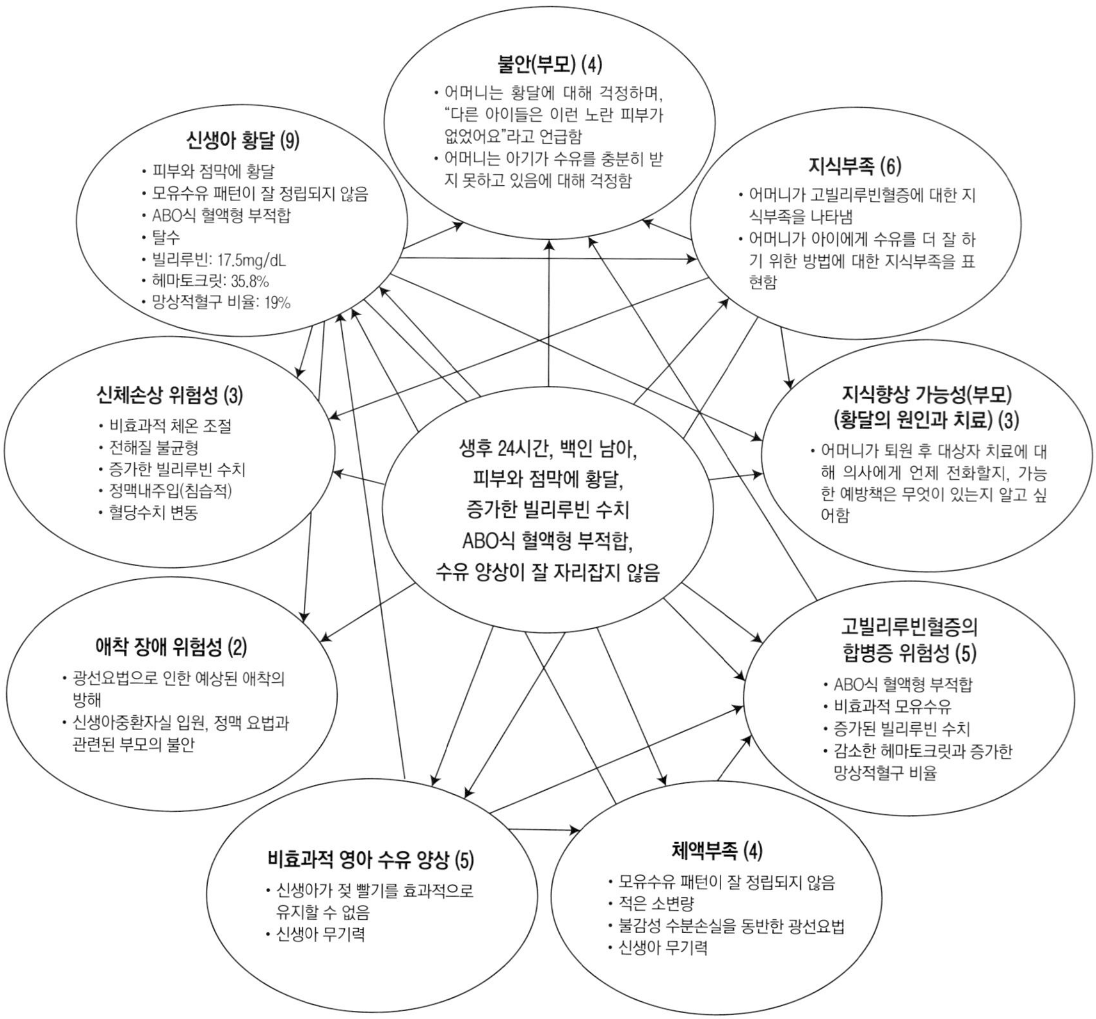

그림 7.2 임상추론 웹: 신생아 황달: 간호진단 간의 연결선

하여 임상추론을 안내해주고, 간호사가 후속 간호계획에 집중할 수 있도록 한다(Butcher & Johnson, 2012).

핵심 문제가 인지된 후, 병렬화 사고전략을 이용하여 문제~결과의 상호보완적 본질을 알아내기 위한 지식 작업이 계속된다. 이번 사례의 핵심 문제는 신생아 황달이다.

제이슨의 문제인 높은 빌리루빈 수치와 황달을 해결하기 위해 중재가 선택된다. 이런 중재들은 웹에 나온 다른 문제에도 영향을 미칠 경향이 높다.

[멈춰서 생각해 보기]

1. 인지된 문제(진단) 사이의 관계는 무엇인가?
2. 어떤 핵심 문제가 나타나는가?

임상추론의 OPT 모델 워크시트 완성하기

Completing the OPT Model of Clinical Reasoning Worksheet

핵심 문제 및 단서 논리의 인지와 함께 추론 웹이 완성된 후에는 임상추론의 OPT 모델 만들기가 완료될 수 있다. 이번 장에 나온 사례를 통해 OPT 모델의 모든 부분을 채울 수 있다.

맥락 속 대상자 이야기 Patient-in-Context Story

사례 7.1은 신생아 제이슨 스미스의 맥락 속 대상자 이야기를 보여준다. 그림 7.3 속 OPT 모델의 가장 오른쪽에 맥락 속 대상자 이야기가 기록되어 있다. 이 이야기는 대상자의 인구학적 특성, 의학적 진단, 현재 상황에 대해 강조한다. 이 상자 속 정보는 간략한 형식으로 모델의 나머지 부분을 위한 관련 사실과 함께 정리되어 있다.

진단 군집/단서 논리 Diagnostic Cluster/Cue Logic

간호계획 과정의 다음 단계는 진단 군집/단서 논리를 완성하는 것이다. 핵심 문제는 우선순위에 따라 나열된 다른 간호진단들과 함께 바닥에 있는 칸에 배치된다. 이 시점에서 간호사는 간호진단을 지지하는 근거가 있는지, 그리고 핵심 문제가 올바르게 선정된 것인지 확인하기

사례 7.1

맥락 속 대상자 이야기

제이슨 스미스는 27세의 임신 경험 4회, 출산 경험 4회의 산과력이 있는 어머니에게서 태어난 생후 24시간 된 백인 남아 신생아이다. 정기적 산전 간호와 진단 검사 결과는 모두 음성으로 나왔다. 피토신 유도분만으로 진통이 시작되어 자발적 양막파수가 있었고, 양수는 투명하였다. 진통은 8시간 20분이었다. 정상질식분만으로 태어나 1분에 Apgar 점수 8점, 5분에 9점이었으며, 출생 체중은 3,300g이었다. 신생아 신체 검진 결과는 모두 정상 범위 안에 있다. 애착관계 형성을 위한 모유수유 시작을 위해 속싸개에 싸여 어머니의 가슴 위에 놓여있다.

신체 검진: 출생 당시의 활력징후는 체온이 37°C, 맥박은 152회/분, 호흡은 48회/분(호흡이 고르고 노력이 필요하지 않음), 혈압은 64/48mmHg. 혈당수치는 50~65mg/dL 사이로 안정적으로 유지되었다. 피부 사정 시 얼굴과 공막, 가슴에 황달이 있었으며 태변 1회, 소변 1회 배설하였다.

수유: 처음 시행한 모유수유는 정상이었으나 시간이 지나면서 아이에게 수유를 제공하기 위한 노력이 필요해졌다. 하루에 5번의 수유를 시도하고 있다.

심리사회적: 제이슨의 어머니는 제이슨에게 황달이 생긴 것에 대한 걱정을 드러내고 불안해 보였다. 그녀의 말에 따르면, 제이슨의 형제자매(6살, 4살, 2살)는 모유수유에 "문제가 없었고, 피부가 노랗게 되지 않았다."

생후 24시간 때의 검사: 헤마토크릿은 35.8%, 망상적혈구 비율은 19%, 빌리루빈(처음)은 175mg/dL(고위험)이다.

위해 목록을 검사한다. 단서 논리는 간호의 의미를 식별하기 위해 맥락 속 대상자 자료를 의도적으로 구성하는 것이다(Butcher & Johnson, 2012). 이번 사례에서 추론 웹의 외부 타원에 서술된 간호진단은 OPT 모델 임상추론 워크시트의 진단 군집/단서 논리에 따라 각 진단을 향하는 화살표의 수와 함께 기록된다. 사례 7.2에서는 인지된 핵심 문제, 즉 이번 사례에서는 신생아 황달이 다른 간호진단 밑에 위치한다.

사례 7.2

진단 군집/단서 논리

1. 지식부족(6)
2. 고빌리루빈혈증의 합병증 위험성(5)
3. 비효과적 영아 수유 양상(5)
4. 불안(부모)(4)
5. 지식향상 가능성(3)
6. 신체손상 위험성(3)
7. 체액부족(4)
8. 애착 장애 위험성(2)

핵심 문제/주제

신생아 황달(9)

프레이밍 Framing

> **사례 7.3**
>
> **프레임**
>
> 피부와 점막에 황달이 있고, 빌리루빈 수치가 증가한 생후 24시간이 된 백인 남아이다. ABO식 혈액형 부적합 상태이며, 수유 양상이 잘 유지되지 않고 있다. 엄마는 아이가 불충분한 수유를 받고 있음에 불안해하고, 고빌리루빈혈증의 치료에 대해 걱정하고 있다.

워크시트의 맨 위 중간에는 맥락 속 대상자 이야기에 관한 배경 문제를 가장 잘 나타내는 프레임이나 주제를 나타내는 상자가 있다. 이번 사례의 프레임은 피부와 점막에 황달이 있고, 빌리루빈 수치가 증가한 생후 24시간이 된 백인 남아이다. ABO식 혈액형 부적합 상태이며, 수유 양상이 잘 유지되지 않고 있다. 엄마는 아이가 불충분한 수유를 받고 있음에 불안해하고, 고빌리루빈혈증의 치료에 대해 걱정하고 있다. 이 프레임은 현재 상태와 결과 상태의 구조화를 돕고 필요한 간호에 대한 통찰력을 제공하기 위해 상태 사이의 차이를 보여준다. 프레임은 간호사가 이 대상자의 스키마와 프로토타입을 과거에 경험했던 다른 사례와 구분하게 돕는 렌즈 혹은 배경 관점이다. 간호계획에서 사용될 중재와 검사는 인지된 프레임에 한정된다. 사례 7.3은 신생아 제이슨 스미스 사례의 프레임을 보여준다.

현재 상태 Present State

> **사례 7.4**
>
> **현재 상태**
>
> - 빌리루빈: 17.5mg/dL
> - 비효과적 모유수유에 관한 어머니의 불안
> - 출생 후 신생아의 체중 손실(231g 혹은 0.5lb)
> - 탈수
> - 치료(광선요법과 면역글로불린 G 주입)에 대한 어머니의 불안

현재 상태는 맥락 속 대상자의 이야기 혹은 대상자의 최초 상태의 서술이다(Butcher & Johnson, 2012). 이 섹션에서 제시된 항목은 간호행동과 대상자 상황에 대한 결과로 시간이 지나면서 변한다. 핵심 밑에 제시된 대상자를 위해 밝혀진 단서와 문제는 대상자의 현재 상태를 잘 담아낸다. 문제들에 대해 간호계획, 중재, 평가가 이루어진다. 현재 상태의 항목은 핵심 타원에 나열되어 있고 5개의 일차적 문제인 (1) 17.5mg/dL의 빌리루빈 수치, (2) 비효과적 모유수유에 관한 엄마의 불안, (3) 출생 후 신생아의 체중 손실(231g 혹은 0.5lb), (4) 탈수, (5) 치료(광선요법과 면역글로불린 G 주입)에 대한 엄마의 불

안이 핵심 문제에 관련되어 있다. 사례 7.4는 세워진 결과가 달성되었는지 확인하기 위해 검사될 핵심 문제와 관련된 현재 상태의 문제 목록을 보여준다.

결과 상태 Outcome State

정의된 현재 상태에서 핵심 문제를 해결하기 위해 달성할 수 있는 기대되는 상태를 고려해야 한다. 하나의 결과 상태나 목표는 각 현재 상태 항목에 대해 나열되어 있고, 간호 및 협력적 중재를 통해 검사되고 달성될 수 있다. 이번 사례에서 NOC 라벨(굵은 글씨)과 결과 상태는 신생아 제이슨 스미스와 어머니가 다음을 할 수 있도록 돕는다: (1) 제이슨은 간접적 빌리루빈 배설을 향상시키기 위해 적절한 치료를 받을 것이다, (2) 어머니는 영아의 수유 과정에 관해 긍정적인 자존감을 드러낸다, (3) 제이슨은 입원 동안 더 이상의 체중 손실을 경험하지 않는다, (4) 제이슨은 촉촉한 구강점막, 24시간 내 사용한 기저귀 4~6개, 원래 체중의 10%보다 적은 체중 손실로 입증할 수 있는 수화 상태를 유지한다, (5) 부모는 퇴원 전 신생아 황달에 대한 정보를 제공받을 것이다. 사례 7.5는 이 사례를 위한 결과 상태를 나타내고 있다.

> **사례 7.5**
>
> **결과 상태**
>
> **신생아 적응:** 간접적 빌리루빈 배출을 향상시키기 위한 적절한 치료 요법
>
> **불안 수준:** 어머니는 영아의 수유 과정에 관하여 긍정적인 자존감을 드러냄
>
> **모유수유 유지:** 입원 동안 추가적인 체중 손실이 없음
>
> **체액 균형:** 신생아는 수화 상태를 유지함(촉촉한 구강점막, 24시간 내 사용한 기저귀 4~6개, 원래 체중의 10%보다 적은 체중 손실)
>
> **대상자 만족:** 부모는 퇴원 전 신생아 황달에 대한 정보를 제공받을 것임

각각의 현재 상태와 그에 상응하는 결과 상태는 직접적으로 서로 관련되기 때문에 병렬 처리를 위해 서로 옆에 배치된다. 이런 배치는 간호사가 임상추론을 시행하는 동안 비교분석과 성찰을 할 수 있게 돕는다.

검사 Tests

현재 상태와 결과 상태 사이의 차이는 다음 단계의 간호계획에서 초점이 된다. 간호사는 현재 상태와 결과 상태의 차이를 메우기 위해 어떤 검사와 중재가 가장 적절한지 반드시 고려해야 한다. 임상 결정에 기초하여, 간호사는 차이가 해소되었는지 그렇지 않은지를 나타낼

수 있는 근거를 고려한다. 변화를 측정하고 데이터를 모으기 위해 다른 건강관리 제공자, 대상자와 협동하여 검사를 시행한다. 간호사는 각 기대되는 결과 상태를 확인하기 위해 어떤 임상적 지표를 사용할 수 있는지 의문을 가진다. 기대되는 결과가 달성되었는지 그렇지 않은지에 대해 무엇을 고려해야 하는지 묻는 것이다. 사례에서 선택된 검사는 다음과 같다; (1) 빌리루빈, 헤마토크릿, 망상적혈구 평가, (2) 편안한 느낌을 구두로 표현, (3) 일일 체중 확인, (4) 사용한 기저귀 개수, 피부와 점막의 건조 사정, (5) 계획된 치료와 관련하여 부모의 만족감 표현. 제이슨을 위한 검사는 사례 7.6에 나와 있다.

사례 7.6

검사

- 빌리루빈 수치, 헤마토크릿, 망상적혈구 평가
- 편안한 느낌을 구두로 표현
- 일일 체중 확인
- 사용한 기저귀 개수, 피부와 점막의 건조 사정
- 계획된 치료와 관련하여 부모의 만족감 표현

[멈춰서 생각해 보기]

1. 맥락 속 대상자의 이야기가 완성되었는가?
2. 상황의 프레임을 어떻게 구성하고 있는가?
3. 현재 상태는 어떻게 정의되는가?
4. 기대되는 결과는 무엇인가?
5. 진단에 대해 어떤 결과를 생각하고 있는가?
6. 과거와 현재 상태의 상호보완적 짝 혹은 차이는 무엇인가?
7. 기대되는 결과의 임상적 지표는 무엇인가?
8. 어떤 검사와 기준으로 기대되는 결과가 측정될 수 있는가?
9. 기대되는 목표 결과가 언제 달성되는지 어떻게 알 수 있는가?

중재 Interventions

임상추론의 OPT 모델 워크시트의 하단에는 대상자가 결과 상태에 도달하도록 돕는 근거 기반의 간호활동인 대상자 간호중재(NIC)를 나타내는 상자가 있다. 간호사는 대상자가 현재

표 7.3 중재와 근거

중재	근거
1. a. **협동적:** 광선요법이 처방되면, 기저귀만 착용한 환아를 처방된 양의 광선 밑에 둔다(Ackley & Ladwig, 2017, 552쪽). b. **협동적:** 광선요법을 받는 동안 환아의 혈액 샘플 채취를 통해 얻은 총 혈청빌리루빈 수치를 수집하고 평가한다(Ackley & Ladwig, 2017, 552쪽).	1. a. 광선요법은 경도와 중증도 사이의 신생아 비간접(비결합) 고빌리루빈혈증에 대한 일차적 치료 방법이다. 광선요법은 비간접빌리루빈 배설을 증진한다(Ackley & Ladwig, 2017, 552쪽; Blackburn, 2013; Stokowski, 2011). b. 경피성의 빌리루빈 측정 방법은 혈청빌리루빈 수치를 제대로 제공하지 않으며, 광선요법이 시작되면 효과적이지 않다(Ackley & Ladwig, 2017, 552쪽; American Academy of Pediatrics, 2004).
2. a. 부모가 기대와 걱정을 표현하도록 시간을 주고, 필요한 정서적 지지를 제공한다(Ackley & Ladwig, 2017, 174쪽). b. 근거 없는 믿음과 오해에 대해 설명한다(Carpenito, 2016).	2. 부모의 관심에 귀기울이는 것은 우선순위 선정에 도움이 된다(Carpenito, 2016).
3. 유대감과 신생아 영양을 위해 권장된 기술 a. 캥거루 케어를 통해 피부 대 피부 접촉을 늘린다. 영아가 어머니의 가슴 위에서 "핥고 학습하기"를 연습할 시간을 제공한다. b. 영아의 입에 소량의 우유를 흘린다. c. 모유 생산을 증진하기 위해 수유 후에 어머니가 가슴을 짜도록 한다(Doenges, Moorhouse, & Murr, 2016, 106쪽).	3. 이러한 기술은 어머니와 영아 사이의 최적의 상호작용을 증진하고, 성공적인 모유수유를 촉진하여 영아에게 충분한 영양을 제공한다(Doenges, Moorhouse, & Murr, 2016, 106쪽).
4. 영아에게 체액부족의 징후(쑥 들어간 눈, 눈물 감소, 마른 점막, 피부 긴장도 저하, 감소된 소변 배출량)가 나타나는지 모니터링 한다.	4. 이러한 사정 요인은 탈수 상태를 인지하는 데에 더 중요하다. 각 징후를 따로 보는 것보다 신체 검진 결과를 함께 고려하는 것은 더 나은 예측 인자가 될 수 있다(Ackley & Ladwig, 2017, 390쪽; Falszewska et al., 2014).
5. 입원 시 대상자에게 처방된 광선요법, 수유, 수화 사정, 체온, 피부 상태, 소변과 대변 배설량에 대해 부모에게 교육한다 (Ackley & Ladwig, 2017, 553쪽).	5. 영아의 상태 그리고 치료와 관련된 잘못된 정보를 방지하고 부모의 불안감과 스트레스를 낮추기 위해 광선요법 치료 중인 영아의 부모에게 정보가 전달된다(Hockenberry & Wilson, 2015).

상태에서 결과 상태로의 이동을 도울 수 있는 중재에 대한 임상적 결정이나 선택을 내려야 한다. 중재가 수행되면, 간호사는 어느 정도로 결과가 이루어졌는지 평가하게 된다. 중재는 근거를 기반으로 하고, 문헌, 교과서, 프로토타입 예시와 같은 최신의 자원에서 수집된다. 근거는 중재 옆 분리된 열에 나열되고 인용된다. 각 중재에 대해 근거를 나열하는 것은 간호 활동에 대한 이해와 정당성을 높인다. 사례의 중재와 근거는 표 7.3에 나와 있으며, 삶의 업적에 대한 성찰과 감정의 표현을 격려하고, 영적 간호를 위한 자원을 촉진하며, 비침습적으로 통증을 완화하는 방법과 사정을 포함한 중재를 보여주고 있다.

[멈춰서 생각해 보기]

1. 어떤 임상 결정과 중재가 결과 달성에 도움이 되는가?
2. 어떤 구체적 중재 활동을 수행할 것인가?
3. 왜 이 활동들을 고려하고 있는가?

판단 Judgments

OPT 모델 워크시트를 구성하는 마지막 단계는 결과가 달성되었는지 확인하기 위해 검사와 중재들을 성찰하는 것이다. 검사의 결과는 임상적 판단을 내리기 위해 사용하는 자료이다(Pesut, 2008). 임상추론의 OPT 모델 워크시트의 가장 왼쪽 상자에 각 결과를 위한 판단이 나열되어 있다. 판단은 결과 성취에 대한 결론이다. 각 판단은 네 가지의 구성 요소인 (1) 현재 상태와 기대되는 상태의 대조, (2) 기대되는 상태와 연관된 기준(예: 검사), (3) 간호중재의 효과와 영향 고려, (4) 중재가 결과 달성에 효과적인지에 대한 결론을 필요로

사례 7.7

판단

1. 5일째에 빌리루빈 수치가 17.5mg/dL에서 9.2mg/dL로 감소했다. 망상적혈구 비율 10%, 헤마토크릿 37%이다.
2. 어머니는 만족스럽고 효과적인 모유수유에 대한 자신감을 표현한다. 모유수유 중 편안한 느낌을 구두로 표현한다.
3. 추가적인 체중 손실이 없다.
4. 사용한 기저귀의 개수(지난 24시간 동안 8개)가 증가하고, 3일 동안 체중이 56.7g 증가한다. 탈수의 징후가 없다.
5. 부모는 광선요법, 빌리루빈 수치 감소에 미치는 영향에 관한 정보를 받았다. 의사 외래 방문에 대해 부모는 설명을 들었다.

한다(Kuiper et al., 2009). 검사의 분석에 기반을 두어 문제가 해결되었는지 그렇지 않은지에 대한 판단이 내려진다. 간호사는 프레임을 재구성하거나 맥락 속 대상자의 이야기 속 사실에 다른 의미를 부여해야 할 수도 있다. 표 7.4는 이번 사례 연구에 대한 결과 상태와 판단을 나타낸다. 각 판단 진술을 인도하기 위해 사용한 임상추론은 표 세 번째 열에 제시하였다. 사례 7.7은 이번 사례의 판단을 보여준다.

[멈춰서 생각해 보기]

1. 선택된 검사를 고려할 때, 결과 상태에 도달하는 것과 관련된 근거에 대한 나의 임상적 판단은 무엇인가?

표 7.4 결과 상태, 판단, 근거 표

결과 상태	판단	메모
1. 신생아 적응: 신생아는 간접빌리루빈 배설을 증진하기 위한 적절한 치료를 제공받는다.	5일째에, 광선요법 이후 빌리루빈 수치가 17.5mg/dL에서 9.2mg/dL로 감소했다. 광선요법과 정맥내주입 후에 망상적혈구와 헤마토크릿 수치가 각각 10%, 37%로 정상 수준에 도달하고 있다.	5일째에, 빌리루빈 수치가 감소했으나 망상적혈구와 헤마토크릿 수준은 증가했다. 모유수유가 안정화되고 정맥내주입이 중단되었다.
2. 불안 수준: 어머니는 영아의 수유 과정에 관하여 긍정적인 자존감을 드러낸다.	어머니는 만족스럽고 효과적인 모유수유에 대한 자신감을 표현한다. 모유수유 중 편안한 느낌을 구두로 표현한다.	매 모유수유 시간마다 어머니는 모유가 나오지 않을 때까지 모유를 제공할 수 있다.
3. 모유수유 유지: 입원 동안 추가적인 체중 손실을 경험하지 않는다.	추가적인 체중 손실이 없다.	체중 감소 및 사용한 기저귀의 증가 없이 모유수유가 안정적으로 이루어진다.
4. 체액 균형: 신생아는 출생 5일 내에 수화 상태를 유지한다(촉촉한 구강점막, 24시간 내 사용한 기저귀 4~6개, 원래 체중의 10%보다 적은 체중 손실).	신생아는 충분한 섭취의 징후를 보인다. 사용한 기저귀의 개수가 지난 24시간 동안 8개로 증가하고, 3일 동안 체중이 56.7g 증가하며, 탈수의 징후가 없다.	혈당수치는 안정적이다. 신생아는 2~3시간마다 모유수유를 먹고 있으며, 엄마는 아이의 진전에 대해 기뻐하고 있다. 정맥내주입은 중단되었다.
5. 대상자/고객 만족: 퇴원 전, 부모는 신생아 황달에 대한 정보를 제공받는다.	어머니와 아버지는 광선요법의 목표와 빌리루빈 수치 감소에 미치는 영향에 대한 정보를 받았다. 부모는 추후 신체사정을 위한 외래 진료 스케줄과 모유수유 유지의 중요성에 대한 설명을 들었다.	부모는 감염이나 다른 합병증이 생겼을 때 등 언제 의사한테 전화해야 하는지에 대한 정보를 제공받았다. 충분한 우유 섭취를 보장하기 위해 지역사회의 수유 지원 정보 또한 제공되었다.

2. 판단에 근거했을 때, 결과에 도달했는가? 혹은 상황의 프레임을 재구성해야 하는가?
3. 차후 비슷한 사례에 대해 추론하기 위한 스키마로 이번 사례의 경험과 그에서 학습한 바를 어떻게 사용할 수 있는가?

완성된 임상추론의 OPT 모델 Completed OPT Model of Clinical Reasoning

그림 7.3은 신생아 황달을 위한 완성된 임상추론의 OPT 모델을 보여준다.

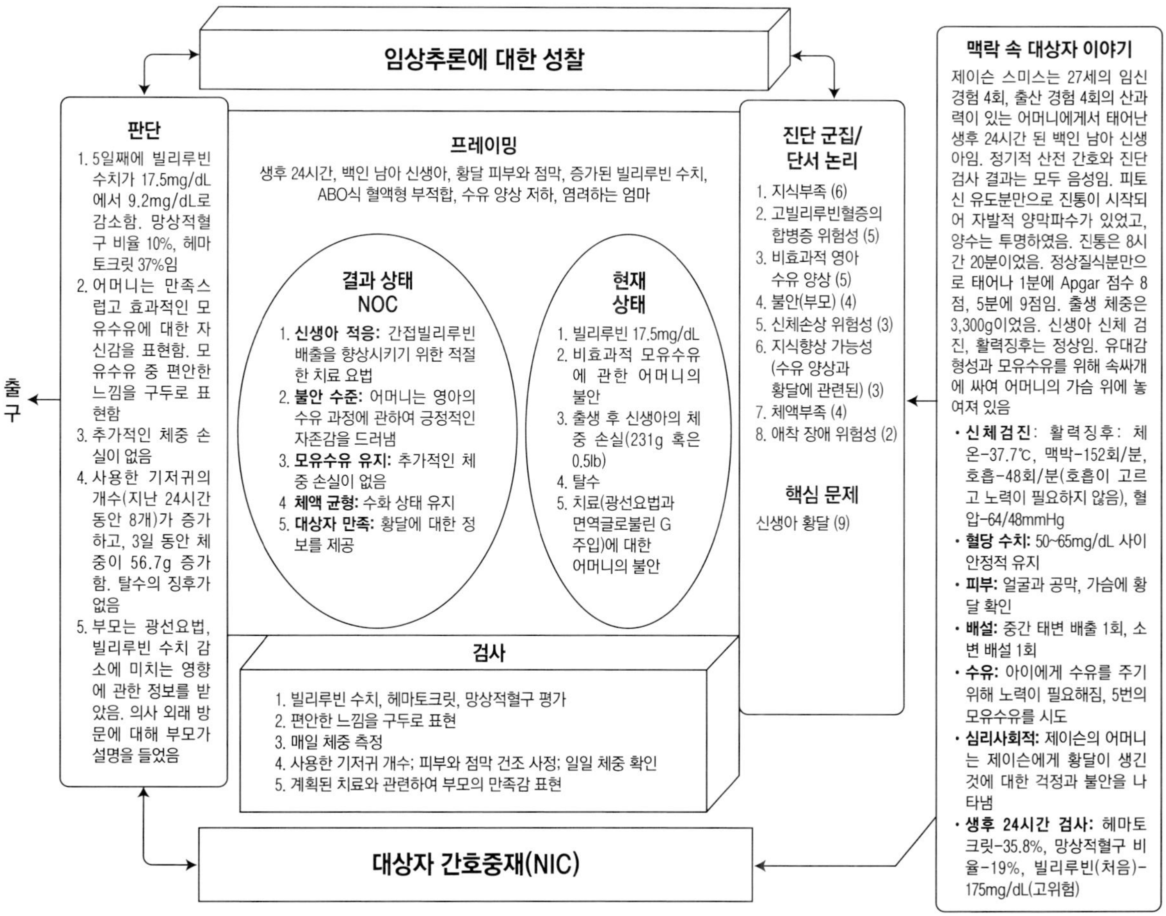

그림 7.3 신생아 건강 문제를 위한 임상추론의 OPT 모델(신생아 황달)

요약 Summary

출생 후 생리적 어려움을 마주하게 되는 어린 대상자와 걱정하는 가족을 위한 임상추론은 누가 대상자인지, 가족의 걱정은 무엇인지 이해하는 것과 함께 시작한다. OPT 모델을 개념적 틀로 사용하고, 임상추론 웹을 도구로 사용하는 것은 특정한 사례와 관련된 임상추론을 발전시키는 데에 도움이 된다. 임상추론의 OPT 모델은 대상자가 어디 있고(현재 상태), 대상자가 어디 있기를 바라는지(결과 상태)에 대한 시각적 그림을 제공하고, 이야기 속 배경 문제의 인지를 통해 상태 프레임이 구성된다. 웹을 "잇고 엮는" 과정을 통해 간호 요구들 사이의 명백한 기능적 관계를 밝히기 위해 간호사는 생각하기(자기대화), 가설 세우기를 결정하는 간호 요구 사이의 명백한 기능적 관계를 밝히고 간호의 우선순위를 결정하게 된다. 한 번 우선적 문제(핵심)가 밝혀지면, 계획이 시작된다. 이번 사례에서 인지된 핵심 문제는 신생아 황달이다.

임상추론의 OPT 모델은 신생아 환아와 가족이 어디에 있는지(현재 상태)에 대한 시각적 그림을 제공한다. 5개의 현재 상태 항목은 다음과 같다: 증가된 빌리루빈 수치, 비효과적 모유수유에 관한 엄마의 불안, 신생아의 체중 손실, 탈수, 처방된 치료에 대한 엄마의 불안. 이 시점에서부터 간호사는 대상자가 어디에 있기를(결과 상태) 바라는지 결정하게 된다. 이번 사례에서 간호사는 NOC 용어를 사용하여 결과를 신생아 적응, (엄마의) 불안 수준, 모유수유 유지, 신생아의 체액 균형, 대상자/가족의 만족으로 결정했다.

현재 상태와 결과 상태에 대한 프레임은 대상자 이야기의 배경문제 인지를 통해 구성된다. 간호사는 대상자와 가족의 상황 프레임을 생후 24시간, 황달이 있는 백인 남자 환아, 증가된 빌리루빈 수치, 혈액형 부적합, 불충분한 수유 양상으로 구성하였다. 결론적으로 간호사는 어떤 근거가 두 상태 사이의 차이를 메우는 평가(검사)를 뒷받침하는지 결정하고, 결과를 달성하는 데에 있어 대상자의 진전 상태에 대한 결정(판단)을 내려야 한다. 간호사는 다양한 혈액 검사(빌리루빈 수치, 헤마토크릿, 망상적혈구 비율), 일일 체중, 사용한 기저귀 개수, 피부 사정, 부모의 감정 표현과 제공된 교육과 간호에 대한 만족도 검사를 고려한다. 사례 연구를 통한 경험은 간호사의 경험을 돕고 유사한 성격을 가진 추후 사례와 함께 활성화될 수 있는 임상추론 기술 세트를 추가로 얻게 한다.

요점 Key Points

- ABO식 혈액형 부적합, 효과적인 모유수유 정립의 어려움에 이어 높은 빌리루빈 수치를 경험하고 있는 신생아 대상자를 위한 임상추론은 OPT 모델과 함께 추진될 수 있다.
- 고빌리루빈혈증이 있고 권장된 의학적 치료를 받을 대상자에게 단계적 접근 방식을 사용한다. 이런 접근은 다른 건강 환경 속에 있는 유사한 신생아 대상자의 스키마와 프로토타입에 사용될 수 있다.
- 임상추론 웹과 임상추론의 OPT 모델을 완성하기 위해 다양한 사고와 성찰 전략이 임상추론 과정 내내 사용된다.

질문과 활동

1. 간호를 계획하고 평가할 때 임상추론의 OPT 모델을 사용하는데서 오는 장점에 대해 설명해보자.
2. 다른 간호계획 모형과 OPT 모델은 어떻게 다른가?
3. 추론 웹을 연결하기 위해 어떤 사고전략을 사용하겠는가?
4. 신생아 황달 사례 연구에 선택할 다른 간호진단이 있는가? 만약 그렇다면, 주어진 대상자 데이터를 고려하여 어떤 진단을 제시할 것인가?
5. 이번 사례에 대해 다른 우선순위가 있는가? 즉, 간호계획에서 권장할 다른 핵심 문제가 있는가?
6. 이 대상자 시나리오에서 현재 상태와 결과 상태 사이의 차이를 해소하기 위해 다른 어떤 검사가 적합하겠는가?

REFERENCES

Ackley, B., & Ladwig, G. (2017). *Nursing diagnosis handbook: An evidence-based guide to planning care* (11th ed.). St. Louis, MO: Mosby Elsevier.

American Academy of Pediatrics (AAP). (2004). Treatment of hyperbilirubinemia in the newborn infant 35 or more weeks of gestation. *Pediatrics*, 114(1), 297-316.

Bhutani, V. K., Johnson, L., and Sivieri, E. M. (1999). Predictive ability of a predischarge hour-specific serum bilirubin for subsequent significant hyperbilirubinemia in healthy term and near-term newborns. *Pediatrics*, 103, 6-14.

Blackburn, S. T. (2013). *Maternal, fetal, da neonatal physiology: A clinical perspective* (4th ed.). St. Louis, MO: Elsevier.

Butcher, H. K., Bulechek, G. M., Dochterman, J. M., & Wagner, C. M. (2019). *Nursing Interventions Classification (NIC)* (7th ed.). St. Louis, MO: Mosby Elsevier.

Butcher, H., & Johnson, M. (2012). Use of linkages for clinical reasoning and quality improvement. In M. Johnson, S. Moorhead, G. Bulechek, H. Butcher, M. Maas, & E. Swanson (Eds.), *NOC and NIC link ages to NANDA-I and clinical conditions* (3rd ed.), pp. 11-23. Maryland Heights, MO: Elsevier.

Carpenito, L. J. (2016). *Nursing diagnosis: Application to clinical practice* (15th ed.). Philadelphia, PA: Wolters Kluwer Health.

Clark, M. (2013). Clinical update: Understanding jaundice in the breastfed infant. *Community Practitioner*, 86 (6), 42-45.

Doenges, M. E., Moorhouse, M. F., & Murr, A. C. (2017). *Nursing diagnosis manual: Planning, individualizing, and documenting client care* (11th ed.). St. Louis, MO: Elsevier.

Herdman, T. H., & Kamitsuru, S. (Eds.). (2014). *NANDA International nursing diagnoses: Definition and classifications*, 2015-2017. Oxford, England: Wiley Blackwell.

Hockenberry, M. J., & Wilson, D. (2015). *Wong's nursing care of infants and children* (10th ed.). St. Louis, MO: Elsevier.

Jaundice. (2016). *The American Heritage Dictionary of the English Language* (5th ed.). Retrieved from https://ahdictionary.com/word/search.html?q=jaundice

Johnson, M., Moorhead, S., Bulechek, G., Butcher, H., Maas, M., & Swanson, E. (Eds.). (2012). *NOC and NIC linkages to NANDA-I and clinical conditions* (3rd ed.). Maryland Heights, MO: Elsevier.

Kuiper, R. A., Pesut, D. J., & Arms, T. (2016). *Clinical reasoning and care coordination in advanced practice nursing*. New York, NY: Springer Publishing Company.

Kuiper, R., Pesut, D., & Kautz, D. (2009). Promoting the self-regulation of clinical reasoning skills in nursing students. *The Open Nursing Journal*, 3, 76-85. Retrieved from http://doi.org/10.2174/1874434600903010076

Lantzy, A. (2016). Neonatal hyperbilirubinemia (jaundice in neonates). *Merck Manuals*. Kenilworth, UK: Merck & Co., Inc. Retrieved from http://www.merckmanuals.com/professional/pediatrics/metabolic, electrolyte,-and-toxic-disorders-in-neonates/neonatal-hyperbilirubinemia

Maisels, M. J., & McDonagh, A. F. (2008). Phototherapy for neonatal jaundice. *The New England Journal of Medicine*, 358(9), 921-928.

Maisels, J., & Watchko, J. F. (2012). Treatment of hyperbilirubinemia. In G. Buonocore, R. Bracci, & M. Windling (Eds.), *Neonatology: A practical approach to neonatal diseases* (pp. 629-640). Milan, Italy: Springer-Verlag Mailand. Digital edition. Retrieved from http://www.springer.com.liblink.uncw.edu/us/book/9788847014046?wt_mc=Third Party.SpringerLink.3.EPR653.About_eBook

Martin, S., Jerome, R. N., Epelbaum, M., Williams, A. M., & Walsh, W. (2008). Addressing hemolysis in an infant due to mother-infant ABO blood incompatibility. *Journal of the Medical Library Association*, 96(3), 183-188.

MedlinePlus. (2015). Hemolytic disease of the newborn. U.S. National Library of Medicine. Retrieved from https://medlineplus.gov/ency/article/001298.htm

MedlinePlus. (2016). Newborn jaundice. U.S. National Library of Medicine. Retrieved from https://medlineplus.gov/ency/article/001559.htm

Moorhead, S., Johnson, M., Maas, M. O., & Swanson, E. (Eds.). (2013). *Nursing Outcomes Classification (NOC): Measurement of health outcomes* (5th ed.). St. Louis, MO: Elsevier.

Pesut, D. (2008). Thoughts on thinking with complexity in mind. In C. Lindberg, S. Nash, & C. Lindberg (Eds.), *On the edge: Nursing in the age of complexity* (pp. 211-238). Bordentown, NJ: PlexusPress.

Porter, M., & Dennis, B. L. (2002). Hyperbilirubinemia in the term newborn. *American Family Physician*, 15(65), 599-607. Retrieved from http://www.aafp.org/afp/2002/0215/p599.html

Preer, G. L., & Philipp, B. L. (2011). Understanding and managing breast milk jaundice. *Archives of Disease in Childhood (Fetal and Neonatal Edition)*, 96(6), F461–F466. doi:10.1136/ade.2010.184416

Shortland, D. B., & Hussey, M. (2008). Understanding neonatal jaundice: UK practice and international profile. *The Journal of the Royal Society for the Promotion of Health*, 128(4), 202–206. doi:10.1177/1466424008092229

Stokowski, L. A. (2011). Fundamentals of phototherapy for neonatal jaundice. *Advances in Neonatal Care*, 11(55), S10–S21.

CHAPTER 8

임상추론과 청소년 건강문제

CLINICAL REASONING AND ADOLESCENT HEALTH ISSUES

학습 목표

- 최근 심한 외상성 손상(사고)을 경험한 청소년 대상자의 문제, 중재, 결과를 추론하는데 사용되는 임상추론의 OPT 모델의 구성 요소를 설명한다.
- 외상성 손상이 있는 청소년 대상자의 건강 문제에 구체적으로 관련된 간호진단을 파악한다.
- 외상성 손상이 있는 청소년에 대해 사정된 건강 문제에 적절한 간호결과를 파악한다.
- 외상성 손상이 있는 청소년의 현재 상태에서 결과 상태로의 변화에 대해 추론하기 위해 사용할 수 있는 관련 검사와 임상적 판단에 대해 설명한다.
- 외상성 손상이 있는 청소년의 우선순위와 기대되는 결과를 설정하기 위하여 임상추론 기술과 전략을 돕는 사고 과정을 서술한다.

이번 장에서는 4륜 산악 오토바이 전복 사고로 인해 오른쪽 하지에 압궤손상을 입고 응급실로 내원한 16세 백인 남성의 사례 연구를 제시한다. 그는 합병증으로 구획증후군을 앓고 있으며, 현재 오른쪽 하지에 추가적으로 근막절개술을 받기 위해 기다리고 있다.

1980년대 중반부터 4륜 산악 오토바이 전복 사고는 10,000명이 넘는 사람의 목숨을 앗아갔고, 수천 명이 넘는 사람에게 부상을 입혔다(Myers, 2016). 4륜 산악 오토바이 전복 사고의 결과적 부상 중에 압궤손상이 있다. 압궤손상은 사지나 신체의 부분이 압력을 받아 생기는데, 압력에 의해 근육이 붓고 환부에 신경학적 장애가 유발될 수 있다(Centers for Disease Control and Prevention, 2009). 74%의 압궤손상 사례가 보여주듯, 압궤손상이 가장 잘 생기는 부위는 하지이다. 압궤손상으로 인해 구획증후군, 횡문근변성, 신부전과 같은 심각한 합병증뿐만 아니라 영구적인 장애를 초래하며, 심하면 죽음에까지 이를 수 있다(Sahjian & Frakes, 2007; Wallin, Nguyen, Russell, & Lee, 2016).

구획증후군은 구획 안 내용물의 증가(출혈) 및/또는 부기 발생을 방지하는 깁스나 부목으로 인한 구획 크기의 감소에 의해 발생할 수 있다(Taylor, Sullivan, & Metha, 2016). 구획에 생긴 이러한 변화는 구획 내 압력(Interstitial compartment pressure, [ICP])을 방해한다. 구획 내 압력이 관류 압력을 넘으면, 조직은 더 이상 관류될 수 없고 이는 허혈, 세포의 산소결핍 그리고 최종적으로 세포 사멸을 야기한다(Taylor et al., 2016). 구획증후군의 위험 요인에는 남성, 35세 이하의 나이가 있다(Taylor et al., 2016). 더 나아가 Wallin과 Colleagues(2016)는 소아에게 사지 손상이 있을 때 생길 수 있는 구획증후군에 대해 경각심을 길러야 한다고 제시한다.

외상이 압도적인 원인임에도 불구하고, 구획증후군은 웨이트 트레이닝 같은 과도한 힘 주기에 의해 생길 수 있다. 구획증후군이 어떻게 발병했는지와 관계없이, 치료는 관류 부족, 세포 사멸, 기능 손실을 감소하기 위해 구획 내 압력을 낮추는 방법으로 이루어진다.

생리적 문제를 더 복잡화하는 것은 현 사례에서 기술된 대상자와 같은 청소년의 간호와 관련이 있는 성장 발달 요인이다. 통계적으로 봤을 때 청소년기는 건강을 위협하고, 위험하며, 때로는 무모한 행동이 절정에 이르는 시기이다(Centers for Disease Control and Prevention, 2014). Steinberg(2008)에 따르면, 청소년은 폭음을 하고, 마약을 사용하며, 무분별하게 성행위를 하거나 심각한 사고를 입을 가능성이 성인보다 높다. 사례의 청소년처럼 헬멧 없이 4륜 산악 오토바이를 타는 행위는 지금보다 더 끔직한 결과를 낳았을 수도 있다.

대상자 이야기 Patient Story

16살의 백인 남성인 브라이언 크레인은 8일 전 가족 농장에서 일어난 4륜 산악 오토바이 사고로 인해 내원했다. 응급의료서비스(EMS)를 통해 지역사회 병원에 수송된 후 오른쪽 다리의 심각한 압궤손상을 치료하기 위해 중환자 관리 수송을 통해 지역 의료 기관으로 이송되었다. 크레인은 헬멧을 쓰지 않고 있었지만, 운이 좋게도 두피 열상만 입었다. 머리나 목에 부상은 없었으며, 의식을 잃지 않았다. 입원 당일, 오른쪽 무릎 뒤에 500mL 혈종으로 인해 생긴 구획증후군 때문에 크레인은 오른쪽 장딴지의 내면과 측면에 두 번의 25cm 근막절개술을 받았다. 그리고 두 수술 부위에 진공 보조 장치가 달린 폐쇄 장치(vacuum assisted closure device, VAC)를 달았다. 입원 4일째에 소아 병동으로 옮겨졌으며, 두 근막절개술 부위의 봉합이 가능하면 입원 8일째에 피부이식이 예정되어 있다.

과거력 Medical History

크레인의 과거력에는 이전의 스케이트보드 사고로 인한 손 골절과 봉합을 위한 다수의 응급실 방문, 찰과상, 좌상이 있다. 흡연력은 없으나, 본인을 사교적 음주가(음주 횟수가 4회/주보다 적음)라고 칭하며 불법마약 사용은 부인했다. 하지만 입원에서 시행한 마약 검사 결과 마리화나에 양성반응이 나왔다.

신체사정 Physical Assessment

크레인은 의식이 명료하고 사람, 장소, 시간, 상황에 대한 지남력이 있다. 현재 베개 위에 다리를 올린 채 침대 위에 누워 있다. 근막절개 부위의 봉합을 위한 수술에 앞서 많은 방문객이 찾아왔다. 차분하지 못하고 불안한 상태이며, 복부 불편감과 통증을 호소하고 있다(0점에서 10점 중 8점). 신장은 약 177.8cm, 체중은 104.3kg(230lb)이다. BMI는 33kg/m^2(비만을 의미)이다. 혈압은 134/84mmHg(왼쪽 팔), 체온은 37.2℃(99F), 맥박은 80회/분이며 규칙적이다. 호흡은 14회/분, 실내 공기 중 산소포화도는 99%이다.

진단 검사 결과 Laboratory Test Results

진단 검사는 독성검사, 전혈구 수치, 혈액응고검사, 혈청전해질 수치 신기능 검사를 포함한다. 비정상 결과에는 헤모글로빈 9.6mg/dL, 헤마토크릿 27%, 백혈구 수치 13,000cells/L, 혈소판 수치 150,000/mcL가 있었고, 약물검사는 마리화나에 양성으로 나왔다.

그 밖의 진단적 검사 Other Diagnostic Tests

응급실 내원 시 촬영한 머리 CT를 확인한 결과, 출혈이나 골절은 없었다. 하지 X-ray상 골절도 없었다.

약물 Medications

약물에는 바이코딘(통증 시 매 4시간마다 1~2알), 모르핀 설페이트 PCA 1mg/mL(PCA 용량: 0.5mg, 한 번 사용 시 1시간 동안 10분이 잠김, 최고 용량 3mg), 헤파린(5,000units 매 8시간마다 피하주사), 철분이 함유된 종합비타민제(하루 1알), 세파졸린(1g 매 8시간마다 정맥주사)이 있다. 약물 알러지는 없다.

심리사회적 사정 Psychosocial Assessment

크레인은 여자친구와의 성생활이 활발하지만 "여자친구가 피임 중"이기 때문에 콘돔을 사용하지 않는다. 크레인은 7명의 자녀 중 넷째이다. 종교는 없으나 영적 의식이 있고, "세상과 모든 생물에 연결됨"을 느낀다고 한다. 주말 및 학교 휴일에는 아버지의 농장에서 일한다.

현재 신체 상태 Current Physical Condition

크레인은 치료와 회복을 위해 응급실, 소아 중환자실, 소아 병동에서 오랜 시간을 보냈다. 그는 자신의 무모한 행동과 현명하지 못한 의사결정을 인정했다. 크레인의 체중 부하 능력은 제한되어 있으며, 현재 물리치료 시간에 보행보조차(rollator walker)를 사용하고 있다. 현재 치료 계획은 수술실에서 근막절개 부위를 봉합하고 퇴원한 후 외래 물리치료와 추후 관리를 받는 것이다. 크레인은 곧 있을 수술에 대한 불안을 표현했고, 담당 의사가 두 부위를 모두 봉합할 수 있을 것인지 걱정하고 있다. 마약 검사에서 양성으로 나왔기 때문에 부모가 걱정하는 그의 위험한 행동에 대한 상담이 반드시 필요하다. 마지막으로, 그는 영양에 대해 계속 질문하였고, "저는 아직 젖살이 있어요"라고 말하며 체중과 외모에 대한 염려를 표현하였다.

임상추론의 OPT 모델을 사용한 대상자 중심의 간호계획

Patient-Centered Plan of Care Using the OPT Model of Clinical Reasoning

이번 사례 속 대상자의 이야기는 신체 검진, 현재 약물 목록, 간호 회의를 포함하여 가능한 모든 출처를 통해 얻은 것이다. 대상자 문제 목록과 관련 간호진단은 간호사가 사정 자료와 정보를 필터링하고, 이야기의 맥락에 대한 프레임을 구성하며, 우선적 간호와 결과에 집중하도록 돕는 임상추론 웹 워크시트의 생성을 돕는다(Butcher & Johnson, 2012).

대상자 문제와 간호진단의 발견 Patient Problems and Nursing Diagnoses Identification

간호계획의 첫 번째 단계는 대상자에 의해 제시된 다양한 문제와 단서를 발견하고, 이러한 단서와 문제를 정확히 담아내는 특징을 가진 간호진단을 선택하는 것이다. 이번 대상자의 의학적 진단명은 사고 후 오른쪽 하지의 부상과 구획증후군이다.

우선순위의 간호 인지 Nursing Care Priority Identification

간호사는 과거력, 생리적 · 심리사회적 사정, 의학적 기록에서 단서와 문제를 알아낸다. 해석하고 의미를 찾기 위해 비슷한 문제와 단서를 군집시킨다. 그 후에는 각 간호진단의 정의와 본질적인 의미를 규정하는 특징에 근거하여 단서와 문제의 군집과 일치하는 관련 간호진단이 확인된다. 주된 분류 영역과 영역별 분류, 대상자의 단서와 문제, 정의가 있는 관련된 NANDA-I 진단(Herdman & Kamitsuru, 2014), NOC(Moorhead, Jonhson, Maas, & Swanson, 2013), NIC(Butcher et al., 2019) 라벨을 열거하는 사정워크시트가 만들어졌다. 이 워크시트는 간호사가 대상자 간호 쟁점을 정리하는 것을 돕고 적절한 간호진단을 만들어내도록 설계되었다. 표 8.1은 이번 사례를 위한 분류 영역, 분류, 대상자 단서와 문제, 관련된 간호진단, 제시된 NOC와 NIC 라벨을 나타낸다.

표 8.1 영역, 분류(NANDA-I 분류 II), 대상자 단서/문제, 간호진단, NOC와 NIC 라벨

영역	분류	인지된 대상자 문제
건강 증진: 안녕감 혹은 기능이 정상임을 인식하는 것 그리고 이를 조절하고 증진하는 전략을 인식하는 것	**건강관리:** 건강과 안녕을 유지하는 활동을 규명하고, 조절하며, 수행하고, 통합하는 것	• 4륜 산악 오토바이를 타면서 보호 장구를 착용하지 않음 • 무모한 운전을 시도함 • 어린 나이부터 성관계를 시작함 • 마리화나 양성반응을 보임
		• 균형잡힌 식단에 대해 질문함 • 앞으로는 4륜 산악 오토바이를 탈 때 헬멧을 써야겠다고 말함
영양: 조직의 유지, 재생 그리고 에너지 생산에 필요한 영양소를 섭취, 소화, 활용하는 활동	**섭취:** 음식이나 영양분을 체내로 받아들이는 것	• BMI 33kg/m^2 • 좋지 않은 식습관을 가지고 있다고 진술함
배설/교환: 신체로부터 부산물을 분비하고 배설하는 것	**위장관계 기능:** 흡수와 소화의 마지막 산물 배출 과정	• 4일 동안 장운동이 없었음 • 구강 및 정맥으로 아편제 진통제 투약
활동/휴식: 에너지 자원의 생산, 보존, 소비, 균형	**활동/운동:** 몸의 부분을 움직이거나(기동성), 일을 하며, 주로 저항에 대항하는(항상은 아님) 활동을 수행하는 것	• 오른쪽 다리에 압궤손상 상태 • 근막증후군을 치료하기 위한 두 번의 근막절개술

NANDA-I 간호진단	Nursing Outcomes Classifications (NOC)	Nursing Intervention Classifications (NIC)
모험적 건강행위 위험성: 건강 상태를 증진시키는 생활 형태/행동을 수정하는 능력의 손상	• 심리사회적 적응: 생활 변화 • 위험 감지	• 자기효능감 강화
자가건강관리 향상 가능성: 질병과 그 후유증을 치료하기 위한 치료적 섭생을 일상생활에 적용하고 관리하는 양상이 건강 관련 목표 도달에 충분함	• 이행 행동 • 준수 행동 • 지식: 치료 요법	• 상호 간 목표 설정 • 자기 수정 보조 • 건강 교육 • 교육: 개인 • 영양 상담
비만: 개인이 연령과 성별에 따른 과체중을 초과하는 비정상적인 또는 과도한 지방을 축적한 상태	• 영양 섭취 • 체중 손실 행동	• 체중 관리 • 영양 관리
변비: 정상적인 배변 횟수가 감소되고, 변을 보는 게 어렵거나 완전하지 않거나, 과도하게 굳고 건조한 변을 배설하는 상태	• 장 배출	• 변비 관리 • 분변매복 관리
운동장애: 독립적이고 목적이 있는 신체 혹은 사지 움직임에 제한이 있는 상태	• 보행	• 운동 요법: 보행

표 8.1 영역, 분류(NANDA-I 분류 II), 대상자 단서/문제, 간호진단, NOC와 NIC 라벨 (계속)

영역	분류	인지된 대상자 문제
지각/인지: 주의 집중, 지남력, 감각, 지각, 인지, 의사소통을 포함한 인간의 정보인지 체계	**인지:** 기억, 학습, 사고, 문제-해결, 요약, 판단, 통찰력, 지적능력, 계산, 언어의 사용	• 회복 과정, 장 치료 요법, 체중조절 식단에 관하여 교육이 필요함 • 콘돔을 사용하지 않으면 걸릴 수 있는 성병의 위험을 이해하지 못함, 임신에 대해서만 걱정함
대응/스트레스 내성: 삶의 사건/삶의 과정과의 투쟁	**대응반응:** 환경 스트레스를 관리하는 과정	• 흉터와 근막절개 부위를 봉합하는 수술에 대한 걱정을 표현함 • 장을 충분히 운동시키지 않았다는 걱정
안전/보호: 근본적 행동, 사고, 행동에 대한 행실의 원칙, 사실이나 고유의 가치가 있다고 생각되는 제도	**감염:** 병원체 침범에 따른 숙주의 반응	• 근막절개 부위 • 4륜 산악 오토바이 사고에 의해 생긴 열상 • 비보호적 성생활
	신체적 손상: 신체적인 상해 혹은 손상	• 오른쪽 다리에 두 개의 근막절개 부위 • 두피열상
안위: 위험, 신체적 손상, 면역 체계의 손상에서 벗어난 상태, 손실에서 보존, 안전과 안위의 보호	**신체적 안위:** 고통에서 벗어난 상태, 안위 혹은 편안함	• 통증 수준 Numeral Rating Scale(NRS) 8/10 • 현재 치료에 의해 통증이 나아지지 않음

NANDA-I 간호진단	Nursing Outcomes Classifications (NOC)	Nursing Intervention Classifications (NIC)
지식부족: 특정 주제와 관련된 인지적 정보가 부재 또는 결핍된 상태	• 지식: 질병 과정 • 지식: 건강 행동 • 건강한 식단, 약물, 신변 안전	• 교육: 질병 과정, 개인, 학습 촉진
불안: 막연한 불편감 혹은 존재에 대한 실제 혹은 상상된 위협의 지각에 의한 두려움	• 불안 자기조절	• 불안 감소
감염 위험성: 병원체에 침범당할 위험이 높은 상태	• 상처 치유: 일차적 목적 • 조직 통합성: 피부 • 위기 조절: 성병	• 절개 부위 간호 • 감염 관리 • 위험 인지 • 감시 교육: 안전한 성생활 • 상처 간호
피부 손상: 표피나 진피가 심각하게 변화된 상태	• 조직 통합성: 피부와 점막 • 상처 치유: 일차적 목적	• 절개 부위 간호, 통증관리, 피부 감시
급성통증: 실제적이거나 잠재적인 조직손상으로 인해 경험하는 감각적 또는 정서적 불편감이 갑자기 또는 서서히, 경증에서 중증 강도로 지속하거나 끝이 예측되는 통증이 있는 상태	• 통증 수준	• 통증관리 • 진통제 투여 • 대상자-조절 진통제(PCA) 보조

[멈춰서 생각해 보기]

1. 어떤 분류 영역이 영향을 받는가? 무슨 진단을 내렸는가?
2. 대상자의 어떤 단서/근거/자료, 대상자 사정에서 온 어떤 근거가 진단을 뒷받침하는가?

임상추론 웹 만들기 Creating A Clinical Reasoning Web

임상추론 웹은 간호사가 핵심 건강관리 문제를 찾고, 우선순위를 세우기 위한 목적으로 복잡한 대상자의 이야기를 통해 분석하고 추론하는 방법이다. 간호사는 웹을 사용하여 데이터 속 대상자 단서에 근거한 문제를 정의하고, 여러 다양한 문제를 다루고 정의하기 위해 간호진단을 알아내며, 진단 사이의 관계를 결정한다(Kuiper, Pesut, & Kautz, 2009). 웹은 간호가 필요한 핵심 문제의 현재 상태와 결과를 설명하는 NANDA-I 간호진단 간 기능적 관계의 시각적 표현이다(Butcher & Johnson, 2012). 즉, 임상추론 웹은 대상자 이야기의 구성 요소와 문제가 서로 어떻게 연관되어 있는지를 보여주는 그래픽이며, 간호진단 사이의 연관성을 선으로 나타낸다(Kuiper, Pesut, & Arms, 2016). 의학적 진단이 증상 군집을 위해 일관된 라벨인 반면, 대상자의 이야기는 다양하다. 임상추론 웹은 간호진단에서 가장 잘 표현되는 실제적 또는 잠재적 건강 문제에 대한 대상자의 독특한 이야기와 인간의 반응을 반영하기 위해 작성된다. 예를 들어, 같은 의학적 진단명을 가진 두 대상자가 있을 때, 간호사는 각 사례와 연관된 사고전략과 진단적 가설에 근거하여 다른 간호진단과 다른 핵심 문제가 우선순위에 있음을 알아낼 수 있다.

임상추론 웹 구성하기 Constructing the Clinical Reasoning Web

사정 데이터, 근거, 단서로부터 문제가 구별되고 간호진단이 선택된 후, 임상추론 웹은 다음의 단계를 따라 설계된다.

1. 대상자에 대한 일반적 서술을 일차적 의학 진단명과 함께 가운데 타원에 위치시킨다. 이번 사례에서는 16세의 백인 남성 대상자가 4륜 산악 오토바이 전복 사고 후 오른쪽 다리에 부상을 입었고, 그에 대한 합병증과 구획증후군을 앓고 있다. 현재 입원한 상태이며 수술을 기다리고 있다.

2. 가운데 타원 주위에 있는 타원에 대상자의 단서에서 나온 NANDA-I 간호진단을 각각 기입한다.

3. 각 간호진단 아래에 대상자의 이야기와 사정에서 수집된 자료를 나열한다.

4. 각 간호진단은 대상자 상황에 대한 간략한 서술이 담긴 가운데 타원에 직접적으로 관련되어 있기 때문에, 간호사는 가운데 타원에서 주변에 있는 각 간호진단 타원까지 선을 그린다. 그림 8.1은 이번 사례를 위한 임상추론 웹을 만들기 위한 첫 번째 단계를 보여주고 있다.

임상추론 웹을 잇고 엮기 Spinning and Weaving the Reasoning Web

임상추론 웹을 잇고 엮기 위해 간호사는 반드시 간호진단 간의 관계를 설정하고, 이를 분석 및 설명해야 한다. 이 과정에서 3장에서 생각하는 대로 말하기, 자기대화, 스키마 찾기, 가설 세우기, 만약-그렇다면, 어떻게-그래서 사고, 비교분석이 사용된다. 간호사는 이를 통해 바깥 타원에 있는 간호진단들 사이의 가능한 연결 고리를 찾고 관계를 규명할 수 있다.

각 간호진단과 건강관리 문제가 다른 모든 진단과 어떻게 관련되어 있는지 생각한다. 만약 두 진단 사이에 기능적 관계가 있다면 단방향 연결을 의미하려면 단방향의 화살표를 그리고, 양방향 연결을 나타내기 위해서는 양방향 화살표를 그린다. 예를 들어, 운동장애와 급성 통증의 관계는 어떻게 되는가? 이 진단들은 어떻게 관련되어 있는가? 서로 어떻게 영향을 주는가? 크레인의 사례에서, 간호사는 운동장애가 급성통증을 초래하는지, 혹은 반대로 급성통증이 운동장애 상태에 영향을 미치는지 고려해 볼 것이다. 이런 경우 급성통증과 운동장애 사이에는 단방향 연결 고리가 존재한다. 다른 예시는 감염 위험성이 어떻게 불안 문제와 관련되어 있는지 고려해 보는 것이다. 이 두 진단 사이에는 관계가 없기 때문에 연결선이 그려지지 않는다.

간호사는 다음의 단계에 따라 웹을 계속해서 잇고 엮는다.

1. 연결 관계를 결정하기 위해 첫 번째 단계는 서로 다른 타원들 사이에서 반복적으로 되풀이된다. 만약 기능적 관계가 있다면, 모든 과정이 끝날 때까지 연결선이 그어지고 시각적으로 웹이 나타난다.

2. 모든 연결선이 그려지면, 한 타원에서 다른 타원으로 이어지는 모든 선의 개수가 세어

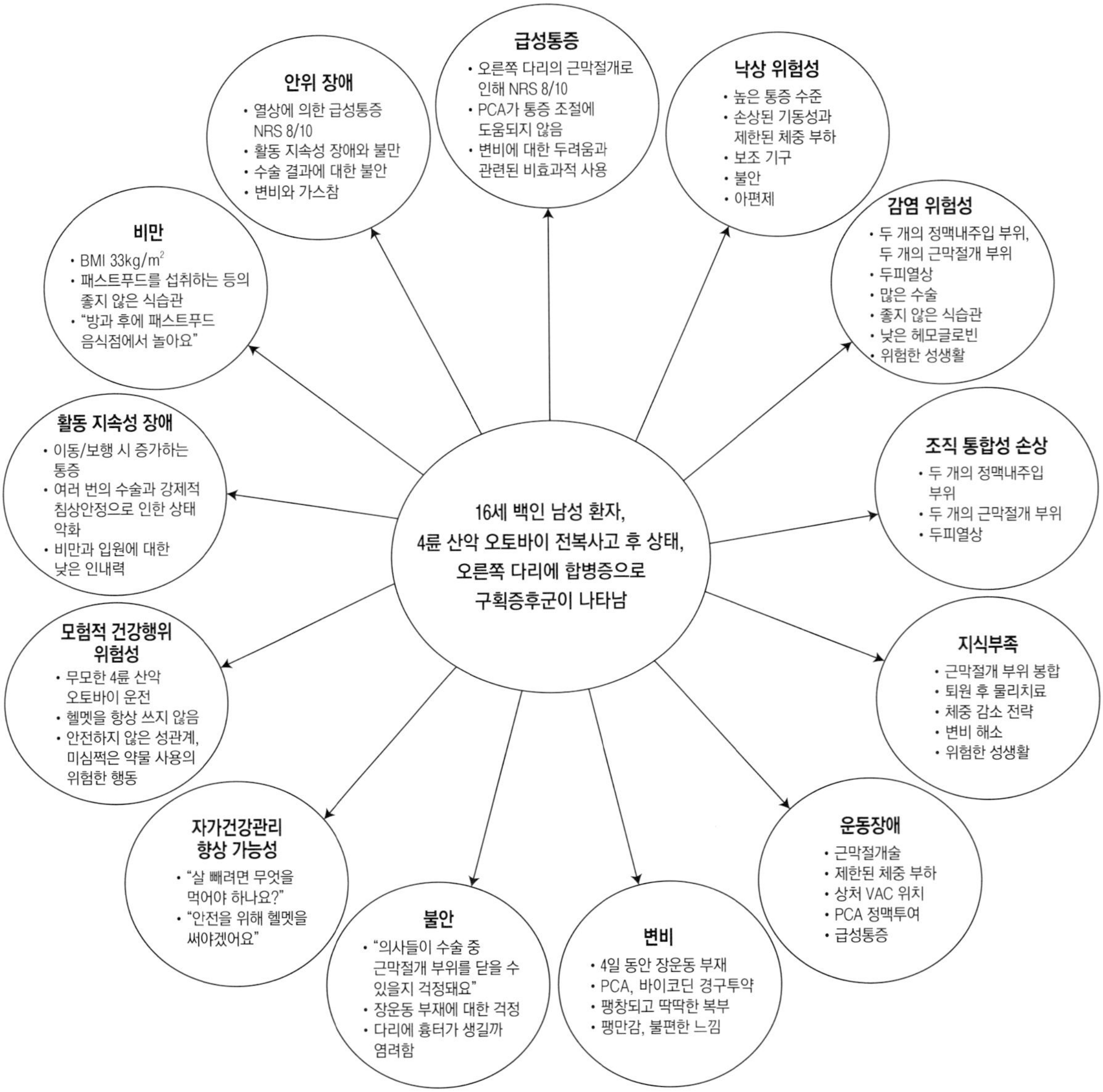
16세 백인 남성 환자,
4륜 산악 오토바이 전복사고 후 상태,
오른쪽 다리에 합병증으로
구획증후군이 나타남
급성통증
• 오른쪽 다리의 근막절개로 인해 NRS 8/10
• PCA가 통증 조절에 도움되지 않음
• 변비에 대한 두려움과 관련된 비효과적 사용
낙상 위험성
• 높은 통증 수준
• 손상된 기동성과 제한된 체중 부하
• 보조 기구
• 불안
• 아편제
감염 위험성
• 두 개의 정맥내주입 부위, 두 개의 근막절개 부위
• 두피열상
• 많은 수술
• 좋지 않은 식습관
• 낮은 헤모글로빈
• 위험한 성생활
조직 통합성 손상
• 두 개의 정맥내주입 부위
• 두 개의 근막절개 부위
• 두피열상
지식부족
• 근막절개 부위 봉합
• 퇴원 후 물리치료
• 체중 감소 전략
• 변비 해소
• 위험한 성생활
운동장애
• 근막절개술
• 제한된 체중 부하
• 상처 VAC 위치
• PCA 정맥투여
• 급성통증
변비
• 4일 동안 장운동 부재
• PCA, 바이코딘 경구투약
• 팽창되고 딱딱한 복부
• 팽만감, 불편한 느낌
불안
• "의사들이 수술 중 근막절개 부위를 닫을 수 있을지 걱정돼요"
• 장운동 부재에 대한 걱정
• 다리에 흉터가 생길까 염려함
자가건강관리 향상 가능성
• "살 빼려면 무엇을 먹어야 하나요?"
• "안전을 위해 헬멧을 써야겠어요"
모험적 건강행위 위험성
• 무모한 4륜 산악 오토바이 운전
• 헬멧을 항상 쓰지 않음
• 안전하지 않은 성관계, 미심쩍은 약물 사용의 위험한 행동
활동 지속성 장애
• 이동/보행 시 증가하는 통증
• 여러 번의 수술과 강제적 침상안정으로 인한 상태 악화
• 비만과 입원에 대한 낮은 인내력
비만
• BMI 33kg/m²
• 패스트푸드를 섭취하는 등의 좋지 않은 식습관
• "방과 후에 패스트푸드 음식점에서 놀아요"
안위 장애
• 열상에 의한 급성통증 NRS 8/10
• 활동 지속성 장애와 불만
• 수술 결과에 대한 불안
• 변비와 가스참

그림 8.1 임상추론 웹: 외상성 손상을 입은 청소년 대상자: 의학적 진단에서 간호진단으로의 연결

지고 그 숫자는 임상추론 웹 워크시트에 기록된다. 크레인이 가지고 있는 문제의 우선순위는 연결선의 개수에 근거하여 표 8.2에 제시하였다.

표 8.2 간호영역, 간호진단과 연결선

간호영역	분류	간호진단	웹 연결선
안위	신체적 안위	급성통증	8
배설 교환	위장관계 기능	변비	7
영양	섭취	비만	7
안전/보호	신체적 손상	조직 통합성 손상	8
안위	신체적 안위	안위 장애	6
대응	대응반응	불안	5
활동/휴식	활동/운동	운동장애	6
지각/인지	인지	지식부족	5
안전/보호	신체적 손상	낙상 위험성	5
건강증진	건강관리	자가건강관리 향상 가능성	3
	건강관리	모험적 건강행위 위험성	3
활동/휴식	활동/운동	활동 지속성 장애	6
안전/보호	감염	감염 위험성	3

3. 가장 많은 연결선을 가진 간호진단이 핵심 문제가 된다. 그림 8.2는 이번 사례에 대해 완성된 임상추론 웹을 나타낸다.

가장 많은 연결선을 가진 간호진단, 즉 핵심 문제는 우선순위의 문제가 된다. 이는 대상자의 현재 상태를 정의하는 기초가 되고 기대되는 결과 상태와 대조된다(Kuiper et al., 2009). 핵심 문제를 파악하는 것은 우선적으로 해결해야 하는 핵심 NANDA-I 진단을 인식하도록 임상추론을 안내하여 간호사가 후속 간호계획에 집중할 수 있도록 한다(Butcher & Johnson, 2012).

핵심 문제가 인지된 후, 병렬화 사고전략을 이용하여 문제~결과의 상호보완적 본질을 알아내기 위해 지식 작업이 계속된다. 이번 사례의 핵심 문제는 급성통증이다.

크레인이 급성통증에 대응하고 해결할 수 있도록 돕기 위해 중재가 선택된다. 이런 중재들은 웹에 나온 다른 문제에도 영향을 미칠 경향이 높다.

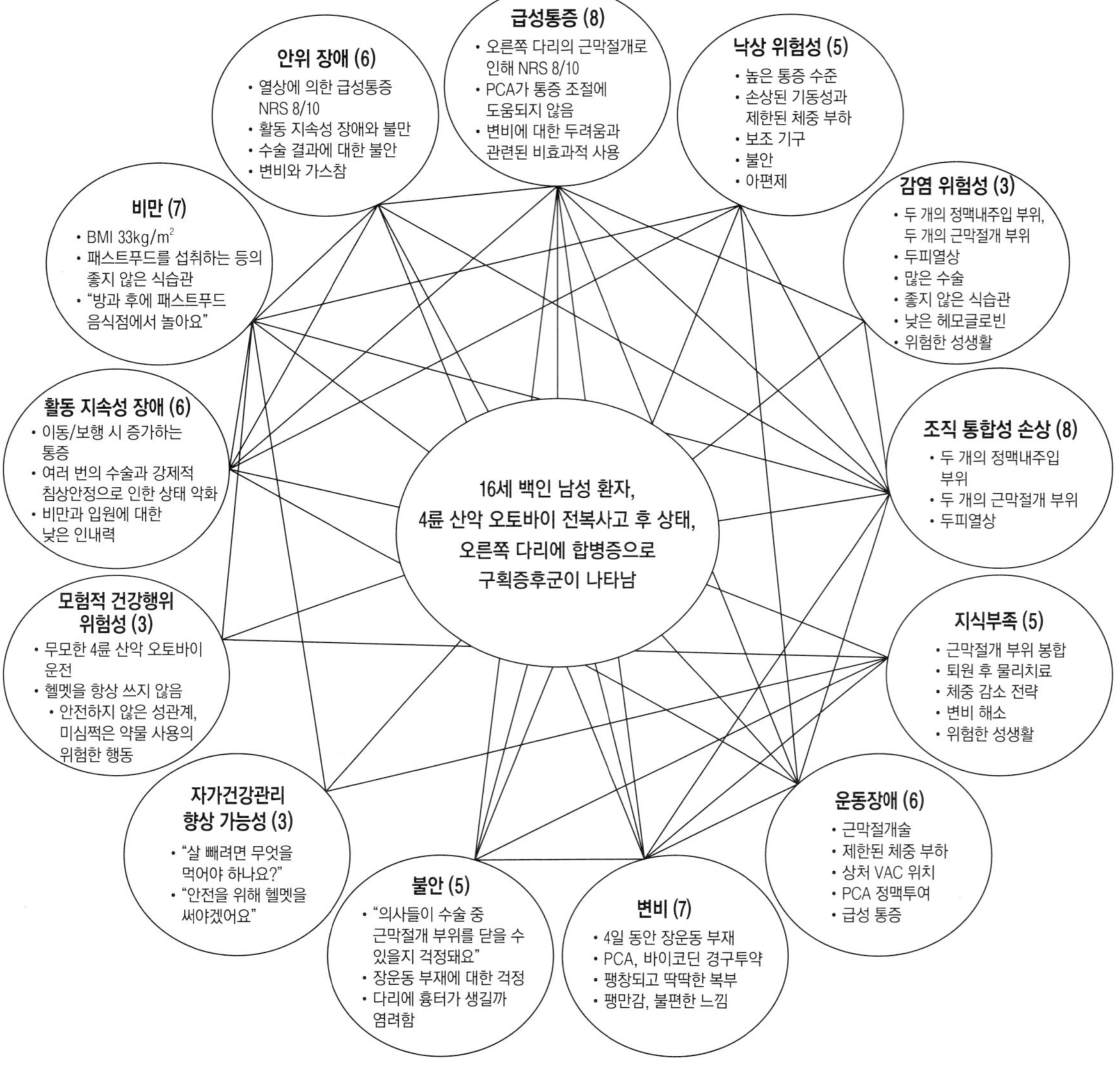

그림 8.2 임상추론 웹: 외상성 손상을 입은 청소년 대상자: 간호진단 간의 연결선

[멈춰서 생각해 보기]

1. 인지된 문제(진단) 사이의 관계는 무엇인가?

2. 어떤 핵심 문제가 나타나는가?

임상추론의 OPT 모델 워크시트 완성하기
Completing the OPT Model of Clinical Reasoning

핵심 문제 및 단서 논리의 인지와 함께 추론 웹이 완성된 후에는 임상추론의 OPT 모델 만들기가 완료될 수 있다. 이번 장에 나온 사례를 통해 OPT 모델의 모든 부분을 채울 수 있다.

맥락 속 대상자 이야기 Patient-in-Context Story

사례 8.1은 청소년 대상자 브라이언 크레인의 맥락 속 대상자 이야기를 보여준다. 그림 8.3 속 OPT 모델의 가장 오른쪽에 맥락 속 대상자 이야기가 기록되어 있다. 이 이야기는 대상자의 인구학적 특성, 의학적 진단, 현재 상황에 대해 강조한다. 이 상자 속 정보는 간략한 형식으로 모델의 나머지 부분을 위한 관련 사실과 함께 정리되어 있다.

사례 8.1

맥락 속 대상자 이야기

16세 백인 남성, 4륜 산악 오토바이 사고로 인해 오른쪽 다리에 압궤손상. 오른쪽 무릎 뒤 혈종으로 인한 구획증후군, 2~25cm 근막절개술 시행. 입원 8일에 수술 부위 봉합이 가능하다면 피부 이식이 예정됨

과거력: 과거에 골절, 봉합, 찰과상, 좌상

신체 검진: 신경근육: 오른 발-발등의 감각 저하, 발가락 ROM 제한: 오른쪽 다리 근력 저하, 심혈관계: 무릎과 먼 오른쪽 다리 부분에 3+ 부종, 오른쪽 발등맥박, 후경골맥박 1+

신장과 체중: 약 177.8cm, 104.3kg. BMI: 33kg/m^2(비만)

피부: 봉합선에 두피열상, 위장관계: 딱딱한 복부, 사분면에 장음 저하됨

심리사회적: 사교적 음주가, 활발한 성생활, 콘돔을 사용하지 않음, 무모한 행동과 의사결정

활력징후: 체온 37.2℃(99F), 맥박 80회/분, 규칙적, 호흡 14회/분, 산소포화도 99%, 혈압 134/84mmHg, 오른쪽 다리에 통증 NRS 8/10, 복부 불편감

진단 결과: 헤모글로빈 9.6mg/dL, 헤마토크릿 27%, 백혈구 13,000cells/L, 혈소판 수치 150,000/mcL, 약물검사 시 마리화나에 양성

약물: 통증에 바이코딘과 모르핀 설페이트, 헤파린, 종합비타민, 세파졸린

진단 군집/단서 논리
Diagnostic Cluster/Cue Logic

간호계획 과정의 다음 단계는 진단 군집/단서 논리를 완성하는 것이다. 핵심 문제는 우선순위에 따라 나열된 다른 간호진단들과 함께 바닥에 있는 칸에 배치된다. 이 시점에서 간호사는 간호진단을 지지하는 근거가 있는지, 그리고 핵심 문제가 올바르게 선정된 것인지 확인하기 위해 목록을 검사한다. 단서 논리는 간호의 의미를 식별하기 위해 맥락 속 대상자 자료를 의도적으로 구성하는 것이다(Butcher & Johnson, 2012). 이번 사례에서 추론 웹의 외부 타원에 서술된 간호진단은 OPT 모델 임상추론 워크시트의 진단 군집/단서 논리에 따라 각 진단을 향하는 화살표의 수와 함께 기록된다. 사례 8.2에서는 인지된 핵심 문제, 즉 이번 사례에서는 급성통증이 다른 간호진단 밑에 위치한다.

> **사례 8.2**
>
> **진단 군집/단서 논리**
>
> 1. 변비(7)
> 2. 조직 통합성 손상(8)
> 3. 비만(7)
> 4. 안위 장애(6)
> 5. 불안(5)
> 6. 운동장애(6)
> 7. 지식부족(5)
> 8. 낙상 위험성(5)
> 9. 자가건강관리 향상 가능성(3)
> 10. 모험적 건강행동 위험성(3)
> 11. 감염 위험성(3)
>
> **핵심 문제/주제**
>
> 급성통증(8)

프레이밍 Framing

워크시트의 맨 위 중간에는 맥락 속 대상자 이야기에 관하여 배경 문제를 가장 잘 나타내는 프레임이나 주제를 나타내는 상자가 있다. 이번 사례의 프레임은 외상성 다리 부상과 합병증을 앓고 있는 16세 남성 대상자로 수술을 기다리고 있다. 현재 통증 수준은 NRS 8/10이며, 침상안정을 취하고 있고, 불편감과 초조함을 표현했다. 외래 물리치료와 함께 퇴원 계획이 세워졌다. 이 프레임은 현재 상태와 결과 상

> **사례 8.3**
>
> **프레임**
>
> 16세 남성, 외상성 오른쪽 다리 손상, 구획증후군, 수술을 기다리고 있음. 통증 수준은 NRS 8/10이고 퇴원 후 외래 통해 물리치료를 계획 중임

태의 구조화를 돕고 필요한 간호에 대한 통찰력을 제공하기 위해 상태 차이를 보여준다. 프레임은 간호사가 이 대상자의 스키마와 프로토타입을 과거에 경험했던 다른 사례와 구분하게 돕는 렌즈 혹은 배경 관점이다. 간호계획에서 사용될 중재와 검사는 인지된 프레임에 한정된다. 사례 8.3은 크레인 대상자 사례의 프레임을 보여준다.

현재 상태 Present State

현재 상태는 맥락 속 대상자의 이야기 혹은 대상자의 최초 상태의 서술이다 (Butcher & Johnson, 2012). 이 섹션에서 제시된 항목은 간호행동과 대상자의 상황의 결과로 인해 시간이 지나면서 변한다. 핵심 밑에 제시된 대상자에 대해 밝혀진 단서와 문제는 대상자의 현재 상태를 잘 담아낸다. 문제들에 대해 간호계획, 중재, 평가가 이루어진다. 현재 상태의 항목은 핵심 타원에 나열되어있고 5개의 일차적 문제인 (1) NRS 8/10 수준의 욱신거리는 통증, (2) 약물 부작용을 염려한 PCA의 최소 이용, (3) 4일 동안 장운동 부재, (4) 장운동 저하와 진통제의 지속적 필요에 대한 불안 표현, (5) 화장실까지밖에 가지 못하는 제한된 움직임이 핵심 문제에 관련되어 있다. 사례 8.4는 세워진 결과가 달성되었는지 확인하기 위해 검사될 핵심 문제와 관련된 현재 상태의 문제 목록을 보여준다.

> **사례 8.4**
>
> **현재 상태**
>
> 1. 통증 NRS 8/10 호소, 욱신거리는 양상
> 2. PCA에 의한 진통 효과가 적음, 높은 용량의 부작용에 대해 두려워함
> 3. 4일 동안 장운동이 없었음
> 4. 장운동과 계속되는 진통제 사용에 대한 불안을 표현
> 5. 제한된 기동성: 화장실까지만 가능

결과 상태 Outcome State

정의된 현재 상태에서 핵심 문제를 해결하기 위해 달성할 수 있는 기대되는 상태를 고려해야 한다. 하나의 결과 상태나 목표는 각 현재 상태 항목에 대해 나열되어 있고, 간호 및 협동적 중재를 통해 검사되고 달성될 수 있다. 이번 사례에서 NOC 라벨(굵은 글씨)과 결과 상태는 크레인이 통증을 관리하고, 통증관리 요법의 효과에 만족하며, 장운동에 관한 안위 수준

이 향상되고, 통증관리 요법의 부작용에 대한 불안 수준과 걱정이 감소되며, 일상생활활동에 관한 정상적 기능을 찾도록 돕는다.

각각의 현재 상태와 그에 상응하는 결과 상태는 직접적으로 서로 관련되기 때문에 병렬 처리를 위해 서로 옆에 배치된다. 이러한 배치는 간호사가 임상추론을 시행하는 동안 비교분석과 성찰을 할 수 있게 돕는다. 사례 8.5는 이 사례의 결과 상태를 나타낸다.

> **사례 8.5**
>
> **결과 상태**
>
> 1. **통증 수준:** 두 시간 안에 통증 수준이 NRS 4/10으로 감소한다.
> 2. **대상자 만족:** 통증관리: 통증관리 요법을 통해 24시간 내에 부작용 없이 통증 감소 목표(4점 이하)에 달성했음을 보고한다.
> 3. **불편감 수준:** 24시간 내에 배출 양상이 정상적으로 돌아온다.
> 4. **통증관리:** 24시간 내에 불안이 감소한다.
> 5. **통증 경감 효과:** 24시간 내에 보조 기구와 함께 복도를 걸어 다닐 수 있다.

검사 Tests

현재 상태와 결과 상태 사이의 차이는 다음 단계의 간호계획에서 초점이 된다. 간호사는 현재 상태와 결과 상태의 차이를 메우기 위해 어떤 검사와 중재가 가장 적절한지 반드시 고려해야 한다. 임상 결정에 기초하여, 간호사는 차이가 해소되었는지 그렇지 않은지를 나타낼 수 있는 근거를 고려한다. 변화를 측정하고 데이터를 모으기 위해 다른 건강관리 제공자, 대상자와 협동하여 검사를 시행한다. 간호사는 각 기대되는 결과 상태를 확인하기 위해 어떤 임상적 지표를 사용할 수 있는지 질문해본다. 기대되는 결과가 달성되었는지 그렇지 않은지에 대해 무엇을 고려해야 하는지 묻는 것이다. 사례에서 선택된 검사는 통증 수치, PCA 사용 횟수, 일일 섭취량과 배설량, 병원 생활에 대한 불안과 우울, 보행거리이다. 크레인을 위한 검사는 사례 8.6에 나와 있다.

> **사례 8.6**
>
> **검사**
>
> 1. 통증 수치
> 2. 약물 투약 기록, 주어진 진통제, PCA 사용 횟수
> 3. 섭취량과 배설량
> 4. 병원 생활에 대한 불안과 우울, 언어적 · 비언어적 표현
> 5. 보행거리

[멈춰서 생각해 보기]

1. 맥락 속 대상자의 이야기가 완성되었는가?
2. 상황의 프레임을 어떻게 구성하고 있는가?
3. 현재 상태는 어떻게 정의되는가?
4. 기대되는 결과는 무엇인가?
5. 진단에 대해 어떤 결과를 생각하고 있는가?
6. 결과와 현재 상태의 상호보완적 짝 혹은 차이는 무엇인가?
7. 기대되는 결과의 임상적 지표는 무엇인가?
8. 어떤 검사와 기준으로 기대되는 결과가 측정될 수 있는가?
9. 기대되는 목표 결과가 언제 달성되는지 어떻게 알 수 있는가?

중재 Interventions

임상추론의 OPT 모델 워크시트의 하단에는 대상자가 결과 상태에 도달하도록 돕는 근거기반의 간호활동인 대상자 간호중재(NIC)를 나타내는 상자가 있다. 간호사는 대상자가 현재 상태에서 결과 상태로 이동하도록 도울 수 있는 중재에 대한 임상적 결정이나 선택을 내려야 한다. 중재가 수행되면, 간호사는 어느 정도로 결과가 이루어졌는지 평가하게 된다. 중재는 근거를 기반으로 하고 문헌, 교과서, 프로토타입 예시와 같은 최신의 자원에서 수집된다. 근거는 중재 옆 분리된 열에 나열되고 인용된다. 각 중재에 대해 근거를 나열하는 것은 간호활동에 대한 이해와 정당성을 높인다. 사례의 중재와 근거는 표 8.3에 나와 있으며, 삶의 업적에 대한 성찰과 감정의 표현을 격려하고, 영적 간호를 위한 자원을 촉진하며, 비침습적으로 통증을 완화하는 방법과 사정을 포함한 중재를 보여주고 있다.

[멈춰서 생각해 보기]

1. 어떤 임상 결정과 중재가 결과 달성에 도움이 되는가?
2. 어떤 구체적 중재 활동을 수행할 것인가?
3. 왜 이 활동들을 고려하고 있는가?

표 8.3 중재와 근거

중재	근거
1. 통증관리 a. 다른 통증 완화 방법과 함께 비약물적 기술을 교육한다. 통증에 대응하기 위해 제시된 심상법과 호흡 훈련을 사용한다. b. 불편감에 대한 대상자의 반응에 영향을 줄 수 있는 환경 요인을 조절한다. 실내 온도를 낮추기 위해 에어컨 및 선풍기를 이용한다. 병실에 찾아오는 방문객의 수를 최소화한다.	1. 이완요법은 개인이 통증과 불편감을 자기조절할 수 있도록 통증의 신체적 · 정신적 자극을 전환한다(Potter, Perry, Stockert, & Hall, 2017). 비약물적 중재는 약물적 중재를 대체하는 것이 아니라 보완하기 위해 사용된다(American Pain Society [APS], 2008). 보다 편안한 환경을 제공하기 위해 간호사는 실내 온도, 소음, 환기, 냄새를 조절할 수 있다(Potter et al., 2017).
2. 진통제 약물 투여 a. 통증이 심해지기 전 대상자가 PCA를 요구하도록 교육한다. 통증이 더 강해지면 PCA 말고도 다른 진통 약물을 요구할 것을 제시한다. b. PCA의 올바른 사용법 교육을 강화하고 잘못된 정보가 있다면 바로잡는다. c. 필요 시 보조 진통제를 투여한다. PCA와 바이코딘을 보충하기 위해 처방된 플렉세릴을 투여한다.	2. 진통제 투여에 대한 간호의 원칙은 통증이 나타나면 더 심해지기 전에 약을 바로 투여하는 것이다(Pasero, Quinn, Portenoy, McCaffery, & Rizos, 2011; Potter et al., 2017). 안위-기능 목표를 유지하기 위해 진통 약물 복용의 중요성을 강화한다(Ackley & Ladwig, 2017; McCaffery, Herr, & Pasero, 2011). 다양한 접근을 사용하여 급성통증을 관리한다(Ackley & Ladwig, 2017; APS, 2008). 통증 조절이나 통증과 관련된 다른 증상을 완화하기 위해 근육이완제가 아편유사제와 처방될 수 있다(Potter et al., 2017).
3. 약물 관리 a. 어떤 약물이 필요한지 결정하고, 처방 권한/원칙에 따라 투여한다. 4일 동안의 장운동 부재를 보고하고 필요시 장 완화제 사용을 결정하고 다른 적절한 약물을 투여한다(좌약과 변완화요법을 시행). b. 약물의 치료효과를 모니터링 한다. 장운동 여부와 대변의 양을 기록한다.	3. 변완화제를 사용할 때 주의가 필요하며, 순차적인 진행이 권장된다(Hinrichs, Huseboe, Tang, & Titler, 2001). 아편유사제가 변비를 유발할 수 있음을 인지한다. 대상자가 일시적으로 아편유사제를 투약 중이라면, 대상자에게 변비가 생겼을 때 변완화제 처방을 요구한다(Ackley & Ladwig, 2017). 부드러운 갈색의 대변 배출을 대상자가 보고하면 목표가 달성된다(Potter et al., 2017).
4. 불안 감소 a. 진단, 치료, 예후에 대한 사실의 정보를 제공한다. 장운동을 증진하기 위한 약물과 비약물적 중재의 사용을 검토한다(복부마사지, 의자에서 다리 올리기 운동). b. 불안의 원인으로 알코올과 그 외 약물의 금단현상을 배제한다. c. 불안을 감소하기 위해 상응적인 대체의 비약물적 방법을 제공한다. 불안을 잠재우기 위해 대상자가 수행할 의지가 있는 선택지(음악, 심상법, 요가, 명상, 마사지, 치료적 손길)에 무엇이 있는지 탐색한다.	4. 대상자에게 차분한 목소리로 비의학적 용어를 사용하여 모든 활동과 절차, 문제에 대해 설명한다(Ackley & Ladwig, 2017; Finke et al., 2008).

표 8.3 중재와 근거 (계속)

중재	근거
5. 운동 요법: 보행 a. 대상자가 견딜 수 있는 수준에서 침대 위, 침대의 가장자리나 의자에 앉도록 격려한다. 더 많이 움직여야 장운동이 원활하게 일어난다는 사실을 제공한다. 하루에 최소 세 번 침대에서 벗어나 의자에 앉아있도록 격려하고, 점차적으로 걸어 다닐 수 있도록 용기를 북돋는다. b. 보조 기구를 사용할 수 있음을 알려준다. 보조 기구로 하루 세 번 걷기를 처방한다. 방 안에서 보조 기구를 언제나 이용 가능하도록 하고 사용을 격려한다.	5. McCabed와 그의 동료들(2011)에 따르면 진정제와 알코올의 금단현상이 불안과 긴장을 높인다. 마사지, 치료적 손길, 심상법, 요가, 등 마사지는 불안을 완화한다(Labrique-Walusis, Keister, & Russell, 2010; Parlak, Polant, & Nuran, 2010; Thomas & Sethares, 2010). 음악 듣기와 수술 후 불안에 대한 연구에서 음악 듣기 또한 불안을 낮추는 데 긍정적 효과가 있었다(Nilsson, 2008). 6. 걸을 수 없는 대상자의 경우, 골반 기울이기, 한쪽 다리 들기, 하반신 돌리기와 같은 걷기, 의자, 혹은 침대 운동이 권장된다(Hinrichs et al., 2001). 부동과 반대로 신체 활동은 연동운동을 증진한다(Potter et al., 2017).

판단 Judgments

OPT 모델 워크시트를 구성하는 마지막 단계는 결과가 달성되었는지 확인하기 위해 검사와 중재들을 성찰하는 것이다. 검사의 결과는 임상적 판단을 내리기 위해 사용하는 자료이다(Pesut, 2008). 임상추론의 OPT 모델 워크시트의 가장 왼쪽 상자에 각 결과를 위한 판단이 나열되어 있다. 판단은 결과 성취에 대한 결론이다.

각 판단은 현재 상태와 기대되는 상태의 대조, 기대되는 상태와 연관된 기준(예: 검사), 간호중재의 효과와 영향 고려, 중재가 결과 달성에 효과적인지

> **사례 8.7**
>
> **판단**
>
> 1. 2시간 안에 통증 수준이 NRS 4/10은 아니지만 정도가 나아지고 있다. 현재는 NRS 8/10이다.
> 2. 통증이 있기 전에 미리 PCA를 사용한다. 24시간 내 통증 수준 4/10 목표에 도달해야 한다.
> 3. 장운동이 없기 때문에 중재가 수행된다. 식단 변화와 약물 요법을 시작한다.
> 4. 불안을 감소하기 위해 음악과 전환 요법을 사용하여 불안이 감소했음을 표현한다. 하지만 수술과 회복에 대한 염려가 남아 있다.
> 5. 걷지 않아 보행한 거리가 0이다. 통증관리 중이며, 의자운동을 수행하며 수술을 기다리고 있다.

에 대한 결론의 네 가지 구성 요소를 필요로 한다(Kuiper et al., 2009). 검사의 분석에 기반을 두어 문제가 해결되었는지 그렇지 않은지에 대한 판단이 내려진다. 간호사는 프레임을 재구성하거나 맥락 속 대상자의 이야기 속 사실에 다른 의미를 부여해야 할 수 있다. 표 8.4는 이번 사례 연구에 대한 결과 상태와 판단을 나타낸다. 각 판단 진술을 인도하기 위해 사용되는 임상추론은 표의 세 번째 열에 제시하였다. 사례 8.7은 이번 사례의 판단을 보여준다.

표 8.4 결과 상태, 판단, 근거 표

결과 상태	판단	임상추론
통증 수준: 두 시간 안에 통증 수준이 NRS 4/10으로 감소한다.	2시간 안에 통증 수준이 NRS 4/10은 아니지만 정도가 나아지고 있다. 현재 NRS 8/10이다.	현재 시행되고 있는 관리 전략과 대상자의 통증을 관리하기 위한 방법에 대한 이해도 증가와 함께 통증 점수가 감소하고 있다. 하지만 곧 근막절개 부위의 봉합을 위해 수술을 받아야 하기 때문에 통증 관리를 상기시킬 필요가 있다.
대상자 만족: 통증관리: 통증관리 요법을 통해 24시간 내에 부작용 없이 통증 감소 목표(4점 이하)에 달성했음을 보고한다.	통증이 있기 전에 미리 PCA를 사용하여 통증이 감소하고 있다. 다음 8시간 안에 통증 수준 NRS 4/10 목표에 도달해야 한다.	PCA 사용 빈도가 증가했고, 약물 투약 기록에 따르면 대상자는 플렉세릴과 바이코딘을 PRN으로 투약 받고 있다. 아직 목표를 달성하지 못했으나 통증 점수가 나아지고 있다.
불편함 수준: 24시간 내에 배출 양상이 정상적으로 돌아온다.	최근 장운동이 없었기 때문에 중재가 수행되고 식단 변화와 약물 요법을 시작했다.	섭취량과 배설량을 검토했으나 장운동은 없었다. 장운동을 위한 치료 요법이 시행되었고, 수술을 마치면 식사를 다시 시작할 수 있다. 섬유소와 사과주스, 프룬, 프룬 주스 같은 자연적 변유도제를 먹을 것이다.
통증관리: 24시간 내에 불안이 감소한다.	장에 대한 불안이 감소했음을 표현하지만 수술과 회복에 대한 염려가 남아있다. 불안을 감소하기 위해 음악과 전환 요법을 사용하고 있다.	수술과 그 결과에 대한 걱정을 언어적으로 표현하고 있다. 차분하지 못하고 집중하지 못하나 음악과 전환 요법 중재를 통해 조금은 나아진 상태이다. 병원 생활의 불안과 우울에 관한 검사 시 점수가 15로, 중증의 불안을 의미한다.
통증 경감 효과: 24시간 내에 보조 기구를 사용하여 복도를 걸어 다닐 수 있다.	걷지 못하는 상태이며, 여전히 통증 관리 중에 있다. 의자에 앉아서 운동하기에 동의하고 수술을 기다리고 있다.	보행한 거리가 0이며, 심한 통증이 있고 수술에 대해 매우 불안한 상태이다. 마지막 근막절개 봉합 후 보조 기구를 사용한 보행을 늘리기 위해 강하게 물리치료를 받을 것이다.

[멈춰서 생각해 보기]

1. 선택된 검사를 고려할 때, 결과 상태에 도달한 근거에 대한 나의 임상적 판단은 무엇인가?
2. 판단에 근거했을 때, 결과에 도달했는가? 혹은 상황의 프레임을 재구성해야 하는가?
3. 차후 비슷한 사례에 대해 추론하기 위한 스키마로 이번 사례의 경험과 그에서 학습한 바를 어떻게 사용할 수 있는가?

완성된 임상추론의 OPT 모델 Completed OPT Model of Clinical Reasoning

그림 8.3은 외상 후 손상 청소년 대상자를 위한 완성된 임상추론의 OPT 모델을 보여준다.

요약 Summary

질병으로 입원한 위험한 행동을 하는 청소년 대상자를 위한 임상추론은 대상자가 누구인지, 가족 역동성 맥락에서 그 대상자의 이야기가 무엇인지 이해하는 것으로 시작한다. OPT 모델을 개념적 틀로 사용하고 임상추론 웹을 도구로 사용하는 것은 특정한 사례와 관련된 임상추론을 발전시키는 데에 도움이 된다. 임상추론의 OPT 모델은 대상자가 어디 있고(현재 상태), 대상자가 어디 있기를 바라는지(결과 상태)에 대한 시각적 그림을 제공하고, 이야기 속 배경 문제의 인지를 통해 상태 프레임이 구성된다.

웹을 "잇고 엮는" 과정을 통해 간호사는 생각하기(자기대화)와 가설 세우기를 결정하는 간호 요구 사이의 명백한 기능적 관계를 밝히고 간호의 우선순위를 결정하게 된다. 한 번 우선적 문제(핵심)가 밝혀지면, 계획이 시작된다. 간호사는 두 상태 사이의 차이를 메우고 결과를 충족시키는 대상자의 진전 상태에 대한 결정(판단)을 내리는 평가자(검사)를 지지하는 증거를 결정해야 한다. 이런 성격의 사례 연구를 통한 경험은 간호사의 경험을 돕고 유사한 성격을 가진 추후 사례와 함께 활성화될 수 있는 임상추론 기술 세트를 추가로 얻게 한다.

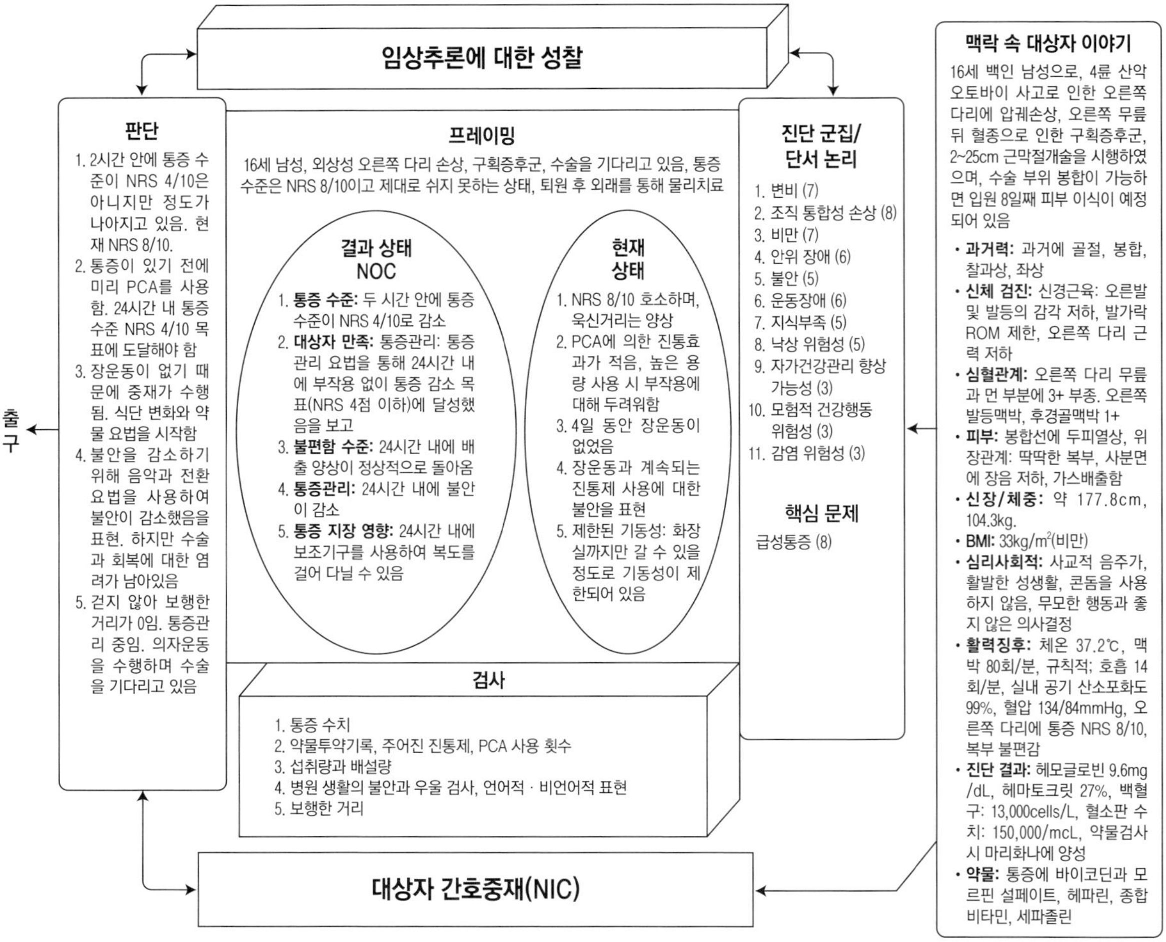

그림 8.3 외상 후 손상을 입은 청소년을 위한 임상추론 OPT 모델

요점 Key Points

- 신체적, 발달적, 심리사회적 문제를 경험하고 있는 청소년 외상 대상자를 위한 임상추론은 OPT 모델과 함께 추진될 수 있다.
- 최근 외상성 손상을 경험하여 치료받고 있는 청소년 대상자에게 단계적 접근 방식을 사용한다. 이런 접근은 다른 건강 환경 속에 있는 유사한 청소년 대상자의 스키마와 프로토타입에 사용될 수 있다.
- 임상추론 웹과 임상추론의 OPT 모델을 완성하기 위하여 다양한 사고와 성찰 전략이 임상추론 과정 내내 사용된다.

질문과 활동

1. 이번 장의 사례에 대한 간호를 계획하고 평가할 때 임상추론의 OPT 모델을 사용하는 데서 오는 장점을 설명해보자.
2. 다른 간호계획 모형과 OPT 모델은 어떻게 다른가?
3. 추론 웹을 연결하기 위해 어떤 사고전략을 사용하겠는가?
4. 청소년 외상 대상자의 사례 연구에 선택할 다른 간호진단이 있는가? 만약 그렇다면, 주어진 대상자 데이터를 고려하여 어떤 진단을 제시할 것인가?
5. 이번 사례에 대해 다른 우선순위가 있는가? 즉, 간호계획에서 권장할 다른 핵심 문제가 있는가?
6. 이 대상자 시나리오에서 현재 상태와 결과 상태 사이의 차이를 해소하기 위해 다른 어떤 검사가 적합하겠는가?

REFERENCES

Ackley, B., & Ladwig, G. (2017). *Nursing diagnosis handbook: An evidence-based guide to planning care* (11th ed.). St. Louis, MO: Mosby Elsevier.

American Pain Society (APS). (2008). *Principles of analgesic use in acute and chronic pain* (6th ed.). Glenview, Il: American Pain Society.

Butcher, H. K., Bulechek, G. M., Dochterman, J. M., & Wagner, C. M. (2019). *Nursing Interventions Classification (NIC)* (7th ed.). St. Louis, MO: Mosby Elsevier.

Butcher, H., & Johnson, M. (2012). Use of linkages for clinical reasoning and quality improvement. In M. Johnson, S. Moorhead, G. Bulechek, H. Butcher, M. Maas, & E. Swanson (Eds.), *NOC and NIC link ages to NANDA-I and clinical conditions* (3rd ed.), pp. 11-23. Maryland Heights, MO: Elsevier.

Centers for Disease Control and Prevention (CDC). (2009). Blast injuries: Crush injury and crush syndrome. Retrieved from https://www.acep.org/uploadedFiles/ACEP/Practice_Resources/disater_and_EMS/disaster_preparedness/BlastInjury_Crush_Eng.pdf

Centers for Disease Control and Prevention (CDC). (2014). Morbidity and mortality weekly report: Youth risk behavior surveillance: United States, 2013. *Surveillance Summaries*, 63(4), 1-168.

Herdman, T. H., & Kamitsuru, S. (Eds.). (2014). *NANDA International nursing diagnoses: Definitions and classification*, 2015-2017. Oxford, England: Wiley Blackwell.

Hinrichs, M., Huseboe, J., Tang, J. H., & Titler, M. G. (2001). Research based protocol: Management of constipation. *Journal of Gerontological Nursing*, 27(2), 17-28.

Ignatavicius, D., & Workman, L. (2016). *Medical-surgical nursing: Patient-centered collaborative care* (8th ed.). St. Louis, MO: Elsevier.

Johnson, M., Moorhead, S., Bulechek, G., Butcher, H., Maas, M. & Swanson, E. (Eds.). (2012). *NOC and NIC linkages to NANDA-I and clinical conditions* (3rd ed.). Maryland Heights, MD: Elsevier.

Kuiper, R. A., Pesut, D. J., & Arms, T. (2016). *Clinical reasoning and care coordination in advanced practice nursing*. New York, NY: Springer Publishing.

Kuiper, R., Pesut, D., & Kautz, D. (2009). Promoting the self-regulation of clinical reasoning skills in nursing students. *The Open Nursing Journal*, 3, 76-85. Retrieved from http://doi. org/10.2174/1874434600903010076

Labrique-Walusis, F., Keister, K., & Russell, A. (2010). Massage therapy for stress management: Implications for nursing practice. *Orthopaedic Nursing*, 29(4), 254-257.

McCabe, S., West, B., Cranford, J., Ross-Durow, P., Young, A., Teter, C., & Boyd, C. (2011). Medical misuse of controlled medications among adolescents. *Archives of Pediatric and Adolescent Medicine*, 165(8), 729-735.

Moorhead, S., Johnson, M., Maas, M. O., & Swanson, E. (Eds.). (2013). *Nursing Outcomes Classification (NOC): Measurement of health outcomes* (5th ed.). St. Louis, MO: Elsevier.

Myers, M. (2016). ATV overturns: Engineering controls to prevent crush injuries. *Professional Safety*, 61(8), 36-43.

Nilsson, U. (2008). The anxiety and pain reducing effects of music interventions: A systematic review. *AORN Journal*, 87(4), 780-807.

Parlak, G., Polat, S., & Nuran, A. (2010). Itching, pain, and anxiety levels are reduced with massage therapy, yoga stretching in burned adolescents. *Journal of Burn Care Research*, 31(3), 429-432.

Pasero, C., Quinn, T. E., Portenoy, R., McCaffery, M., & Rizos, A. (2011). Opioid analgesics. In C. Pasero & M. McCaffery (Eds.), *Pain assessment and pharmacologic management* (pp. 277-622). St. Louis, MO: Mosby/Elsevier.

Pesut, D. (2008). Thoughts on thinking with complexity in mind. In C. Lindberg, S. Nash, & C. Lindberg (Eds.), *On the edge: Nursing in the age of complexity* (pp. 211-238). Bordentown, NJ: Plexus Press.

Potter, P.A., Perry, A. G., Stockert, P., & Hall, A. (2017). *Fundamentals of nursing* (9th ed.). St Louis, MO: Elsevier.

Sahjian, M., & Frakes, M. (2007). Crush injuries: Pathophysiology and current treatment. *Advanced Emergency Nursing Journal*, 29(2), 145-150.

Steinberg, L. (2008). A social neuroscience perspective on adolescent risk-taking. *Developmental Review*, 28(1), 78-106.

Taylor, R., Sullivan, M., & Mehta, S. (2016). Acute compartment syndrome: Obtaining diagnosis, providing treatment and minimizing medicolegal risk. *Current Reviews in Musculoskeletal Medicine*, 5(3), 206-213.

Thomas, K., & Sethares, K. (2010). Is guided imagery effective in reducing pain and anxiety in postoperative total joint arthroplasty patients? *Orthopaedic Nursing*,

29(6), 393–399.

Wallin, K., Nguyen, H., Russell, L., & Lee, D. (2016). Acute traumatic compartment syndrome in pediatric foot: A systematic review and case report. *The Journal of Foot and Surgery*, 55(4), 817–820.

CHAPTER 9

임상추론과 청년의 건강문제

CLINICAL REASONING AND YOUNG ADULT HEALTH ISSUES

학습 목표

- 돌봄 제공자 역할에 긴장을 느끼고 있는 대상자의 문제, 중재, 결과를 추론하는 데 사용되는 임상추론의 OPT 모델의 구성 요소를 설명한다.
- 돌봄 제공자 역할의 건강 문제에 구체적으로 관련된 간호진단을 파악한다.
- 돌봄 제공 시나리오에서 사정된 건강 문제에 적절한 간호결과를 파악한다.
- 돌봄 제공자 역할을 하고 있는 개인의 현재 상태에서 결과 상태로의 변화에 대해 추론하기 위해 사용할 수 있는 관련 검사와 임상적 판단에 대해 설명한다.
- 돌봄 제공자를 위한 우선순위와 기대되는 결과를 설정하기 위해 임상추론 기술과 전략을 돕는 사고 과정을 서술한다.

이번 장에서는 위독한 어머니의 주된 돌봄 제공자 역할을 하고 있으며, 최근에는 15살과 13살인 두 동생의 후견인 역할을 새롭게 맡게 된 24세 여성의 사례 연구를 제시한다.

미국에서는 매년 약 4.35천만 명의 성인이 위독한 건강 상태에 있는 사람을 위해 무급으로 돌봄을 제공하고 있다(National Institutes of Health [NIH], 2015). 비공식적 돌봄 제공은 자기 자신을 돌볼 수 없는 개인을 보조하는 다양한 활동과 경험이다. 돌봄 제공에는 두 요인이 있는데, 정서적 요소인 "돌봄(caring)"과 행동적 요소인 "돌봄(caregiving)"이다(Pearlin, Mullan, Semple, & Skaff, 1990).

다른 사람에게 도움을 제공하는 것은 보통 복잡한 돌봄 활동을 포함하고 돌봄 제공자의 건강과 안녕에 타격을 준다. 많은 돌봄 제공자들은 신체적 · 정서적 스트레스와 부담을 느끼고 있다. 일주일에 최소 30시간을 일하는 돌봄 제공자들은 돌봄 제공 의무와 책임 때문에 직장을 그만둘 확률이 높아진다(National Alliance of Caregiving and AARP, 2015).

돌봄 제공자의 나이, 성별, 사회경제적 지위, 인종은 다양하지만, 공통적으로 돌봄 제공에서 오는 스트레스와 부담을 호소하고 있다. 돌봄 제공자들이 안고 있는 부담과 짐의 정도는 우울과 불안 증상과 이어져 있다. 사회적 지지가 적은 돌봄 제공자는 우울증세, 불안, 손상된 수면의 질을 보고한다(Philips, Gallagher, Hunt, Der, & Carroll, 2009).

돌봄 제공자가 필요로 하는 것은 돌봄을 제공받는 사람의 상태 및 요구도뿐만 아니라 돌봄 제공자 자신의 문제, 힘, 자원의 다양한 측면에 따라 달라진다. 한 연구에 따르면, 84%의 돌봄 제공자는 돌봄 제공 주제에 관해 더 많은 정보를 사용하거나 도움을 줄 수 있다고 말한다(National Alliance of Caregiving and AARP, 2015).

1992년, NANDA-I에 의해 새로운 진단으로 돌봄 제공자 역할 부담감이 승인되었다. 돌봄 제공자 부담감에 대해 다룬 초기의 간호진단으로는 비효율적 가족 대응과 피로가 있다. 비교적 최근의 진단인 돌봄 제공자 역할 부담감은 예측되고 평가될 수 있는 잘 정의된 가족 현상을 나타냈다(Burns, Archbold, Stewart, & Shelton, 1993). 돌봄 제공자 역할 부담감 진단은 1998년과 2000년에 수정되었다. 최근의 정의는 "가족이나 의미 있는 사람의 보호자 역할을 수행하는 데 어려움이 있음"이다(Herdman & Kamitsuru, 2014, 279쪽). 정의적 특성은 생리적, 정서적, 경제사회 관계 및 진단과 관련된 가족과정 문제와 같은 돌봄제공 활동을 포함한 진단의 다양한 차원을 파악한다. 간호사는 돌봄 제공자가 느끼는 역할 부담감을 줄이거나 예방하는 중요한 역할을 한다. 간호진단은 다양한 환경에서 일하고 있는 간호사가 다뤄야 하는 의미 있는 사회 문제에 적합하다.

대상자 이야기 Patient Story

달린 데이비스는 26세 여성으로 지난 6개월 동안 난소암 4기를 진단받은 53세 어머니의 주된 돌봄 제공자 역할을 해왔다. 데이비스는 세 자녀 중 맏딸이다. 평소 어머니와 돈독하게 지냈고, 허약한 어머니가 두 번의 이혼을 겪는 동안 그녀를 지지했다. 어머니는 2015년에 암을 진단받은 후 완화치료를 받았고, 과거 몇 달 동안 가정에서 말기 대상자에 대한 보호 치료를 받아 왔다. 최근 어머니는 반-즉각적인 반응을 보이고 있으며, 비언어적 반응에 따르면 통증은 조절되고 있는 상태이다.

데이비스는 한 달 전 15살, 13살인 어린 여동생들의 후견인으로 인정받았다. 두 동생의 생물학적 아버지는 자신의 건강뿐 아니라 도시 밖에서 거주하고 있는 환경 때문에 아이들을 책임지기를 거부했다. 전체적인 가족 사정이 초기에 시행되었고 양육권에 대한 문제는 없었으며, 가족의 재정을 책임져야 하는 데이비스를 위해 재정적 원조가 준비되었다. 데이비스의 어머니는 상태가 급속도로 악화되어 2주 이상 살지 못할 것으로 예상된다.

데이비스는 두 간호사에게 지난 몇 달 동안 우울, 불안, 원인 모를 두려움, 비탄, 다가오는 어머니의 죽음과 관련된 개인적 자유의 상실을 경험해 왔다고 털어놓았다. 또한 그녀는 어머니와 두 동생을 돌봐야 하는 데서 오는 신체적, 정서적, 사회적 부담을 경험했다. 그녀는 수면장애를 앓고 있으며 예민하고 짜증을 내는 상태로 하루의 대부분을 보낸다.

데이비스는 6개월 전 오래된 남자친구와 약혼을 했으나 친구나 약혼자와 3개월 전만큼 시간을 보내지는 않는다고 했다. 이는 피로와 수면부족 때문이다. 그녀는 자신의 거의 모든 자유 시간을 어머니와 동생들을 돌보는 데에 바쳤다. 데이비스는 동생들을 계속 돌보고 싶다고 밝혔고 식사 계획, 가정 유지, 교통수단 제공, 금전적 문제에 대한 도움과 조언을 요청했다. 또한 그녀는 가능할 때 동생들의 학교 활동에 더 참여하고 싶어 한다. 데이비스는 간호사에게 언젠가 다시 낙관적이고 싶다고 말했다.

신체사정 Physical Assessment

신체 검진에 따르면 데이비스의 신장은 약 175.9cm이며, 체중은 지난 7주 동안 3.6kg(8lb)이 감소해 현재 54.5kg(120Ib)이다. BMI는 18.2kg/m^{2}으로 저체중이다. 활력 징후는 (1) 체온 36.8℃(98.4F), (2) 맥박 80회/분, 불규칙, (3) 호흡 18회/분, (4) 연령 기준에 비해 조금 높은 혈압인 132/90mmHg이다(American Heart Association, 2017). 최근 경험한 통증은 없지만, 가끔 긴장성 두통을 호소한다. 데이비스는 백신을 모두 접종하였으며 부상 경험이 없다. 아버지는 알코올 중독의 과거력이 있으며 2010년에 사망했다. 어머니는 2015년에 난소암 4기를 진단받고 집에서 호스피스 간호를 받고 있다.

심리사회적 사정 Psychosocial Assessment

데이비스는 우울, 비탄, 불안, 피로, 절망과 사회적 고독의 느낌을 구두로 표현한다. 식욕이 없고 지난 7주 동안 체중이 3.6kg(8lb)이 감소했다.

약물 Medications

데이비스가 복용하는 약물은 피임약과 두통을 위해 필요한 이부프로펜이 있다. 알려진 약물 알러지는 없다.

임상추론의 OPT 모델을 사용한 대상자 중심의 간호계획
Patient-Centered Plan of Care Using the OPT Model of Clinical Reasoning

이번 사례 속 대상자의 이야기는 신체 검진, 현재 약물 목록, 간호 회의를 포함하여 가능한 모든 출처를 통해 얻은 것이다. 대상자 문제 목록과 관련 간호진단은 간호사가 사정 자료와 정보를 필터링하고, 이야기의 맥락에 대한 프레임을 구성하며, 우선적 간호와 결과에 집중하도록 돕는 임상추론 웹 워크시트의 생성을 돕는다(Butcher & Johnson, 2012).

대상자 문제와 간호진단의 발견 Patient Problems and Nursing Diagnoses Identification

간호계획의 첫 번째 단계는 대상자에 의해 제시된 다양한 문제와 단서를 발견하고, 이러한 단서와 문제를 정확히 담아내는 특징을 가진 간호진단을 선택하는 것이다. 이번 대상자의 의학적 진단명은 위독한 어머니의 주된 돌봄 제공자 역할과 관련된 우울이다.

우선순위의 간호 인지 Nursing Care Priority Identification

이번 사례에는 공식적 의학 진단이 없지만, 대상자는 우울, 비탄, 불안, 피로와 사회적 고독의 느낌을 구두로 표현한다. 간호사는 과거력, 생리적 · 심리사회적 사정, 의학적 기록에서 단서와 문제를 알아낸다. 해석하고 의미를 찾기 위해 비슷한 문제와 단서를 군집시킨다. 그 후에는 각 간호진단의 정의와 본질적인 의미를 규정하는 특징에 근거하여 단서와 문제의 군집과 일치하는 관련 간호진단이 확인된다. 주된 분류 영역과 영역별 분류, 대상자의 단서와 문제, 정의가 있는 관련된 NANDA-I 진단(Herdman & Kamitsuru, 2014), NOC(Moorhead, Jonhson, Maas, & Swanson, 2013), NIC(Butcher et al., 2019) 라벨을 열거하는 사정워크시트가 만들어졌다. 이 워크시트는 간호사가 대상자 간호 쟁점을 정리하는 것을 돕고 적절한 간호진단을 만들어 내도록 설계되었다. 표 9.1은 이번 사례를 위한 분류 영역, 분류, 대상자 단서와 문제, 관련된 간호진단, 제시된 NOC와 NIC 라벨을 나타낸다.

[멈춰서 생각해 보기]

1. 어떤 분류 영역이 영향을 받는가? 무슨 진단을 내렸는가?
2. 대상자의 어떤 단서/근거/자료, 대상자 사정에서 온 어떤 근거가 진단을 뒷받침하는가?

임상추론 웹 만들기 Creating A Clinical Reasoning Web

임상추론 웹은 간호사가 핵심 건강관리 문제를 찾고 우선순위를 세우기 위한 목적으로 복잡한 대상자의 이야기를 통해 분석하고 추론하는 방법이다. 간호사는 웹을 사용하여 데이터 속 대상자 단서에 근거한 문제를 정의하고, 여러 다양한 문제를 다루고 정의하기 위해 간호진단을 알아내며, 진단 사이의 관계를 결정한다(Kuiper, Pesut, & Kautz, 2009). 웹은 간호가 필요한 핵심 문제의 현재 상태와 결과를 설명하는 NANDA-I 간호진단 간 기능적 관계의 시각적 표현이다(Butcher & Johnson, 2012). 즉, 임상추론 웹은 대상자 이야기의 구성 요소와 문제가 서로 어떻게 연관되어 있는지를 보여주는 그래픽이며, 간호진단 사이의 연관성을 선으로 나타낸다(Kuiper, Pesut, & Arms, 2016). 의학적 진단은 증상의 군집에 대한 일관된 라벨인 반면, 대상자의 이야기는 다양하고, 각각의 임상추론 웹은 간호진단에서 대표되는 실제적 또는 잠재적 건강 문제에 대상자의 고유한 이야기와 인간의 반응을 반영한다. 예를 들어, 같은 의학적 진단명을 가진 두 대상자가 있을 때, 간호사는 각 사례와 연관된 사고전략과 진단적 가설에 근거하여 다른 간호진단과 다른 핵심 문제가 우선순위에 있음을 알아낼 수 있다.

표 9.1 영역, 분류(NANDA-I 분류 II), 대상자 단서/문제, 간호진단, NOC와 NIC 라벨

영역	분류	인지된 대상자 문제
활동/휴식: 에너지 자원의 생산, 보존, 소비, 균형	**수면/휴식:** 건강과 안녕을 유지하는 활동을 규명하고, 조절하며, 수행하고, 통합하는 것	• 수면 장애: 잠들고 유지하는 것의 어려움 • 기분 변화
역할 관계: 개인 혹은 집단 간의 긍정적이고 부정적인 인간관계 혹은 관련성의 의미	**돌봄 제공자 역할:** 건강관리전문가가 아닌 간호 제공자에게 사회적으로 기대하는 행동 형태	• 양육 기술을 발전시키고 싶다고 표현함, 어머니의 죽음 후 가족의 가정환경이 개선되기를 바람 • 피로와 슬픈 정서 • 불충분한 오락과 사회 활동 • 양육 기술 부족 • 우울한 감정 • 절충된 근무 실적
	가족 관계: 생리적 혹은 선택적으로 관계를 맺은 사람들의 연합	• 다가오는 어머니의 죽음에 대한 가족 일원의 비통 • 가족 역할 변화, 연장된 어머니의 질병 • 비통에 빠진 아이들을 위한 가족 지지 부족

임상추론 웹 구성하기 Constructing the Clinical Reasoning Web

사정 데이터, 근거, 단서들로부터 문제가 구별되고 간호진단이 선택된 후, 임상추론 웹은 다음의 단계를 따라 설계된다.

1. 대상자에 대한 일반적 서술을 일차적 의학 진단명과 함께 가운데 타원에 위치시킨다. 이번 사례에서는 난소암 말기를 판정받은 위독한 어머니를 돌보고 있으며, 최근 두 동

NANDA-I 간호진단	Nursing Outcomes Classifications (NOC)	Nursing Intervention Classifications (NIC)
수면 양상 장애: 수면의 양과 질의 손상으로 인해 일상생활에 불편이나 장애를 초래하는 상태	• 휴식	• 수면 개선 • 이완 요법
가족 기능 향상 가능성: 가족의 안녕을 지지하고 강화할 수 있는 가족 기능 상태	• 가족 대응 • 가족 기능	• 가족의 완전성 증진
돌봄 제공자 역할 긴장: 가족/의미 있는 사람의 보호자 역할을 수행하는 데 어려움이 있음	• 돌봄 제공자 정신 건강 • 돌봄 제공자 안녕 • 양육 수행 • 대응 • 돌봄 제공자 신체 건강 • 돌봄 제공자 사회 활동 참여	• 돌봄 제공자 지지 • 양육 증진 • 대응 향상 • 일시적 위탁 • 지지 체계 강화
가족 기능 중단: 가족의 관계나 기능이 변화된 상태	• 가족 정상화	• 대응 • 가족의 완전성 증진

표 9.1 영역, 분류(NANDA-I 분류 II), 대상자 단서/문제, 간호진단, NOC와 NIC 라벨 (계속)

영역	분류	인지된 대상자 문제
대응/스트레스 내성: 삶의 사건/삶의 과정과의 투쟁	**대응반응:** 환경 스트레스를 관리하는 과정	• 원인 모를 스트레스의 감정 • 임박한 어머니의 죽음 • 돌봄 제공 부담으로 인한 직장에서의 위태로운 실적 • 만성적 걱정과 불안, 집중력 저하, 피로와 수면 장애 • 임박한 어머니의 죽음에 대한 슬픔, 절망, 무력감, 어머니의 질병에 대한 의미를 찾고 싶어 함 • 대응 기술을 강화, 돌봄에 관한 스트레스 요인을 줄이고, 추가적인 사회적 지지를 찾고자 하는 바람을 표현
안위: 위험, 신체적 손상, 면역 체계의 손상에서 벗어난 상태, 손실에서 보존, 안전과 안위의 보호	**사회적 안위:** 사회적 상황에 대한 안녕감 혹은 편안감	• 어머니를 위한 돌봄 제공자 역할과 동생들의 양육으로 인한 사회적 고독의 느낌을 표현함 • 약혼자와 함께할 수 있는 시간이 적음

NANDA-I 간호진단	Nursing Outcomes Classifications (NOC)	Nursing Intervention Classifications (NIC)
불안: 자율신경반응을 동반하는 막연한 불편감 혹은 두려움, 위험을 예상함으로 인해 야기되는 염려. 이것은 임박한 위험을 경고하는 경계 신호이며 위협을 처리하는 방법을 취할 수 있게 함	• 불안 수준 • 대응	• 불안 감소
비효율적 대응: 스트레스원의 타당한 평가, 숙련된 반응의 적절한 선택, 유용한 자원의 활용에 대한 능력이 없는 상태	• 대응	• 대응 향상 • 정서적 지지
슬픔: 개인, 가족, 지역사회가 실제적, 예견된 혹은 지각된 상실로 인해 경험하는 정상적인 복합적 정서적, 신체적, 영적, 사회적, 지적반응과 행동과정	• 대응 • 슬픔 해결 • 가족 복원	• 가족 지지 • 대응 향상 • 정서적 지지
대응 향상 가능성: 안녕과 강화의 요구를 충족시키려는 인지적 · 행위적 노력 양상	• 자기인식 • 대응	• 대응 향상
고독 위험성: 다른 사람과 더 접촉할 필요성 또는 요구와 관련된 불편감을 경험하는 건강을 위협할 수 있는 취약성이 큰 상태	• 외로움 • 사회 활동 참여	• 사회화 향상

생의 후견인으로 지정된 24세의 백인 여성이다. 대상자가 우울, 불안, 피로의 느낌을 구두로 표현하는 것 외에는 공식적 의학 진단이 없다.

2. 가운데 타원 주위에 있는 타원에 대상자의 단서에서 나온 NANDA-I 간호진단을 각각 기입한다.
3. 대상자의 이야기와 사정을 통해 수집된 데이터를 각 간호진단 밑에 나열한다.
4. 각 간호진단은 대상자 상황에 대한 간략한 서술이 담긴 가운데 타원에 직접적으로 관련되어 있기 때문에, 간호사는 가운데 타원에서 주변에 있는 각 간호진단 타원까지 선을 그린다. 그림 9.1은 이번 사례에서 임상추론 웹을 만들기 위한 첫 번째 단계를 보여주고 있다.

임상추론 웹을 잇고 엮기 Spinning and Weaving the Reasoning Web

임상추론 웹을 잇고 엮기 위해 간호사는 반드시 간호진단 간의 관계를 설정하고, 이를 분석 및 설명해야 한다. 이 과정에서 3장에서 생각하는 대로 말하기, 자기대화, 스키마 찾기, 가설 세우기, 만약-그렇다면, 어떻게-그래서 사고, 비교분석이 사용된다. 간호사는 이를 통해 바깥 타원에 있는 간호진단들 사이의 가능한 연결 고리를 찾고 관계를 규명할 수 있다.

간호사는 다음의 단계에 따라 웹을 계속해서 잇고 엮는다.

1. 각 간호진단과 건강관리 문제가 다른 모든 진단과 어떻게 관련되어 있는지 생각한다. 두 진단 사이에 기능적 관계가 있는 경우 단방향 화살표를 그려 단방향 관계를 나타내고, 양방향 화살표를 그려 양방향 관계를 표시한다. 예를 들어, 감소된 돌봄 제공자 역할 긴장과 불안 사이의 관계는 어떻게 되는가? 이 진단들은 어떻게 관련되어 있는가? 서로 어떻게 영향을 주는가? 데이비스의 사례에서 간호사는 돌봄 제공자 역할 긴장이 불안을 초래하는지, 혹은 반대로 불안한 느낌이 돌봄 제공자 역할 긴장에 영향을 미치는지 고려해 볼 것이다. 이런 경우에는 돌봄 제공자 역할 긴장과 불안 진단 사이에 양방향 연결 고리가 존재한다. 다른 예시로, 고독의 위험 간호진단이 어떻게 부모 역할 향상 가능성의 문제와 관련되어 있는지 고려해 볼 수 있다. 이 두 진단 사이에는 관계가 없다. 따라서 연결선이 그려지지 않는다.

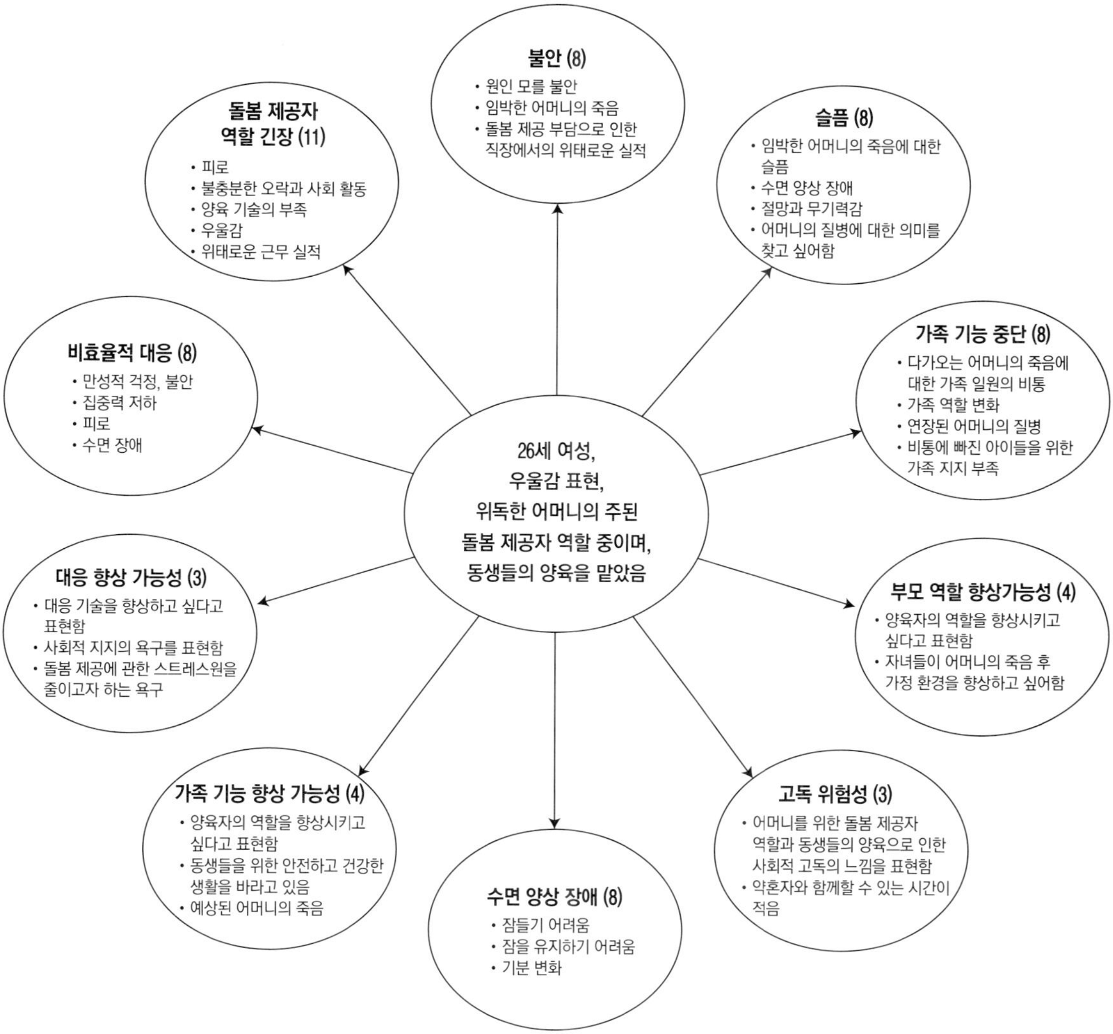

그림 9.1 임상추론 웹: 청년과 정신 건강 문제: 의학적 진단에서 간호진단으로의 연결

2. 연결 관계를 결정하기 위해 첫 번째 단계는 서로 다른 타원들 사이에서 반복적으로 되풀이된다. 만약 기능적 관계가 있다면, 모든 과정이 끝날 때까지 연결선이 그어지고 시각적으로 웹이 나타난다.

3. 모든 연결선이 그려지면 한 타원에서 다른 타원으로 이어지는 모든 선의 개수가 세어

지고 그 숫자는 임상추론 웹 워크시트에 기록된다. 데이비스 문제의 우선순위는 연결선의 개수를 기반으로 표 9.2에 제시하였다.

4. 가장 많은 연결선을 가진 간호진단이 핵심 문제가 된다. 그림 9.2는 이번 사례에 대해 완성된 임상추론 웹을 나타낸다.

가장 많은 연결선을 가진 간호진단, 즉 핵심 문제는 우선순위의 문제가 된다. 이는 대상자의 현재 상태를 정의하는 기초가 되고 기대되는 결과 상태와 대조된다(Kuiper et al., 2009). 핵심 문제를 확인하는 것은 먼저 해결해야 하는 핵심 NANDA-I 진단을 규명함으로써 임상추론을 안내하여 간호사가 후속 간호계획에 집중할 수 있다(Butcher & Johnson, 2012; Herdman & Kamitsuru, 2014). 핵심 문제가 인지된 후 병렬화 사고전략을 이용하여 문제~결과의 상호보완적 본질을 알아내기 위해 지식 작업이 계속된다. 이번 사례의 핵심 문제와 간호진단은 돌봄 제공자 역할 긴장이다. 데이비스가 정신적 갈등에 대응하고 이 문제를 해결할 수 있도록 돕기 위해 중재가 선택된다. 이런 중재들은 웹에 나온 다른 문제에도 영향을 미칠 경향이 높다.

표 9.2 간호영역, 간호진단과 연결선

간호영역	분류	간호진단	웹 연결선
심리사회적 영역	역할/관계	돌봄 제공자 역할 긴장	11
		가족 기능 중단	8
	대응반응	비효율적 대응	8
	감정	슬픔	8
	지식	대응 향상 가능성	3
		부모 역할 향상 가능성	4
		가족 기능 향상 가능성	4
기능적 영역	안위	불안	8
	수면/휴식	수면 양상 장애	8
환경적 영역	위기 관리	고독 위험성	3

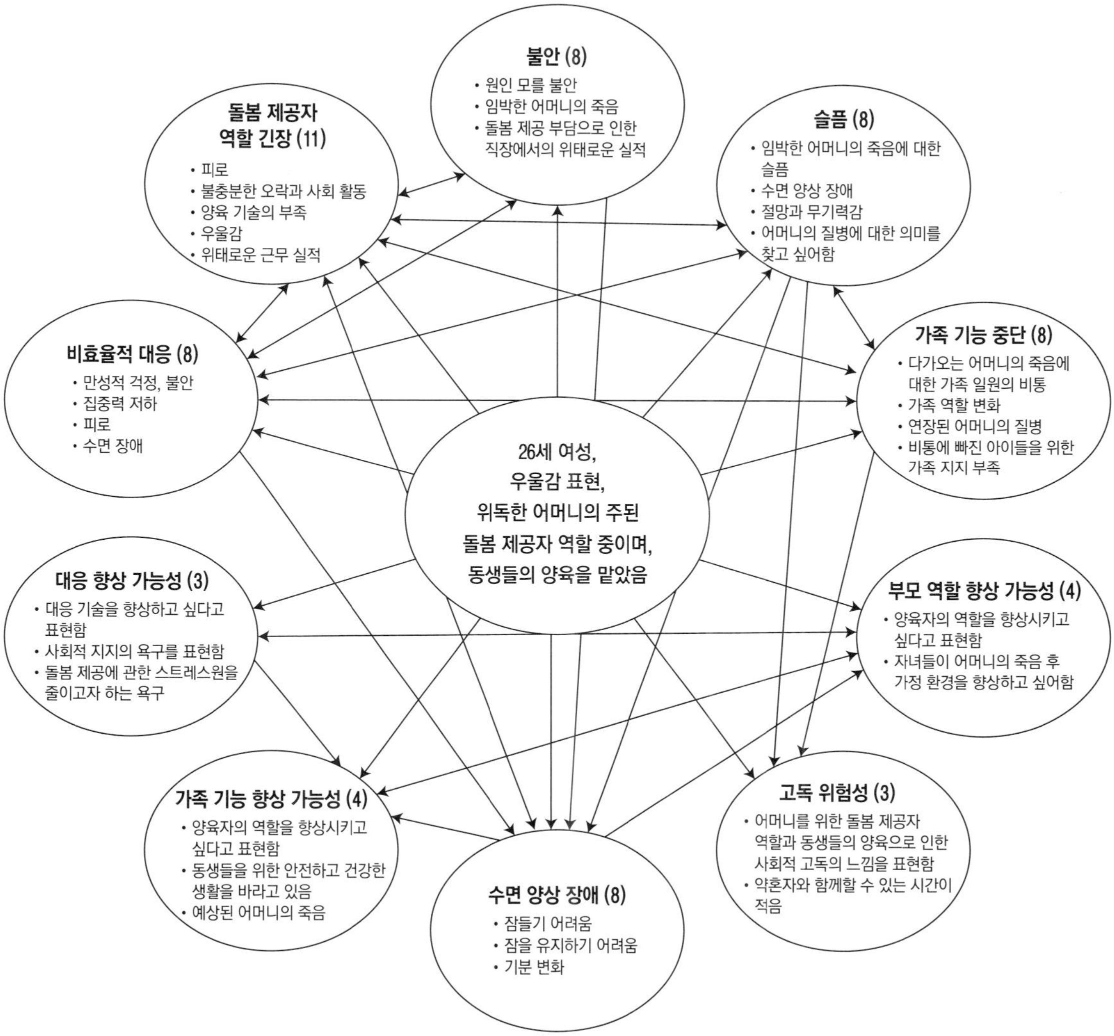

그림 9.2 임상추론 웹: 청년과 정신문제: 간호진단 간의 연결선

[멈춰서 생각해 보기]

1. 인지된 문제(진단) 사이의 관계는 무엇인가?

2. 어떤 핵심 문제가 나타나는가?

임상추론의 OPT 모델 워크시트 완성하기
Completing the OPT Clinical Reasoning Model

핵심 문제 및 단서 논리의 인지와 함께 추론 웹이 완성된 후에는 임상추론의 OPT 모델 만들기가 완료될 수 있다. 이번 장에 나온 사례를 통해 OPT 모델의 모든 부분을 채울 수 있다.

맥락 속 대상자 이야기 Patient-in-Context Story

사례 9.1은 달린 데이비스의 맥락 속 대상자 이야기를 보여준다. 그림 9.3 속 OPT 모델의 가장 오른쪽에 맥락 속 대상자 이야기가 기록되어 있다. 이 이야기는 대상자의 인구학적 특성, 의학적 진단, 현재 상황에 대해 강조한다. 이 상자 속 정보는 간략한 형식으로 모델의 나머지 부분을 위한 관련 사실과 함께 정리되어 있다.

진단 군집/단서 논리 Diagnostic Cluster/Cue Logic

간호계획 과정의 다음 단계는 진단 군집/단서 논리를 완성하는 것이다. 핵심 문제는 우선순위에 따라 나열된 다른 간호진단들과 함께 바닥에 있는 칸에 배치된다. 이 시점에서 간호사는 간호진단을 지지하는 근거가 있는지, 그리고 핵심 문제가 올바르게 선정된 것인지 확인하기 위해 목록을 검사한다.

사례 9.1

맥락 속 대상자 이야기

데이비스, 26세 여성, 지난 6개월 동안 난소암 4기를 진단받은 53세 어머니의 주된 돌봄 제공자 역할을 해 왔다. 데이비스는 세 자녀 중 맏딸로 어린 두 동생의 후견인으로 지정되었다. 어머니는 빠르게 악화되는 상태로 가정에서 말기 대상자에 대한 보호 치료를 받아왔다. 데이비스는 어머니가 진단을 받은 시점부터 주된 돌봄 제공자가 되었다.

데이비스는 지난 두 달 동안 우울, 불안, 원인 모를 두려움, 다가오는 어머니의 죽음과 관련된 개인적 자유의 상실과 임박한 어머니의 죽음에 대한 슬픔을 경험했음을 보고했다.

사회적: 데이비스는 6개월 전 오래된 남자친구와 약혼을 했으나 최근 3개월 동안 약혼자와 제대로 된 시간을 보내지 못하고 친한 친구들을 보지 못했다. 데이비스는 간호사에게 다시 낙관적이고 싶다고 말했다.

단서 논리는 간호의 의미를 식별하기 위해 맥락 속 대상자 자료를 의도적으로 구성하는 것이다(Butcher & Johnson, 2012). 이번 사례에서 추론 웹의 외부 타원에 서술된 간호진단은 OPT 모델 임상추론 워크시트의 진단 군집/단서 논리에 따라 각 진단을 향하는 화살표의 수와 함께 기록된다. 사례 9.2에서는 인지된 핵심 문제, 즉 이번 사례에서는 돌봄 제공자 역할 긴장이 다른 간호진단 밑에 위치한다.

> **사례 9.2**
>
> **진단 군집/단서 논리**
>
> 1. 비효율적 대응(8)
> 2. 슬픔(8)
> 3. 가족 기능 중단(8)
> 4. 수면 양상 장애(8)
> 5. 불안(8)
> 6. 부모 역할 향상 가능성(4)
> 7. 가족 기능 향상 가능성(4)
> 8. 고독 위험성(3)
> 9. 대처 향상 가능성(3)
>
> **핵심 문제/주제**
>
> 돌봄 제공자 역할 긴장(11)

프레이밍 Framing

워크시트의 맨 위 중간에는 맥락 속 대상자 이야기에 관한 배경 문제를 가장 잘 나타내는 프레임이나 주제를 나타내는 상자가 있다. 이번 사례의 프레임은 위독한 어머니의 돌봄 제공자 역할을 다하고 최근에 18세 미만인 어린 두 동생의 양육을 맡게 된 26세 백인 여성이다. 슬픔, 피로, 사회적 고립, 수면 장애, 체중 손실을 경험했음을 표현했다. 이 프레임은 현재 상태와 결과 상태의 구조화를 돕고 필요한 간호에 대한 통찰력을 제공하기 위해 상태 사이의 차이를 보여준다. 프레임은 간호사가 이 대상자의 스키마와 프로토타입을 과거에 경험했던 다른 사례와 구분하게 돕는 렌즈 혹은 배경 관점이다. 간호계획에서 사용될 중재와 검사는 인지된 프레임에 한정된다. 사례 9.3은 데이비스 사례의 프레임을 보여준다.

> **사례 9.3**
>
> **프레임**
>
> 위독한 어머니의 돌봄 제공자 역할을 다하고 있으며, 최근에 18세 미만인 두 동생의 양육을 맡게 된 26세 백인 여성이다. 슬픔, 피로, 사회적 고립, 수면 장애, 체중 손실을 경험했음을 표현했다.

현재 상태 Present State

현재 상태는 맥락 속 대상자의 이야기 혹은 대상자의 최초 상태의 서술이다(Butcher & Johnson, 2012). 이 섹션에서 제시된 항목은 간호행동과 대상자 상황의 결과로 시간이 지나면서 변한다. 핵심 밑에 제시된 대상자에 대해 밝혀진 단서와 문제는 대상자의 현재 상태를 잘 담아낸다. 문제들에 대해 간호계획, 중재, 평가가 이루어진다. 현재 상태의 항목은 핵심 타원에 나열되어 있고, (1) 피로와 슬픈 정서, (2) 불충분한 오락적 · 사회적 활동, (3) 양육 기술이 부족함을 표현함, (4) 우울한 감정, (5) 직장에서 위태로운 근무 실적, (6) 약혼자, 동생들과 보내기 위한 여가 시간 부족의 6개 일차적 문제가 핵심 문제와 관련되어 있다. 사례 9.4는 세워진 결과가 달성되었는지 확인하기 위해 검사될 핵심 문제와 관련된 현재 상태의 문제 목록을 보여준다.

> **사례 9.4**
>
> **현재 상태**
>
> 1. 피로와 슬픈 정서
> 2. 불충분한 오락적, 사회적 활동
> 3. 양육 기술이 부족함을 표현함
> 4. 우울한 감정
> 5. 직장에서 위태로운 근무 실적
> 6. 약혼자, 동생들과 보내기 위한 여가 시간 부족

결과 상태 Outcome State

정의된 현재 상태에서 핵심 문제를 해결하기 위해 달성할 수 있는 기대되는 상태를 고려해야 한다(사례 9.5). 하나의 결과 상태나 목표는 각 현재 상태 항목에 대해 나열되어 있고, 간호 및 협동적 중재를 통해 검사되고 달성될 수 있다.

이번 사례에서 NOC 라벨(굵은 글씨)과 결과 상태는 데이비스가 (1) 일시적 위탁을 위한 방법을 찾는다, (2) 사회적이고 자기돌봄적인 활동에 참여한다, (3) 양육 기술을 발달하기 위한

> **사례 9.5**
>
> **결과 상태**
>
> 1. **돌봄 제공자 정신 건강:** 일시적 위탁을 위한 방법을 찾기
> 2. **돌봄 제공자 안녕:** 사회적이고 자기돌봄적인 활동에 참여
> 3. **양육 수행:** 양육 기술을 발달하기 위한 자원과 지원의 인지
> 4. **대응:** 효과적 대응 전략의 인지
> 5. **불안:** 직장에서 겪는 정신적 고통을 완화하기 위해 근무 시간을 줄일 수 있게 하는 재정적 자원을 포함한 전략을 알아내고 방법을 찾음
> 6. **돌봄 제공자 사회 활동 참여:** 약혼자와 동생과 함께 여가 활동에 참여

자원과 지원을 인지한다, (4) 효과적 대응 전략을 인지한다, (5) 직장에서 겪는 정신적 고통을 완화하기 위해 근무 시간을 줄일 수 있게 하는 재정적 자원을 포함한 전략을 알아내고 방법을 찾는다, (6) 약혼자, 동생과 함께 여가 활동에 참여할 수 있도록 돕는다.

각각의 현재 상태와 그에 상응하는 결과 상태는 직접적으로 서로 관련되기 때문에 병렬 처리를 위해 서로 옆에 배치된다. 이러한 배치는 간호사가 임상추론을 시행하는 동안 비교 분석과 성찰을 할 수 있게 돕는다.

검사 Tests

현재 상태와 결과 상태 사이의 차이는 다음 단계의 간호계획에서 초점이 된다. 간호사는 현재 상태와 결과 상태의 차이를 메우기 위해 어떤 검사와 중재가 가장 적절한지 반드시 고려해야 한다. 임상 결정에 기초하여, 간호사는 차이가 해소되었는지 그렇지 않은지를 나타낼 수 있는 근거를 고려한다. 변화를 측정하고 데이터를 모으기 위해 다른 건강관리 제공자, 대상자와 협동하여 검사를 시행한다. 간호사는 각 기대되는 결과 상태를 확인하기 위해 어떤 임상적 지표를 사용할 수 있는지 질문해 본다. 기대되는 결과가 달성되었는지 그렇지 않은지에 대해 무엇을 고려해야 하는지 묻는다. 사례에서 선택된 검사는 (1) 피로 중증도 척도(Fatigue Severity Scale, [FSS])와 일시적 위탁, (2) 지역사회 자원 접근성에 대한 자기 보고, (3) 수정된 보호자 부담지수(Modified Caregiver Strain Index, [MCSI]), (4) 재정적 자원과 지역사회 지원의 활용, (5) 줄어든 근무 일정의 근거, (6) 여가 활동 참여이다. 데이비스를 위한 검사는 사례 9.6에 나와 있다.

> **사례 9.6**
>
> **검사**
>
> 1. 피로 중증도 척도(FSS)와 일시적 위탁
> 2. 지역사회자원의 접근에 대한 자기보고
> 3. 수정된 보호자 부담지수(MCSI)
> 4. 재정적 자원과 지역사회 지원의 활용
> 5. 줄어든 근무 일정의 근거
> 6. 여가 활동 참여

[멈춰서 생각해 보기]

1. 맥락 속 대상자의 이야기가 완성되었는가?
2. 상황의 프레임을 어떻게 구성하고 있는가?

3. 현재 상태는 어떻게 정의되는가?
4. 기대되는 결과는 무엇인가?
5. 진단에 대해 어떤 결과를 생각하고 있는가?
6. 결과와 현재 상태의 상호보완적 짝 혹은 차이는 무엇인가?
7. 기대되는 결과의 임상적 지표는 무엇인가?
8. 어떤 검사와 기준으로 기대되는 결과가 측정될 수 있는가?
9. 기대되는 목표 결과가 언제 달성되는지 어떻게 알 수 있는가?

중재 Interventions

임상추론의 OPT 모델 워크시트의 하단에는 대상자가 결과 상태에 도달하도록 돕는 근거기반의 간호활동인 대상자 간호중재(NIC)를 나타내는 상자가 있다. 간호사는 대상자가 현재 상태에서 결과 상태로 이동하도록 도울 수 있는 중재에 대한 임상적 결정이나 선택을 내려야 한다. 중재가 수행되면, 간호사는 어느 정도로 결과가 이루어졌는지 평가하게 된다. 중재는 근거를 기반으로 하고 문헌, 교과서, 프로토타입 예시와 같은 최신의 자원에서 수집된다. 근거는 중재 옆 분리된 열에 나열되고 인용된다. 각 중재에 대해 근거를 나열하는 것은 간호활동에 대한 이해와 정당성을 높인다. 이 사례의 중재와 근거는 표 9.3에 나와 있으며, 삶의 업적에 대한 성찰과 감정의 표현을 격려하고, 영적 간호를 위한 자원을 촉진하며, 비침습적으로 통증을 완화하는 방법과 사정을 포함한 중재를 보여주고 있다.

[멈춰서 생각해 보기]

1. 어떤 임상 결정과 중재가 결과 달성에 도움이 되는가?
2. 어떤 구체적 중재 활동을 수행할 것인가?
3. 왜 이 활동들을 고려하고 있는가?

표 9.3 중재와 근거

중재	근거
1. a. 돌봄 상황 시작 시, 돌봄 상황 전반에 걸쳐 정기적으로 돌봄 수혜자 상태 및 돌봄 전환의 변화 시 돌봄 제공자 역할 긴장이 있는지 확인한다(Ackley & Ladwig, 2017). b. 돌봄 상황이 지속되는 동안, 정기적으로 돌봄 제공자의 우울, 불안, 부담, 악화되는 신체 건강의 징후를 모니터링 한다(Ackley & Ladwig, 2017).	1. 돌봄 상황이 지속되는 동안, 규칙적인 간격으로 돌봄 제공자 사정이 이루어져야 한다(Ackley & Ladwig, 2017; Adelman et al., 2014).
2. a. 돌봄 제공자가 자신의 요구를 충족하고, 스트레스 관리 기술을 배우고, 정기적인 휴식시간을 계획할 수 있게 개인적인 시간을 찾도록 돕는다(Ackley & Ladwig, 2017). b. 돌봄 제공자에게 스트레스를 감소하기 위한 기술을 교육한다(Gulanick & Myers, 2014).	2. a. 가족 돌봄 제공자를 지원하기 위한 중재는 돌봄 제공자의 건강을 개선하는 것으로 밝혀졌다(Basu et al., 2013; Ackley & Ladwig, 2017, 202쪽). b. 정서적이고 신체적으로 돌봄 책임감을 다할 수 있게 하기 위해, 돌봄 제공자가 휴식을 취하고 하루 동안 정서적으로 다시 힘을 낼 수 있는 기회가 필요하다(Gulanick & Myers, 2014, 42쪽).
3. a. 상호적인 교육적 지지를 얻기 위해 지지집단이 사용될 수 있다(Ackley & Ladwig, 2017). b. 돌봄 상황의 다양한 시기에 정기적으로 지지집단을 모니터링하고 돌봄 제공자가 적절한 지지 체계를 알아내고 사용할 수 있도록 돕는다(Ackley & Ladwig, 2017).	3. a. 지지집단은 특히 여성 돌봄 제공자의 우울증세와 부담을 나아지게 할 수 있다(Ackley & Ladwig, 2017, 203쪽; Chien et al., 2011). b. 낮은 수준으로 지각된 지원은 돌봄 제공자가 버려진 느낌을 받을 수 있게 하고 그들의 고통을 증가시킨다(Ackley & Ladwig, 2017, 202쪽; Hwang et al., 2011).
4. a. 대상자가 긍정적 결과를 기대하고 그를 성취하기 위한 방법을 알아내도록 돕는다. b. 도움이 될 수 있는 지지집단, 정신치료자, 애도 전문가(Grief specialists)를 알아낸다(Carpenito, 2016).	4. a. 연구는 이러한 활동이 힘에 대한 희망의 발달을 촉진한다는 것을 보여준다(Ackley & Ladwig, 2017, 464쪽; Proctor et al., 2011). b. 낮은 지지적 관계를 가진 사람은 슬픔을 느끼는 데에 어려움이 있다(Carpenito, 2016, 351쪽; Varcarelis, 2011).
5. a. 돌봄 제공자가 경쟁하는 직업적 요구와 직업을 유지하는 것의 잠재적 이득을 정상적인 경로라고 인식하도록 돕는다. 직무 분담이나 근무 시간 줄이기와 같은 방법을 통해 직업을 유지할 수 있도록 한다(Ackley & Ladwig, 2017). b. 돌봄 제공자에게 시간을 효율적으로 사용할 수 있는 방법을 제공한다(Ralph & Taylor, 2014).	5. 직장이 있는 돌봄 제공자에게 일은 충족감, 도피, 만족에 대한 느낌을 제공할 수 있다(Ackley & Ladwig, 2017; Eldh & Carlsson, 2011).

표 9.3 중재와 근거 (계속)

중재	근거
6. 자기 자신을 돌보는 것(운동과 휴식의 균형, 스트레스 관리, 지지적 사회연결망, 유머 유지하기, 돌봄 제공자가 사람들과 연락하고 친구를 방문하도록 조언)의 중요성을 강조한다(Carpenito, 2016, 132쪽).	6. 많은 연구가들은 지속적인 사회적 지지를 돌봄 제공자 역할 긴장을 감소시키거나 예방하는 가장 중요한 요인으로 인지했다(Carpenito, 2016, 132쪽; Clipp & George, 1990; Pearlin et al., 1990; Sheifld, 1992).

판단 Judgments

OPT 모델 워크시트를 구성하는 마지막 단계는 결과가 달성되었는지 확인하기 위해 검사와 중재들을 성찰하는 것이다. 검사의 결과는 임상적 판단을 내리기 위해 사용하는 자료이다(Pesut, 2008). 임상추론의 OPT 모델 워크시트의 가장 왼쪽 상자에 각 결과를 위한 판단이 나열되어 있다. 판단은 결과 달성에 대한 결론이다. 각 판단은 네 가지의 구성 요소인 (1) 현재 상태와 기대되는 상태의 대조, (2) 기대되는 상태와 연관된 기준(예: 검사), (3) 간호중재의 효과와 영향 고려, (4) 중재가 결과 달성에 효과적인지에 대한 결론을 필요로 한다(Kuiper et al., 2009). 검사의 분석에 기반을 두어 문제가 해결되었는지 그렇지 않은지에 대한 판단이 내려진다. 간호사는 프레임을 재구성하거나 맥락 속 대상자의 이야기 속 사실에 다른 의미를 부여해야 할 수도 있다. 표 9.4는 이번 사례 연구에 대한 결과 상태와 판단을 나타낸다. 사례 9.7은 이번 사례의 판단을 보여준다.

사례 9.7

판단

1. 대상자는 돌봄 제공과 양육 책임감에서 벗어나 자신만의 시간을 보내기 위한 방법을 표현한다.
2. 대상자는 체력 단련장에 가입한다. 대상자는 예전보다 잠을 많이 잔다고 보고한다.
3. 대상자는 양육에 도움이 될 지역사회자원과 학교 자원을 알아낸다.
4. 대상자는 휴식을 위한 활동과 오락 활동 및 가족과 함께하는 여가 행사에 참여하기 위한 방법을 열거한다.
5. 약혼자, 동생과 함께 대상자는 지난주에 두 번 여가 활동에 참여했다.

표 9.4 결과 상태와 판단

결과 상태	판단
돌봄 제공자 정신 건강: 일시적 위탁(respite care)을 위한 방법을 찾을 것이다.	Fatigue Severity Scale Score: 34(피로하지 않은 상태) 대상자는 돌봄 제공과 양육 책임감에서 벗어나 자신만의 시간을 보내기 위한 방법을 표현한다.
돌봄 제공자 안녕: 사회적이고 자기돌봄적인 활동에 참여할 것이다.	대상자는 체력 단련장에 가입했다. 대상자는 예전보다 잠을 잘 잔다고 보고한다.
사회적 지지: 양육 기술을 발달하기 위한 자원과 지원을 인지할 것이다.	수정된 보호자 부담 지수: 14/26 양육 기술을 발달하기 위한 지역사회자원과 교회 신도를 나열한다.
대응: 효과적인 대응 전략을 인지할 것이다.	대상자는 휴식을 위한 활동, 오락 활동에 참여하기 위한 방법, 가족과 함께 참여할 수 있는 여가 행사들을 열거한다.
불안: 직장에서 겪는 정신적 고통을 완화하기 위해 근무 시간을 줄일 수 있게 하는 재정적 자원을 포함한 전략을 알아내고 방법을 찾을 것이다.	직장 상사와 함께 대상자는 근무 시간을 줄이기로 협상했다.
돌봄 제공자 정신 건강과 사회활동 참여: 약혼자, 동생과 함께 여가 활동에 참여할 것이다.	약혼자, 동생과 함께 지난주에 두 번 여가 활동에 참여했다.

[멈춰서 생각해 보기]

1. 선택된 검사를 고려할 때, 결과 상태에 도달한 근거에 대한 나의 임상적 판단은 무엇인가?
2. 판단에 근거했을 때, 결과에 도달했는가? 혹은 상황의 프레임을 재구성해야 하는가?
3. 차후 비슷한 사례에 대해 추론하기 위한 스키마로 이번 사례의 경험과 그에서 학습한 바를 어떻게 사용할 수 있는가?

완성된 임상추론의 OPT 모델 Completed OPT Model of Clinical Reasoning

그림 9.3은 외상 후 손상을 입은 청년 대상자를 위한 완성된 임상추론의 OPT 모델을 보여준다.

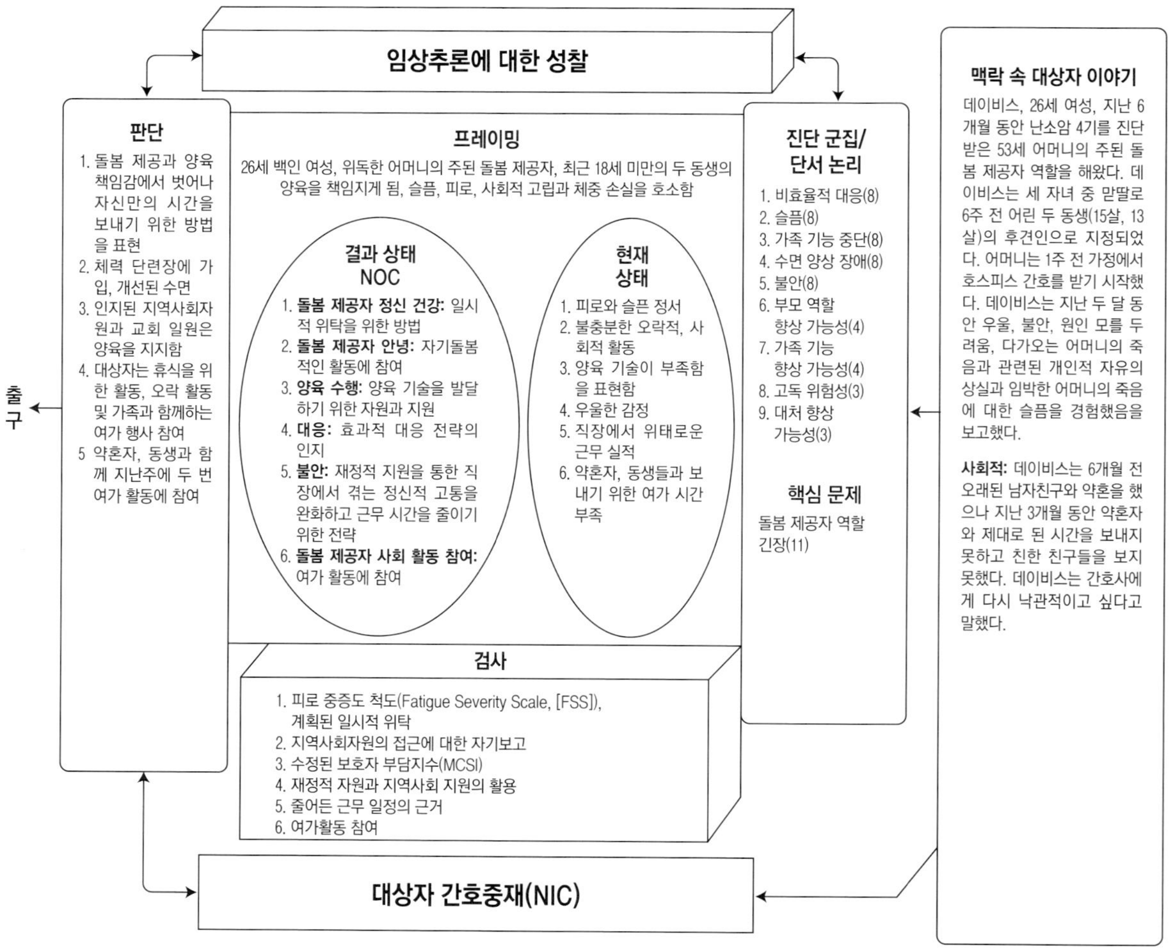

그림 9.3 청년과 정신 건강 문제를 위한 임상추론의 OPT 모델

요약 Summary

OPT 모델을 개념적 틀로 사용하고 임상추론 웹을 도구로 사용하는 것은 특정한 사례와 관련된 임상추론을 발달시키는 데에 도움이 된다. 임상추론의 OPT 모델은 대상자가 어디 있고(현재 상태), 대상자가 어디 있기를 바라는지(결과 상태)에 대한 시각적 그림을 제공하고, 이야기 속 배경 문제의 인지를 통해 상태 프레임이 구성된다. 간호사는 생각하기(자기대화)와 가설을 세우고 경쟁하는 간호 요구 사이의 명백한 기능적 관계를 밝히기 위해 간호의 우선순위를 결정하게 된다. 한 번 우선적 문제(핵심)가 밝혀지면, 계획이 시작된다. 이번 사례에서 인지된 핵심은 돌봄 제공자 역할 긴장이다.

임상추론의 OPT 모델은 돌봄 제공자가 어디(현재 상태) 있는지에 대한 시각적 그림을 제공한다. (1) 피로와 슬픈 정서, (2) 불충분한 오락적 · 사회적 활동, (3) 양육 기술의 부족, (4) 우울, (5) 직장에서의 위태로운 근무 실적, (6) 의미 있는 사람들과 함께 보내기 위한 여가 시간 부족의 6가지 현재 상태 항목을 확인했다.

이번 사례에서 간호사는 NOC 용어를 사용하여 (1) 돌봄 제공자 정신 건강, (2) 돌봄 제공자 안녕, (3) 양육 수행, (4) 대응, (5) 불안, (6) 돌봄 제공자 사회활동 참여의 간호결과를 결정할 수 있었다. 돌봄 제공자 이야기의 배경 문제를 인지함으로써 현재 상태와 결과 상태 항목의 프레임이 구성된다. 간호사가 구성한 돌봄 제공자 상황의 프레임은 위독한 어머니의 돌봄 제공자 역할을 다하고 최근에 18세 미만의 두 동생의 양육을 맡게 된 26세 백인 여성이다. 슬픔, 피로, 사회적 고립, 수면 장애, 체중 손실을 경험했음을 표현했다.

간호사는 두 상태 사이의 차이를 메우고, 결과를 충족시키는 대상자의 진전 상태에 대한 결정(판단)을 내리는 평가자(검사)를 지지하는 증거를 결정해야 한다. 간호사는 (1) Fatigue Severity Scale(FSS)과 일시적 위탁, (2) 지역사회자원의 접근에 대한 자기보고, (3) 수정된 보호자 부담지수(MCSI), (4) 재정적 자원과 지역사회 지원의 활용, (5) 줄어든 근무 일정의 근거, (6) 여가 활동 참여의 검사를 고려해 볼 수 있다. 이런 성격의 사례 연구를 통한 경험은 간호사의 경험을 돕고 유사한 성격을 가진 추후 사례와 함께 활성화될 수 있는 임상추론 기술 세트를 추가로 얻게 한다.

요점 Key Points

- 호스피스 간호와 완화적 치료를 받고 있는 대상자를 돌보는 가족 일원을 위한 임상추론은 OPT 모델과 함께 추진될 수 있다.
- 호스피스 완화 간호를 받고 있는 위독한 대상자의 돌봄 제공자에게 단계적 접근 방식을 사용한다. 이런 접근은 다른 건강 환경 속 유사한 시한부 대상자 간호의 스키마와 프로토타입에 사용될 수 있다.
- 임상추론 웹과 임상추론의 OPT 모델을 완성하기 위하여 다양한 사고와 성찰 전략이 임상추론 과정 내내 사용된다.

질문과 활동

1. 이번 장의 사례에 대한 간호를 계획하고 평가할 때 임상추론의 OPT 모델을 사용하는 데서 오는 장점을 설명해보자.

2. 다른 간호계획 모형과 OPT 모델은 어떻게 다른가?

3. 추론 웹을 잇고 엮기 위해 어떤 사고전략을 사용하겠는가?

4. 돌봄 제공자의 사례 연구에 선택할 다른 간호진단이 있는가? 만약 그렇다면, 주어진 대상자 데이터를 고려하여 어떤 진단을 제시할 것인가?

5. 이번 사례에 대해 다른 우선순위가 있는가? 즉, 간호계획에서 권장할 다른 핵심 문제가 있는가?

6. 이 대상자 시나리오에서 현재 상태와 결과 상태 사이의 차이를 해소하기 위해 다른 어떤 검사가 적합하겠는가?

REFERENCES

AARP and the National Alliance for Caregiving. (2015). Caregiving in the U.S.: Special report. Retrieved from http://www.aarp.org/content/dam/aarp/ppi/2015/caregiving-in-the-united-states-2015-report revised.pdf

Ackley, B., & Ladwig, G. (2017). *Nursing diagnosis handbook: An evidence-based guide to planning care* (11th ed.). St. Louis, MO: Mosby Elsevier.

American Heart Association. (Jan. 2017). Understanding blood pressure readings. Retrieved from http://www.heart.org/HEARTORG/Conditions/HighBlood Pressure/Know Your Numbers/Understanding-Blood-Pressure-Readings_UCM_301764_Article.jsp#.WJJjg6 Yo4eE

Butcher, H. K., Bulechek, G. M., Dochterman, J. M., & Wagner, C. M. (2019). *Nursing Interventions Classification (NIC)* (7th ed.). St. Louis, MO: Mosby Elsevier.

Burns, C., Archbold, P., Stewart, B., & Shelton, K. (1993). New diagnosis: Caregiver role strain. *International Journal of Nursing Knowledge*, 4(2), 70-76.

Butcher, H., & Johnson, M. (2012). Use of linkages for clinical reasoning and quality improvement. In M. Johnson, S. Moorhead, G. Bulechek, H. Butcher, M. Maas, & E. Swanson (Eds.), *NOC and NIC linkages to NANDA-I and clinical conditions* (3rd ed.), p. 11-23. Maryland Heights, MO: Elsevier.

Carpenito, L. J. (2016). *Nursing diagnosis: Application to clinical practice* (15th ed.). Philadelphia, PA: Wolters Kluwer Health.

Clipp, E. C., & George, L. K. (1990). Caregiver needs and patterns of social support. *Journal of Gerontology*, 45(3), S102-S111.

Gulanick, M., & Myers, J. (2014). *Nursing care plans: Diagnoses, interventions and outcomes*. Maryland Heights, MO: Elsevier.

Herdman, T. H., & Kamitsuru, S. (Eds.). (2014). *NANDA International nursing diagnoses: Definition and classifications*, 2015-2017. Oxford, England: Wiley Blackwell.

Johnson, M., Moorhead, S., Bulechek, G., Butcher, H., Maas, M., & Swanson, E. (Eds.). (2012). *NOC and NIC linkages to NANDA-I and clinical conditions* (3rd ed.). Maryland Heights, MO: Elsevier.

Kuiper, R. A., Pesut, D. J., & Arms, T. (2016). *Clinical reasoning and care coordination in advanced practice nursing*. New York, NY: Springer Publishing Company.

Kuiper, R., Pesut, D., & Kautz, D. (2009). Promoting the self-regulation of clinical reasoning skills in nursing students. *The Open Nursing Journal*, 3, 76-85. Retrieved from http://doi.org/10.2174/1874434600903010076

Leming, M., & Dickinson, G. (2010). *Understanding dying, death, and bereavement* (7th ed.). Belmont, CA: Wadsworth Cengage Learning.

Moorhead, S., Johnson, M., Maas, M. O., & Swanson, E. (Eds.). (2013). *Nursing Outcomes Classification (NOC): Measurement of health outcomes* (5th ed.). St. Louis, MO: Elsevier.

National Institutes of Health. (2015). *Coping with caregiving: Take care of yourself while caring for others*. NIH News in Health newsletter. Retrieved from https://newsinhealth.nih.gov/issue/dec2015/featurel

Pearlin, L., Mullan, J., Semple, S., & Skaff, M. (1990). Caregiving and the stress process: An overview of concepts and their measures. *The Gerontologist*, 30(5), 583-594.

Pesut, D. (2008). Thoughts on thinking with complexity in mind. In C. Lindberg, S. Nash, & C. Lindberg (Eds.), *On the edge: Nursing in the age of complexity* (pp. 211-238). Bordentown, NJ: Plexus Press.

Phillips, A. C., Gallagher, S., Hunt, K., Der, G., & Carroll, D. (2009). Symptoms of depression in non routine caregivers: The role of caregiver strain and burden. *British Journal of Clinical Psychology*, 48(4), 335-346.

Potter, P. A., Perry, A. G., Stockert, P., & Hall, A. (2017). *Fundamentals of nursing* (9th ed.). St Louis, MO: Elsevier.

Ralph, S. S., & Taylor, C. M. (2014). *Sparks and Taylor's nursing diagnosis pocket guide* (9th ed.). Philadelphia, PA: Wolters Kluwer Health, Lippincott Williams & Wilkins.

CHAPTER 10

임상추론과 여성의 건강문제

CLINICAL REASONING AND WOMEN'S HEALTH ISSUES

학습 목표

- 자궁내막증의 여성 건강문제를 앓고 있는 대상자의 문제, 중재, 결과를 추론하는 데 사용되는 임상추론의 OPT 모델의 구성 요소를 설명한다.
- 자궁내막증을 앓고 있는 대상자의 건강문제와 구체적으로 관련된 간호진단을 파악한다.
- 진행성 자궁내막증 건강문제를 가진 여성에게 적절한 간호 결과를 확인한다.
- 진행성 자궁내막증에 대한 수술적 중재를 받은 여성을 위한 현재 상태에서 결과 상태로의 변화에 대해 추론하기 위해 사용할 수 있는 관련 검사와 임상적 판단에 대해 설명한다.
- 진행성 자궁내막증에 대한 수술적 중재를 받은 여성을 위한 우선순위와 기대되는 결과를 설정하기 위한 임상추론 기술과 전략을 돕는 사고 과정을 서술한다.

이번 장에서는 중증의 4기 자궁내막증식증으로 로봇 보조의 양쪽 난관난소절제술과 질식 전자궁적출술을 받고 결장루를 만든 40세 여성에 대한 사례 연구를 제시한다. 그녀는 오랫동안 자궁내막증으로 통증을 느껴왔으나 약물에 대한 믿음 때문에 특정 치료를 거부했다. 지금은 수술을 받고 남편과 함께 내 · 외과병동에서 회복 중인 상태이다.

특히 자궁내막증식증은 30대와 40대의 출산 경험이 있는 여성에게 흔히 생기는 양성 질환이다. 10명의 여성 중 한 명은 자궁내막증식증에 걸리는 것으로 추정된다(American Society for Reproductive Medicine [ASRM], 2012). 자궁내막증식증의 원인을 다룬 한 이론에 따르면, 매달 월경 중 떨어진 자궁내막 세포가 난관을 통해 난소와 골반으로 역류한다는 것이다(ASRM, 2012). 이러한 이동은 신장, 장, 난소, 횡격막에까지 이를 수 있다. 자궁내막 조직은 프로게스테론과 에스트로겐의 정상적 월별 호르몬 변화에 대한 반응으로 두꺼워지고 허물어지거나 피를 흘리게 된다(Mayo Clinic, 2016). 하지만 조직이 정상적으로 떨어져 없어지지 않아 소혈종이 생기게 되고, 이 소혈종은 낭종, 반흔조직이나 유착 상태로 발전할 수 있다(Jonhs Hopkins, 2016). 자궁근층 안으로 자궁내막 조직이 자라거나 근육층 안에 존재하면 자궁선근증이 나타나게 된다(Mayo Clinic, 2016). 이 과정을 통해 자궁이 비대해질 수 있다.

여성들은 자궁내막증식증과 자궁선근증의 다양한 증상을 경험하게 된다. 하지만 증상이 반드시 질병의 심각성과 상관관계가 있는 것은 아니라는 점을 유념하는 것이 중요하다. 예를 들어, 어떤 여성은 증상 없이 중증의 질병을 앓고 있을 수 있는 반면, 다른 이는 심각한 증상이 있으나 중증의 질병이 아닐 수 있다. 자궁내막증의 증상에는 복부, 허리 하부, 골반 주위의 통증, 많은 생리양이나 불규칙적인 하혈, 심한 생리통, 성교 시 통증, 생리 중에 더 악화되는 장운동이나 소변 시 통증, 피로, 메스꺼움, 변비, 설사, 불임이 있다. 많은 여성은 시간이 지날수록 증상이 악화된다고 설명한다.

자궁내막증식증의 위험 요인에는 출산력 없음, 이른 초경, 늦은 폐경, 짧아진 생리 주기(27일보다 짧음), 높은 수준의 에스트로겐, 오랜 시간 동안 에스트로겐에 노출, 음주, 친척 중 한 명 이상의 자궁내막증 가족력(어머니, 자매, 이모) 등이 있다(Mayo Clinic, 2016). 자궁내막증식증과 자궁선근증의 합병증은 불임, 난소암, 자궁내막증식증 관련 선암이 포함된다.

자궁내막증식증을 진단하기 위해서는 총체적인 과거력 사정 및 신체사정, 신체 검진을 시행하고 골반검사, 복강경을 통해 직접 볼 수 있다. 추가적 검사는 초음파, 자궁난관조영술, 경질 초음파, 전혈구 검사, CA-125(암항원-125) 검사를 포함할 수 있다. "자궁내막증식증은 자궁내막 임플란트 위치, 크기, 깊이, 유착 여부와 심각성, 자궁내막종의 유무와 크기에 따라 네 단계(I-최소, II-경미, III-보통, IV-중증)로 분류된다"(ASRM, 2012). 치료방법은 내과적 치료로 진통제와 호르몬 치료를 받거나 수술을 받는다. 수술은 가임 능력을 유지하기 위한 보존적 노력이나 난소와 난관을 포함하거나 제외한 전자궁절제술과 같은 근본적 중재를 수반한다. 삶의 단계와 건강력에 따라 전자궁절제술을 받은 에스트로겐 수용체 양성 유방암 병력이 있는 여성은 갑작스러운 폐경기 치료를 위한 호르몬 요법을 받을 수 있다.

대상자 이야기 Patient Story

버지니아 그레이엄은 계획된 로봇 보조의 양쪽 난관난소절제술과 질식 전자궁적출술(TVH/BSO) 후 외과 병동에 입원한 40세의 아프리카계 미국인 여성이다. 그녀는 몇 년 동안 시간이 지나면서 심해지는 생리통, 핏덩어리, 성교 시 통증, 피로와 함께 늘어난 생리양을 호소했다. 초기에 자궁경 검사를 통한 외과적 평가에서 유섬유종이 발견되었다. 또한 6개월 전 받은 진단적 복강경 검사에서 중증의 자궁내막증식증을 확인했고, 좌측 난소의 거대한 자궁내막종을 발견하여 절개하고 배액하였으며, 자궁선근증과 일치하는 결론을 얻었다. 자궁내막증식증은 자궁이 골반 벽에 유착될 정도로 매우 중증이었으며, 질은 직장과 하부 S자 결장에 유착되었다. 자궁절제술 후 부인과 의사는 그레이엄이 결장절제술과 결장루 수술을 받을 수 있을지 직장 외과전문의에게 문의했다.

과거력 Medical History

그레이엄은 진단적 복강경 검사 이전에 조금 더 보존적인 다른 치료법을 거부했다. 산과력은 임신 경험 3번, 출산 2번, 낙태 1번이다. 성병에 걸린 적이 없고, 남편과만 성관계를 맺고 있으며, 성교 시 통증으로 인해 시간이 지나면서 성관계 횟수가 줄어든 상태이다. 그레이엄은 수술 전 평가에서 "아이를 더 원하지 않아요"라고 말했다.

신체사정 Physical Assessment

이번 사례에서 대상자의 사정은 마취회복병동(PACU)에서 이뤄졌다. 그녀는 현재 졸리고, 창백한 상태이며, 언어적 자극에 반응한다. 한 번 깨어나면 사람, 장소, 시간에 대한 지남력이 있다. 그녀는 가끔 서맥이 있으며, 양쪽 하지에 경미한 부종이 있다. 순차적 압박 도구가 다리에 달려있다. 복부에는 5개의 복강경 천자 부위가 있고 구멍은 개방되거나 더마본드가 붙어 있다. 우상복부 천자 부위 주변에 작은 반상출혈이 있으나 그 외의 복부는 부드럽고 약간 팽창되어 있으며, 복부의 모든 사분면에서 과소 활동성 장음이 들린다. 결장루는 좌하복부에 위치하며 소량의 피가 배액된 상태이다. 장루는 빨갛고 장루 주변 피부는 온전하다. 거즈에는 소량의 피가 묻어 있다. 그레이엄의 신장은 164.6cm이고, 체중은 56.2kg(127lbs)이며, BMI는 21.8kg/m^{2}으로 정상이다. 활력징후는 체온이 36.4℃(97.6F), 맥박이 58회/분으로 규칙적이며, 호흡은 12회/분, 산소포화도는 실내에서 99%, 혈압은 94/64mmHg이다. 그레이엄이 "압박"이라고 설명한 복부 통증의 점수는 0점에서 10점 중 2점이다. 마취회복병동을 떠나기 전 딜라우디드(Dilaudid) 2mg을 투여받았다.

진단 검사 결과 Laboratory Test Results

진단 검사 결과는 헤모글로빈 10mg/dL(낮음), 헤마토크릿 31%(낮음), CA-125(암항원-125) 274u/mL(높음)이다.

약물 Medications

그레이엄은 통증이 있을 시 옥시코돈 5mg을 구강으로 4시간마다 복용 중이며, 하이드로몰폰(딜라우디드) 1mg을 정맥내주입으로 2시간마다 투여 받고 있다. 현재 국소적으로 에스트라디올 경피적 패치를 붙이고 있으며, 일주일에 2번 붙일 예정이다. 구강으로 피타바스타틴(리바로)을 매일 밤 복용 중이다. 그레이엄은 약물 알러지가 없다.

심리사회적 사정 Psychosocial Assessment

그레이엄은 담배를 피우지 않으며 사교적 음주가(일주일에 한 번 이하)이다. 종교는 침례교이며 매우 활동적으로 교회에 다닌다. 부모님과 남동생은 살아 있다. 현재 지역 전문대학에서 일하고 있으며, 지방대학에서 MBA 과정을 이수하고 있다. 그레이엄은 운동으로 뛰기, 자전거 타기, 걷기를 하고 있으며, 휴식 시간에 책 읽기를 즐겨 한다.

현재 신체 상태 Current Physical Condition

그레이엄은 현재 8시간 동안 진행된 수술 후 회복 중이다. 남편은 그레이엄이 수술과 일시적 결장루에 대해 보일 반응을 걱정하고 있다. 남편은 그레이엄이 곧 통증에서 벗어나 삶을 즐기길 바라며, 그레이엄이 신체적이고 정서적으로 준비되면 둘의 관계가 회복되기를 바라고 있다. 그레이엄은 며칠 후 퇴원할 것이며, 두 명의 외과의에게 추적조사(follow up)를 받을 예정이다.

임상추론의 OPT 모델을 사용한 대상자 중심의 간호계획

Patient-Centered Plan of Care Using the OPT Model of Clinical Reasoning

이번 사례 속 대상자의 이야기는 신체 검진, 현재 약물 목록, 간호 회의를 포함하여 가능한 모든 출처를 통해 얻은 것이다. 대상자 문제 목록과 관련 간호진단은 간호사가 사정 자료와 정보를 필터링하고, 이야기의 맥락에 대한 프레임을 구성하며, 우선적 간호와 결과에 집중하도록 돕는 임상추론 웹 워크시트의 생성을 돕는다(Butcher & Johnson, 2012).

대상자 문제와 간호진단의 발견 Patient Problem and Nursing Diagnoses Identification

간호계획의 첫 번째 단계는 대상자에 의해 제시된 다양한 문제와 단서를 발견하고, 이러한 단서와 문제를 정확히 담아내는 특징을 가진 간호진단을 선택하는 것이다.

우선순위의 간호 인지 Nursing Care Priority Identirication

대상자의 의학적 진단명은 자궁내막증식증 4기로, 로봇 보조의 질식 전자궁적출술, 양쪽 난관난소절제술과 결장 절제 후 결장루를 형성한 상태이다. 간호사는 과거력, 생리적 · 심리사회적 사정, 의학적 기록에서 단서와 문제를 알아낸다. 해석하고 의미를 찾기 위해 비슷한 문제와 단서를 군집시킨다. 그 후에는 각 간호진단의 정의와 본질적인 의미를 규정하는 특징에 근거하여 단서와 문제의 군집과 일치하는 관련 간호진단이 확인된다. 주된 분류 영역과 영역별 분류, 대상자의 단서와 문제, 정의가 있는 관련된 NANDA-I 진단(Herdman & Kamitsuru, 2014), NOC(Moorhead, Jonhson, Maas, & Swanson, 2013), NIC(Butcher et al., 2019) 라벨을 열거하는 사정워크시트가 만들어졌다. 이 워크시트는 간호사가 대상자 간호 쟁점을 정리하는 것을 돕고 적절한 간호진단을 만들어 내도록 설계되었다.

표 10.1 영역, 분류(NANDA-I 분류 II), 대상자 단서/문제, 간호진단, NOC와 NIC 라벨

영역	분류	인지된 대상자 문제
활동/휴식: 에너지 자원의 생산, 보존, 소비, 균형	**수면/휴식:** 건강과 안녕을 유지하는 활동을 규명하고, 조절하며, 수행하고, 통합하는 것	• 잠들어 있기 어려움 • 열감과 식은땀(night sweats) 때문에 깨어남 • 하루 종일 피곤함 • 일상생활에 영향을 받음 • 수면의 질을 개선하여 다시 정상적으로 활동하고 싶은 욕구를 표현함
	에너지 균형: 자원의 섭취와 소비 간의 역동적 조화 상태	• 만성적 빈혈 • 헤모글로빈 9.6gm/dL • 쉽게 지치고 힘들어 일주일의 생활에 어려움을 겪고 있음
역할 관계: 개인 혹은 집단 간의 긍정적이고 부정적인 인간관계 혹은 관련성의 의미	**가족 관계:** 생리적 혹은 선택적으로 관계를 맺은 사람들의 연합	• 병원이 집에서 3시간 거리임 • 집에 있는 어린 아이들을 돌볼 수 없음 • 수술 후, 앞으로 4주 동안 운전할 수 없음 • 남편이 수술 때는 근무를 빼고 옆을 지켰으나, 회복은 지켜볼 수 없음
	역할 수행: 사회적으로 기대되는 행동 형태 기능의 질	• 지지적인 남편 • 오랫동안 아팠기 때문에 아내가 어서 나아지길 바람 • 둘의 관계에 수술이 어떤 영향을 미칠지 염려함

이 워크시트는 간호사가 대상자 간호 쟁점을 정리하는 것을 돕고 적절한 간호진단을 만들어 내도록 설계되었다. 표 10.1은 이번 사례를 위해 완성된 표의 예시로써 분류 영역, 분류, 대상자 단서와 문제, 관련된 간호진단, 제시된 NOC와 NIC 라벨을 나타낸다.

[멈춰서 생각해 보기]

1. 어떤 분류 영역이 영향을 받는가? 무슨 진단을 내렸는가?
2. 대상자의 어떤 단서/근거/자료, 대상자 사정에서 온 근거가 진단을 뒷받침하는가?

NANDA-I 간호진단	Nursing Outcomes Classifications (NOC)	Nursing Intervention Classifications (NIC)
수면 양상 장애: 외적 요인으로 인해 수면 시간 동안 수면의 양과 질이 방해를 받는 것	• 수면	• 환경적 관리: 안위 • 수면 향상 • 약물 관리 • 완화 요법
수면 향상을 위한 준비: 적절한 휴식을 제공하고, 바람직한 일상생활을 유지하고 활기차게 하는 자연적 · 주기적 수면 의식 패턴	• 수면	• 환경적 관리: 안위 • 수면 향상 • 약물 관리 • 완화 요법
피로: 휴식으로 회복이 되지 않은 피로감과 신체적 · 정신적 업무 능력 감퇴가 지속적으로 엄습하는 상태	• 지구력 • 영양 상태: 에너지	• 에너지 관리 • 영양 관리
가족 기능 중단: 개인 혹은 집단 간의 긍정적이고 부정적인 인간관계 혹은 관련성의 의미	• 가족 대응 • 가족 기능	• 대응 향상 • 가족 과정 유지 • 가족 완전성 도모
관계 향상을 위한 준비: 서로의 요구를 충족시키기 위한 상호 파트너십 패턴 강화	• 발달: 중년기 • 역할 수행	• 역할 향상

표 10.1 영역, 분류(NANDA-I 분류 II), 대상자 단서/문제, 간호진단, NOC와 NIC 라벨 (계속)

영역	분류	인지된 대상자 문제
성: 성적 주체성, 기능, 재생산	**성 정체감:** 성 또는 성별과 관련한 특정인의 상태	• 성교 시 통증 • 원하는 만큼 성적으로 활발해질 수 없음 • 외과적 폐경이 성 정체감에 미칠 영향에 대한 걱정 • 성생활이 개선되길 바람
대응/스트레스 내성: 삶의 사건/삶의 과정과의 투쟁	**대응반응:** 환경 스트레스를 관리하는 과정	• 임신, 분만 능력 상실 • "나이 든 여자"와 동등하게 생각하는 폐경의 갑작스러운 시작 • 남편은 장루에 대한 아내의 반응과 장루의 영향을 걱정
안위: 위험, 신체적 손상, 면역 체계의 손상에서 벗어난 상태, 손실에서 보존, 안전과 안위의 보호	**신체적 안위:** 안녕과 편안함, 고통으로부터 벗어난 상태	• 골반 충만(pelvic fullness)과 압박 • NRS 2~6/10 사이의 통증 수준 • 딜라우디드(하이드로몰폰)를 3시간마다 요청함 • 가스로 인한 통증(gas pains) • 몇 년 동안 지속된 고통스러운 생리 • 만족스럽지 않고 고통스러운 성교
안전/보호: 근본적 행동, 사고, 행동에 대한 행실의 원칙, 사실이나 고유의 가치가 있다고 생각되는 제도	**신체적 손상:** 신체적인 상해 혹은 손상	• 복강경 천자 부위 5개 • 새로운 결장루

NANDA-I 간호진단	Nursing Outcomes Classifications (NOC)	Nursing Intervention Classifications (NIC)
성기능 장애: 욕구, 흥분, 오르가즘의 단계에서 성기능이 변화하여 불만족스럽고 충족이 안 되거나 부적절하다고 느끼는 상태	• 신체적 노화 • 성기능	• 호르몬 대체 요법 • 정서적 지지 • 신체상 강화
슬픔: 개인, 가족, 지역사회가 실제적, 예견된 혹은 지각된 상실로 인해 경험하는 정상적인 복잡한 정서적, 신체적, 영적, 사회적, 지적 반응과 행동 과정	• 대응 • 심리사회적 적응: 인생 변화	• 예측 지침 • 대응 강화 • 탄력성 증진 • 영적 지지
불안: 자율신경반응을 동반하는 막연한 불편감 혹은 (근원을 알 수 없는) 두려움, 위험을 예상함으로 인해 야기되는 염려 이것은 임박한 위험을 경고하는 경계신호이며 위협을 처리하는 방법을 취할 수 있게 함	• 불안 수준 • 불안 자기조절	• 불안 감소 • 대응 강화
급성통증: 실제적이거나 잠재적인 조직손상으로 인해 경험하는 감각적 또는 정서적 불편감, 갑자기 또는 서서히, 경증에서 중증 강도로 지속하거나 끝이 예측되는 통증이 있는 상태 **만성통증:** 실제적이거나 잠재적인 조직손상으로 인해 경험하는 감각적 또는 정서적 불편감, 갑자기 또는 서서히, 경증에서 중증 강도로 지속하거나 예기치 못한 재발성 통증이 6개월 이상 지속되는 상태	• 통증 수준	• 통증 관리 • 진통제 투약
피부 통합성 장애: 표피나 진피가 심각하게 변화된 상태	• 조직 통합성: 피부와 점막 • 상처 치유: 일차적 의도 (primary intention)	• 절개 부위 간호, 통증 관리, 피부 검사

임상추론 웹 만들기 Creating a Clinical Reasoning Web

임상추론 웹은 간호사가 핵심 건강관리 문제를 찾고 우선순위를 세우기 위한 목적으로 복잡한 대상자의 이야기를 통해 분석하고 추론하는 방법이다. 간호사는 웹을 사용하여 데이터 속 대상자 단서에 근거한 문제를 정의하고, 여러 다양한 문제를 다루고 정의하기 위해 간호진단을 알아내며, 진단 사이의 관계를 결정한다(Kuiper, Pesut, & Kautz, 2009). 웹은 간호가 필요한 핵심 문제의 현재 상태와 결과를 설명하는 NANDA-I 간호진단 간 기능적 관계의 시각적 표현이다(Butcher & Johnson, 2012). 즉, 임상추론 웹은 대상자 이야기의 구성요소와 문제가 서로 어떻게 연관되어 있는지를 보여주는 그래픽이며 간호진단 사이의 연관성을 선으로 나타낸다(Kuiper, Pesut, & Arms, 2016). 의학적 진단은 증상 군집에 대한 일관된 라벨인 반면, 대상자의 이야기는 다양하다. 임상추론 웹은 대상자 사례의 독특한 이야기 및 간호진단에서 가장 잘 표현되는 실제 또는 잠재적 건강 문제에 대한 인간의 지속적인 반응을 나타내는 라벨이다. 예를 들어, 같은 의학적 진단명을 가진 두 대상자가 있을 때, 간호사는 각 사례와 연관된 사고전략과 진단적 가설에 근거하여 다른 간호진단과 다른 핵심 문제가 우선순위에 있음을 알아낼 수 있다.

임상추론 웹 구성하기 Construction the Clinical Reasoning Web

사정 자료, 근거, 단서들로부터 문제가 구별되고 간호진단이 선택된 후, 임상추론 웹은 다음의 단계를 따라 설계된다.

1. 대상자에 대한 일반적 서술을 일차적 의학 진단명과 함께 가운데 타원에 위치시킨다. 이번 사례에서 대상자는 40세의 아프리카계 미국 여성으로, 자궁내막증식증 4기를 진단 받고 로봇 보조의 양쪽 난관난소절제술과 질식 전자궁적출술(TVH/SBO)을 받고 결장루를 만든 상태이다. 그녀는 현재 수술 후 회복 중이다.
2. 가운데 타원 주위에 있는 타원에 대상자의 단서에서 나온 NANDA-I 간호진단을 각각 기입한다.
3. 각 간호진단에서 대상자의 이야기와 사정을 통해 수집된 자료를 각 간호진단 밑에 나열한다.

4. 각 간호진단은 대상자 상황에 대한 간략한 서술이 담긴 가운데 타원에 직접적으로 관련되어 있기 때문에, 간호사는 가운데 타원에서 주변에 있는 각 간호진단 타원까지 선을 그린다. 그림 10.1은 이번 사례를 위한 임상추론 웹을 만들기 위한 첫 번째 단계를 보여주고 있다.

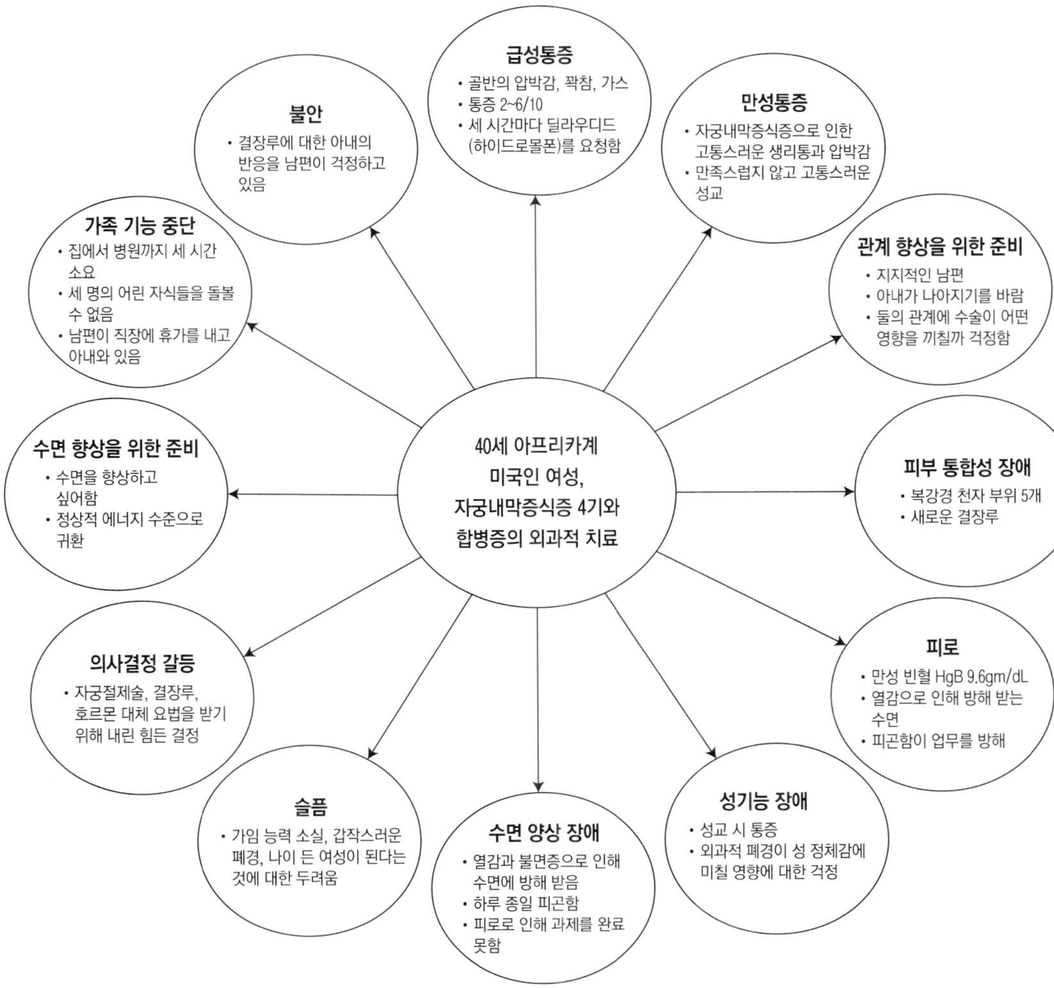

그림 10.1 임상추론 웹: 자궁내막증식증으로 수술을 받은 중년 여성: 의학적 진단에서 간호진단으로의 연결

임상추론 웹을 잇고 엮기 Spinning and Weaving the Reasoning Web

임상추론 웹을 잇고 엮기 위해 간호사는 반드시 간호진단 간의 관계를 설정하고, 이를 분석 및 설명해야 한다. 이 과정에서 3장에서 생각하는 대로 말하기, 자기대화, 스키마 찾기, 가설 세우기, 만약-그렇다면, 어떻게-그래서 사고, 비교분석이 사용된다. 간호사는 이를 통해 바깥 타원에 있는 간호진단들 사이의 가능한 연결 고리를 찾고 관계를 규명할 수 있다.

1. 각 간호진단과 건강관리 문제가 다른 모든 진단과 어떻게 관련되어 있는지 생각한다. 두 진단 사이에 기능적 관계가 있는 경우 단방향 화살표를 그려 단방향 관계를 나타내고, 양방향 화살표를 그려 양방향 관계를 표시한다. 예를 들어, 불안과 수면 양상 장애 사이의 관계는 어떻게 되는가? 이 진단들은 어떻게 관련되어 있는가? 서로 어떻게 영향을 주는가? 그레이엄의 사례에서 간호사는 불안이 수면 양상 장애를 초래하는지, 혹은 반대로 수면 양상 장애가 불안에 영향을 미치는지 고려해 볼 것이다. 이런 경우에는 불안과 수면 양상 장애 진단 사이에 양방향 연결 고리가 존재한다. 다른 예시로, 피로라는 간호진단이 어떻게 성기능 장애의 문제와 관련되어 있는지 고려해 볼 수 있다. 이 두 진단 사이에는 단방향 연결 고리가 존재한다. 따라서 피로에서 성기능 장애로 단방향 연결선이 그려진다.

2. 연결 관계를 결정하기 위해 첫 번째 단계는 서로 다른 타원들 사이에서 반복적으로 되풀이된다. 만약 기능적 관계가 있다면, 모든 과정이 끝날 때까지 연결선이 그어지며 시각적으로 웹이 보여진다.

3. 모든 연결선이 그려지면, 한 타원에서 다른 타원으로 이어지는 모든 선의 개수가 세어지고, 그 숫자는 임상추론 웹 워크시트에 기록된다. 그레이엄 문제의 우선순위는 연결선의 개수를 기반으로 표 10.2에 제시하였다.

4. 가장 많은 연결선을 가진 간호진단이 핵심 문제가 된다. 그림 10.2는 이번 사례에 대해 완성된 임상추론 웹을 나타낸다.

가장 많은 연결선을 가진 간호진단, 즉 핵심 문제는 우선순위의 문제가 된다. 이는 대상자의 현재 상태를 정의하는 기초가 되고 기대되는 결과 상태와 대조된다(Kuiper et al.,

표 10.2 간호영역, 간호진단과 연결선

간호영역	분류	간호진단	웹 연결선
활동/휴식	수면/휴식	수면 양상 장애	24
	에너지 균형	피로	22
대응/스트레스 내성	대응반응	슬픔	16
안위	신체적 안위	만성통증	17
성	성기능	성기능 장애	14
역할/관계	가족 관계	가족 기능 중단	14
안위	신체적 안위	급성통증	13
삶의 원칙	가치/신념/행동 일치	의사결정 갈등	12
활동/휴식	수면/휴식	수면 향상을 위한 준비	10
역할/관계	역할 수행	관계 향상을 위한 준비	14
대응/스트레스 내성	대응반응	불안	8
안전/보호	신체적 손상	피부 통합성 장애	10

2009). 핵심 문제를 확인하는 것은 먼저 해결해야 하는 핵심 NANDA-I 진단을 규명함으로써 임상추론을 유도하여, 간호사가 후속 간호계획에 집중할 수 있다."(Butcher & Johnson, 2012). 핵심 문제가 인지된 후 병렬화 사고전략을 이용하여 문제~결과의 상호보완적 본질을 알아내기 위해 지식 작업이 계속된다. 이번 사례의 핵심 문제는 수면 양상 장애이다.

그레이엄이 수면 양상 장애에 대응하고 그를 해결할 수 있도록 돕기 위해 중재가 선택된다. 이러한 중재들은 웹에 나온 다른 문제에도 영향을 미칠 경향이 높다.

[멈춰서 생각해 보기]

1. 인지된 문제(진단) 사이의 관계는 무엇인가?

2. 어떤 핵심 문제가 나타나는가?

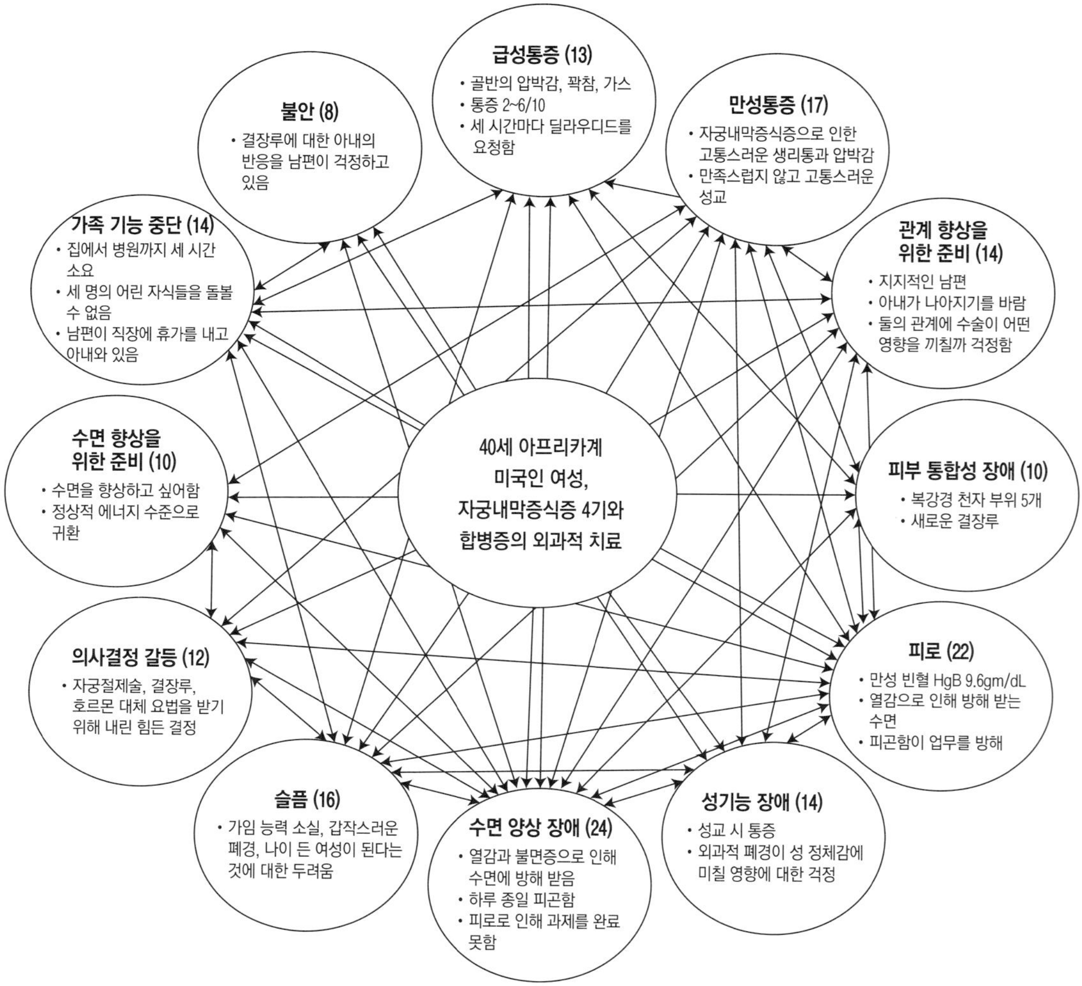

그림 10.2 임상추론 웹: 자궁내막증식증으로 수술을 받은 중년 여성: 간호진단 간의 연결선

임상추론의 OPT 모델 워크시트 완성하기

Completing the OPT Model of Clinical Reasoning

핵심 문제 및 단서 논리의 인지와 함께 추론 웹이 완성된 후에는 임상추론의 OPT 모델 만들기가 완료될 수 있다. 이번 장에 나온 사례를 통해 OPT 모델의 모든 부분을 채울 수 있다.

맥락 속 대상자 이야기 Patient-in-Context Story

사례 10.1은 성인 대상자 버지니아 그레이엄의 맥락 속 대상자 이야기를 보여준다. 그림 10.3 속 OPT 모델의 가장 오른쪽에 맥락 속 대상자 이야기가 기록되어 있다. 이 이야기는 대상자의 인구학적 특성, 의학적 진단, 현재 상황에 대해 강조한다. 이 상자 속 정보는 간략한 형식으로 모델의 나머지 부분을 위한 관련 사실과 함께 정리되어 있다.

진단 군집/단서 논리 Diagnostic Cluster/Cue Logic

간호계획 과정의 다음 단계는 진단 군집/단서 논리를 완성하는 것이다. 핵심 문제는 우선순위에 따라 나열된 다른 간호진단들과 함께 바닥에 있는 칸에 배치된다. 이 시점에서 간호사는 간호진단을 지지하는 근거가 있는지, 그리고 핵심 문제가 올바르게 선정된 것인지 확인하기 위해 목록을 검사한다. 단서 논리는 간호의 의미를 식별하기 위해 맥락 속 대상자 자료를 의도적으로 구성하는 것이다(Butcher & Johnson, 2012). 이번 사례에서 추론 웹의 외부 타원에 서술된 간호진단은 OPT 모델 임상추론 워크시트의 진단 군집/단서 논리에 따라

사례 10.1

맥락 속 대상자 이야기

그레이엄, 40세의 아프리카계 미국인 기혼 여성, 자궁내막증식증 4기와 수술

과거력: 산과력: 임신 3번, 출산 2번, 낙태 1번. 오른 엄지발가락 골절, 왼쪽 비골 골절, 고콜레스테롤혈증, 빈혈

수술력: 6개월 전 진단적 복강경, 자궁내막증식증과 자궁내막종

계통별 문진: 심혈관계: 양측 하지에 경미한 부종, 복부에 복강경 천자 부위 5개, 더마본드(Dermabond), 우상복부에 작은 반상 출혈. 위장관계: 복부는 부드럽고 팽창한 상태, 모든 복부 부위에서 저활동성 장음, 좌하복부에 결장루낭, 소량의 혈액 배액, 장루는 분홍색. 주변 패드에 적은 양의 피가 묻음. 신장/체중: 164.6cm, 57.6kg(127lbs). BMI: 21.8kg/m^2(정상)

심리사회적: 침례교 교회 활동에 적극적이고, 풀타임 근무를 함, 현재 MBA 프로그램 이수 중임, 자녀는 9살과 11살

활력징후: 체온 36.4℃(97.6F), 맥박 58회/분, 규칙적, 호흡 12회/분, 산소포화도: 실내에서 99%, 혈압: 134/84mmHg, 통증: 복부에 2/10, "압박감"

진단 검사 결과: 헤모글로빈 10gm/dL, 헤마토크릿 31%, CA-125 274u/mL

약물: 통증 시 PRN으로 옥시코돈과 딜라우디드(하이드로몰폰), 에스트라디올 경피적 패치, 리바로 2mg

각 진단을 향하는 화살표의 수와 함께 기록된다. 사례 10.2에서는 인지된 핵심 문제, 즉 이번 사례에서는 수면 양상 장애가 다른 간호진단 밑에 위치한다.

> **사례 10.2**
>
> **진단 군집/단서 논리**
>
> 1. 피로(22)
> 2. 슬픔(16)
> 3. 만성통증(17)
> 4. 성기능 장애(14)
> 5. 가족 기능 중단(14)
> 6. 급성통증(13)
> 7. 의사결정 갈등(12)
> 8. 수면 향상을 위한 준비(10)
> 9. 관계 향상을 위한 준비(14)
> 10. 불안(8)
> 11. 피부 통합성 장애(10)
>
> **핵심 문제/주제**
>
> 수면 양상 장애(24)

프레이밍 Framing

워크시트의 맨 위 중간에는 맥락 속 대상자 이야기에 관하여 배경 문제를 제일 잘 나타내는 프레임이나 주제를 나타내는 상자가 있다. 이번 사례의 프레임은 질식 전자궁적출술, 양쪽 난관난소절제술과 결장루 수술 후 상태의 40세 여성으로, 자궁내막증식증으로 인해 오랫동안 통증과 피로를 앓았다. 현재 졸린 상태이다. 남편은 아내가 수술에 대해 어떻게 반응할지 걱정하고 있다. 이 프레임은 현재 상태와 결과 상태의 구조화를 돕고 필요한 간호에 대한 통찰력을 제공하기 위해 상태 사이의 차이를 보여준다. 프레임은 간호사가 이 대상자의 스키마와 프로토타입을 과거에 경험했던 다른 사례와 구분하게 돕는 렌즈 혹은 배경 관점이다. 간호계획에서 사용될 중재와 검사는 인지된 프레임에 한정된다. 사례 10.3은 그레이엄 사례의 프레임을 보여준다.

> **사례 10.3**
>
> **프레임**
>
> 오래 된 자궁내막증식증에 대한 수술 후 상태의 40세 여성. 남편이 같이 있으며, 수술 후 그 여파에 대한 아내의 반응에 대해 걱정하고 있음

현재 상태 Present State

현재 상태는 맥락 속 대상자의 이야기 혹은 대상자의 최초 상태의 서술이다(Butcher & Johnson, 2012). 이 섹션에서 제시된 항목은 간호행동과 대상자의 상황의 결과로 시간이

지나면서 변한다.

핵심 문제 밑에 제시된 대상자에 대해 밝혀진 단서와 문제는 대상자의 현재 상태를 잘 담아낸다. 문제들에 대해 간호계획, 중재, 평가가 이루어진다. 현재 상태의 항목은 핵심 타원에 나열되어 있고 (1) 잠들어 있기 어려움을 보고, (2) 수면 시 열감과 식은땀(night sweats), (3) 하루에 5~6시간을 자고, 하루 종일 피곤함, (4) 피곤해서 아무 것도 끝낼 수 없다는 기분이 듦, (5) 만성 빈혈(헤모글로빈 9.6mg/dL)의 5개의 일차적 문제가 핵심문제에 관련되어 있다. 사례 10.4는 세워진 결과가 달성되었는지 확인하기 위해 검사될 핵심 문제와 관련된 현재 상태의 문제 목록을 보여준다.

> **사례 10.4**
>
> **현재 상태**
>
> 1. 잠들어 있기 어려움을 보고
> 2. 수면 시 열감과 식은땀
> 3. 하루에 5~6시간을 자고, 하루 종일 피곤함
> 4. 피곤해서 아무 것도 끝낼 수 없다는 기분이 듦
> 5. 만성 빈혈(헤모글로빈 9.6mg/dL)

결과 상태 Outcome State

규명된 현재 상태를 고려하여 핵심 문제를 해결하기 위해 달성할 수 있는 기대되는 상태를 고려해야 한다. 결과 상태나 목표는 각 현재 상태 항목에 대해 나열되어 있고, 간호 및 협동적 중재를 통해 검사되고 달성될 수 있다. 사례 10.5는 이번 사례를 위한 결과 상태를 보여주고 있다. NOC 라벨(굵은 글씨)과 결과 상태는 그레이엄이 (1) 앞으로 2주의 추적조사 기간 동안 밤에 수면을 깨지 않고 유지, (2) 앞으로 2주의 추적조사 기간 동안 열감과 식은땀(night sweats)의 발생이 감소, (3) 앞으로 2주의 추적조사 기간 동안 최소 7시간은

> **사례 10.5**
>
> **결과 상태**
>
> 1. **수면:** 앞으로 2주의 추적조사 기간 동안 밤에 수면을 깨지 않고 유지한다.
> 2. **수면:** 앞으로 2주의 추적조사 기간 동안 열감과 식은땀의 발생이 감소한다.
> 3. **수면:** 앞으로 2주의 추적조사 기간 동안 최소 7시간은 잘 수 있도록 수면 시간을 늘린다.
> 4. **지구력:** 수면 양상이 개선되면 하루 동안 졸림을 느끼지 않고 해야 할 활동을 달성한다.
> 5. **영양 상태:** 에너지. 3개월 이내에 헤모글로빈 수치를 정상 범위로 복구한다.

잘 수 있도록 수면 시간을 늘림, (4) 수면 양상이 개선되면 하루 동안 졸림을 느끼지 않고 해야 할 활동을 달성함, (5) 3개월 이내에 헤모글로빈 수치를 정상 범위로 복구를 할 수 있도록 돕는다.

각각의 현재 상태와 그에 상응하는 결과 상태는 직접적으로 서로 관련되기 때문에, 병렬 처리를 위해 서로 옆에 배치된다. 이러한 배치는 간호사가 임상추론을 시행하는 동안 비교 분석과 성찰을 할 수 있게 돕는다.

검사 Tests

현재 상태와 결과 상태 사이의 차이는 다음 단계의 간호계획에서 초점이 된다. 간호사는 현재 상태와 결과 상태의 차이를 메우기에 어떤 검사와 중재가 가장 적절한지 반드시 고려해야 한다. 임상 결정에 기초하여, 간호사는 차이가 해소되었는지 그렇지 않은지를 나타낼 수 있는 근거를 고려한다. 변화를 측정하고 자료를 모으기 위해 다른 건강관리 제공자, 대상자와 협동하여 검사를 시행한다. 간호사는 각 기대되는 결과 상태를 확인하기 위해 어떤 임상적 지표를 사용할 수 있는지 질문해본다. 기대되는 결과가 달성되었는지 그렇지 않은지에 대해 무엇을 고려해야 하는지 묻는 것이다. 사례에서 선택된 검사는 (1) 수면 일기, (2) 열감과 식은땀 빈도 기록, (3) 밤에 잠들어 있는 시간, 수면 일기, 잠이 드는 시간과 일어나는 시간, (4) 활동과 에너지 수준, 일어날 때 활기찬 느낌에 대한 언어적 · 비언어적 표현, (5) 헤마토크릿, 헤모글로빈을 포함한 전혈구 수치이다. 그레이엄을 위한 검사는 사례 10.6에 나와 있다.

> **사례 10.6**
>
> **검사**
>
> 1. 수면 일기, 남편이 보고하는 수면 양상, 통증 점수
> 2. 열감과 식은땀 빈도, 호르몬 수준, 수면의 질 기록
>
> 3과 4. 활동과 에너지 수준, 일어날 때 활기찬 느낌, 언어적 · 비언어적 표현
>
> 5. 전혈구 수치(CBC)

[멈춰서 생각해 보기]

1. 맥락 속 대상자의 이야기가 완성되었는가?
2. 상황의 프레임을 어떻게 구성하고 있는가?

3. 현재 상태는 어떻게 정의되는가?

4. 기대되는 결과는 무엇인가?

5. 진단에 대해 어떤 결과를 생각하고 있는가?

6. 결과와 현재 상태의 상호보완적 짝 혹은 차이는 무엇인가?

7. 기대되는 결과의 임상적 지표는 무엇인가?

8. 어떤 검사와 기준으로 기대되는 결과가 측정될 수 있는가?

9. 기대되는 목표 결과가 언제 달성되는지 어떻게 알 수 있는가?

중재 Interventions

임상추론의 OPT 모델 워크시트의 하단에는 대상자가 결과 상태에 도달하도록 돕는 근거기반의 간호활동인 대상자 간호중재(NIC)를 나타내는 상자가 있다. 간호사는 대상자가 현재 상태에서 결과 상태로 이동하도록 도울 수 있는 중재에 대한 임상적 결정이나 선택을 내려야 한다. 중재가 수행되면, 간호사는 어느 정도로 결과가 이루어졌는지 평가하게 된다. 중재는 근거를 기반으로 하고 문헌, 교과서, 프로토타입 예시와 같은 최신의 자원에서 수집된다. 근거는 중재 옆 분리된 열에 나열되고 인용된다. 각 중재에 대해 근거를 나열하는 것은 간호활동에 대한 이해와 정당성을 높인다. 이 사례의 중재와 근거는 표 10.3에 나와 있으며, 삶의 업적에 대한 성찰과 감정의 표현을 격려하고, 영적 간호를 위한 자원을 촉진하며, 비침습적으로 통증을 완화하는 방법과 사정을 포함한 중재를 보여주고 있다.

[멈춰서 생각해 보기]

1. 어떤 임상 결정과 중재가 결과 달성에 도움이 되는가?

2. 어떤 구체적 중재 활동을 수행할 것인가?

3. 왜 이 활동들을 고려하고 있는가?

표 10.3 중재와 근거

중재	근거
1. 수면향상 a. 일상적인 취침 시간(bedtime routine), 밤 동안 깬 횟수, 소음과 밝기 수준을 포함한 수면력을 조사한다. b. 수면을 방해하는 환경적 요인을 사정한다. c. 환경을 조용하게 유지하고 방의 조명을 은은하게 설정하며, 잠자리에 들기 원활하게 한다. 안정을 위한 백색소음을 고려한다. d. 정기적인 잠들기와 일어나기 일상을 설정하고 잠자리에서 완화 기술을 사용한다.	1. 수면 양상의 사정은 건강 상태 사정의 중요한 부분이다(Humphries, 2008; Salas & Gamaldo, 2008). 밤 수면에 만족한 대부분의 성인은 평균 7.5~9시간 동안 잔다(Floyd, 2002). 정규적 수면 일정은 24시간 주기 리듬을 유지하여 잠들기와 수면 유지를 돕는다. 간호사는 더 편안한 환경을 조성하기 위해 병실의 온도, 환기, 소음, 냄새를 조절할 수 있다(Potter & Perry, 2016).
2. 약물 관리, 호르몬 대체 요법 a. 호르몬 대체 요법을 대체할 치료 방법을 검토하고 대상자가 무엇을 선호하는지 상의한다. b. 여러 호르몬의 부작용과 장점에 관하여 주어진 정보를 검토한다. c. 다양한 약물 투입 경로에 관한 정보를 검토한다. d. 호르몬 대체 요법을 위해 주치의, 약사와 협동하고 약물 조합을 검사하여 상호작용을 확인한다. e. 호르몬 대체 요법을 시작할 것인지 아닌지에 대한 결정을 내리게 한다.	2. 폐경을 맞은 여성이 호르몬 요법의 장점과 위험에 대해 상의해 보도록 격려한다(Ignatavicius & Workman, 2016). 증상에 따라 전달 방법이 달라지며, 이는 에스트로겐 패치, 알약, 국소 크림과 고리를 포함한다(National Institute on Aging, 2016). 혈관운동 증상을 치료하는 데에 있어 에스트로겐의 효과가 크다. 다른 호르몬도 혈관운동증상을 개선할 수 있지만, 에스트로겐의 효과만큼 좋지 않다(Grant et al, 2015).
3. 환경적 관리: 안위 a. 사정에 근거하여, 제시된 수면 향상 기술을 교육한다. - 전날 밤 수면의 질이 좋지 않았어도 매일 아침 같은 시간에 일어난다. - 카페인과 알코올 섭취를 제한한다. - 목욕, 책 읽기와 같은 완화 활동을 잠자리에서 시행한다. - 스크린, 아이패드, 핸드폰, TV, 노트북과 같은 화면을 피한다. 잠 잘 때 전자기구를 방 안에 두지 않는다.	3. 많은 요인이 수면을 방해함에도 불구하고, 정기적인 시간에 일어나는 것은 24시간 주기 리듬을 세우도록 돕고 그날 밤에 잠을 더 잘 잘 수 있다(Woodward, 2012). 카페인은 가장 많이 소비되는 정신에 작용하는 물질 중 하나로, 수면 각성 기능에 엄청난 영향을 끼친다(Roehrs & Roth, 2008). 제한된 알코올 남용은 REM 수면을 억압하여 REM 반동을 형성하고 이는 밤에 잠을 얕게 자고 자주 깨게 만든다(Dean et al., 2010).
4. 에너지 관리 a. 활동 한계(limitations)에 대한 기분을 표현하도록 격려한다. b. 피로도를 측정하기 위해 Fatigue Impact Scale과 같이 검증된 도구를 사용한다. c. 특히 생리 후 기간에는 충분한 에너지 자원이 확보되었는지 확인하기 위해 영양 섭취를 모니터링 한다.	4. Fatigue Impact Scale은 내적 신뢰성이 있고, 간단하며, 좋은 심리 측정적 속성을 띠고 있고, 시간에 따른 피로의 변화를 감지하는 것으로 나타났다(Whitehead, 2009). 자신이 피로와 일상에 끼치는 피로의 영향을 조절할 수 있다고 느끼는 대상자는 낮은 수준의 피로를 느낀다(Ackley & Ladwig, 2017; Primdahl, Wagner, & Horslev-Peterson, 2011).

표 10.3 중재와 근거 (계속)

중재	근거
d. 스트레스 조절과 에너지를 분출하기 위해 낮 동안에 정기적 운동을 권장한다. e. 에너지 수준을 적절히 하기 위해 여러 활동에 우선순위를 매기도록 돕는다. f. 점차적으로 지구력을 기르게 해주는 활동을 대상자가 선택하도록 돕는다. g. 피로를 예방하거나 덜기 위해 가족과 친구가 집에서 수행할 수 있는 과제를 대상자가 인지하도록 보조한다.	
5. 영양 치료 a. 영양 상태가 충분한지 사정한다. b. 비타민 B12와 철분 섭취를 평가한다. c. 철분, 비타민 B12, 비타민 C, 엽산이 풍부한 음식을 제공한다. d. 음식 섭취를 모니터링하고, 소량의 식사를 자주 할 수 있도록 격려하며 보충이 필요한지 고려한다. 주된 간호 제공자 및 영양사와 협동한다. e. 영양 섭취를 방해할 수 있는 사회적 요인을 찾아본다.	5. 특히 빈혈이 있을 때 불충분한 영양분은 피로를 야기할 수 있다(Ackley & Ladwig, 2017; Minton, Richardson, Sharpe, Hotopf, & Stone, 2008). 고기, 생선, 가금류의 고기에 들어있는 철분은 식물에 들어있는 철분보다 더 쉽게 흡수된다. 비타민 C는 철분의 용해성을 높인다. 비타민 B12와 엽산은 적혈구 생성에 필요하다(Nix, 2016).

판단 Judgments

OPT 모델 워크시트를 구성하는 마지막 단계는 결과가 달성되었는지 확인하기 위해 검사와 중재들을 성찰하는 것이다. 검사의 결과는 임상적 판단을 내리기 위해 사용하는 자료이다(Pesut, 2008). 임상추론의 OPT 모델 워크시트의 가장 왼쪽 상자에 각 결과를 위한 판단이 나열되어 있다. 판단은 결과 성취에 대한 결론이다. 각 판단은 (1) 현재 상태와 기대되는 상태의 대조, (2) 기대되는 상태와 연관된 기준(예: 검사), (3) 간호중재의 효과와 영향 고려, (4) 중재가 결과 달성에 효과적인지에 대한 결론의 네 가지 구성 요소를 필요로 한다(Kuiper et al., 2009). 검사의 분석에 기반을 두어 문제가 해결되었는지 그렇지 않은지에 대한 판단이 내려진다. 간호사는 프레임을 재구성하거나 맥락 속 대상자의 이야기 속 사실에 다른 의미를 부여해야 할 수도 있다. 표 10.4는 이번 사례 연구에 대한 결과 상태와 판단을 나타낸다. 각 판단 진술을 이끌어 내기 위해 사용되는 임상추론을 표의 세 번째 열에 제시하였다. 사례 10.7은 이번 사례의 판단을 보여준다.

사례 10.7

판단

1. 부분적으로 달성되었으며, 장기적 목표는 수면을 방해하는 증상과 폐경의 치료 상태를 추적조사하여 평가함. 통증은 2/10으로 딜라우디드에 의해 잘 조절됨
2. 달성됨, 추적조사에서 모니터링, 에스트라디올 패치를 붙이고 열감이나 식은땀이 더 이상 없음
3. 부분적으로 달성됨, 장기적 목표, 추적조사에서 평가. 수술 날 10시간을 잠
4. 장기적 목표, 추적조사에서 평가, 수술 날 10시간을 잠
5. 장기적 목표, 출혈 여부를 사정하기 위해 헤모글로빈 추세를 평가함

표 10.4 결과 상태, 판단, 근거 표

결과 상태	판단	임상추론
수면: 앞으로 2주의 추적조사 방문 동안 밤에 수면을 깨지 않고 유지한다.	장기적 목표, 추적조사에서 평가할 것이다. 수면을 방해하는 증상과 폐경의 치료를 결정하는 동안 달성될 것이다. 현재 통증은 2/10로, 딜라우디드(하이드로몰폰)에 의해 잘 조절된다.	통증 척도 점수는 급성통증이 딜라우디드로 잘 조절되고 있음을 반영한다. 퇴원 시에는 구강진통제로 전환한다. 마취제와 진통제에 의해 수술 당일 밤새 수면을 취했다. 추적조사에서 수면을 평가한다.
수면: 앞으로 2주의 추적조사 방문 동안 열감과 식은땀의 발생이 감소한다.	장기적 목표, 추적조사에서 평가할 것이다. 수술날 밤에 숙면을 취하고, 에스트라디올 패치를 붙이고 열감이나 식은땀이 더 이상 없다.	수술 후 수면 양상을 사정한다. 수술날 밤에 열감이나 식은땀이 없다. 에스트라디올 국소적 치료 요법이 시작되어 장기 계획과 고려 사항이 논의될 2주차 추적조사 방문까지 유지된다.
수면: 앞으로 2주의 추적조사 방문 동안 최소 7시간은 잘 수 있도록 수면 시간을 늘린다.	장기적 목표, 추적조사에서 평가할 것이다. 수술 당일 오후 9시~오전 7시까지 10시간 잤다.	결과가 달성되었지만, 퇴원 후 수면 양상 사정이 필요하다. 호르몬 치료 동안 열감과 식은땀이 모니터링 된다.
지구력: 수면 양상이 개선되면 하루 동안 졸림을 느끼지 않고 해야 할 활동을 달성한다.	장기적 목표, 추적조사에서 평가할 것이다. 만약 수면 양상 방해 요인을 수정하고 폐경 증상을 조절하며, 수면위생을 개선할 수 있다면 달성될 것이다.	이는 장기적 목표이고 2주차, 6주차 부인과 의사와 주치의 방문 시 모니터링 되어야 한다. Fatigue Impact Scale은 2주차 방문 시 사용되어 기초 데이터가 된다.
영양 상태: 3개월 이내에 헤모글로빈 수치를 정상 범위로 복구한다.	장기적 목표, 추적조사에서 평가할 것이다. 자궁이 제거되고 폐경이 시작된 만큼 달성될 것이다. 수술 후 1일째에 헤모글로빈 9.0gm/dL이다.	기초 헤모글로빈 수치는 낮았고 외과적 출혈이 있었으나, 폐경과 개선된 영양 섭취로 회복될 것이다.

[멈춰서 생각해 보기]

1. 선택된 검사를 고려할 때, 결과 상태에 도달한 근거에 대한 나의 임상적 판단은 무엇인가?
2. 판단에 근거했을 때, 결과에 도달했는가? 혹은 상황의 프레임을 재구성해야 하는가?
3. 이번 경험을 구체적으로 기억하고 비슷한 사례에 대해 추론할 때 미래의 스키마로 어떻게 사용할 수 있는가?

완성된 임상추론의 OPT 모델 Completed OPT Model of Clinical Reasoning

그림 10.3은 여성 건강문제를 경험하고 있는 중년 여성을 위한 완성된 임상추론의 OPT 모델을 보여준다.

요약 Summary

OPT 모델을 개념적 틀로 사용하고 임상추론 웹을 도구로 사용하는 것은 특정한 사례와 관련된 임상추론을 발달시키는 데에 도움이 된다. 임상추론의 OPT 모델은 대상자가 어디 있는지(현재 상태)에 대한 시각적 그림을 제공한다. 다섯 가지의 현재 상태 항목인 수면 장애, 홍조 및 수면 동안 야간 발한, 밤에 5~6시간 수면해도 하루 종일 피곤함, 피곤으로 인해 모든 것을 할 수 없는 느낌, 만성 빈혈(헤모글로빈 9.06m/dL)이 확인되었다. 이러한 현재 상태로부터 간호사는 결과 상태에 해당하는 대상자가 어디 있기를 바라는지 결정할 수 있었다. 이번 사례에서 간호사는 NOC 용어를 사용하여 수면~지구력과 영양 상태~에너지에 대한 결과를 결정할 수 있었다.

현재 상태와 결과 상태 항목에 대한 프레임은 대상자 이야기의 배경 문제의 인지를 통해 구성되었다(프레이밍). 간호사는 대상자의 상황의 프레임을 40세 아프리카계 미국인 여성이 양쪽 난관난소절제술과 질식 전자궁적출술과 결장루 수술 후의 상태이며, 오랫동안 자궁내막증식증에 의해 통증과 피로를 겪었음으로 구성했다. 대상자가 외과적 결과에 대해 어떻게 반응할지 걱정 중인 남편과 함께 수술 후 병동에 있는 그레이엄은 안정적인 상태이다.

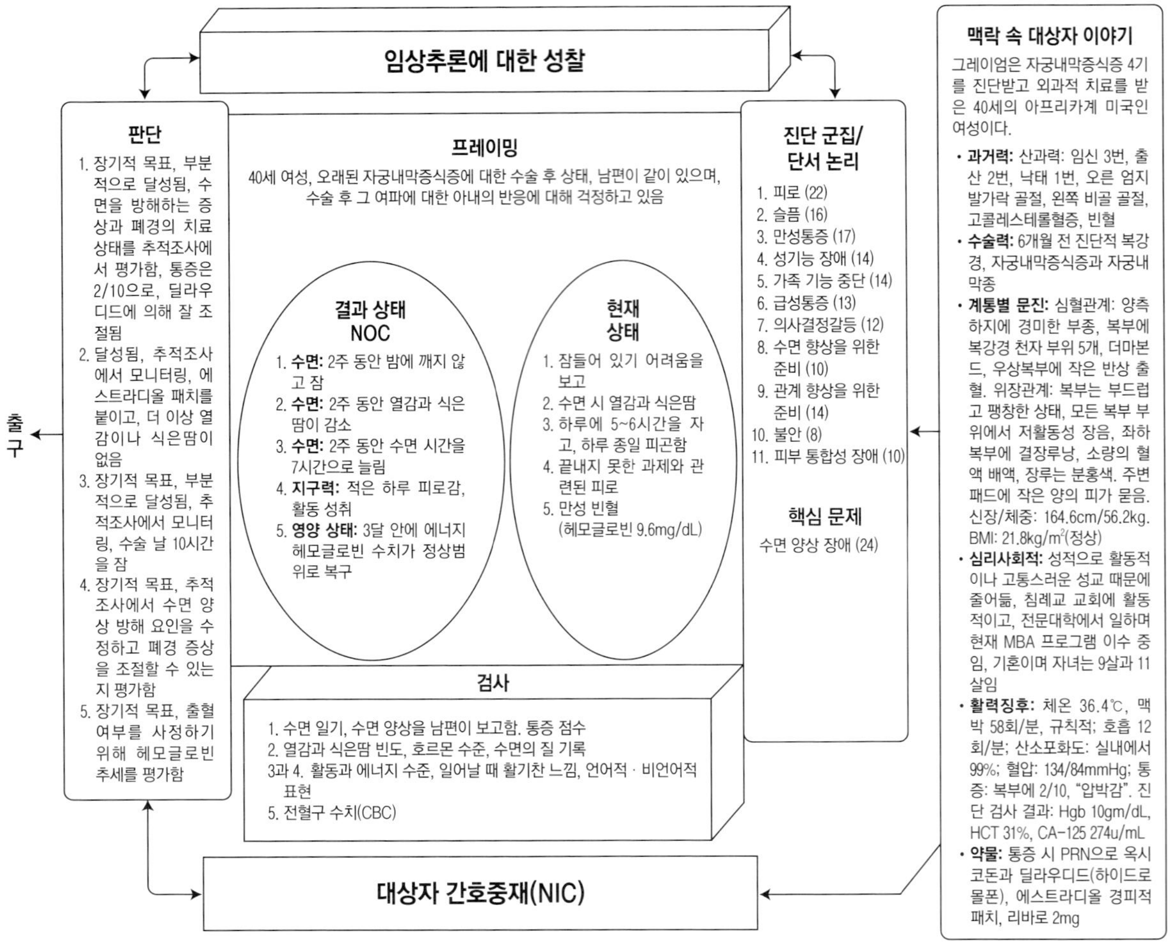

그림 10.3 자궁내막증식증과 외과적 중재를 받은 중년 여성을 위한 임상추론의 OPT 모델

간호사는 두 상태 사이의 차이를 메우고 결과를 충족시키는 대상자의 진전 상태에 대한 결정(판단)을 내리는 평가자(검사)를 지지하는 증거를 결정해야 한다. 간호사는 (1) 수면 일지, 남편이 보고하는 수면 양상, 통증 점수, (2) 열감과 식은땀 빈도, 호르몬 수준, 수면의 질 기록, (3) 밤에 잔 시간, 자고 일어난 시간, (4) 활동과 에너지 수준, 일어날 때 활기찬 느낌, 언어적 · 비언어적 표현, (5) 전혈구 수치와 같은 검사들을 고려해 볼 수 있다. 이러한 사례 연구를 통한 경험은 간호사의 경험을 돕고 유사한 성격을 가진 추후 사례와 함께 활성화될 수 있는 임상추론 기술 세트를 추가로 얻게 한다.

요점 Key Points

- 신체적, 발달적, 심리사회적 문제를 겪고 있는 중년 여성을 위한 임상추론은 OPT 모델과 함께 추진될 수 있다.
- 최근 큰 수술과 인생을 변화시킬 영향을 받고 계속해서 치료와 추적조사가 필요한 중년 여성에게 단계적 접근 방식을 사용한다. 이런 접근은 다른 건강 환경 속 유사한 여성의 스키마와 프로토타입에 사용될 수 있다.
- 임상추론 웹과 임상추론의 OPT 모델을 완성하기 위하여 다양한 사고와 성찰 전략이 임상추론 과정 내내 사용된다.

질문과 활동

1. 이번 장의 사례에 대한 간호를 계획하고 평가함에 있어 임상추론의 OPT 모델을 사용하는 것의 장점을 설명해보자.
2. 다른 간호계획 모형과 OPT 모델은 어떻게 다른가?
3. 추론 웹을 잇고 엮기 위해 어떤 사고전략을 사용하겠는가?
4. 자궁내막증식증을 진단받고 외과적 중재를 받은 중년 여성의 사례 연구에 선택할 다른 간호진단이 있는가? 만약 그렇다면, 주어진 대상자 자료를 고려하여 어떤 진단을 제시할 것인가?
5. 이번 사례에 대해 다른 우선순위가 있는가? 즉, 간호계획에서 권장할 다른 핵심 문제가 있는가?
6. 이 대상자 시나리오에서 현재 상태와 결과 상태 사이의 차이를 해소하기 위해 다른 어떤 검사가 적합하겠는가?

REFERENCES

Ackley, B., & Ladwig, G. (2017). *Nursing diagnosis handbook: An evidence-based guide to planning care* (11th ed.). St. Louis, MO: Mosby Elsevier.

American Society of Reproductive Medicine (ASRM). (2012). *Endometriosis. A guide for patients*. Patient Information Series, American Society for Reproductive Medicine.

Butcher, H. K., Bulechek, G. M., Dochterman, J. M., & Wagner, C. M. (2019). *Nursing Interventions Classification (NIC)* (7th ed.). St. Louis, MO: Mosby Elsevier.

Butcher, H., & Johnson, M. (2012). Use of linkages for clinical reasoning and quality improvement. In M. Johnson, S. Moorhead, G. Bulechek, H. Butcher, M. Maas, & E. Swanson (Eds.), *NOC and NIC link ages to NANDA-I and clinical conditions* (3rd ed.), pp. 11-23. Maryland Heights, MO: Elsevier.

Carpenito, L. J. (2016). *Nursing diagnosis: Application to clinical practice* (15th ed.). Philadelphia, PA: Wolters Kluwer Health.

Dean, G., Finnell, D., Scribner, M., Wand, Y. J., Steinbrenner, L., & Gooneratne, N. (2010). Sleep in lung cancer: The role of anxiety, alcohol and tobacco. *Journal of Addictions Nursing*, 21(2-3), 130-138.

Doenges, M. E., Moorhouse, M. F., & Murr, A. C. (2016). *Nursing diagnosis manual: Planning, individualizing and documenting client care* (5th ed.). Philadelphia, PA: F. A. Davis Company.

Floyd, J. A. (2002). Sleep and aging. *Nursing Clinics of North America*, 37(7), 719-731.

Grant, M., Marbella, A., Wang, A., Pines, E., Hoag, J., Bonnell, C., & Aronson, N. (2015). *Menopausal symptoms: Comparative effectiveness of therapies*. Agency for Healthcare Research and Quality, Report No. 15-EHC005-EF. Rockville, MD.

Gulanick, M., & Myers, J. L. (2014). *Nursing care plans: Diagnoses, interventions, and outcomes*. Philadelphia, PA: Mosby Elsevier.

Herdman, T. H., & Kamitsuru, S. (Eds.). (2014). *NANDA International nursing diagnoses: Definition and classifications, 2015-2017*. Oxford, England: Wiley Blackwell.

Humphries, J. D. (2008). Sleep disruption in hospitalized adults. *Medsurg Nursing*, 17(6), 391-395. Retrieved from http://search.proquest.com.liblink.uncw.edu/docview/230527288?accountid=14606

Ignatavicius, D.D., & Workman, M. L. (2016). *Medical surgical nursing: Patient-centered collaborative care* (8th ed.). St. Louis, MO: Elsevier.

Johns Hopkins. (2016). *Health library: Endometriosis*. Retrieved from http://www.hopkinsmedicine.org/healthlibrary/conditions/gynecological_health/endometriosis_85,p00573/

Kuiper, R. A., Pesut, D. J., & Arms, T. (2016). *Clinical reasoning and care coordination in advanced practice nursing*. New York, NY: Springer Publishing Company.

Kuiper, R., Pesut, D., & Kautz, D. (2009). Promoting the self-regulation of clinical reasoning skills in nursing students. *The Open Nursing Journal*, 3, 76-85. Retrieved from http://doi.org/10.2174/1874434600903010076

Labrique-Walusis, F., Keister, K., & Russell, A. (2016). Massage therapy for stress management: Implications for nursing practice. *Orthopaedic Nursing*, 29(4), 254-257.

Mayo Clinic. (2016). Endometriosis. Retrieved from http://www.mayoclinic.org/diseases-conditions/endometriosis/home/ovc-20236421

Minton, O., Richardson, A., Sharpe, M., Hotopf, M., & Stone, P. (2008). A systemic review and metaanalysis of the pharmacological treatment of cancer-related fatigue. *Journal of the National Cancer Institute*, 100(16), 1155-1166. doi:10.1093/jnci/djn250

Moorhead, S., Johnson, M., Maas, M. O., & Swanson, E. (Eds.). (2013). *Nursing Outcomes Classification (NOC): Measurement of health outcomes* (5th ed.). St. Louis, MO: Elsevier.

National Institute on Aging. (2016). Menopause. Retrieved from https://www.nia.nih.gov/health/publication/hormones-and-menopause

Nilsson, U. (2008). The anxiety- and pain-reducing effects of music interventions: A systematic review. *AORN Journal*, 87(4), 780-807.

Nix, S. (2016). *Williams' basic nutrition and diet therapy* (15th ed.). St. Louis, MO: Elsevier.

Pesut, D. (2008). Thoughts on thinking with complexity in mind. In C. Lindberg, S. Nash, & C. Lindberg (Eds.), *On the edge: Nursing in the age of complexity* (pp. 211-238). Bordentown, NJ: PlexusPress.

Potter, P. A., & Perry, A. G. (2016). *Fundamentals of nursing* (8th ed.). St. Louis, MO: Elsevier.

Primdahl, J., Wagner, L., & Horslev-Petersen, K. (2011). Being an outpatient with rheumatoid arthritis-A focus group study on patients' self-efficacy and experiences from participation in a short course and one of three different outpatient settings. *Scandinavian Journal of Caring Sciences*, 25(2), 394–403. doi:10.1111/j.1471-6712.2010.00854.x

Ralph, S. S., & Taylor, C. M. (2014). *Nursing diagnosis reference manual* (9th ed.). Philadelphia, PA: Wolters Kluwer/Lippincott Williams & Wilkins.

Roehrs, T., & Roth, R. (2008). Caffeine: Sleep and daytime sleepiness. *Sleep Medicine Reviews*, 12(1), 153–162. Retrieved from http://dx.doi.org.liblink.uncw.edu/10.1016/j.smrv.2007.07.004

Salas, R., & Gamaldo, S. (2008). Adverse effects of sleep deprivation in the ICU. *Critical Care Clinics*, 24(3), 461–476.

Whitehead, L. (2009). The measurement of fatigue in chronic illness: A systematic review of unidimensional and multidimensional fatigue measures. *Journal of Pain and Symptom Management*, 37(1), 107–128. Retrieved from http://dx.doi.org.liblink.uncw.edu/10.1016/j.jpainsymman.2007.08.019

Woodward, M. (2012). Sleep in older people. *Reviews in Clinical Gerontology*, 22(2), 130–149. Retrieved from http://dx.doi.org.liblink.uncw.edu/10.1017/s0959259811000232

CHAPTER 11

임상추론과 남성의 건강문제

CLINICAL REASONING AND MEN'S HEALTH ISSUES

학습 목표

- 양성전립선비대증(Benign prostate hyperplasia, [BPH])과 합병증인 신우신염의 건강문제를 갖고 있는 대상자의 문제, 중재, 결과를 추론하는데 사용되는 임상추론의 OPT 모델의 구성 요소를 설명한다.
- 양성전립선비대증을 앓고 있는 대상자의 건강문제에 구체적으로 관련된 간호진단을 파악한다.
- 양성전립선비대증을 앓고 있는 대상자에게 적합한 간호결과를 알아낸다.
- 양성전립선비대증을 앓고 있는 대상자의 현재 상태에서 결과 상태로의 변화에 대해 추론하기 위해 사용할 수 있는 관련 검사와 임상적 판단에 대해 설명한다.
- 양성전립선비대증과 잠재적 합병증인 신우신염을 앓고 있는 남성을 위한 우선순위와 기대되는 결과를 설정하기 위해 임상추론 기술과 전략을 돕는 사고 과정을 서술한다.

이번 장에서는 소변을 보는 데의 어려움, 배뇨지연, 야뇨증이 있어 병원에 찾아온 61세 남성에 대한 사례 연구를 제시한다. 사례의 주인공은 약 일 년 동안 이러한 증상을 앓아 왔으나 그의 재정 상황 때문에 병원에 찾아올 수 없었다. 하지만 그는 지속적으로 피로감을 느끼고, 허리 하부에 통증이 있으며, 소변을 볼 때 통증이 있고 메스꺼움을 느껴 결국 도움을 요청하였다. 현재 대상자의 병명이 양성전립선비대증인지 전립선암인지 구분하기 위한 평가를 받고 있으며, 요 흐름의 폐쇄로 인해 합병증인 신우신염도 의심받고 있다. 소변검사 스틱 테스트 분석 결과 백혈구원주(leukocyte casts)가 검출되었고, 이는 신우신염 진단을 가능하게 한다.

양성전립선비대증은 남성에게 제일 흔하게 생기는 양성 신생물로, 조직학적으로 50세의 50%, 80세의 80~90%가 진단을 받는다(Teichmanm, 2001). 양성전립선비대증의 원인은 남성호르몬 수치의 변화와 노화이다(Roberts & Hartlaub, 1999). 전립선은 요도를 둘러싸고 있어 전립선이 비대해질수록 요도를 압박하거나 부분적으로 막을 수 있다. 흔한 비뇨기계 증상은 소변을 시작하기 어려움, 제한된 소변 줄기(방울흘림), 소변을 보고 싶은 느낌, 이로 인해 밤에 일어나게 함, 약한 소변 줄기나 소변 후에 방광이 제대로 비워지지 않은 듯한 느낌을 포함한다. 노인 남성의 경우 양성전립선비대증은 비뇨기 질환의 가장 흔한 원인이며, 폐색을 일으켜 결국 비뇨기 감염으로 이어질 수 있다. 양성전립선비대증은 전립선암이나 발기부전으로 이어지지는 않지만 전립선 때문에 요로폐쇄가 일어나면 방광염, 신장염 혹은 요로결석 같은 합병증이 생길 수 있다. 대상자는 1년 넘게 자신의 증상들을 무시했다. 일찍 치료를 시작했다면 신우신염을 예방할 수 있었을 것이다. 신우신염의 증상은 옆구리 통증, 늑골척추각 압통, 메스꺼움/구토, 열, 방광염 증상을 포함한다(Miller & Hemphil, 2011). 대상자는 현재 이 증상을 모두 겪고 있다.

대상자 이야기 Patient Story

61세의 북미 원주민 남성인 아담 프리맨은 소변을 보는 데의 어려움, 배뇨지연, 야뇨증을 호소하며 병원에 찾아왔다. 프리맨은 경제적 어려움으로 인해 병원에 가지 못해 약 1년 넘게 이런 증상을 앓아 왔다. 그는 피곤한 느낌과 함께 허리 하부 통증, 소변을 볼 때 통증이 있으며 메스꺼움을 느낀다. 프리맨은 들어 놓은 보험이 없고 주된 돌봄 제공자 또한 없다.

과거력 Medical History

프리맨은 고혈압, 만성 폐쇄성 폐질환의 과거력이 있고, 최근 체중이 많이 늘었다. 가족과 친구는 그가 당뇨가 있을 수 있다고 의견을 제시했다. 그는 정기적인 신체 검진을 받지 않고 있으며 독감과 폐렴 백신을 맞지 않았다.

신체사정 Physical Assessment

프리맨은 피곤해 보이며, 허리를 짚고 있고, 화장실에 자주 왔다 갔다 한다. 깨어있으며, 의식이 명료하고, 사람, 장소, 시간, 상황에 대한 지남력이 있다. 비정상적 심음이나 잡음은 없으나 심박이 불규칙한 리듬으로 뛰고 있다. 12-유도 심전도에 따르면 조기심실수축과 동방결절리듬이 있다. 프리맨의 피부는 따뜻하고 분홍빛이며 건조하고, 점막도 건조하다. 발과 사지에 변화한 느낌을 호소하며, 복부는 거대하고, 복부비만이 있지만 부드럽고 사분위에서 정상적인 활동성 장음이 있다. 방광은 팽창되어 있고, 늑골척추각에 압통이 있다. 소변은 탁하고 악취가 있으며 빨갛지만 명백한 출혈의 흔적은 없다. 임상간호사가 시행한 수지검사에 따르면 전립선은 일정하게 확장되어 있고, 압통이 없다. 작은 결절 또한 촉진되지 않는다. 프리맨의 신장은 189cm이며 체중은 105.2kg(232lb)이다. BMI는 30kg/m^{2}으로 비만이다.

활력징후는 체온이 37.8℃(100.6F), 맥박이 98회/분으로 불규칙적이며, 호흡은 18회/분, 산소포화도는 실내에서 96%, 혈압은 146/94mmHg이다. 프리맨은 하복부와 허리 하부의 통증에 대한 점수를 0점에서 10점 중 3점이라 표현했다.

진단 검사 결과 Laboratory Test Results

요분석과 소변 배양검사가 시행되었다. 다른 진단 검사 결과로는 소변 스틱 검사에서 백혈구 에스테라아제, 질산염, 백혈구, 비중 1.020인 단백질이 검출되었다. 전립선 특이 항원(PSA)은 3.1ng/mL, 혈액요소성질소(BUN)는 27mg/dL, 크레아티닌(Cr)은 2.4mg/dL

이다. 전혈구 수치의 결과로 백혈구는 13,000cells/L, 헤모글로빈 11.6gm/dL, 헤마토크릿은 33%이다.

약물 Medications

프리맨이 가정에서 사용하는 약물은 매일 25mg의 하이드로클로로티아자이드와 5mg의 리시노프릴이다. 하지만 그는 "드물게" 약을 챙겨 먹는다고 말한다.

심리사회적 사정 Psychosocial Assessment

프리맨은 3년 전 심장마비로 인해 아내와 사별하였다. 현재 세 아들과 한 명의 며느리와 외딴 시골의 "트레일러"에서 살고 있다. 가족은 차량 한 대를 같이 쓰고 있다. 프리맨은 일을 하지 않으며, 과거 직장에서의 벌목 사고로 인한 장애가 있다.

현재 신체 상태 Current Physical Conditon

프리맨은 현재 신우신염과 양성전립선비대증을 앓고 있는지에 대해 평가받고 있다. 건강관리팀은 추가적인 진단적 정밀검사와 비경구적 항생제 치료의 필요성을 논의하고 있다.

임상추론의 OPT 모델을 사용한 대상자 중심의 간호계획
Patient-Centered Plan of Care Using the OPT Model of Clinical Reasoning

이번 사례 속 대상자의 이야기는 신체 검진, 현재 약물 목록, 간호 회의를 포함하여 가능한 모든 출처를 통해 얻은 것이다. 대상자 문제 목록과 관련 간호진단은 간호사가 사정 자료와 정보를 필터링하고, 이야기의 맥락에 대한 프레임을 구성하며, 우선적 간호와 결과에 집중하도록 돕는 임상추론 웹 워크시트의 생성을 돕는다(Butcher & Johnson, 2012).

대상자 문제와 간호진단의 발견 Patient Problem and Nursing Diagnoses Identification

간호계획의 첫 번째 단계는 대상자에 의해 제시된 다양한 문제와 단서를 발견하고, 이러한 단서와 문제를 정확히 담아내는 특징을 가진 간호진단을 선택하는 것이다. 대상자의 의학적 진단명은 양성전립선비대증이다.

우선순위의 간호 인지 Nursing Care Priority Identification

간호사는 과거력, 생리적 · 심리사회적 사정, 의학적 기록에서 단서와 문제를 알아낸다. 해석하고 의미를 찾기 위해 비슷한 문제와 단서를 군집시킨다. 그 후에는 각 간호진단의 정의와 본질적인 의미를 규정하는 특징에 근거하여 단서와 문제의 군집과 일치하는 관련 간호진단이 확인된다. 주된 분류 영역과 영역별 분류, 대상자의 단서와 문제, 정의가 있는 관련된 NANDA-I 진단(Herdman & Kamitsuru, 2014), NOC(Moorhead, Jonhson, Maas, & Swanson, 2013), NIC(Butcher et al., 2019) 라벨을 열거하는 사정워크시트가 만들어졌다. 이 워크시트는 간호사가 대상자 간호 쟁점을 정리하는 것을 돕고 적절한 간호진단을 만들어 내도록 설계되었다. 표 11.1은 이번 사례를 위한 완성된 표의 예시로 분류 영역, 분류, 대상자 단서와 문제, 관련된 간호진단, 제시된 NOC와 NIC 라벨을 나타낸다.

[멈춰서 생각해 보기]

1. 어떤 분류 영역이 영향을 받는가? 무슨 진단을 내렸는가?

2. 대상자의 어떤 단서/근거/데이터, 대상자 사정에서 온 어떤 근거가 진단을 뒷받침하는가?

표 11.1 영역, 분류(NANDA-I 분류 II), 대상자 단서/문제, 간호진단, NOC와 NIC 라벨

영역	분류	인지된 대상자 문제
활동/휴식: 에너지 자원의 생산, 보존, 소비, 균형	**수면/휴식:** 건강과 안녕을 유지하는 활동을 규명하고, 조절하며, 수행하고, 통합하는 것	• 소변이 마려워 2시간마다 일어남 • 화장실에 자주 다녀오게 되어 평소보다 늦게 자고 매일 낮잠을 잠 • 쇠약한 기분 • 액체를 제한하기 위해 잠들기 전 "브랜디를 곁들인 따뜻한 차"를 마시지 못함 • 급성통증 • 야뇨증 • 소변이 마려워 밤에 2시간마다 일어난다고 진술함
	활동/운동: 몸의 부분을 움직이거나(기동성), 일을 하며, 주로 저항에 대항하는(항상은 아님) 활동을 수행하는 것	• 허리 하부와 복부 통증 호소 • "쇠약한" 기분이 듦, 조금만 걸어도 쉽게 지침 • 메스꺼움
건강증진: 안녕감 혹은 기능이 정상임을 인식하는 것 그리고 이를 조절하고 증진하는 전략을 인식하는 것	**건강관리:** 건강과 안녕을 유지하는 활동을 규명하고, 조절하며, 수행하고, 통합하는 것	• 제한된 재원 • 간호 접근이 제한된 지방에 거주 • 보험에 들지 않음, 1차 의료 제공자가 없음 • 예방적 활동을 하지 않음(플루나 폐렴 백신) • 비만(BMI 30kg/m^2) • 하루에 3~4병의 맥주를 마심 • 약물적 치료 요법 불이행 • 권장된 신체활동을 이행하지 않음 • 약을 "거의" 먹지 않는다고 말함 • 고혈압 진단에도 불구하고 술을 마심 • 혈압에 좋음을 알면서도 신체 활동을 하지 않음
영양: 조직의 유지, 재생 그리고 에너지 생산에 필요한 영양소를 섭취, 소화, 활용하는 활동	**섭취:** 음식이나 영양분을 체내로 받아들이는 것	• 최근 큰 체중 증가 • 체중 105.2kg(232lb) • BMI 30kg/m^2 • 앉아 지내는 생활양식

NANDA-I 간호진단	Nursing Outcomes Classifications (NOC)	Nursing Intervention Classifications (NIC)
수면 양상 장애: 수면의 양과 질의 손상으로 일상생활에 불편이나 장애를 초래하는 상태	• 수면	• 배뇨 관리 • 통증 관리
불면증: 기능하기 어려울 정도로 수면의 양과 질이 파괴됨	• 피로 수준 • 개인의 안녕	• 수면 향상 • 에너지 관리 • 배뇨 관리
활동 지속성 장애: 일상생활을 수행하거나 지속하는 데 필요한 생리적 · 심리적 에너지가 불충분한 상태	• 활동 지속성 • 에너지 보존 • 자기 돌봄: 일상생활활동	• 에너지 관리 • 운동 증진 • 수면 향상
비효과적 건강관리: 질병과 그 후유증을 치료하기 위한 치료적 섭생을 일상생활에 적용하는 양상이 건강 목표 도달을 만족시키지 못함	• 알코올 남용 중단 • 심장병 자기관리 • 건강신념이 지각된 조절 • 건강관리 결정에 참여	• 행동 교정 • 대응 강화 • 교육: 질병 과정, 활동/운동, 처방된 식단, 처방된 약물 • 면역/백신 관리 • 체중 관리 • 재원 지원
불이행: 개인이나 돌봄 제공자가 건강관리전문가, 가족과 사회가 동의한 건강증진행위나 치료적 지시를 따르지 않는 행동. 개인이나 돌봄 제공자가 건강 증진 또는 치료적 지시에 동의를 하였음에도 완전히 또는 일부 따르지 않기 때문에 임상적으로 비효과적이거나, 부분적으로 비효과적인 결과를 초래하는 것	• 처방된 식단 이행 • 처방된 약물 이행	• 사례 관리 • 건강 체계 가이드 • 상호적 목표 설정
비만: 개인이 연령과 성별에 따른 과체중을 초과하는 비정상적인 또는 과도한 지방을 축적한 상태	• 영양 섭취 • 체중 감량 행동	• 체중 관리 • 영양 관리

표 11.1 영역, 분류(NANDA-I 분류 II), 대상자 단서/문제, 간호진단, NOC와 NIC 라벨 (계속)

영역	분류	인지된 대상자 문제
배설/교환: 신체로부터 부산물을 분비하고 배설하는 것	**비뇨기계 기능:** 소변의 분비, 재흡수, 배출 과정	• 방광 팽창 • 잔뇨량 325mL • 탁한, 고약한 냄새의 소변
		• 방광 팽창 • 잔뇨량 325mL • 야뇨증 • 배뇨지연 • 빈뇨 • 소변 장애
		• 배뇨근 불안정으로 인한 병태생리학적 변화 • 손상된 방광 수축성 • 감염원에 의한 자극, 불수의적 괄약근 완화
안위: 위험, 신체적 손상, 면역 체계의 손상에서 벗어난 상태, 손실에서 보존, 안전과 안위의 보호	**신체적 안위:** 고통에서 벗어난 상태, 안위 혹은 편안함	• 늑골척추각(costovertebral angle) 압통 • 허리 하부와 복부 하부 통증 점수 NRS 3/10
		• 메스꺼운 느낌 • 지난 이틀간 식욕이 없음 • 비뇨기 증상을 줄이기 위해 액체 섭취 제한
안전/보호: 근본적 행동, 사고, 행동에 대한 행실의 원칙, 사실이나 고유의 가치가 있다고 생각되는 제도	**감염:** 병원체 침범에 따른 숙주의 반응	• 불완전한 방광 비우기와 방광 팽창 • 요분석 결과 탁한 소변, 백혈구 에스트라아제와 아질산염 양성, 고약한 냄새 • 백혈구 13,000cells/L • 체온 38.1℃(100.6F)
	체온 조절: 유기체를 보호하려는 목적으로 신체 내의 열과 에너지를 조절하는 생리적 과정	• 체온 38.1℃(100.6F) • 만졌을 때 따듯한, 건조한 피부 • 건조한 점막 • 액체 섭취 제한

NANDA-I 간호진단	Nursing Outcomes Classifications (NOC)	Nursing Intervention Classifications (NIC)
요 정체: 배뇨 시 방광을 완전히 비우지 못하는 상태	• 배뇨	• 유치도뇨관: 간헐적 • 요 정체 간호 • 약물 관리
배뇨장애: 배뇨기능에 장애가 있는 상태	• 배뇨	• 배뇨 관리
긴박성 요실금 위험성: 갑작스럽고 강한 배뇨에 대한 긴박감과 관련된 불수의적 배뇨로 건강에 위협이 될 만큼 취약한 상태	• 소변 참기	• 약물 관리 • 소변 습관 훈련 • 체액 관리
급성통증: 실제적이거나 잠재적인 조직손상으로 인해 경험하는 감각적 또는 정서적 불편감, 갑자기 또는 서서히, 경증에서 중증 강도로 지속하거나 끝이 예측되는 통증이 있는 상태	• 통증 수준	• 통증 관리 • 진통제 투약
오심: 식도와 위장에서 느껴지는 불쾌한 느낌으로, 구토를 동반할 수 있는 것	• 오심과 구토 조절 • 오심과 구토의 교란 효과 (disruptive effect)	• 오심 관리 • 전환 • 체액/전해질 모니터링 • 감염 조절
감염 위험성: 병원체의 침입으로 건강에 위협이 될 만큼 취약한 상태	• 감염 중증도	• 감염 조절
고체온: 체온 조절 실패로 중심체온이 정상 범위 이상으로 상승한 것	• 체온 조절 • 활력징후	• 고체온 치료 • 체온 조절 • 활력징후 모니터링 • 감염 조절

임상추론 웹 만들기 Creating a Clinical Reasoning Web

임상추론 웹은 간호사가 핵심 건강관리 문제를 찾고 우선순위를 세우기 위한 목적으로 복잡한 대상자의 이야기를 통해 분석하고 추론하는 방법이다. 간호사는 웹을 사용하여 데이터 속 대상자 단서에 근거한 문제를 정의하고, 여러 다양한 문제를 다루고 정의하기 위해 간호진단을 알아내며, 진단 사이의 관계를 결정한다(Kuiper, Pesut, & Kautz, 2009). 웹은 간호가 필요한 핵심 문제의 현재 상태와 결과를 설명하는 NANDA-I 간호진단 간 기능적 관계의 시각적 표현이다(Butcher & Johnson, 2012). 즉, 임상추론 웹은 대상자 이야기의 구성요소와 문제가 서로 어떻게 연관되어 있는지를 보여주는 그래픽이며, 간호진단 사이의 연관성을 선으로 나타낸다(Kuiper, Pesut, & Arms, 2016). 의학적 진단은 증상 군집에 대한 일관된 라벨인 반면, 대상자의 이야기는 다양하고, 각각의 임상추론 웹은 간호진단에서 대표되는 실제적 또는 잠재적 건강 문제에 대상자의 고유한 이야기와 인간의 반응을 반영한다. 예를 들어, 같은 의학적 진단명을 가진 두 대상자가 있을 때, 간호사는 각 사례와 연관된 사고전략과 진단적 가설에 근거하여 다른 간호진단과 다른 핵심 문제가 우선순위에 있음을 알아낼 수 있다.

임상추론 웹 구성하기 Constructing the Clinical Reasoning Web

사정 데이터, 근거, 단서들로부터 문제가 구별되고 간호진단이 선택된 후, 임상추론 웹은 다음의 단계를 따라 설계된다.

1. 대상자에 대한 일반적 서술을 일차적 의학 진단명과 함께 가운데 타원에 위치시킨다. 이번 사례에서 대상자는 양성전립선비대증과 신우신염을 앓고 있는 61세의 북미 원주민 남성으로 현재 병원에서 검사받고 있다.
2. 가운데 타원 주위에 있는 타원에 대상자의 단서에서 나온 NANDA-I 간호진단을 각각 기입한다.
3. 대상자의 이야기와 사정을 통해 수집된 자료를 각 간호진단 밑에 나열한다.
4. 각 간호진단은 대상자 상황에 대한 간략한 서술이 담긴 가운데 타원에 직접적으로 관련되어 있기 때문에, 간호사는 가운데 타원에서 주변에 있는 각 간호진단 타원까지 선

을 그린다. 그림 11.1은 이번 사례를 위한 임상추론 웹을 만들기 위한 첫 번째 단계를 보여주고 있다.

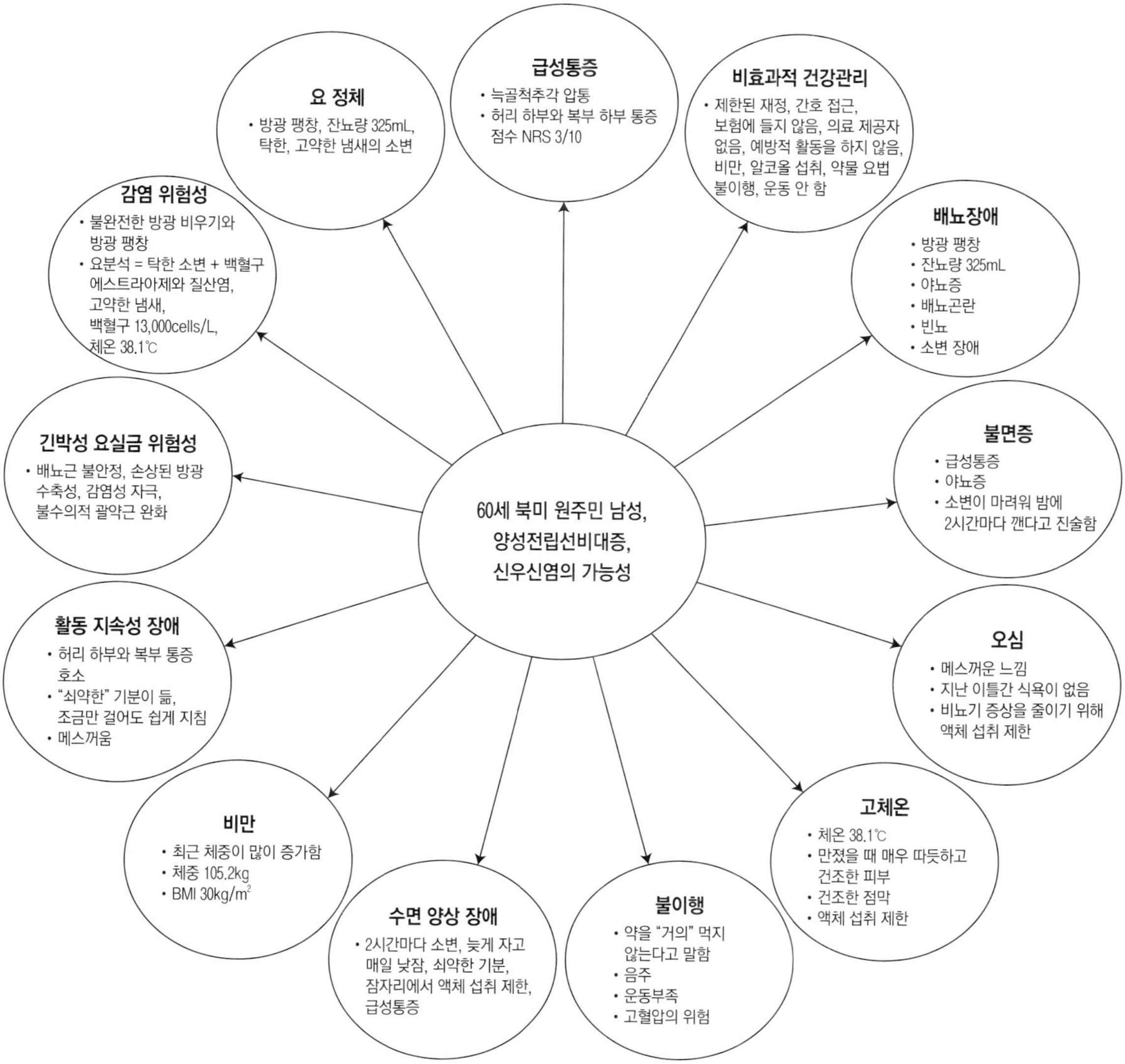
60세 북미 원주민 남성, 양성전립선비대증, 신우신염의 가능성
급성통증
• 늑골척추각 압통
• 허리 하부와 복부 하부 통증 점수 NRS 3/10
비효과적 건강관리
• 제한된 재정, 간호 접근, 보험에 들지 않음, 의료 제공자 없음, 예방적 활동을 하지 않음, 비만, 알코올 섭취, 약물 요법 불이행, 운동 안 함
배뇨장애
• 방광 팽창
• 잔뇨량 325mL
• 야뇨증
• 배뇨곤란
• 빈뇨
• 소변 장애
불면증
• 급성통증
• 야뇨증
• 소변이 마려워 밤에 2시간마다 깬다고 진술함
오심
• 메스꺼운 느낌
• 지난 이틀간 식욕이 없음
• 비뇨기 증상을 줄이기 위해 액체 섭취 제한
고체온
• 체온 38.1℃
• 만졌을 때 매우 따듯하고 건조한 피부
• 건조한 점막
• 액체 섭취 제한
불이행
• 약을 "거의" 먹지 않는다고 말함
• 음주
• 운동부족
• 고혈압의 위험
수면 양상 장애
• 2시간마다 소변, 늦게 자고 매일 낮잠, 쇠약한 기분, 잠자리에서 액체 섭취 제한, 급성통증
비만
• 최근 체중이 많이 증가함
• 체중 105.2kg
• BMI 30kg/m²
활동 지속성 장애
• 허리 하부와 복부 통증 호소
• "쇠약한" 기분이 듦, 조금만 걸어도 쉽게 지침
• 메스꺼움
긴박성 요실금 위험성
• 배뇨근 불안정, 손상된 방광 수축성, 감염성 자극, 불수의적 괄약근 완화
감염 위험성
• 불완전한 방광 비우기와 방광 팽창
• 요분석 = 탁한 소변 + 백혈구 에스트라아제와 질산염, 고약한 냄새, 백혈구 13,000cells/L, 체온 38.1℃
요 정체
• 방광 팽창, 잔뇨량 325mL, 탁한, 고약한 냄새의 소변

그림 11.1 임상추론 웹: 양성전립선비대증이 있는 남성 대상자: 의학적 진단에서 간호진단으로의 연결

임상추론 웹을 잇고 엮기 Spinning and Weaving the Reasoning Web

임상추론 웹을 잇고 엮기 위해 간호사는 반드시 간호진단 간의 관계를 설정하고, 이를 분석 및 설명해야 한다. 이 과정에서 3장의 생각하는 대로 말하기, 자기대화, 스키마 찾기, 가설 세우기, 만약–그렇다면, 어떻게–그래서 사고, 비교분석이 사용된다. 간호사는 이를 통해 바깥 타원에 있는 간호진단들 사이의 가능한 연결 고리를 찾고 관계를 규명할 수 있다.

간호사는 다음의 단계에 따라 웹을 계속해서 잇고 엮는다.

1. 각 간호진단과 건강관리 문제가 다른 모든 진단과 어떻게 관련되어 있는지 생각한다. 두 진단 사이에 기능적 관계가 있는 경우 단방향 화살표를 그려 단방향 관계를 나타내고, 양방향 화살표를 그려 양방향 관계를 표시한다. 예를 들어, 비만과 비효과적 건강관리 사이의 관계는 어떻게 되는가? 이 진단들은 어떻게 관련되어 있는가? 서로 어떻게 영향을 주는가? 프리맨의 사례에서 간호사는 비만이 비효과적 건강관리를 야기하는지, 혹은 반대로 비효과적 건강관리가 비만 초래에 기여하는지 고려해 볼 것이다. 이런 경우에는 비효과적 건강관리와 비만 진단 사이에 양방향 연결 고리가 존재한다. 다른 예시로, 요 정체 간호진단이 수면 양상 장애 문제와 관련되어 있는지 고려해 볼 수 있다. 이 두 진단 사이에는 요 정체가 수면 양상 장애에 기여하는 단방향 연결 고리가 존재하지만, 반대의 경우 관계가 없다. 따라서 요 정체에서 수면 양상 장애로 단방향 연결선이 그려진다.

2. 연결 관계를 결정하기 위해 첫 번째 단계는 서로 다른 타원들 사이에서 반복적으로 되풀이된다. 만약 기능적 관계가 있다면, 모든 과정이 끝날 때까지 연결선이 그어지고 시각적으로 웹이 나타난다.

3. 모든 연결선이 그려지면, 한 타원에서 다른 타원으로 이어지는 모든 선의 개수가 세어지고 그 숫자는 임상추론 웹 워크시트에 기록된다. 프리맨 문제의 우선순위는 연결선의 개수를 기반으로 하여 표 11.2에 제시하였다.

4. 가장 많은 연결선을 가진 간호진단이 핵심 문제가 된다. 그림 11.2는 이번 사례에 대해 완성된 임상추론 웹을 나타낸다.

표 11.2 간호영역, 간호진단과 연결선

간호영역	분류	간호진단	웹 연결선
활동/휴식	건강관리	비효과적 건강관리	18
	수면/휴식	수면 양상 장애	16
	심폐/맥관 반응	활동 지속성 장애	14
배설/교환	비뇨기계 기능	배뇨장애	13
안위	신체적 안위	오심	13
활동/휴식	수면/휴식	불면증	13
배설/교환	비뇨기계 기능	요 정체	13
안위	신체적 안위	급성통증	8
영양	섭취	비만	8
안전/보호	감염	감염 위험성	9
배설/교환	비뇨기계 기능	긴박성 요실금 위험성	7
안전/보호	체온 조절	고체온	7
건강증진	건강관리	불이행	5

가장 많은 연결선을 가진 간호진단, 즉 핵심 문제는 우선순위의 문제가 된다. 이는 대상자의 현재 상태를 정의하는 기초가 되고, 기대되는 결과 상태와 대조된다(Kuiper et al., 2009). 핵심 문제를 확인하는 것은 먼저 해결해야 하는 핵심 NANDA-I 진단을 규명함으로써 임상추론을 유도하여 간호사가 후속 간호계획에 집중할 수 있게 한다(Butcher & Johnson, 2012).

핵심 문제가 인지된 후, 병렬화 사고전략을 이용하여 문제~결과의 상호보완적 본질을 알아내기 위한 지식 작업이 계속된다. 이번 사례의 핵심 문제는 비효과적 건강관리이다. 프리맨의 건강문제 관리를 방해하는 요인들을 프리맨이 해결하고 그에 대응할 수 있도록 돕기 위해 중재가 선택된다. 이런 중재들은 웹에 나온 다른 문제에도 영향을 미칠 경향이 높다.

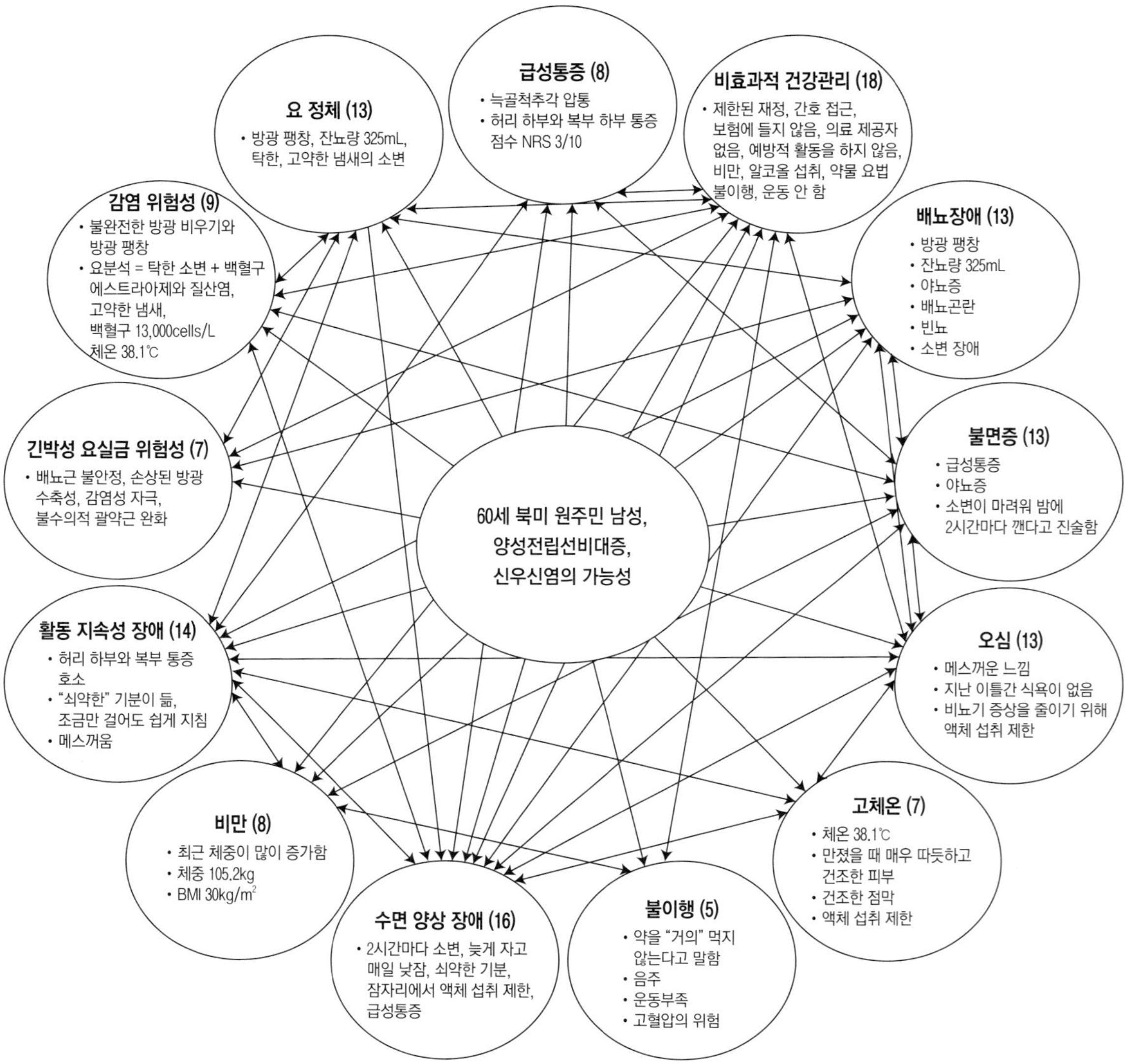

그림 11.2 임상추론 웹: 양성전립선비대증이 있는 성인 남성 대상자: 간호진단 간의 연결선

[멈춰서 생각해 보기]

1. 인지된 문제(진단) 사이의 관계는 무엇인가?

2. 어떤 핵심 문제가 나타나는가?

임상추론의 OPT 모델 워크시트 완성하기
Completing the OPT Model of Clinical Reasoning

핵심 문제 및 단서 논리의 인지와 함께 추론 웹이 완성된 후에는 임상추론의 OPT 모델 만들기가 완료될 수 있다. 이번 장에 나온 사례를 통해 OPT 모델의 모든 부분을 채울 수 있다.

맥락 속 대상자 이야기 Patient-in-Context Story

사례 11.1은 성인 남성 대상자 아담 프리맨의 맥락 속 대상자 이야기를 보여준다. 그림 11.3 속 OPT 모델의 가장 오른쪽에 맥락 속 대상자 이야기가 기록되어 있다. 이 이야기는 대상자 인구학적 특성, 의학적 진단, 현재 상황에 대해 강조한다. 이 상자 속 정보는 간략한 형식으로 모델의 나머지 부분을 위한 관련 사실과 함께 정리되어 있다.

진단 군집/단서 논리 Diagnostic Cluster/Cue Logic

간호계획 과정의 다음 단계는 진단 군집/단서 논리를 완성하는 것이다. 핵심 문제는 우선순

사례 11.1

맥락 속 대상자 이야기

프리맨은 61세의 북미 원주민 남성으로 1년간 소변을 보는 데에 어려움이 있었고, 배뇨곤란, 야뇨증을 겪었다. 쇠약한 기분을 느끼고, 허리 하부 통증과 오심이 있다. 들어놓은 보험이나 담당 의사가 없으며, 정기적인 건강 검진을 하지 않고, 예방적 치료를 받지 않는다.

과거력: 고혈압, 만성 폐질환

신체사정: 심혈관계: 불규칙한 심박과 조기 심실 박동. 비뇨생식기: 팽창된 방광, 늑골척추에 압통, 배뇨 관련 문제(탁함, 빨감, 고약한 냄새). 수지 직장 검사: 전립선이 균일하게 확장되어 있고 부드럽지 않음. 신장은 189cm, 체중은 105.2kg(232lb), BMI 30kg/m^2(비만)

심리사회적 사정: 홀아비 상태, 세 아들과 며느리와 지방의 트레일러에서 거주. 장애가 있고 일을 하지 않음. 흡연력 70갑/년. 하루에 맥주 3~4병 마심. 부족(원주민) 활동에 활발히 참여. 입양됨

활력징후: 체온 38.1℃(100.6F), 맥박 98회/분, 불규칙적, 호흡 18회/분, 산소포화도: 실내에서 96%, 혈압 146/94mmHg, 복부 하부와 허리 하부에 통증 NRS 3/10

검사 결과: 요분석 결과 백혈구, 단백질에 양성. 전립선 특이 항원(PSA) 3.1ng/mL, 혈액요소성질소(BUN) 27mg/dL, 크레아티닌(Cr) 2.4mg/dL, 전혈구: WBC 13,000cells/L

위에 따라 나열된 다른 간호진단들과 함께 바닥에 있는 칸에 배치된다. 이 시점에서 간호사는 간호진단을 지지하는 근거가 있는지, 그리고 핵심 문제가 올바르게 선정된 것인지 확인하기 위해 목록을 검사한다. 단서 논리는 간호의 의미를 식별하기 위해 맥락 속 대상자 자료를 의도적으로 구성하는 것이다(Butcher & Johnson, 2012). 이번 사례에서 추론 웹의 외부 타원에 서술된 간호진단은 OPT 모델 임상추론 워크시트의 진단 군집/단서 논리에 따라 각 진단을 향하는 화살표의 수와 함께 기록된다. 사례 11.2에서는 인지된 핵심 문제, 즉 이번 사례에서는 비효과적 건강관리가 다른 간호진단 밑에 위치한다.

사례 11.2

진단 군집/단서 논리

1. 수면 양상 장애(16)
2. 활동 지속성 장애(14)
3. 오심(13)
4. 요 정체(13)
5. 불면증(13)
6. 배뇨장애(13)
7. 급성통증(8)
8. 감염 위험성(9)
9. 비만(8)
10. 긴박성 요실금 위험성(7)
11. 고체온(7)
12. 불이행(5)

핵심 문제/주제

비효과적 건강관리(18)

프레이밍 Framing

워크시트의 맨 위 가운데에는 맥락 속 대상자 이야기에 관하여 배경 문제를 가장 잘 나타내는 프레임이나 주제를 나타내는 상자가 있다. 이번 사례의 프레임은 61세 북미 원주민 남성으로, 자원이 한정되어 있다. 프리맨은 작년부터 악화된 비뇨기계 증상을 호소해 왔고, 현재 요로감염이 의심된다. 처방을 이행하지 않아 돌봄에 보조가 필요하다. 가족과 함께 살고 있지만 불확실한 사회적 역동성을 보인다. 이 프레임은 현재 상태와 결과 상태의 구조화를 돕고 필요한 간호에 대한 통찰력을 제공하기 위해 상태 사이의 차이를 보여준다. 프레임은 간호사가 이 대상자의 스키마와 프로토타입을 과거에 경험했

사례 11.3

프레임

61세 북미 원주민 남성, 한정된 자원, 요로감염으로 이어진 비뇨기계 증상을 호소, 불이행하며, 돌봄에 보조가 필요함. 불확실한 역동성을 가진 가족과 거주

던 다른 사례와 구분하게 돕는 렌즈 혹은 배경 관점이다. 간호계획에서 사용될 중재와 검사는 인지된 프레임에 한정된다. 사례 11.3은 프리맨의 사례의 프레임을 보여준다.

> **사례 11.4**
>
> **현재 상태**
>
> 1. 기초적인 예방검진을 받거나 주사를 맞지 않음
> 2. 질병 관리를 위한 건강관리 제공자의 권고 사항을 따르지 않음
> 3. 처방된 대로 약을 먹지 않음
> 4. 건강 보험이 없음
> 5. 제한된 재원

현재 상태 Present State

현재 상태는 맥락 속 대상자의 이야기 혹은 대상자의 최초 상태의 서술이다(Butcher & Johnson, 2012). 이 섹션에서 제시된 항목은 간호행동과 대상자의 상황의 결과로 시간이 지나면서 변한다. 핵심 문제 밑에 제시된 대상자에 대해 밝혀진 단서와 문제는 대상자의 현자 상태를 잘 담아낸다. 문제들에 대해 간호계획, 중재, 평가가 이루어진다. 현재 상태의 항목은 핵심 타원에 나열되어 있고, (1) 기초적인 예방검진을 받거나 주사를 맞지 않음, (2) 질병 관리를 위한 건강관리 제공자의 권고 사항을 따르지 않음, (3) 처방된 대로 약을 먹지 않음, (4) 건강 보험이 없음, (5) 제한된 재원인 5개의 일차적 문제가 핵심 문제에 관련되어 있다. 사례 11.4는 세워진 결과가 달성되었는지 확인하기 위해 검사될 핵심 문제와 관련된 현재 상태의 문제 목록을 보여준다.

> **사례 11.5**
>
> **결과 상태**
>
> 1. **건강 탐색 활동:** 건강검진을 받고 백신을 맞음
> 2. **건강 신념:** 지각된 제어: 퇴원까지 개인의 목표와 상호적으로 결정된 질병 관리 전략이 있음
> 3. **이행 행동:** 처방된 약물: 추적조사까지 약물 요법을 따름
> 4. **대상자 만족:** 간호 자원으로의 접근: 혜택을 받기 위해 사례 관리자와 사회복지사와 논의
> 5. **건강 신념:** 지각된 자원: 건강관리 목표를 위한 최소 두 개의 지역사회자원, 서비스

결과 상태 Outcome State

핵심 문제를 해결하기 위해 규명된 현재 상태를 생각하여 달성할 수 있는 기대 상태를 고려해야 한다. 하나의 결과 상태나 목표는 각 현재 상태 항목에 대해 나열되어 있고, 간호 및 협동적 중재를 통해 검사되고 달성될 수 있다.

사례 11.5는 이번 사례를 위한 결과 상태를 보여 주고 있다. NOC 라벨(굵

은 글씨)과 결과 상태는 프리맨이 (1) 추적조사 방문까지 건강검진을 받고 백신을 맞는 등의 건강관리 행동을 보인다, (2) 자신이 세운 목표와 퇴원했을 때 운동과 같은 상호적으로 결정된 질병 관리 전략을 따르기 위한 단계를 말한다, (3) 추적조사까지 건강관리 제공자와 함께 상호적으로 결정한 약물 요법을 따른다, (4) 사례 관리자나 사회복지사와 건강관리 요법을 시행할 때의 장애 요인에 대해 논의하여 혜택을 받는다(Medicaid 등), (5) 건강관리 목표를 달성하기 위해 도움이 될 두 개의 지역사회자원이나 서비스를 알아낼 수 있도록 돕는다.

각각의 현재 상태와 그에 상응하는 결과 상태는 직접적으로 서로 관련되기 때문에 그들은 병렬 처리를 위해 서로 옆에 배치된다. 이러한 배치는 간호사가 임상추론을 시행하는 동안 비교분석과 성찰을 할 수 있게 돕는다.

검사 Tests

현재 상태와 결과 상태 사이의 차이는 다음 단계의 간호계획에서 초점이 된다. 간호사는 현재 상태와 결과 상태의 차이를 메우기에 어떤 검사와 중재가 가장 적절한지 반드시 고려해야 한다. 임상 결정에 기초하여, 간호사는 차이가 해소되었는지 그렇지 않은지를 나타낼 수 있는 근거를 고려한다. 프리맨을 위한 검사는 사례 11.6에 나와 있다. 변화를 측정하고 데이터를 모으기 위해 다른 건강관리 제공자, 대상자와 협동하여 검사를 시행한다. 간호사는 각 기대되는 결과 상태를 확인하기 위해 어떤 임상적 지표를 사용할 수 있는지 질문해본다. 기대되는 결과가 달성되었는지 그렇지 않은지에 대해 무엇을 고려해야 하는지 묻는 것이다. 사례에서 선택된 검사는 (1) 백신과 검진 같은 건강 관련 과제를 완료한다, (2) 운동 일기, 알코올 섭취를 구두로 보고, 혈중 알코올 농도, (3) 처방약 재조제와 혈압 사정, (4) 보험 혜택 접근의 사례 관리 보고, (5) 지역사회자원 이용과 지지집단 참석이다.

사례 11.6

검사

1. 백신과 검진 같은 건강 관련 과제를 완료
2. 운동, 알코올 섭취, 혈중 알코올 농도 기록 일지
3. 처방약 재조제, 혈압 사정
4. 보험 혜택 접근의 사례 관리 보고
5. 지역사회자원 이용과 지지집단 참석

[멈춰서 생각해 보기]

1. 맥락 속 대상자의 이야기가 완성되었는가?

2. 상황의 프레임을 어떻게 구성하고 있는가?

3. 현재 상태는 어떻게 정의되는가?

4. 기대되는 결과는 무엇인가?

5. 진단에 대해 어떤 결과를 생각하고 있는가?

6. 결과와 현재 상태의 상호보완적 짝 혹은 차이는 무엇인가?

7. 기대되는 결과의 임상적 지표는 무엇인가?

8. 어떤 검사와 기준으로 기대되는 결과가 측정될 수 있는가?

9. 기대되는 목표 결과가 언제 달성되는지 어떻게 알 수 있는가?

중재 Interventions

임상추론의 OPT 모델 워크시트의 하단에는 대상자가 결과 상태에 도달하도록 돕는 근거기반의 간호활동인 대상자 간호중재(NIC)를 나타내는 상자가 있다. 간호사는 대상자가 현재 상태에서 결과 상태로 이동하도록 도울 수 있는 중재에 대한 임상적 결정이나 선택을 내려야 한다. 중재가 수행되면, 간호사는 어느 정도로 결과가 이루어졌는지 평가하게 된다. 중재는 근거를 기반으로 하고, 문헌, 교과서, 프로토타입 예시와 같은 최신의 자원에서 수집된다. 근거는 중재 옆 분리된 열에 나열되고 인용된다. 각 중재에 대해 근거를 나열하는 것은 간호활동에 대한 이해와 정당성을 높인다. 이 사례의 중재와 근거는 표 11.3에 나와 있으며, 삶의 업적에 대한 성찰과 감정의 표현을 격려하고, 영적 간호를 위한 자원을 촉진하며, 비침습적으로 통증을 완화하는 방법과 사정을 포함한 중재를 보여 주고 있다.

표 11.3 중재와 근거

중재	근거
1. 자기효능감 향상 a. 필요한 건강 행동을 수행하기 위한 자신의 능력에 대한 지각 정도를 탐색한다. b. 건강 행동을 이행하지 않을 때의 위험에 대한 인지를 파악한다. c. 행동 변화의 장애 요인을 파악하고 장애 요인을 극복하기 위한 전략을 제공한다. d. 활동을 수행하기 위해 필요한 학습과 기술을 지원하는 환경을 제공한다. e. 기대되는 행동을 보여주고 예행연습을 해보도록 한다.	1. 중년 여성은 질병 관리에 대한 부정적인 믿음, 지각된 건강관리 제공자의 부정적 태도, 증상에 대해 소통하는 데의 어려움 때문에 중재에 순응할 수 있었다(Yeom & Heidrich, 2009). 간호와 다른 학문 연구에서 교육을 통해 자기효능감이 향상됐다(Frank-Bader, Beltran, & Dojlidko, 2011). 호흡 측정기 사용법과 같은 개별화된 설명은 천식 관리의 임상적 지표를 개선했다(Janson, McGrath, Covington, Cheng, & Boushey, 2009). 대상자는 보통 제공되는 것 보다 더 많이 의사결정에 영향 미치기를 원한다(Tariman, Berry, Cochrane, Doorenbox, & Schepp, 2010).
2. 의사결정 지지 a. 개인과 건강관리 제공자가 상태를 보는 방법에 차이가 있는지, 대상자의 느낌, 치료 계획을 따르지 않는 이유와 그들의 가치를 파악하고 치료를 위한 협동적 목표를 세운다. b. 대상자에게 다른 관점을 제공한다. c. 정보를 받거나 받지 않을 대상자의 권리를 존중하고 그에 따라 제공한다. d. 지지집단에 연계한다.	2. 개인에 대한 존중은 건강관리 결정에 참여하는 경험을 위한 필수 조건이다(Eldh, Ekman, & Ehnfors, 2006). 건강 전문인에 대한 믿음과 지역 건강 체계를 향한 신념은 자기돌봄 실무에 영향을 미친다(Clark et al., 2009). 화상회의시스템의 건강관리 체계 프로그램에 대한 연구결과에 따르면 참가자들은 자기돌봄에 관하여 다른 사람에 의해 공유된 정보를 받아들이고 전문적인, 동료 지지에 긍정적으로 반응했다(Marziali, 2009). 대상자는 주어진 정보를 이해하고, 제시된 옵션의 결과를 평가하고, 가치에 근거하여 옵션을 결정하고, 선택에 대해 소통할 수 있어야 한다(Soriano & Lagman, 2012).
3. 처방 약물 교육; 상호적 목표 설정 a. 약물 스케줄을 관리하는 법을 돕는다. b. 질병 과정의 관리를 돕는 대체 가능한, 상호보완적인, 부가적인 치료를 확인한다. c. 규칙적인 일정을 권장한다.	3. 상호적 목표 설정 중재는 건강 증진 행동을 수용하는 것을 촉진한다(Meyerson & Kline, 2009). 맞춤형 의사결정 지원 정보는 낮은 교육 수준의 성인이 선택을 내리고 치료에 대한 결정에 더 많이 참여할 수 있게 돕는 데에 효과적이었다(Smith et al., 2010). 규칙적인 운동 일정을 세운 개인들은 시간이 지날수록 더 잘 이행할 가능성이 많다(Hines, Seng, & Messer, 2007).
4. 사례 관리 a. 돌봄에 참여한 사례 관리자와 사회복지사의 역할을 설명한다. b. 신체 · 정신 상태, 기능적 역량, 공식적 · 비공식적 지지 체계, 재원, 환경 상태를 사정한다.	4. 적정한 연계를 놓치거나 연계가 지연됐을 때, 대상자는 보통 합병증이나 재입원 같은 좋지 않은 결과를 맞게 된다(Lebecque et al., 2009). 지지집단에 참여하는 개인은 더 나은 질병 관리와 향상된 삶의 질을 보였다(Song, Lindquist, Windenberg, Cairns, & Thakur, 2011). 독

표 11.3 중재와 근거 (계속)

중재	근거
c. 필요한 자원과 서비스를 인지한다. d. 속한 공동체에서 이용 가능한 건강, 사회적 서비스를 알아내고 노인 자원 센터, 보건부(health department), 가정에서 가까운 무료 진료소에 접근하도록 한다.	립성을 북돋고 사회 연결망을 강화하는 것은 대상자의 자율성을 향상한다(Rosland, Heisler, & Choi, 2010). 지역사회 기반 프로그램, 건강 제공자, 가족과의 파트너십을 발달시키는 것은 지속되는 향상된 자기-건강 증진을 향한 지속되는 관계를 조성한다(Peterson, Dolan, & Hanft, 2010).
5. 재원 지원; 지지 체계 강화 a. 경제적 문제와 주어진 치료 요법의 이행에 영향을 끼치는 문화적 양상을 사정한다. b. 대상자와 가족이 필요하고 가능할 때 언제든 건강 보험을 들도록 하고 약물 지불 계획을 세우도록 한다.	5. 문화적 신념은 질병에 대한 태도에 중요한 역할을 하므로 이런 신념을 이해하는 것은 자가관리 촉진을 돕는다. 신체활동을 증진하기 위해 문화적인 기반을 둔 적응 프로그램은 신체활동 참여에 대한 준비성을 상당하게 개선했다(Coleman et al., 2012). 보험 지불자의 지식과 가치 기반의 보험 설계를 이용하는 것은 약물과 치료체제 이행을 더 용이하게 한다(Cohen, Christensen, & Feldman, 2012).

[멈춰서 생각해 보기]

1. 어떤 임상 결정과 중재가 결과 달성에 도움이 되는가?

2. 어떤 구체적 중재 활동을 수행할 것인가?

3. 왜 이 활동들을 고려하고 있는가?

판단 Judgments

OPT 모델 워크시트를 구성하는 마지막 단계는 결과가 달성되었는지 확인하기 위해 검사와 중재들을 성찰하는 것이다. 검사의 결과는 임상적 판단을 내리기 위해 사용하는 자료이다(Pesut, 2008). 임상추론의 OPT 모델 워크시트의 가장 왼쪽 상자에 각 결과를 위한 판단이 나열되어 있다. 판단은 결과 성취에 대한 결론이다. 각 판단은 (1) 현재 상태와 기대되는 상태의 대조, (2) 기대되는 상태와 연관된 기준(예: 검사), (3) 간호중재의 효과와 영향 고려, (4) 중재가 결과 달성에 효과적인지에 대한 결론의 네 가지 구성 요소를 필요로 한다(Kuiper et al., 2009).

검사의 분석 결과를 바탕으로 문제의 해결 여부에 대한 판단이 내려진다. 간호사는 프레임을 재구성하거나 맥락 속 대상자의 이야기 속 사실에 다른 의미를 부여해야 할 수 있다. 표 11.4는 이번 사례 연구에 대한 결과 상태와 판단을 나타낸다. 각 판단 진술을 이끌어내기 위해 사용되는 임상추론을 표의 세 번째 열에 제시하였다. 사례 11.7은 이번 사례의 판단을 보여준다.

표 11.4 결과 상태, 판단, 근거 표

결과 상태	판단	임상추론
건강 탐색 행동: 추적조사 방문까지 건강검진을 받고 백신을 맞는 등의 건강관리 행동 변화를 보인다.	백신을 맞는 데서 오는 질병의 위험에 대한 교육 후, 독감과 폐렴 백신을 맞는 것에 동의했다.	오늘 프리맨이 독감 백신을 받기로 동의했으나, 계속해서 예방적 간호를 받을 것인지 아닌지는 그의 재정 상황과 보험 혜택을 받기 위한 능력에 달려 있다. 결과를 달성하기 위해 동기 요인과 장애 요인을 필수로 이해해야 한다.
건강 신념: 지각된 조절: 자신이 세운 목표와 퇴원까지 운동과 같은 상호적으로 결정된 질병 관리 전략을 따르기 위한 단계를 말한다.	이루고 싶어 하는 고혈압 관리에 관련된 세 개의 목표와 노인복지관에서의 운동 집단을 인지할 수 있다.	더 성공적으로 건강 행동을 수행하기 위해 프리맨은 집단의 일부가 되어야 한다. 지방에 살기 때문에 인도, 공원, 자전거를 타기 위한 안전한 공간이 없어 노인복지관이 현실적인 선택지이다. 다른 목표 또한 성공적으로 달성하기 위해서는 재원이 필요하다.
이행 행동: 처방된 약물: 추적조사까지 약물 요법을 따를 것이다.	비용을 대기 위한 재정 지원을 이용할 수 있다면, 처방된 대로 약물 치료를 받기로 동의했다.	사회복지사는 그가 장애로 저소득층 의료보장 제도를 받을 수 있도록 하기 위해 일하고 있다. 그동안 사례 관리자는 4달러 목록에 있는 이뇨제와 고혈압 약물을 지역 약국에서 조제받기 위해 노력했고, 비뇨기과 의사는 목록에 있는 약물에 관한 질문을 받을 것이다.
대상자 만족: 간호 자원으로의 접근: 혜택을 받기 위해 건강관리 요법을 시행할 때의 장애 요인에 대해 사례 관리자와 사회복지사와 논의한다.	건강관리 보험이 없는 것을 인지하고 저소득층 의료보장 제도 수여 과정을 시작했다.	그는 저소득층 의료보장 제도를 받을 수 있는 자격이 있으며 혜택에 대한 승인을 받아야 한다. 이때, 공공보건국과 지속하거나 새롭게 주된 돌봄 제공자를 선정할 수 있다.
건강 신념: 지각된 자원: 건강관리 목표 달성을 돕는 두 개의 지역사회 자원/서비스를 인지한다.	미래에 필요한 돌봄을 받기 위해 자치주 보건부, 노인복지관, 동네 교회의 무료 진료소를 알아냈다.	프리맨은 보건부보다 노인복지관과 무료 진료소에 더 접근하기 쉽다고 동의했으나, 필요에 따라 보건부에 가야할 수도 있고 운영하지 않는 날에는 가족들이 돌봐야 할 수 있으므로 발전적 계획이 필요하다.

사례 11.7

판단

1. 교육 후, 독감과 폐렴 백신을 맞는 것에 동의함
2. 노인복지관에서의 운동 계획과 고혈압 관리와 관련된 세 개의 목표를 인지함
3. 비용을 대기 위한 재정 지원을 이용할 수 있을 때 처방된 대로 약물 치료 받기에 동의함
4. 재원의 부재에 의한 건강관리 부족을 인지하고 저소득층 의료보장 제도를 제공받음
5. 지역사회자원을 인지함: 보건부, 노인복지관, 지역 교회의 무료 진료소

[멈춰서 생각해 보기]

1. 선택된 검사를 고려할 때, 결과 상태에 도달한 근거에 대한 나의 임상적 판단은 무엇인가?
2. 판단에 근거했을 때, 결과에 도달했는가? 혹은 상황의 프레임을 재구성해야 하는가?
3. 이번 경험을 구체적으로 기억하고 비슷한 사례에 대해 추론할 때 미래의 스키마로 어떻게 사용할 수 있는가?

완성된 임상추론의 OPT 모델 Completed OPT Model of Clinical Reasoning

그림 11.3은 남성의 건강문제를 경험하고 있는 대상자를 위한 완성된 임상추론의 OPT 모델을 보여준다.

요약 Summary

건강관리 자원에 접근이 어렵고 돌봄 제공 지연의 합병증에 직면할 수 있는 남성 건강문제를 가진 대상자를 위한 임상추론은 대상자가 누구인지, 그의 능력과 이해력의 맥락을 고려한 그의 이야기를 이해하는 것과 함께 시작한다. OPT 모델을 개념적 틀로 사용하고, 임상추론 웹을 도구로 사용하는 것은 특정한 사례와 관련된 임상추론을 발달시키는 데에 도움이 된다.

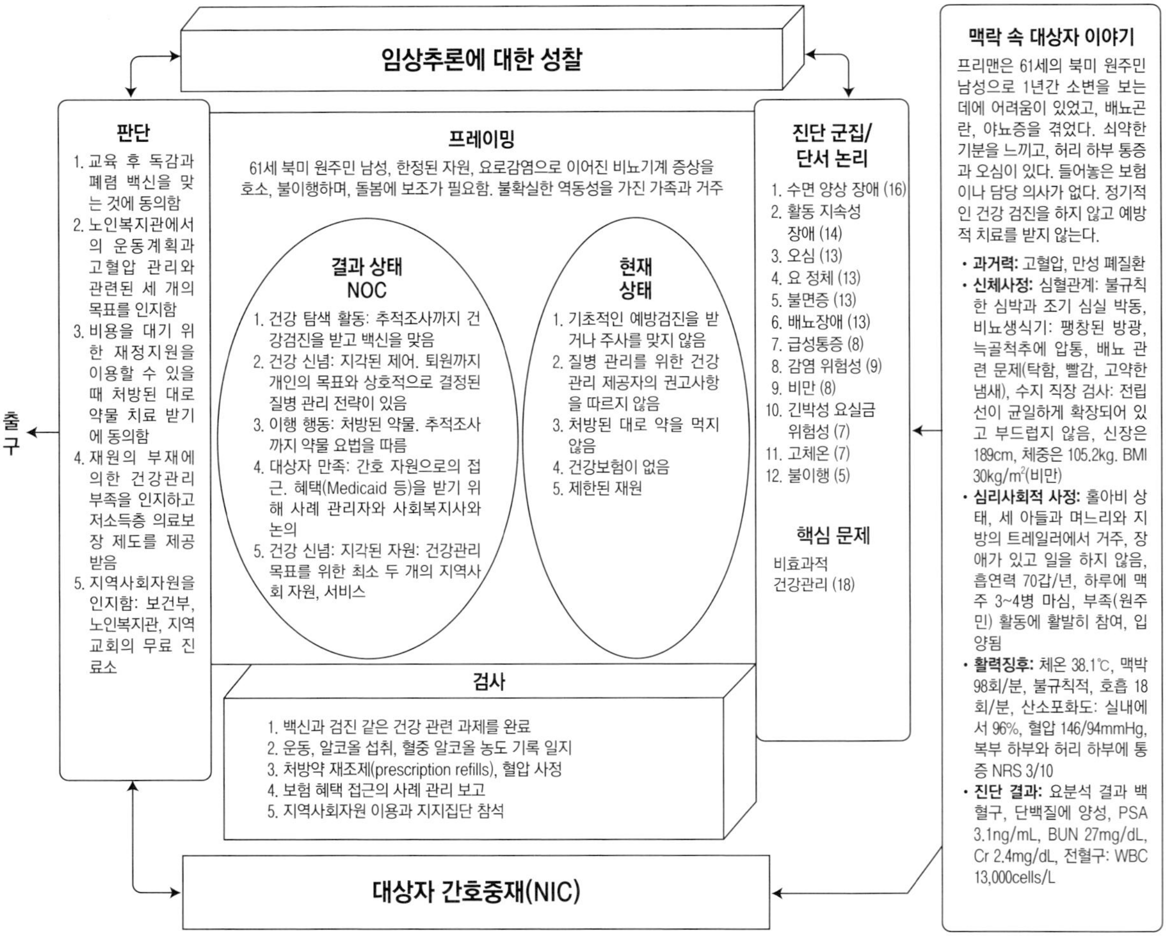

그림 11.3 양성전립선비대증이 있는 노년 남성을 위한 임상추론의 OPT 모델

임상추론의 OPT 모델은 대상자가 어디에 있는지(현재 상태)에 대한 시각적 그림을 제공한다. 현재 상태 항목은 기초적인 예방검진을 받거나 주사를 맞지 않음, 질병 관리를 위한 건강관리 제공자의 권고 사항을 따르지 않음, 처방된 대로 약을 먹지 않음, 건강 보험이 없음, 재원이 제한됨의 5개와 같다. 이 시점에서부터 간호사는 대상자가 어디에 있기를(결과 상태) 바라는지 결정하게 된다. 이번 사례에서 간호사는 NOC 용어를 사용하여 건강 탐구 활동, 건강 신념, 지각된 조절, 이행 행동, 처방된 약물, 대상자 만족, 돌봄 자원에 접근, 건강신념, 지각된 자원과 같은 결과를 선정할 수 있다. 현재 상태와 결과 상태 항목의 모든 고려 사항에 대한 프레임은 대상자 이야기에 대한 배경 문제의 인지를 통해 구성된다.

간호사는 대상자 상황의 프레임을 다음과 같이 구성했다. 61세의 한정된 자원을 가진 북미 원주민 남성이 병원에 찾아왔다. 그는 작년부터 악화된 비뇨기계 증상을 호소해 왔고, 현재는 요로감염이 의심된다. 치료 요법을 이행하지 않고, 돌봄을 제공받기 위해서는 도움이 필요하다. 가족과 함께 살고 있지만 불확실한 사회적 역동성을 보인다.

간호사는 두 상태 사이의 차이를 메우고 결과를 충족시키는 대상자의 진전 상태에 대한 결정(판단)을 내리는 평가자(검사)를 지지하는 증거를 결정해야 한다. 간호사는 (1) 백신과 검진 같은 건강 관련 과제 완료, (2) 운동 일기, 알코올 섭취를 구두로 보고, 혈중 알코올 농도, (3) 처방약 재조제와 혈압 사정, (4) 보험 혜택 접근의 사례 관리 보고, (5) 지역사회자원과 지지집단 출석 활용과 같은 검사를 고려했다. 이러한 사례 연구를 통한 경험은 간호사의 경험을 돕고 유사한 성격을 가진 추후 사례와 함께 활성화될 수 있는 임상추론 기술 세트를 추가로 얻게 한다.

요점 Key Points

- 신체적, 발달적, 심리사회적 문제를 겪고 있는 남성을 위한 임상추론은 OPT 모델과 함께 추진될 수 있다.
- 임상추론 웹과 임상추론의 OPT 모델을 완성하기 위하여 다양한 사고와 성찰 전략이 임상추론 과정 동안 사용된다.
- 돌봄에 접근하는 데에 있어 재정적 제한과 장애 요인 때문에 돌봄 제공이 지연되었고, 서비스를 받기 위해 도움이 필요한 노년 남성에게 단계적 접근 방식을 사용한다. 이런 접근은 다른 건강 환경 속 유사한 남성의 스키마와 프로토타입에 사용될 수 있다.

질문과 활동

1. 이번 장의 사례에 대한 간호를 계획하고 평가할 때 임상추론의 OPT 모델을 사용하는 데서 오는 장점을 설명해보자.
2. 다른 간호계획 모형과 OPT 모델은 어떻게 다른가?
3. 추론 웹을 잇고 엮기 위해 어떤 사고전략을 사용하겠는가?
4. 이번 성인 남성의 사례 연구에 선택할 다른 간호진단이 있는가? 만약 그렇다면, 주어진 대상자 데이터를 고려하여 어떤 진단을 제시할 것인가?
5. 이번 사례에 대해 다른 우선순위가 있는가? 즉, 간호계획에서 권장할 다른 핵심 문제가 있는가?
6. 이 대상자 시나리오에서 현재 상태와 결과 상태 사이의 차이를 해소하기 위해 다른 어떤 검사가 적합하겠는가?

REFERENCES

Ackley, B., & Ladwig, G. (2017). *Nursing diagnosis handbook: An evidence-based guide to planning care* (11th ed.). St. Louis, MO: Mosby Elsevier.

Butcher, H., & Johnson, M. (2012). Use of linkages for clinical reasoning and quality improvement. In M. Johnson, S. Moorhead, G. Bulechek, H. Butcher, M. Maas, & E. Swanson (Eds.), *NOC and NIC linkages to NANDA-I and clinical conditions* (3rd ed.), pp. 11–23. Maryland Heights, MO: Elsevier.

Carpenito, L. J. (2016). *Nursing diagnosis: Application to clinical practice* (15th ed.). Philadelphia, PA: Wolters Kluwer Health.

Clark, A., Freydberg, N., McAlister, F., Tsuyuki, R., Armstrong, P., & Strain, L. (2009). Patient and informal caregiver's knowledge of heart failure: Necessary but insufficient for effective self–care. *European Journal of Heart Failure*, 11(6), 617–621.

Cohen, J., Christensen, K., & Feldman, L. (2012). Disease management and medication compliance. *Population Health Management*, 15(1), 20–28.

Coleman, K.J., Farrell, M. A., Rocha, D. A., Hayashi, T., Hernandez, M., Wolf, J., & Lindsay, S. (2012). Readiness to be physically active and self–reported physical activity in low–income Latinas, California WISEWOMAN, 2006–2007. *Preventing Chronic Disease*, 9, E87.

Doenges, M. E., Moorhouse, M. F., & Murr, A. C. (2016). *Nursing diagnosis manual: Planning, individualizing and documenting client care* (5th ed.). Philadelphia, PA: F. A. Davis Company.

Eldh, A., Ekman, I., & Ehnfors, M. (2006). Conditions for patient participation and non–participation in health care. *Nursing Ethics*, 13(5), 503–514.

Frank–Bader, M., Beltran, K., & Dojlidko, D. (2011). Improving transplant discharge education using a structured teaching approach. *Progress in Transplantation*, 21(4), 332–339.

Gulanick, M., & Myers, J. L. (2014). *Nursing care plans: Diagnoses, interventions, and outcomes*. Philadelphia, PA: Mosby Elsevier.

Herdman, T. H., & Kamitsuru, S. (Eds.). (2014). NANDA *International nursing diagnoses: Definition and classifications, 2015-2017*. Oxford, England: Wiley Blackwell.

Hines, S., Seng, J., & Messer, K. (2007). Adherence to a behavioral program to prevent incontinence. *Western Journal of Nursing Research*, 29(1), 36–56.

Janson, S., McGrath, K., Covington, J., Cheng, S. C., & Boushey, H. (2009). Individualized asthma selfmanagement improves medication adherence and markers of asthma control. *Journal of Allergy and Clinical Immunology*, 123(4), 840–846.

Johnson, M., Moorhead, S., Bulechek, G., Butcher, H., Maas, M., & Swanson, E. (Eds.). (2012). *NOC and NIC linkages to NANDA-I and clinical conditions* (3rd ed.). Maryland Heights, MO: Elsevier.

Kuiper, R. A., Pesut, D. J., & Arms, T. (2016). *Clinical reasoning and care coordination in advanced practice nursing*, New York, NY: Springer Publishing Company.

Kuiper, R., Pesut, D., & Kautz, D. (2009). Promoting the self–regulation of clinical reasoning skills in nursing students. *The Open Nursing Journal*, 3, 76–85. Retrieved from http://doi.org/10.2174/1874434600903010076

Lebecque, P., Leonard, A., DeBoeck, K., DeBaets, F., Malfroot, A., Casimir, G., ... Leal, T. (2009). Early referral to cystic fibrosis specialist centre impacts on respiratory outcome. *Journal of Cystic Fibrosis*, 8(1), 26–30.

Marziali, E. (2009). E–health program for patients with disease. *Telemedicine and eHealth*, 15, 176–181.

Meyerson, K., & Kline, K. (2009). Qualitative analysis of a mutual goal–setting intervention in participants with heart failure. *Heart & Lung*, 38(1), 1–9.

Miller, O., & Hemphill, R. R. (2001). Urinary tract infection and pyelonephritis. *Emergency Medicine Clinics of North America*, 19(3), 655–674.

Moorhead, S., Johnson, M., Maas, M. O., & Swanson, E. (Eds.). (2013). *Nursing Outcomes Classification (NOC): Measurement of health outcomes* (5th ed.). St. Louis, MO: Elsevier.

Pesut, D. (2008). Thoughts on thinking with complexity in mind. In C. Lindberg, S. Nash, & C. Lindberg (Eds.), *On the edge: Nursing in the age of complexity* (pp. 211–238). Bordentown, NJ: PlexusPress.

Peterson, T., Dolan, T., & Hanft, S. (2010). Partnering with youth organizers to prevent violence: An analysis of relationships, power, and change. *Progress in Community Health Partnerships*, 4(3), 235–242.

Ralph, S. S., & Taylor, C. M. (2014). *Nursing diagnosis reference manual* (9th ed.). Philadelphia, PA: Wolters Kluwer/Lippincott Williams & Wilkins.

Roberts, R. G., & Hartlaub, P. P. (1999). Evaluation of dysuria in men. *American Family Physician*, 60(3), 865–872.

Rosland, A. M., Heisler, M., & Choi, H. J. (2010). Family influence on self-management among functionally independent adults with diabetes or heart failure: Do family members hinder as much as they help? *Chronic Illness*, 6(1), 22–33.

Smith, S., Trevena, L., Simpson, J., Barratt, A., Nutbeam, D., & McCaffery, K. (2010). A decision aid to support informed choices about bowel cancer screening among adults with low education: Randomized controlled trial. *Bioorganic de Medicinal Chemistry*, 341, c5370.

Song, Y., Lindquist, R., Windenberg, D., Cairns, B., & Thakur, A. (2011). Review of outcomes of cardiac support groups after cardiac events. *Western Journal of Nursing Research*, 33(2), 224–246.

Soriano, M., & Lagman, R. (2012). When the patient says no. *American Journal of Hospice and Palliative Medicine*, 29(5), 401–404.

Tariman, J. D., Berry, D. L., Cochrane, B., Doorenbos, A., & Schepp, K. (2010). Preferred and actual participation roles during health care decision making in persons with cancer: A systematic review. *Annals of Oncology*, 21(6), 1145–1151.

Teichman, J. M. (2001). *20 Common Problems in Urology*. New York, NY: McGraw Hill Professional.

Yeom, H., & Heidrich, S. (2009). Effect of perceived barriers to symptom management on quality of life in older breast cancer survivors. *Cancer Nursing*, 32(4), 309–316.

CHAPTER 12

임상추론과 노인의 건강문제

CLINICAL REASONING AND GERIATRIC HEALTH ISSUES

학습 목표

- 최근 뇌졸중을 겪은 대상자의 문제, 중재, 결과를 추론하는데 사용되는 임상추론의 OPT 모델의 구성 요소를 설명한다.
- 뇌졸중이 있는 노인 대상자의 건강문제에 구체적으로 관련된 간호진단을 파악한다.
- 뇌졸중 시나리오에서 사정된 건강문제에 적합한 간호결과를 알아낸다.
- 뇌졸중이 있는 대상자의 현재 상태에서 결과 상태로의 변화에 대해 추론하기 위해 사용할 수 있는 관련 검사와 임상적 판단에 대해 설명한다.
- 뇌졸중이 있는 대상자를 의한 우선순위와 기대되는 결과를 설정하기 위한 임상추론 기술과 전략을 돕는 사고 과정을 서술한다.

이번 장에서는 집에서 의식을 잃고 쓰러진 78세의 아프리카계 미국인 여성에 대한 사례 연구를 제시한다. 응급의료서비스(EMS)가 호출된 결과 여성이 뇌졸중인 것으로 판명되었고 뇌졸중 센터로 이송되었다.

뇌졸중은 뇌에 제공되는 피의 공급이 갑자기 방해를 받거나 뇌혈관이 터져서 그 안의 피가 뇌세포를 둘러싼 공간으로 새어 나가면서 일어난다(National Institutes of Health, [NIH], 2004). 뇌졸중의 약 87%는 좁아진 동맥이나 플라크에 의해 막힌 동맥에 형성된 혈전에 의해 발생한다(Yew and Cheng, 2015). 혈전은 발달하여 혈류를 막고 결국 허혈성 뇌졸중을 유발한다. 혈전은 가끔 심장이나 경동맥의 내부와 같은 신체의 다른 부분에서 형성되어 뇌로 색전되는 경우도 있다. 뇌졸중의 다른 원인은 출혈성 뇌졸중으로 나머지 13%를 차지하고 허혈성 뇌졸중보다 더 많은 사망을 야기한다(Yew and Cheng, 2015). 출혈성 뇌졸중은 뇌혈관 파열 때문에 일어나는데, 이로 인해 뇌 내부나 주변으로 피가 퍼지게 된다. 허혈성 뇌졸중이나 출혈성 뇌졸중 모두에서 뇌를 향한 혈류는 중단되고 주변의 뇌세포는 제대로 기능하기 위해 필요한 산소와 영양분의 부족으로 인해 죽게 된다.

일과성 뇌허혈발작(Transient ischemic attack, [TIA])은 허혈성 뇌졸중이 짧게 일어나는 것으로 일종의 경고 신호로 간주된다. 일과성 뇌허혈발작은 대뇌혈류가 잠시 동안 방해를 받아 생기며, 일시적 신경학적 기능 장애를 초래한다(Ignatavicius & Workman, 2016). 증상의 짧은 지속 시간(30~60분 사이에 증상이 완화됨) 때문에 대상자들은 자신이 일과성 뇌허혈발작이 있다는 것을 자주 눈치 채지 못하고 넘어가게 된다. 매년 미국에서 거의 800,000건의 뇌졸중 사례가 발생한다(American Heart Association, 2016). 뇌졸중은 심장병, 암, 하부 호흡기 질병, 사고에 이어 미국인의 5대 사망 원인에 속한다(Centers for Disease Control, [CDC], 2015). 뇌졸중은 어느 다른 질병보다 더 심각한 장기적 장애를 유발한다(NIH, 2004).

뇌졸중의 증상에는 특히 신체의 한쪽에 생기는 갑작스러운 마비나 허약, 갑작스러운 혼돈 및 말하거나 말을 알아듣는 것의 어려움, 한쪽 또는 양쪽 시력의 문제, 갑자기 걷는 것에 문제가 생기거나 어지러움, 균형상실이나 조정력 상실, 알려진 원인이 없는 갑작스러운 중증의 두통 등이 있다.

뇌졸중의 발달과 관련한 여러 위험 요인이 있다. 조정할 수 없는 위험 요인은 (1) 나이(나이가 들수록 위험이 높아짐), (2) 성별(남성에서 더 흔함), (3) 뇌졸중 가족력이 있다. 인종은 조정할 수 없는 4번째의 위험 요인이다. 아프리카계 미국인은 백인보다 뇌졸중에 걸릴 확률이 두 배 더 높고, 사망률이 훨씬 더 높다(American Heart Association, 2016). 이것은 위험 요인과 뇌졸중 결과 사이의 연관성에 실질적인 인종적 차이가 있기보다는 흑인이 가지고 있는 인종적 특성 자체가 뇌졸중 위험의 부담을 가중시키기 때문일 가능성이 높다(Huxley, 2014).

치료가 가능한 위험 요인에는 높은 혈압, 흡연, 심장병(관상동맥질환, 판막결함, 심방연축, 혈전을 야기하는 심방이나 심실의 확장), 일과성 뇌허혈발작이나 뇌졸중 과거력, 당뇨, 저밀도지단백 콜레스테롤, 신체 활동 부족, 비만이 있다(NINDS, 2004).

FDA가 승인한 뇌졸중 치료는 조직 플라스미노겐 활성화 인자(tPA)이다(Stroke Association, 2013). 정맥 내로 주입된 조직 플라스미노겐 활성화 인자는 허혈을 초래하는 혈전을 녹이고 혈류가 부족한 뇌의 부분의 혈액순환을 개선한다. 이 치료는 80세 미만 대상자의 기능적 결과를 개선하기 위해 고안되었으며, 최소 18개월 동안 개선이 유지된다(Hughes, 2013). 안타깝게도, 급성 허혈성 뇌졸중으로 비가역적 손상을 입은 조직은 순식간에 확장되기 때문에 조직 플라스미노겐 활성화 인자의 효과가 발생하기 위해 투약을 개시할 수 있는 시간이 매우 제한적이다(Wardlaw et al., 2012). 치료 시작이 지연될수록 혈전 용해의 효과는 감소하고 두개내출혈에 의한 사망률이 증가한다(Saver, 2013). FDA는 뇌졸중 발생 3시간 이내에 투약을 시작하도록 권장하고 있다.

대상자 이야기 Patient Story

제인 틸리스는 활동적인 78세 아프리카계 미국인 여성으로, 집에서 의식을 잃고 쓰러졌다. 틸리스의 집에 방문한 아들에 의해 발견되었다. 틸리스가 쓰러지는 장면을 목격하지는 못했지만 정신은 깨어있으나 혼란스러워 하고 있고, 발음이 불분명하며, 신체의 오른쪽이 마비가 된 상태로 바닥 위에 쓰러져 있는 것을 확인했다. 아들은 즉시, 쓰러진 후 5분 안에 EMS에 전화했다. EMS는 10분 안에 도착하여 검진하였고 뇌졸중 가능성을 시사하였다. 틸리스는 15분 이내에 뇌졸중센터로 이송되었다. 응급실에 도착했을 때 틸리스는 여전히 혼란스러운 상태였고 아들을 통해 그녀의 건강 과거력을 사정했다. 아들에 따르면 틸리스는 며칠 전

갑자기 약간의 혼돈과 오른쪽 하지에서 마비와 저림을 느꼈고 발음이 불분명했으며, 이러한 증상은 5분 정도밖에 지속되지 않아 주치의에게 알리지는 않았다.

과거력 Medical History

틸리스는 2형 당뇨병, 고혈압, 고지질혈증이 있으며 2년 전 경한 허혈성 뇌졸중의 과거력이 있으나 현재는 완전히 회복한 상태였다. 살면서 흡연이나 불법 마약을 해본 경험은 없으며, 와인은 일주일에 3~5잔 정도 마신다.

신체사정 Physical Assessment

틸리스는 무기력하며, 사람과 장소에 대한 지남력이 있고, 발음은 불분명하다. 통증은 없지만 약한 두통을 호소한다(0점에서 10점 중 2점). 좌측 경동맥을 청진한 결과 잡음이 들렸다. 그리고 오른쪽 편측부전마비와 시공간 무시(Visual-spatial neglect)의 소견이 있다. 틸리스의 신장은 170.7cm이고 체중은 79.4kg이다. BMI는 28.3kg/m^{2}으로 과체중이다. 왼쪽 팔의 혈압은 164/105mmHg으로 고혈압이며, 체온은 36.9℃(98.4F), 맥박은 80회/분으로 불규칙적이고, 호흡은 18회/분이다.

진단 검사 결과 Laboratory Test Results

전혈구 수치, 프로트롬빈 시간, 혈청전해질 수치, 심기능, 신기능 검사 시행 결과 모두 정상 범위 안에 있었다. 비정상적 혈액 검사 수치로는 혈당이 142mg/dL, 헤모글로빈 A1C가 7.5%로 나왔다.

다른 진단 검사 Other Diagnostic Tests

CT 스캔 결과 좌측 내경동맥 분지에서 혈전과 죽상경화증에 의한 약 50%의 혈관 폐색을 발견했다. 좌측 전 대뇌반구에 경색 부위가 있다. 틸리스는 응급실에 도착한 이후 2시간 이내에 허혈성 뇌졸중으로 진단이 내려졌다. 미국국립보건 뇌졸중 척도를 검사한 결과 42점 만점에 28점이었으며 이는 중증의 뇌졸중을 의미한다.

영양 Nutrition

병원의 준중환자실 병동에서 틸리스에게 연하장애가 생겼음이 확인되었다. 식사를 대신하여 영양액이 경피내시경적 위루 튜브를 통해 간헐적으로 하루 4번 투여되었다.

약물 Medications

틸리스의 약물은 메트포민 500mg 하루 두 번, 메트포로롤 50mg, 아토르바스타틴 80mg 그리고 아스피린 81mg 하루 한 번, 도큐세이트 나트륨 100mg 하루 두 번이다. 약물 알러지는 없다.

심리사회적 사정 Psychosocial Assessment

틸리스는 현재 혼돈, 피로, 둔마된 정동을 보이고 있다. 그녀는 최근 자신의 건강과 자기돌봄 능력에 생긴 변화 때문에 매우 슬프고 낙담을 느끼고 있다고 밤번 근무 간호사에게 표현하였다. 틸리스의 자녀들은 풀타임 근무를 하며, 그들 또한 자녀가 있음에도 불구하고 틸리스는 자녀들에게 사회적 지지를 받기 위해 의존하고 있다.

현재 신체 상태 Current Physical Condition

틸리스는 조직 플라스미노겐 활성화 인자 0.9mg/kg를 정맥 내로 주입받았다. 혈전 용해치료 24시간 후, 아스피린 항혈소판 치료 요법은 325mg의 용량으로 시작되었고, 75mg 용량으로 유지되고 있다. 틸리스는 준중환자실로 옮겨졌고 상태가 안정화되었다. 응급실에 도착한 이후 오른편 사지의 힘이 증가했음에도 불구하고, 보조 없이는 목욕을 하거나 옷을 혼자 입을 수 없다. 침대 옆 간이 변기로 오고 가는 데도 도움이 필요하다. 근력 저하와 신체장애는 앞으로 3개월 동안 나아질 것으로 보인다. 그리고 앞으로 24시간 이내에 뇌졸중 재활 병동으로 옮겨질 것으로 예상된다.

임상추론의 OPT 모델을 사용한 대상자 중심의 간호계획
Patient-Centered Plan of Care Using the OPT Model of Clinical Reasoning

이번 사례 속 대상자의 이야기는 신체 검진, 현재 약물 목록, 간호 회의를 포함하여 가능한 모든 출처를 통해 얻은 것이다. 대상자 문제 목록과 관련 간호진단은 간호사가 사정 자료와 정보를 필터링하고, 이야기의 맥락에 대한 프레임을 구성하며, 우선적 간호와 결과에 집중하도록 돕는 임상추론 웹 워크시트의 생성을 돕는다(Butcher & Johnson, 2012).

대상자 문제와 간호진단의 발견 Patient Problems and Nursing Diagnoses Identification

간호계획의 첫 번째 단계는 대상자에 의해 제시된 다양한 문제와 단서를 발견하고, 이러한 단서와 문제를 정확히 담아내는 특징을 가진 간호진단을 선택하는 것이다. 대상자의 의학적 진단명은 뇌의 좌측 부위에 생긴 허혈성 뇌졸중이다.

우선순위의 간호 인지 Nursing Care Priority Identification

간호사는 과거력, 생리적 · 심리사회적 사정, 의학적 기록에서 단서와 문제를 알아낸다. 해석하고 의미를 찾기 위해 비슷한 문제와 단서를 군집시킨다. 그 후에는 각 간호진단의 정의와 본질적인 의미를 규정하는 특징에 근거하여 단서와 문제의 군집과 일치하는 관련 간호진단이 확인된다. 주된 분류 영역과 영역별 분류, 대상자의 단서와 문제, 정의가 있는 관련된 NANDA-I 진단(Herdman & Kamitsuru, 2014), NOC(Moorhead, Jonhson, Maas, & Swanson, 2013), NIC(Butcher et al., 2019) 라벨을 열거하는 사정워크시트가 만들어졌다. 이 워크시트는 간호사가 대상자 간호 쟁점을 정리하는 것을 돕고 적절한 간호진단을 만들어내도록 설계되었다. 표 12.1은 이번 사례를 위해 완성된 표의 예시로, 분류 영역, 분류, 대상자 단서와 문제, 관련된 간호진단, 제시된 NOC와 NIC 라벨을 나타낸다.

[멈춰서 생각해 보기]

1. 어떤 분류 영역이 영향을 받는가? 무슨 진단을 내렸는가?

2. 대상자의 어떤 단서/근거/자료, 대상자 사정에서 온 어떤 근거가 진단을 뒷받침하는가?

임상추론 웹 만들기 Creating a Clinical Reasoning Web

임상추론 웹은 간호사가 핵심 건강관리 문제를 찾고 우선순위를 세우기 위한 목적으로 복잡한 대상자의 이야기를 통해 분석하고 추론하는 방법이다. 간호사는 웹을 사용하여 데이터 속 대상자 단서에 근거한 문제를 정의하고, 다양한 문제를 다루고 정의하기 위해 간호진단을 알아내며, 진단 사이의 관계를 결정한다(Kuiper, Pesut, & Kautz, 2009). 웹은 간호가 필요한 핵심 문제의 현재 상태와 결과를 설명하는 NANDA-I 간호진단 간 기능적 관계의 시각적 표현이다(Butcher & Johnson, 2012). 즉, 임상추론 웹은 대상자 이야기의 구성 요소와 문제가 서로 어떻게 연관되어 있는지를 보여 주는 그래픽이며, 간호진단 사이의 연관성을 선으로 나타낸다(Kuiper, Pesut, & Arms, 2016).

의학적 진단은 증상 군집에 대한 일관된 라벨인 반면, 대상자의 이야기는 다양하다. 임상추론 웹은 대상자 사례의 독특한 이야기 및 인간이 간호진단에서 가장 잘 표현되는 실제 또는 잠재적 건강문제에 대한 지속적인 반응을 나타내는 라벨이다. 예를 들어, 같은 의학적 진단명을 가진 두 대상자가 있을 때, 간호사는 각 사례와 연관된 사고전략과 진단적 가설에 근거하여 다른 간호진단과 다른 핵심 문제가 우선순위에 있음을 알아낼 수 있다.

임상추론 웹 구성하기 Constructing the Clinical Reasoning Web

사정자료, 근거, 단서들로부터 문제가 구별되고 간호진단이 선택된 후, 임상추론 웹은 다음의 단계를 따라 설계된다.

1. 대상자에 대한 일반적 서술을 일차적 의학 진단명과 함께 가운데 타원에 위치시킨다. 이번 사례에서 대상자는 최근 허혈성 뇌졸중이 생겨 조직 플라스미노겐 활성화 인자로 치료받은 78세 아프리카계 미국인 여성이다. 현재 병원의 준중환자실 병동에서 검사받고 있다.

표 12.1 영역, 분류(NANDA-I 분류 II), 대상자 단서/문제, 간호진단, NOC와 NIC 라벨

영역	분류	인지된 대상자 문제
영양: 조직의 유지, 재생 그리고 에너지 생산에 필요한 영양소를 섭취, 소화, 활용하는 활동	**섭취:** 음식이나 영양분을 체내로 받아들이는 것	• 연하장애
활동/휴식: 에너지 자원의 생산, 보존, 소비, 균형	**활동/운동:** 몸의 일부분을 움직이거나(기동성), 일을 하며, 주로 저항에 대항하는(항상은 아님) 활동을 수행하는 것	• 우측 근력 저하, 피로, 대근육 운동 기술 저하, 혼돈
	에너지 균형: 자원의 섭취와 소비 간의 역동적 조화 상태	• 피로, 무기력
	자기돌봄: 몸과 신체의 기능을 돌보기 위한 활동을 수행하는 능력	• 스스로 옷을 입을 수 없음 • 스스로 씻을 수 없음
지각/인지: 주의 집중, 지남력, 감각, 지각, 인지, 의사소통을 포함한 인간의 정보 인지 체계	**인지:** 기억, 학습, 사고, 문제-해결, 요약, 판단, 통찰력, 지적능력, 계산, 언어의 사용	• 허혈성 뇌졸중으로 인해 혼돈, 사람과 자신에 대한 지남력만 있음
역할 관계: 개인 혹은 집단 간의 긍정적이고 부정적인 인간관계 혹은 관련성의 의미	**가족 관계:** 생리적 혹은 선택적으로 관계를 맺은 사람들의 연합	• 보통의 가족 기능에 영향을 끼치는 신체적 능력 손상 • 가족 관계에 영향을 주는 손상된 소통
대응/스트레스 내성: 삶의 사건/삶의 과정과의 투쟁	**대응반응:** 환경 스트레스를 관리하는 과정	• 신체적/인지적 장애에 대한 낙담을 구두로 보고

NANDA-I 간호진단	Nursing Outcomes Classifications (NOC)	Nursing Intervention Classifications (NIC)
연하장애: 구강, 인두, 식도 구조나 기능 장애와 관련된 연하 기전의 비정상적 기능	• 흡인 예방	• 흡인 예방책
운동 장애: 신체 또는 한 개 이상의 사지의 독립적이고 목적이 있는 신체적 움직임에 제한이 있는 것	• 보행 • 기동성 • 행동 이동	• 운동 증진: 근력 운동 • 운동치료: 보행 • 운동치료: 관절 가동력 • 자기돌봄 보조: 이동
피로: 압도적으로 지속되는 소진감과 일상 수준의 신체적 · 정신적 작업의 수용능력이 감소하는 것	• 지구력(인내) • 에너지 보존	• 에너지 관리 • 환경적 관리
자기돌봄 결핍(옷 입기): 스스로 옷을 입는 행동을 수행하거나 완료하는 능력의 장애	• 자기돌봄: 옷 입기	• 자기돌봄 보조: 옷 입기
자기돌봄 결핍(목욕): 스스로 목욕을 수행하거나 완료하는 능력의 장애	• 자기돌봄: 목욕하기	• 자기돌봄 보조: 목욕하기
급성 혼돈: 단기간 동안 의식수준, 주의력, 인지 및 지각의 가역적인 혼란이 갑작스럽게 나타나는 것	• 정보 처리 • 현실 지남력	• 인지 자극 • 기억 훈련
가족 기능 중단: 가족 관계 또는 가족 기능의 변화	• 가족 대응 • 가족 기능	• 대응 강화 • 가족 통합성 증진
비효과적 대응: 스트레스원에 대한 정확한 평가를 할 수 있는 능력이 없고, 이에 대한 반응을 선택하는 것이 부적절하며, 이용할 수 있는 자원을 활용하는 능력이 없는 것	• 신체적 장애에 적응 • 대응	• 행동 수정 • 대응 강화 • 의사결정 지원

표 12.1 영역, 분류(NANDA-I 분류 II), 대상자 단서/문제, 간호진단, NOC와 NIC 라벨 (계속)

영역	분류	인지된 대상자 문제
안전/보호: 근본적 행동, 사고, 행동에 대한 행실의 원칙, 사실이나 고유의 가치가 있다고 생각되는 제도	**신체적 손상:** 신체적인 상해 혹은 손상	• 연하장애 • 자신을 움직이는데 어려움 • 기동성 손상과 혼돈

2. 가운데 타원 주위에 있는 타원에 대상자의 단서에서 나온 NANDA-I 간호진단을 각각 기입한다.
3. 각 간호진단에서 대상자의 이야기와 사정을 통해 수집된 자료를 각 간호진단 밑에 나열한다.
4. 각 간호진단은 대상자 상황에 대한 간략한 서술이 담긴 가운데 타원에 직접적으로 관련되어 있기 때문에, 간호사는 가운데 타원에서 주변에 있는 각 간호진단 타원까지 선을 그린다. 그림 12.1은 이번 사례를 위한 임상추론 웹을 만들기 위한 첫 번째 단계를 보여 주고 있다.

임상추론 웹을 잇고 엮기 Spinning and Weaving the Reasoning Web

임상추론 웹을 연결하고 엮기 위해 간호사는 반드시 간호진단 간의 관계를 설정하고, 이를 분석 및 설명해야 한다. 이 과정에서 3장의 생각하는 대로 말하기, 자기대화, 스키마 찾기, 가설 세우기, 만약-그렇다면, 어떻게-그래서 사고, 비교분석이 사용된다. 간호사는 이를 통해 바깥 타원에 있는 간호진단들 사이의 가능한 연결 고리를 찾고 관계를 규명할 수 있다.

NANDA-I 간호진단	Nursing Outcomes Classifications (NOC)	Nursing Intervention Classifications (NIC)
기도 흡인 위험성: 위장 분비물, 구강인두 분비물, 고형물질, 액체성분이 기관 혹은 기관지 내로 들어갈 위험이 있는 상태	• 호흡 상태	• 흡인 예방
피부 손상 위험성: 피부가 비정상적으로 변화될 위험이 있는 상태	• 조직 통합성: 피부와 점막	• 욕창 예방
낙상 위험성: 개인의 적응능력, 방어기전과 상호작용하는 환경적 조건으로 인한 손상의 위험이 있는 상태	• 낙상 발생	• 낙상 예방

간호사는 다음의 단계에 따라 웹을 계속해서 잇고 엮는다.

1. 각 간호진단과 건강관리 문제가 다른 모든 진단과 어떻게 관련되어 있는지 생각한다. 두 진단 사이에 기능적 관계가 있는 경우 단방향 화살표를 그려 단방향 관계를 나타내고, 양방향 화살표를 그려 양방향 관계를 표시한다. 예를 들어, 운동 장애와 피로 사이의 관계는 어떻게 되는가? 이 진단들은 어떻게 관련되어 있는가? 서로 어떻게 영향을 주는가? 틸리스의 사례에서 간호사는 운동 장애가 피로를 초래하는지, 혹은 반대로 피로가 운동 장애에 영향을 미치는지 고려해 볼 것이다. 이런 경우에는 운동 장애와 피로 진단 사이에 양방향 연결 고리가 존재한다. 다른 예시로, 가족 기능 중단 진단이 기도 흡인 위험성 문제와 관련되어 있는지 고려해 볼 수 있다. 이 두 진단 사이에는 관계가 없다. 따라서 두 진단 사이에 연결선이 그어지지 않는다.

2. 연결 관계를 결정하기 위해 첫 번째 단계는 서로 다른 타원들 사이에서 반복적으로 되풀이된다. 만약 기능적 관계가 있다면, 모든 과정이 끝날 때까지 연결선이 그어지고 시각적으로 웹이 나타난다.

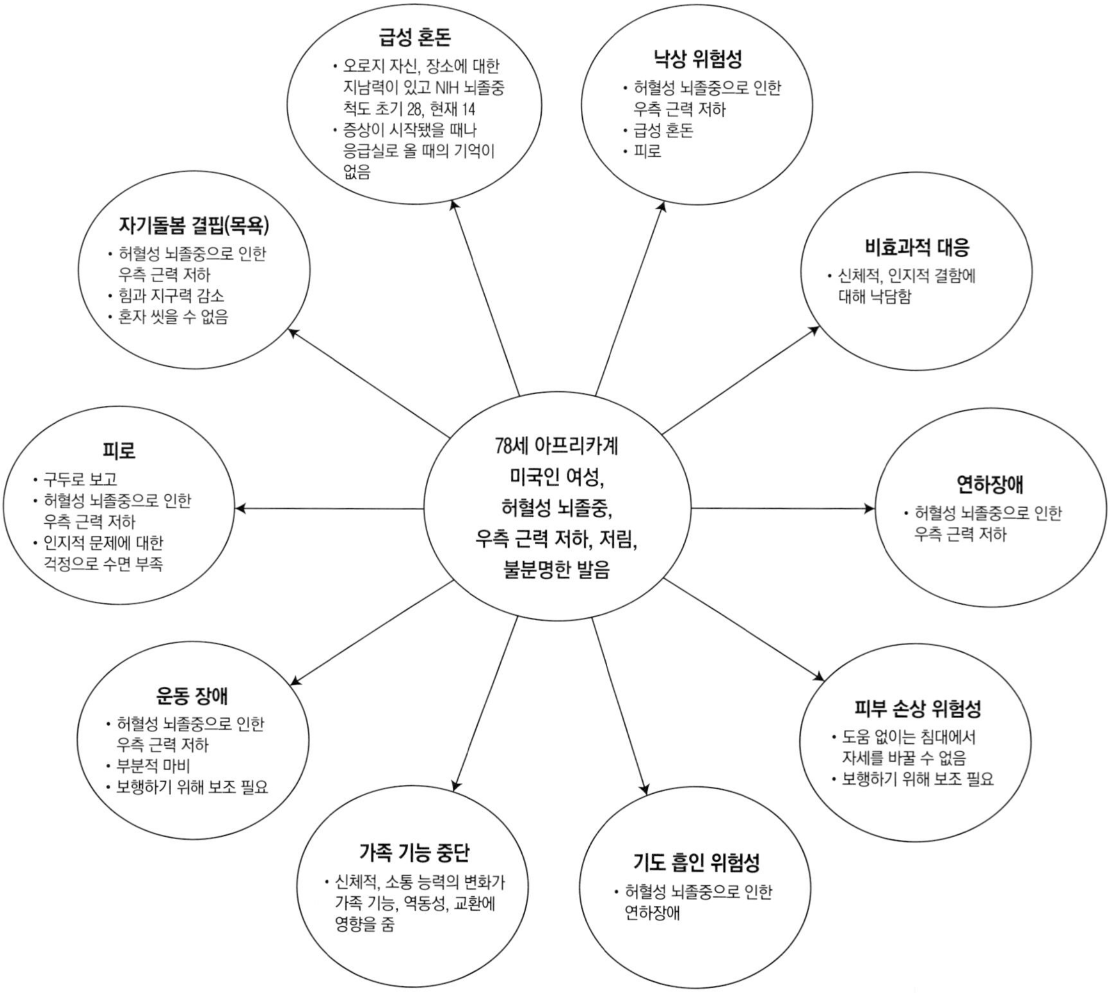

그림 12.1 임상추론 웹: 뇌졸중이 있는 노인 대상자: 의학적 진단에서 간호진단으로의 연결

3. 모든 연결선이 그려지면, 한 타원에서 다른 타원으로 이어지는 모든 선의 개수가 세어지고 그 숫자는 임상추론 웹 워크시트에 기록된다. 틸리스 문제의 우선순위는 연결선의 개수를 기반으로 표 12.2에 제시하였다.
4. 가장 많은 연결선을 가진 간호진단이 핵심 문제가 된다. 그림 12.2는 이번 사례에 대해 완성된 임상추론 웹을 나타낸다.

표 12.2 간호영역, 간호진단과 연결선

간호영역	분류	간호진단	웹 연결선
활동/휴식	활동/운동	운동 장애	8
	에너지 균형	피로	7
	자기돌봄	자기돌봄 결핍(목욕)	5
지각/인지	인지	급성 혼돈	6
역할 관계	가족 관계	가족 기능 중단	4
대응/스트레스 내성	대응 반응	비효과적 대응	4
안전/보호	신체적 손상	낙상 위험성	4
	신체적 손상	기도 흡인 위험성	2
	신체적 손상	피부 손상 위험성	2
영양	섭취	연하장애	2

가장 많은 연결선을 가진 간호진단, 즉 핵심 문제는 우선순위의 문제가 된다. 이는 대상자의 현재 상태를 정의하는 기초가 되고 기대되는 결과 상태와 대조된다(Kuiper et al., 2009). 핵심 문제를 확인하는 것은 먼저 해결해야 하는 핵심 NANDA–I 진단을 규명함으로써 임상추론을 유도하여 간호사가 후속 간호계획에 집중할 수 있게 한다(Butcher & Johnson, 2012). 핵심 문제가 인지된 후 병렬화 사고전략을 이용하여 문제~결과의 상호보완적 본질을 알아내기 위해 지식 작업이 계속된다. 이번 사례의 핵심 문제는 운동 장애이다.

틸리스가 운동 문제에 대응하고 해결할 수 있도록 돕기 위해 중재가 선택된다. 이러한 중재들은 웹에 나온 다른 문제에도 영향을 미칠 경향이 높다.

[멈춰서 생각해 보기]

1. 인지된 문제(진단) 사이의 관계는 무엇인가?

2. 어떤 핵심 문제가 나타나는가?

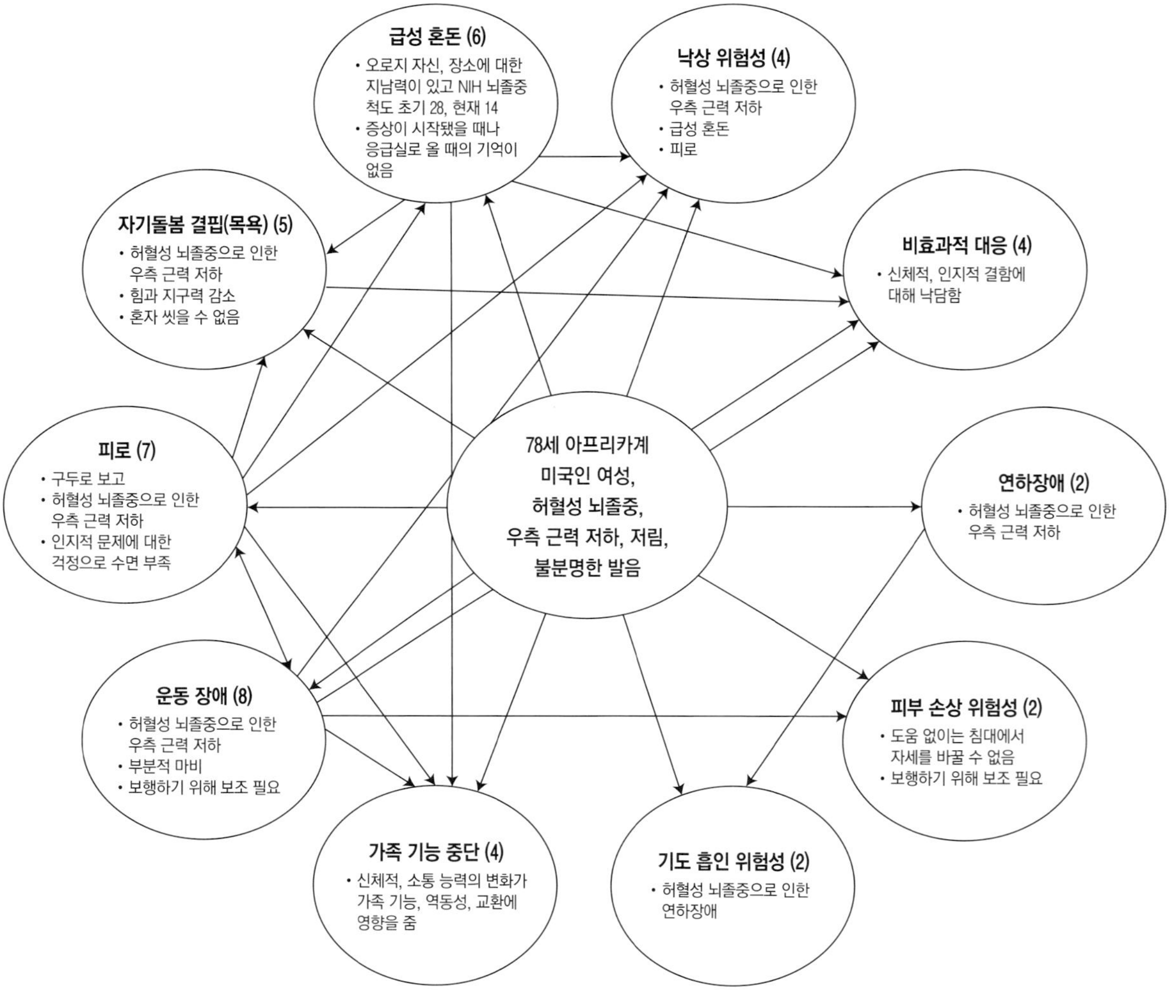

그림 12.2 임상추론 웹: 뇌졸중이 있는 노인 대상자: 간호진단 간의 연결선

임상추론의 OPT 모델 워크시트 완성하기 Completing the OPT Clinical Reasoning Model

핵심 문제 및 단서 논리의 인지와 함께 추론 웹이 완성된 후에는 임상추론의 OPT 모델 만들기가 완료될 수 있다. 이번 장에 나온 사례를 통해 OPT 모델의 모든 부분을 채울 수 있다.

맥락 속 대상자 이야기 Patient-in-Context Story

사례 12.1은 노인 대상자 제인 틸리스의 맥락 속 대상자 이야기를 보여 준다. 그림 12.3 속 OPT 모델의 가장 오른쪽에 맥락 속 대상자 이야기가 기록되어 있다. 이 이야기는 대상자의 인구학적 특성, 의학적 진단, 현재 상황에 대해 강조한다. 이 상자 속 정보는 간략한 형식으로 모델의 나머지 부분을 위한 관련 사실과 함께 정리되어 있다.

진단 군집/단서 논리 Diagnostic Cluster/Cue Logic

간호계획 과정의 다음 단계는 진단 군집/단서 논리를 완성하는 것이다. 핵심 문제는 우선순위에 따라 나열된 다른 간호진단들과 함께 바닥에 있는 칸에 배치된다. 이 시점에서 간호사는 간호진단을 지지하는 근거가 있는지, 그리고 핵심 문제가 올바르게 선정된 것인지 확인하기 위해 목록을 검사한다. 단서 논리는 간호의 의미를 식별하기 위해 맥락 속 대상자 자료를 의도적으로 구성하는 것이다(Butcher & Johnson, 2012). 이번 사례에서 추론 웹의 외부 타원에 서술된 간호진단은 OPT 모델 임상추론 워크시트의 진단 군집/단서 논리에 따라 각 진단이 받고 보내는 화살표의 수와 함께 기록된다. 사례 12.2에서는 인지된 핵심 문제,

사례 12.1

맥락 속 대상자 이야기

틸리스는 활동적인 78세 여성으로, 의식을 잃고 집에서 쓰러졌다. 응급실로 이송되어 CT를 찍은 결과 허혈성 뇌졸중이었다. 그녀의 아들은 며칠 전에 어머니가 오른쪽 하지에 저린 감각을 느끼고, 약간의 혼돈과 불분명한 발음을 보였다고 보고했다. 이 증상은 5분간 지속되었으나 병원에 알리지 않았었다.

과거력: 제2형 당뇨병, 고혈압, 고지혈증

사회력: 가끔 와인을 마심(3~5잔/주). 자녀들이 풀타임 근무를 하지만 자녀에게 사회적으로 의지함

활력징후: 신장 170.7cm, 체중: 79.4kg, BMI 28.3kg/m^2(과체중)

치료: 정맥 내 조직 플라스미노겐 활성화 인자

현재 상태: 안정적, 깨어 있으나 무기력하며, 사람과 장소에 대한 지남력이 있음. 발음은 불분명하고 삼키기가 어려움. 얼굴의 오른쪽 편이 약간 축 처짐. 도움 없이는 혼자 목욕, 옷 입기, 변기 겸용 의자로 이동을 할 수 없음. 건강 상태에 대해 혼돈, 피로, 둔마된 정동, 낙담, 슬픔을 느끼고 있음

영양: 경피 내시경적 위루 튜브

즉 이번 사례에서는 운동 장애가 다른 간호진단 밑에 위치한다.

> **사례 12.2**
>
> **진단 군집/단서 논리**
>
> 1. 피로(7)
> 2. 급성 혼돈(6)
> 3. 자기돌봄 결핍(5)
> 4. 비효과적 대응(4)
> 5. 낙상 위험성(4)
> 6. 가족 기능 중단(4)
> 7. 연하장애(2)
> 8. 기도 흡인 위험성(2)
> 9. 피부 손상 위험성(2)
>
> **핵심 문제/주제**
>
> 운동 장애(8)

프레이밍 Framing

워크시트의 맨 위 가운데에는 맥락 속 대상자 이야기에 관한 배경 문제를 가장 잘 표현하는 프레임이나 주제를 나타내는 상자가 있다. 이번 사례의 프레임은 뇌졸중을 앓은 78세 여성으로, 조직 플라스미노겐 활성화 인자로 치료를 받고 현재 안정적인 상태에 있다. 부분마비와 저림, 혼돈, 피로를 보이고 있으며, 뇌졸중 재활 병동으로 이송될 것으로 기대된다. 이 프레임은 현재 상태와 결과 상태의 구조화를 돕고 필요한 간호에 대한 통찰력을 제공하기 위해 상태 사이의 차이를 보여 준다. 프레임은 간호사가 이 대상자의 스키마와 프로토타입을 과거에 경험했던 다른 사례와 구분하게 돕는 렌즈 혹은 배경 관점이다. 간호계획에서 사용될 중재와 검사는 인지된 프레임에 한정된다. 사례 12.3은 틸리스 사례의 프레임을 보여 준다.

현재 상태 Present State

현재 상태는 맥락 속 대상자의 이야기 혹은 대상자의 최초 상태의 서술이다(Butcher & Johnson, 2012). 이 섹션에서 제시된 항목은 간호행동과 대상자의 상황의 결과로 시간이 지나면서 변한다. 핵심 문제 밑에 제시된 대상자에 대해 밝혀진 단서와 문제는 대상자의 현재 상태를 잘 담아낸다.

> **사례 12.3**
>
> **프레임**
>
> 뇌졸중을 앓은 78세 여성으로 조직 플라스미노겐 활성화 인자로 치료를 받고, 현재 안정적인 상태에 있음. 부분 마비를 보이며 저림, 혼돈, 피로를 겪고 있음. 뇌졸중 재활 병동으로 이송될 것으로 기대됨

문제들에 대해 간호계획, 중재, 평가가 이루어진다. 현재 상태의 항목은 핵심 타원에 나열되어 있고 (1) 허혈성 뇌졸중으로 인한 우측 근력 저하, (2) 안전에 영향을 미치는 느리고 통제되지 않는 움직임, (3) 감소된 동기 부여와 우울한 상태, (4) 피로, (5) 인지장애, 즉 혼돈의 5가지의 일차적 문제가 핵심 문제에 관련되어 있다. 사례 12.4는 세워진 결과가 달성되었는지 확인하기 위해 검사될 핵심 문제와 관련된 현재 상태의 문제 목록을 보여 준다.

> **사례 12.4**
>
> **현재 상태**
>
> 1. 허혈성 뇌졸중으로 인한 우측 근력 저하
> 2. 안전에 영향을 미치는 느리고 통제되지 않는 움직임
> 3. 감소된 동기 부여와 우울한 상태
> 4. 피로
> 5. 인지장애(혼돈)

결과 상태 Outcome State

규명된 현재 상태를 고려하여 핵심 문제를 해결하기 위해 달성할 수 있는 기대되는 상태를 고려해야 한다. 하나의 결과 상태나 목표는 각 현재 상태 항목에 대해 나열되어 있고, 간호 및 협동적 중재를 통해 검사되고 달성될 수 있다. 사례 12.5는 이번 사례를 위한 결과 상태를 보여 주고 있다. NOC 라벨(굵은 글씨)과 결과 상태는 틸리스가 (1) 기동성을 향상하고 낙상 위험성을 줄이기 위해 보조 기구를 사용한다, (2) 잠재적 손상을 최소화하기 위한 안전 지침을 따른다, (3) 현재 상태의 약점을 강화하고 완화할 수 있는 강점이나 방법을 찾는다, (4) 일상활동에 대한 선호도를 표현한다, (5) 치료적 환경(뇌졸중 재활 시설)에서 기능적 능력을 최대한 발휘하여 일상생활활동에

> **사례 12.5**
>
> **결과 상태**
>
> 1. **보행:** 대상자는 기동성을 향상하고 낙상 위험성을 줄이기 위해 보조 기구를 사용한다.
> 2. **기동성:** 대상자는 잠재적 손상을 최소화하기 위한 안전 지침을 따른다.
> 3. **대응과 적응:** 대상자는 현재 상태의 약점을 강화하고 완화할 수 있는 강점이나 방법을 찾는다.
> 4. **에너지 보존:** 대상자는 일상 활동에 대한 선호도를 표현한다.
> 5. **정보 처리:** 대상자는 치료적 환경(뇌졸중 재활 시설)에서 기능적 능력을 최대한 발휘하여 일상생활활동에 참여한다.

참여할 수 있도록 돕는다.

각각의 현재 상태와 그에 상응하는 결과 상태는 직접적으로 서로 관련되기 때문에 그들은 병렬 처리를 위해 서로 옆에 배치된다. 이러한 배치는 간호사가 임상추론을 시행하는 동안 비교분석과 성찰을 할 수 있게 돕는다.

검사 Tests

현재 상태와 결과 상태 사이의 차이는 다음 단계의 간호계획에서 초점이 된다. 간호사는 현재 상태와 결과 상태의 차이를 메우기에 어떤 검사와 중재가 가장 적절한지 반드시 고려해야 한다. 임상 결정에 기초하여, 간호사는 차이가 해소되었는지 그렇지 않은지를 나타낼 수 있는 근거를 고려한다. 변화를 측정하고 데이터를 모으기 위해 다른 건강관리 제공자, 대상자와 협동하여 검사를 시행한다. 간호사는 각 기대되는 결과 상태를 확인하기 위해 어떤 임상적 지표를 사용할 수 있는지 질문해 본다. 기대되는 결과가 달성되었는지 그렇지 않은지에 대해 무엇을 고려해야 하는지 묻는 것이다. 사례에서 선택된 검사는 (1) 낙상위험도 평가척도(MFS, Morse Fall Risk Scale), (2) 노인기동성 척도(Elderly Mobility Scale), (3) 미국국립보건원(NIH) 뇌졸중 척도, (4) KATZ 일상생활 척도(Activities of Daily Living Scale), (5) 뇌졸중 운동재활 사정(Stroke Rehabilitation Assessment of Movement)이다. 틸리스를 위한 검사는 사례 12.6에 나와 있다.

사례 12.6

검사

1. 낙상위험도 평가척도(MFS, Morse Fall Risk Scale)
2. 노인기동성 척도(Elderly Mobility Scale)
3. 미국국립보건원(NIH) 뇌졸중 척도
4. KATZ 일상생활 척도(Activities of Daily Living Scale)
5. 뇌졸중 운동재활 사정(Stroke Rehabilitation Assessment of Movement)

[멈춰서 생각해 보기]

1. 맥락 속 대상자의 이야기가 완성되었는가?

2. 상황의 프레임을 어떻게 구성하고 있는가?

3. 현재 상태는 어떻게 정의되는가?

4. 기대되는 결과는 무엇인가?

5. 진단에 대해 어떤 결과를 생각하고 있는가?

6. 결과와 현재 상태의 상호보완적 짝 혹은 차이는 무엇인가?

7. 기대되는 결과의 임상적 지표는 무엇인가?

8. 어떤 검사와 기준으로 기대되는 결과가 측정될 수 있는가?

9. 기대되는 목표 결과가 언제 달성되는지 어떻게 알 수 있는가?

중재 Interventions

임상추론의 OPT 모델 워크시트의 하단에는 대상자가 결과 상태에 도달하도록 돕는 근거기반의 간호활동인 대상자 간호중재(NIC)를 나타내는 상자가 있다. 간호사는 대상자가 현재 상태에서 결과 상태로 이동하도록 도울 수 있는 중재에 대한 임상적 결정이나 선택을 내려야 한다. 중재가 수행되면, 간호사는 어느 정도로 결과가 이루어졌는지 평가하게 된다. 중재는 근거를 기반으로 하고 문헌, 교과서, 프로토타입 예시와 같은 최신의 자원에서 수집된다. 근거는 중재 옆 별개의 열에 나열되고 인용된다. 각 중재에 대해 근거를 나열하는 것은 간호활동에 대한 이해와 정당성을 높인다. 이 사례의 중재와 근거는 표 12.3에 나와 있다.

[멈춰서 생각해 보기]

1. 어떤 임상 결정과 중재가 결과 달성에 도움이 되는가?

2. 어떤 구체적 중재 활동을 수행할 것인가?

3. 왜 이러한 활동들을 고려하고 있는가?

표 12.3 중재와 근거

중재	근거
1. 만약 대상자가 뇌졸중(Cerebrovascular accident, [CVA])을 경험하였다면, 균형이나 기동성이 손상되었을 가능성이 높음을 인지하고, 대상자를 낙상 예방 전략에 참여시키고 낙상을 예방한다(Ackley & Ladwig, 2017).	1. 무작위로 조절된 실험은 뇌졸중 대상자에 대한 6개월의 런닝머신 훈련 프로그램과 스트레칭 프로그램의 효과를 비교했다. 두 집단 모두 운동에 대해 자기효능감이 증가했고 운동과 뇌졸중 영향 척도(Stroke Impact Scale)에서 일상생활활동에 대한 결과 기대에 의미 있는 증가를 보였다(Ackley & Ladwig, 2017, 591쪽; Shaughnessy et al., 2012).
2. 뇌졸중으로 편마비 증세가 있다면, 건측사지 운동을 제한하는 치료법의 적용을 고려한다(Ackley & Ladwig, 2017).	2. 뇌의 가소성은 손상된 뇌 부분의 일을 대신 맡기 위해 뇌가 신경망을 새로 편성하도록 한다. 억제 치료는 건강 관련 삶의 질과 운동 기능의 개선에 효과적이었다(Ackley & Ladwig, 2017, 591쪽; Wu et al., 2007).
3. a. 물리치료사와 함께 대상자의 현재 참여 수준을 사정하고 잠재적으로 자기돌봄 활동에 참여를 더 유도할 수 있는 영역을 결정하기 위한 계획을 세운다(Carpenito, 2016). b. 도움 없이 활동을 완료할 수 있도록 시간을 허용하여 대상자의 독립성을 기른다(Carpenito, 2016).	3. 대상자에게 선택지를 제공하고 간호계획에 참여시키는 것은 무력감을 낮추고 자유, 제어, 자존감을 높이며, 치료 요법에 순응하게 한다(Carpenito, 2016, 674쪽).
4. 일상의 스트레스 요인(자기돌봄 결핍, 가사관리, 투약 일정)을 해결하고 투약 상자 관리, 가정 및 가사 관리 지원과 같은 일상의 스트레스 요인을 줄이기 위해 가능한 방법을 검토한다.	4. 일상에서 스트레스 요인을 더 자주 경험하는 노인들은 기억력이 심각하게 나빠지고 전체적인 심리기능이 영향을 받는다고 보고했다(Carpenito, 2016, 240쪽; Stawski, Mogle, & Sliwinski, 2013).
5. 대상자가 강해질수록 그의 자기효능감을 격려하고 무력감을 막아 일상생활활동에서의 독립성을 증진한다. 이동이나 씻을 때 불필요한 보조를 제공하는 것은 대상자가 의존하게 하고 기동성을 잃게 할 수 있다(Ackley & Ladwig, 2017, 591쪽).	5. 기능 중심의 간호중재(파킨슨 대상자의 신체적 활동과 기능을 최적화하기 위해 설계됨)는 기능 수행을 개선하고, 운동이나 신체적 활동에 할애하는 시간을 늘리면서 운동에 대한 결과 기대를 높이는 데에 상당한 효과가 있다(Pretzer-Abhoff, Galik, & Resnick, 2011, 591쪽)

판단 Judgments

OPT 모델 워크시트를 구성하는 마지막 단계는 결과가 달성되었는지 확인하기 위해 검사와 중재들을 성찰하는 것이다. 검사의 결과는 임상적 판단을 내리기 위해 사용하는 자료이다(Pesut, 2008). 임상추론의 OPT 모델 워크시트의 제일 왼쪽 상자에 각 결과를 위한 판단이 나열되어 있다. 판단은 결과 성취에 대한 결론이다. 각 판단은 (1) 현재 상태와 기대되는 상태의 대조, (2) 기대되는 상태와 연관된 기준(예: 검사), (3) 간호중재의 효과와 영향 고려, (4) 중재가 결과 달성에 효과적인지에 대한 결론의 네 가지 구성 요소를 필요로 한다(Kuiper et al., 2009). 검사의 분석 결과를 바탕으로 문제가 해결되었는지 그렇지 않은지에 대한 판단이 내려진다. 간호사는 프레임을 재구성하거나 맥락 속 대상자의 이야기 속 사실에 다른 의미를 부여해야 할 수 있다. 표 12.4는 이번 사례 연구에 대한 결과 상태와 판단을 나타낸

표 12.4 결과 상태, 판단, 근거 표

결과 상태	판단	임상추론
보행: 대상자는 기동성을 향상하고 낙상의 위험을 줄이기 위해 보조 기구를 사용한다.	대상자는 보행기를 이용하여 7.6m를 보행할 수 있다. 낙상위험도 평가척도 점수: 90(낙상 고위험군)	현재 보조 기구 사용을 촉진하고 근육을 강화하기 위해 설계된 물리치료 프로그램에 참여 중이다. 낙상 예방 프로그램에 참여 중이다.
기동성: 대상자는 잠재적 손상을 최소화하기 위한 안전 지침을 따른다.	대상자는 보행 시 보행기의 "브레이크"를 효과적으로 적용할 수 있다. 낙상을 예방하기 위해 필요한 안전 예방책을 말할 수 있다. 노인기동성 척도: 20점 중 12점	노인기동성 척도는 일상생활활동에서의 독립성과 안전한 기동성을 위한 경계선을 시사한다. 이는 기동 연습을 위해 도움이 필요하다는 의미이다.
대응과 적응: 대상자는 현재 상태의 약점을 강화하고 완화할 수 있는 강점이나 방법을 찾는다.	대상자는 뇌졸중에 영향 받지 않은 강점의 영역을 말한다. 대상자는 근력과 지구력을 기르기 위해 물리치료사와 훈련한다. 초기 미국국립보건원 뇌졸중 척도 점수: 42점 중 24점(뇌졸중 중증)	치료 후 시간이 지나면서 점점 미국국립보건원 뇌졸중 척도 점수가 나아진다. 최근 점수인 14점은 중증의 뇌졸중을 의미한다(이전 점수가 더 높았다).
에너지 보존: 대상자는 일상활동에 대한 선호도를 표현한다.	대상자는 하루가 끝날 때까지 성취하고 싶은 활동을 나열할 수 있다. 또한 하루 중 힘이 제일 강한 시간에 어떤 활동을 하면 되는지 인지할 수 있다. 대상자는 휴식기의 중요성을 말할 수 있다. KATZ 일상생활 척도: 6점 중 3점	3점은 대상자가 도움이 필요하다는 의미이다. 점수의 범위는 0점(대상자가 의존적이다)에서 6점(대상자가 독립적이다)까지이다.
정보 처리: 대상자는 치료적 환경(뇌졸중 재활 시설)에서 기능적 능력을 최대한 발휘하여 일상생활활동에 참여한다.	대상자는 퇴원 후 뇌졸중 재활 시설로 갈 것이 기대된다. 뇌졸중 운동재활 사정 점수: 70점 중 28점, 처음 점수에서 향상됨	28점은 적은 독립성과 정상적 양상에서의 표시된 편차나 일부 움직임을 의미한다. 점수의 범위는 0점(최소 활동적 참여)에서 70점(최대 참여)까지이다.

사례 12.7

판단

1. 대상자는 보행기를 이용하여 7.6m를 보행할 수 있다. 낙상위험도 평가척도로 봤을 때 대상자가 낙상 고위험군에 속하기 때문에 낙상 예방 프로그램에 참여 중이다.
2. 대상자는 보행 시 보행기의 브레이크를 효과적으로 적용할 수 있다. 낙상을 예방하기 위해 필요한 안전 예방책을 말할 수 있다.
3. 운동과 언어 문제는 계속해서 나아진다. 미국국립보건원 뇌졸중 척도는 42점 만점 중 24점에서 14점까지 향상된다(점수가 낮을수록, 뇌졸중의 영향이 적다).
4. 대상자는 하루 중 힘이 제일 강한 시간에 어떤 활동을 하면 되는지 인지할 수 있다. 대상자는 휴식기의 중요성을 말할 수 있다.
5. 대상자는 현재 물리, 언어치료를 받고 있다. 뇌졸중 운동재활 사정 점수에 근거하여 팔다리 운동과 기동성이 계속해서 좋아진다. 퇴원 후 뇌졸중 재활 시설로 갈 것으로 기대된다.

다. 각 판단 진술을 이끌어내기 위해 사용되는 임상추론을 표의 세 번째 열에 제시하였다. 사례 12.7은 이번 사례의 판단을 보여 준다.

[멈춰서 생각해 보기]

1. 선택된 검사를 고려할 때, 결과 상태에 도달한 근거에 대한 나의 임상적 판단은 무엇인가?
2. 판단에 근거했을 때, 결과에 도달했는가? 혹은 상황의 프레임을 재구성해야 하는가?
3. 이번 경험을 구체적으로 기억하고 비슷한 사례에 대해 추론할 때 미래의 스키마로 어떻게 사용할 수 있는가?

완성된 임상추론의 OPT 모델 Completed OPT Model of Clinical Reasoning

그림 12.3은 뇌졸중을 경험한 노인 대상자를 위해 완성된 임상추론의 OPT 모델을 보여 준다.

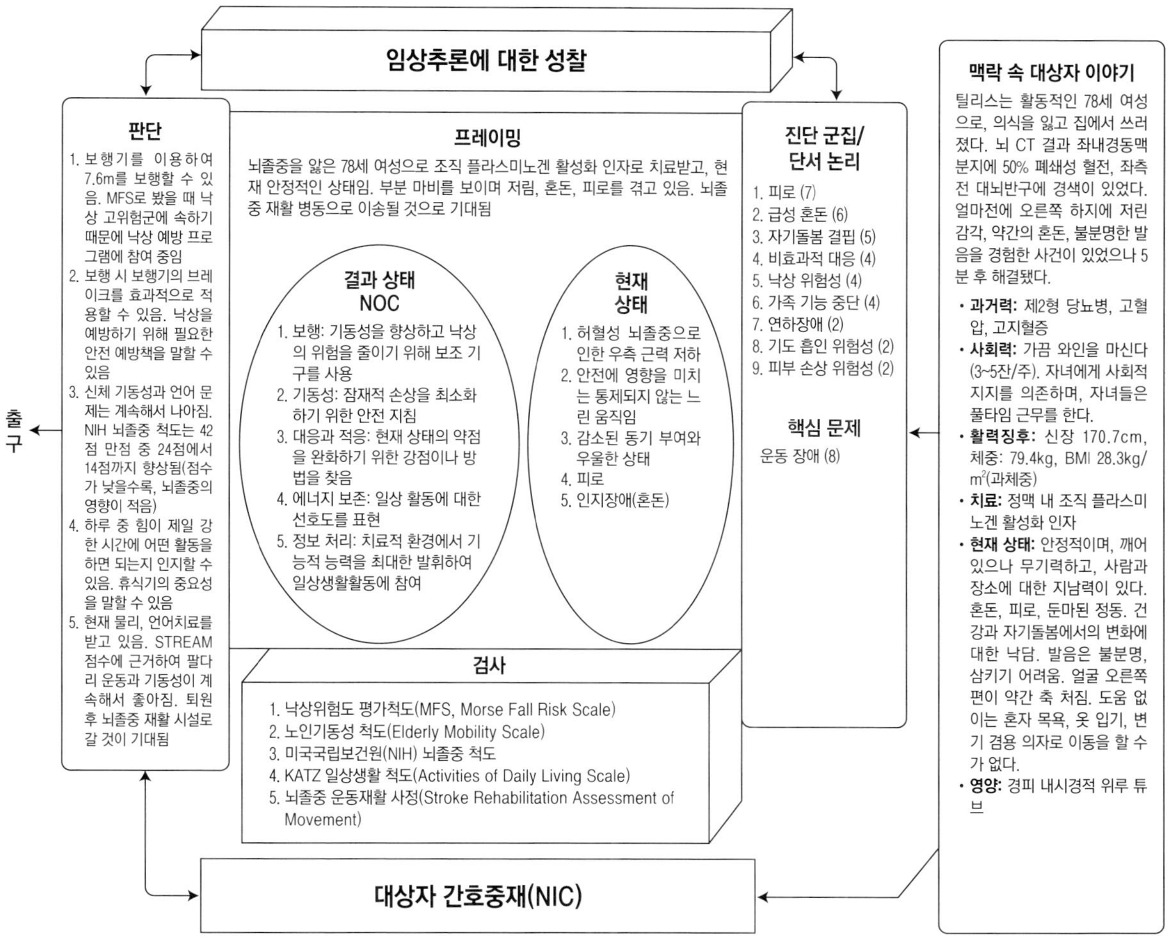

그림 12.3 뇌졸중 노인 대상자를 위한 임상추론의 OPT 모델

요약 Summary

허혈성 뇌졸중을 경험하고 플라스미노겐 활성화 인자로 치료받은 노인 대상자에 대한 임상추론은 대상자가 누구인지, 뇌졸중의 후유증과 치료 맥락을 고려할 때 그녀의 이야기에 대해 수반되는 내용을 이해하는 것에서부터 시작된다. OPT 모델을 개념적 틀로 사용하고, 임

상추론 웹을 도구로 사용하는 것은 특정한 사례와 관련된 임상추론을 발달하는 데에 도움이 된다. 임상추론의 OPT 모델은 대상자가 어디 있고(현재 상태), 대상자가 어디 있기를 간호사가 바라는지(결과 상태)에 대한 시각적 그림을 제공하고, 이야기 속 배경 문제의 인지를 통해 상태의 프레임이 구성된다. 웹을 "잇고 엮는" 과정을 통해, 간호사는 생각하기(자기대화), 가설 세우기를 결정하는 간호 요구 사이의 명백한 기능적 관계를 밝히고 간호의 우선순위를 결정하게 된다. 한 번 우선적 문제(핵심)가 밝혀지면, 계획이 시작된다. 이번 사례에서 인지된 핵심은 운동 장애이다.

임상추론의 OPT 모델은 대상자가 어디에 있는지(현재 상태)에 대한 시각적 그림을 제공한다. 5개의 현재 상태 항목은 우측 근력 저하, 느리고 통제되지 않는 움직임, 감소된 동기부여와 우울한 상태, 피로 그리고 인지장애(혼돈)와 같다. 이 시점에서부터 간호사는 대상자가 어디에 있기를(결과 상태) 바라는지 결정하게 된다. 이번 사례에서 간호사는 NOC 용어를 사용하여 보행, 기동성, 대응과 적응, 에너지 보존, 정보 처리의 결과를 선정할 수 있었다. 현재 상태와 결과 상태 항목의 모든 고려 사항에 대한 프레임은 대상자 이야기의 배경 문제의 인지를 통해 구성된다. 간호사는 대상자 상황의 프레임을 다음과 같이 구성했다. 78세 아프리카계 미국인 여성이 허혈성 뇌졸중을 앓고 조직 플라스미노겐 활성화 인자로 치료를 받았다. 뇌졸중 재활 병동으로 이송되어 상태가 안정적이고, 부분 마비와 저림, 혼돈, 피로를 경험하고 있다.

간호사는 두 상태 사이의 차이를 메우고 결과를 충족시키는 대상자의 진전 상태에 대한 결정(판단)을 내리는 평가자(검사)를 지지하는 근거를 결정해야 한다. 간호사는 (1) 낙상위험도 평가도구(MFS, Morse Fall Risk Scale), (2) 노인기동성 척도(Elderly Mobility Scale), (3) 미국국립보건원(NIH) 뇌졸중 척도, (4) KATZ 일상생활 척도(Activities of Daily Living Scale), (5) 뇌졸중 운동재활 사정(Stroke Rehabilitation Assessment of Movement)과 같은 검사를 고려하였다. 이런 성격의 사례 연구를 통한 경험은 간호사의 경험을 돕고 유사한 성격을 가진 추후 사례와 함께 활성화될 수 있는 임상추론 기술 세트를 추가로 얻게 한다.

요점 Key Points

- 신체적, 인지적, 언어적 문제를 겪고 있는 뇌졸중 대상자를 위한 임상추론은 OPT 모델을 통해 촉진될 수 있다.
- 최근 허혈성 뇌졸중을 경험하고 권장된 치료를 받은 대상자에게 단계적 접근 방식을 사용한다. 이런 접근은 다른 건강 환경에서 노인 대상자의 스키마와 프로토타입에 사용될 수 있다.
- 임상추론 웹과 임상추론의 OPT 모델을 완성하기 위해 다양한 사고와 성찰 전략이 임상추론 과정 내내 사용된다.

질문과 활동

1. 이번 장의 사례에 대한 간호를 계획하고 평가할 때 임상추론의 OPT 모델을 사용하는 데서 오는 장점을 설명해보자.
2. 다른 간호계획 모형과 OPT 모델은 어떻게 다른가?
3. 추론 웹을 잇고 엮기 위해 어떤 사고전략을 사용하겠는가?
4. 뇌졸중 대상자의 사례 연구에 선택할 다른 간호진단이 있는가? 만약 그렇다면, 주어진 대상자 데이터를 고려하여 어떤 진단을 제시할 것인가?
5. 이번 사례에 대해 다른 우선순위가 있는가? 즉, 간호계획에서 권장할 다른 핵심 문제가 있는가?
6. 이 대상자 시나리오에서 현재 상태와 결과 상태 사이의 차이를 해소하기 위해 다른 어떤 검사가 적합하겠는가?

REFERENCES

Ackley, B., & Ladwig, G. (2017). *Nursing diagnosis handbook: An evidence-based guide to planning care* (11th ed.). St. Louis, MO: Mosby Elsevier.

Ahmed, S., Mayo, N. E., Higgins, J., Salbach, N. M., Finch, L., & Wood-Dauphinee, S. L. (2003). The Stroke Rehabilitation Assessment of Movement (STREAM): A comparison with other measures used to evaluate effects of stroke and rehabilitation. *Journal of the American Physical Therapy Association*, 83(7), 617-630.

American Heart Association. (2016). Heart and stroke statistics. Retrieved from http://www.heart.org/HEARTORG/General/Heart-and-Stroke-Association Statistics_UCM_319064_SubHomePage.jsp

American Stroke Association. (2013). Spot a stroke: Stroke warning signs and symptoms. Retrieved from http://www.strokeassociation.org/STROKEORG/WarningSigns/Stroke-Warning-Signs-and-Symptoms_UCM_308528_SubHomePage.jsp

American Stroke Association. (2016). Impact of stroke. Retrieved from http://www.strokeassociation.org/STROKEORG/AboutStroke/Impact-of-Stroke-Stroke-statistics_UCM_310728_Article.jsp#.V-QaQ2cVBet

Butcher, H. K., Bulechek, G. M., Dochterman, J. M., & Wagner, C. M. (2019). *Nursing Interventions Classification* (NIC) (7th ed.). St. Louis, MO: Mosby Elsevier.

Butcher, H., & Johnson, M. (2012). Use of linkages for clinical reasoning and quality improvement. In M. Johnson, S. Moorhead, G. Bulechek, H. Butcher, M. Maas, & E. Swanson (Eds.), *NOC and NIC linkages to NANDA-I and clinical conditions* (3rd ed.), pp. 11-23. Maryland Heights, MO: Elsevier.

Carpenito, L. J. (2016). *Nursing diagnosis: Application to clinical practice* (15th ed.). Philadelphia, PA: Wolters Kluwer Health.

Centers for Disease Control. (2015). Stroke in the United States. Retrieved from http://www.cdc.gov/stroke/facts.htm

Herdman, T. H., & Kamitsuru, S. (Eds.). (2014). *NANDA International nursing diagnoses: Definition and classifications, 2015-2017*. Oxford, England: Wiley Blackwell.

Hughes, S. (2013). IST-3: tPA benefits sustained out to 18 months. *Medscape*. June 21, 2013. Retrieved from http://www.medscape.com/viewarticle/806690#vp_1

Huxley, R. R. (2014). A comparative analysis of risk factors for stroke in blacks and whites: The Atherosclerosis Risk in Communities study. *Ethnicity and Health*, 19(6), 601-616. Retrieved from http://dx.doi.org/10.1080/13557858.2013.857765

Ignatavicius, D., & Workman, L. (2016). *Medical-surgical nursing: Patient-centered collaborative care* (8th ed.). St. Louis, MO: Elsevier.

Johnson, M., Moorhead, S., Bulechek, G., Butcher, H., Maas, M., & Swanson, E. (Eds.). (2012). *NOC and NIC linkages to NANDA-I and clinical conditions* (3rd ed.), pp. 17-20. Maryland Heights, MO: Elsevier.

Kuiper, R. A., Pesut, D. J., & Arms, T. (2016). *Clinical reasoning and care coordination in advanced practice nursing*. New York, NY: Springer Publishing Company.

Kuiper, R., Pesut, D., & Kautz, D. (2009). Promoting the self-regulation of clinical reasoning skills in nursing students. *The Open Nursing Journal*, 3, 76-85. Retrieved from http://doi.org/10.2174/1874434600903010076

Moorhead, S., Johnson, M., Maas, M. O., & Swanson, E. (Eds.). (2013). *Nursing Outcomes Classification (NOC): Measurement of health outcomes* (5th ed.). St. Louis, MO: Elsevier.

National Institutes of Health/National Institute of Neurological Disorders and Stroke (NINDS). (2004). Stroke information page. Retrieved from http://www.ninds.nih.gov/disorders/stroke/stroke.htm

Pesut, D. (2008). Thoughts on thinking with complexity in mind. In C. Lindberg, S. Nash, & C. Lindberg (Eds.), *On the edge: Nursing in the age of complexity* (pp. 211-238). Bordentown, NJ: PlexusPress.

Pike, E., & Landers, M. (2010). Responsiveness of the Physical Mobility Scale in long-term care facility residents. *Journal of Geriatric Physical Therapy*, 33(2), 92-97.

Pretzer-Aboff, I., Galik, E., & Resnick, G. (2011). Feasibility and impact of a function focused care intervention for Parkinson's disease in the community. *Nursing Research*, 60(4), 276-283.

Saver, J. L. (2013). Time to treatment with intravenous tissue plasminogen activator and outcome from acute ischemic stroke. *JAMA*, 309(23), 2480-2488. doi:10.1001/jama.2013.6959

Wardlaw, J. M., Murray, V., Berge, E., del Zoppo, G., Sandercock, P., Lindley, R., &c Cohen, G. (2012). Recombinant tissue plasminogen activator for acute ischemic stroke: An updated systematic review and meta-analysis. *Lancet*, 379, 2364–2372. doi:10.1016/S0140-6736(12)60738

Yew, K., & Cheng, E. M. (2015). Diagnosis of acute stroke. *American Family Physician*, 91(8), 528–536.

CHAPTER 13

임상추론과 호스피스 완화간호

CLINICAL REASONING AND HOSPICE AND PALLIATIVE CARE

학습 목표

- 호스피스 완화간호를 받고 있는 대상자의 문제, 중재, 결과를 추론하는데 사용되는 임상추론의 OPT 모델의 구성 요소를 설명한다.
- 호스피스 완화간호 대상자들의 건강문제에 구체적으로 관련된 간호진단을 파악한다.
- 호스피스 완화간호 시나리오에서 사정된 건강문제에 적합한 간호결과를 확인한다.
- 호스피스 완화간호 대상자의 현재 상태에서 결과 상태로의 변화에 대해 추론하기 위해 사용할 수 있는 관련 검사와 임상적 판단에 대해 설명한다.
- 호스피스 완화간호 대상자를 위한 우선순위와 기대되는 결과를 설정하기 위한 임상추론 기술과 전략을 돕는 사고 과정을 서술한다.

이번 장에서는 완화간호를 받고 있는 난소암 말기 여성에 대한 사례 연구를 제시한다. 그녀는 최근 호스피스 간호센터 프로그램에 등록했다. 완화간호는 삶의 질을 개선하겠다는 목표와 함께 대상자(성인과 아이)와 가족의 문제를 다루기 위해 고안된 간호 접근이다(World Health Organization, 2015). 더 나아가, 완화간호는 대상자의 자율성, 정보 접근, 선택을 지지하는 것을 목표로 한다. 최근 완화간호란 용어는 안위 간호, 지지적 간호, 증상 관리를 의미하기 위해 사용되기도 한다. 완화간호는 임종간호와 흔히 연관되어 있으나, 만성질환의 초기 진단부터 대상자의 경험 전반에 걸쳐 완화간호가 이루어지도록 권장되고 있다. 증상이 심하고 전이가 진행된 암 대상자에게 향상된 삶의 질, 보다 더 긍정적인 태도, 1년 생존율의 개선을 제공하기 때문에 초기 완화간호가 권장된다(Bakitas et al., 2015).

완화간호 목표는 치료에 집중되어 있지 않고, 오히려 삶의 질을 증진하기 위한 질병 증상과 치료 부작용의 예방과 치료에 초점을 맞춘다. 완화간호는 추가적 치료를 통해 나아질 가능성이 없거나 대상자가 더 이상 치료를 원하지 않아 성공적인 치료가 불가능해 보일 때 대안이 된다. 완화간호는 만성 질병 치료와 함께 제공된다.

호스피스 간호란 완화간호의 한 형태이다. 호스피스는 완화간호와 비슷하게 증상 관리, 심리사회적 욕구를 듣고, 임종간호의 질을 높이는 데에 초점을 맞춘 학제 간의 접근을 사용한 간호 체계이다. 주된 초점은 평화로운 죽음을 맞게 하기 위해 임종 대상자의 전반적 요구와 가족들을 사정하고 다루는 것이다. National Hospice and Palliative Care Organization(2015)에 따르면, 1974년 처음 열린 첫 번째 프로그램부터 오늘날 약 61,000개의 프로그램까지 세계적으로 호스피스 프로그램의 개수는 점점 증가하고 있다. 일반적으로 가정 호스피스 간호가 대부분이지만, 많은 환자가 다른 환경에서는 관리될 수 없는 통증 조절과 복잡한 증상 관리를 위해 입원 시설에서 호스피스 간호를 받는다(NHPCO, 2015).

호스피스 간호는 예후가 6개월 이내인 경우 해당되고, 6개월보다 긴 예후를 가진 심각한 만성 질병에 걸린 대상자를 위해 완화간호가 발달되었다. 완화간호는 구체적인 시한에 제한되어 있지 않고, 치료가 시작된 질병 과정의 초기에 시작한다. 완화간호와 호스피스 간호의 장점은 잘 알려져 있다. 가장 일반적인 호스피스 등록 기간에 대한 검토 결과 호스피스 등록자가 미등록자에 비해 병원 및 중환자실 사용률, 병원 재입원률 및 병원 외 사망률이 현저히 낮았다(Kelley, Deb, Du, Aldridge Carlson, & Morrison, 2013). Healthy People 2020(Office of Disease Prevention and Health promotion, 2014)은 향후 10년 동안 안전한 장기 요양 및 완화의료 서비스에 대한 접근성을 높이는 것을 모니터링 할 것을 제안했다.

대상자 이야기 Patient Story

페이지는 53세의 이혼한 어머니로 2015년에 난소암 4기 판정을 받았다. 6개월 전까지만 해도 그녀는 수술, 화학 요법, 방사선 치료를 받고 있었다. 완화간호는 페이지가 치료에 관련된 증상을 관리하는 것을 도와주는 것으로 드러났다. 3개월 전, 페이지는 더 이상 치료가 가능하지 않다는 말을 전해 듣고, 가정에서 호스피스 간호를 받으라는 조언을 들었다. 호스피스 직원과 사회복지사를 통해 질병 치료, 사망 준비 그리고 사망을 포함한 그녀의 질병의 예상 궤도에 대한 지원을 받았다.

페이지는 사회복지사와의 만남에서 각각 26살, 15살, 13살인 자녀들에 대한 걱정을 드러냈다. 그녀는 맏딸이 나머지 두 동생의 후견인이 되기를 바란다고 진술했다. 다른 후견 문제를 확인하기 위해 전체적인 가족 사정이 이루어졌다. 26세의 딸은 기꺼이 어린 동생들에 대한 양육적, 재정적 책임을 다하기로 동의했다. 딸은 현재 지역 은행에서 근무를 하고 있고 가정에서는 어머니의 주된 돌봄 제공자이다.

지난주에 페이지는 호스피스 간호사에게 전화하여 컨디션이 매우 좋지 않고 통증이 점점 심해지고 있다고 보고했다. 페이지는 본인이 죽어간다고 생각하며, 호스피스 간호센터에 오고 싶다고 말했고, 그 날 호스피스 센터에 입원했다. 현재, 페이지는 우울해 보인다. 통증에 대한 언어적 반응은 모르핀의 지속적 주입을 통해 통증이 조절되고 있음을 나타낸다. 그녀는 독립적으로 움직일 수 없으며, 최소 2시간마다 자세를 조정해야 한다. 페이지의 자녀들은 정기적으로 센터를 방문하고 있고, 사회복지사와 간호사는 지원을 제공하며, 어머니의 악화되는 상태에 대한 질문들에 답해 주고 있다.

신체사정 Physical Assessment

신체 검진에 의하면 페이지의 신장은 170.7cm이며, 체중은 46.2kg, BMI가 16.5kg/m²으로 저체중임을 보여준다. 다른 활력징후는 혈압이 102/64mmHg, 맥박은 68회/분, 호흡이 22회/분(얕고, 폐 하엽에서 수포음과 악설음이 들림), 체온은 36.6℃(97.8F)이고, 산소포화도는 실내에서 96%이다. 맥박은 불규칙적이고 희미하며, 사지에 2+ 부종이 있다. 복부는 동그랗고 저활동성 장음이 모든 사분면에서 청진된다. 피부는 창백하며 손톱 바닥이 푸르스름한 회색을 띠고 있다. 자발적 근육 움직임이 없으며, 소변량은 거의 없고 색깔이 어둡다. 그리고 마지막 배변 시점은 알려져 있지 않다.

임상추론의 OPT 모델을 사용한 대상자 중심의 간호계획

Patient-Centered Plan of Care Using the OPT Model of Clinical Reasoning

이번 사례 속 대상자의 이야기는 신체 검진, 현재 약물 목록, 간호 회의를 포함하여 가능한 모든 출처를 통해 얻은 것이다. 대상자 문제 목록과 관련 간호진단은 간호사가 사정 자료와 정보를 필터링하고, 이야기의 맥락에 대한 프레임을 구성하며, 우선적 간호와 결과에 집중하도록 돕는 임상추론 웹 워크시트의 생성을 돕는다(Butcher & Johnson, 2012).

대상자 문제와 간호진단의 발견 Patient Problems and Nursing Diagnoses Identification

간호계획의 첫 번째 단계는 대상자에 의해 제시된 다양한 문제와 단서를 발견하고, 이러한 단서와 문제를 정확히 담아내는 특징을 가진 간호진단을 선택하는 것이다.

우선순위의 간호 인지 Nursing Care Priority Identification

페이지의 의학적 진단명은 난소암 4기이다. 간호사는 과거력, 생리적 · 심리사회적 사정, 의학적 기록에서 단서와 문제를 알아낸다. 해석하고 의미를 찾기 위해 비슷한 문제와 단서를 군집시킨다. 그 후에는 각 간호진단의 정의와 본질적인 의미를 규정하는 특징에 근거하여 단서와 문제의 군집과 일치하는 관련 간호진단이 확인된다. 주된 분류 영역과 영역별 분류, 대상자의 단서와 문제, 정의가 있는 관련된 NANDA-I 진단(Herdman & Kamitsuru, 2014), NOC(Moorhead, Jonhson, Maas, & Swanson, 2013), NIC(Butcher et al., 2019) 라벨을 열거하는 사정워크시트가 만들어졌다. 이 워크시트는 간호사가 대상자 간호 쟁점을 정리하는 것을 돕고 적절한 간호진단을 만들어 내도록 설계되었다. 표 13.1은 이번 사례를 위한 완성된 표의 예시로써 분류 영역, 분류, 대상자 단서와 문제, 관련된 간호진단, 제시된 NOC와 NIC 라벨을 나타낸다.

[멈춰서 생각해 보기]

1. 어떤 분류 영역이 영향을 받는가? 무슨 진단을 내렸는가?

2. 대상자의 어떤 단서/근거/자료, 대상자 사정에서 온 어떤 근거가 진단을 뒷받침하는가?

임상추론 웹 만들기 Creating a Clinical Reasoning Web

임상추론 웹은 간호사가 핵심 건강관리 문제를 찾고 우선순위를 세우기 위한 목적으로 복잡한 대상자의 이야기를 통해 분석하고 추론하는 방법이다. 웹을 사용하여 간호사는 자료 속 대상자 단서에 근거한 문제를 정의하고, 여러 다양한 문제를 다루고 정의하기 위해 간호진단을 알아내며, 진단 사이의 관계를 결정한다(Kuiper, Pesut, & Kautz, 2009). 웹은 간호가 필요한 핵심 문제의 현재 상태와 결과를 설명하는 NANDA-I 간호진단 간 기능적 관계의 시각적 표현이다(Butcher & Johnson, 2012). 즉, 임상추론 웹은 대상자 이야기의 구성 요소와 문제가 서로 어떻게 연관되어 있는지를 보여주는 그래픽이며 간호진단 사이의 연관성을 선으로 나타낸다(Kuiper, Pesut, & Arms, 2016).

의학적 진단은 증상 군집에 대한 일관된 라벨인 반면, 대상자의 이야기는 다양하다. 임상추론 웹은 대상자 사례의 독특한 이야기 및 인간이 간호진단에서 가장 잘 표현되는 실제 또는 잠재적 건강문제에 대한 지속적인 반응을 나타내는 라벨이다. 예를 들어, 같은 의학적 진단명을 가진 두 대상자가 있을 때, 간호사는 각 사례와 연관된 사고전략과 진단적 가설에 근거하여 다른 간호진단과 다른 핵심 문제가 우선순위에 있음을 알아낼 수 있다.

표 13.1 영역, 분류(NANDA-I 분류 II), 대상자 단서/문제, 간호진단, NOC와 NIC 라벨

영역	분류	인지된 대상자 문제
활동/휴식: 에너지 자원의 생산, 보존, 소비, 균형	**활동/운동:** 몸의 부분을 움직이거나(기동성), 일을 하며, 주로 저항에 대항하는(항상은 아님) 활동을 수행하는 것	• 만성 피로 • 쇠약 • 활동 지속성 불능에 관한 치료 • 대근육 운동 기술 저하 • 만성통증
	심혈관/호흡기계 반응: 활동/휴식을 지지할 수 있는 심폐 기전	• 서맥 • 피로 • 말초청색증
역할 관계: 개인 혹은 집단 간의 긍정적이고 부정적인 인간관계 혹은 관련성의 의미	**역할 수행:** 사회적으로 기대되는 행동 형태 기능의 질	• 다른 사람을 도울 수 없고, 일상생활 행동을 끝낼 수 없음 • 무기력
대응/스트레스 내성: 삶의 사건/삶의 과정과의 투쟁	**대응반응:** 환경 스트레스를 관리하는 과정	• 피로와 무기력 • 다가오는 죽음 • 다른 이에게 돌봄을 의지함 • 자녀들의 안녕에 대한 걱정 • 만성통증
안전/보호: 근본적 행동, 사고, 행동에 대한 행실의 원칙, 사실이나 고유의 가치가 있다고 생각되는 제도	**신체적 손상:** 신체적인 상해 혹은 손상	• 치료 과정에서 손상된 점막 • 연하장애 • 비효과적 기침 • 부동성 • 면역결핍 • 악액질(cachexia)
안위: 위험, 신체적 손상, 면역 체계의 손상에서 벗어난 상태, 손실에서 보존, 안전과 안위의 보호	**신체적 안위:** 고통에서 벗어난 상태, 안위 혹은 편안함	• 암에 의한 통증

NANDA-I 간호진단	Nursing Outcomes Classifications (NOC)	Nursing Intervention Classifications (NIC)
피로: 압도적으로 지속되는 소진감과 일상 수준의 신체적 · 정신적 작업의 수용 능력이 감소하는 것	• 피로 수준	• 대응 강화
운동 장애: 신체 또는 한 개 이상의 사지의 독립적이고 목적이 있는 신체적 움직임에 제한이 있는 것	• 활동 지속성 • 부동성 결과: 생리적 • 통증 수준	• 자세잡기 • 자기돌봄 보조
심박출량 감소: 신체의 대사요구량을 충족시키기 위해 심장으로부터 박출되는 혈액량이 감소한 상태	• 조직 관류: 세포	• 활력징후 모니터링
비효과적 역할 수행: 환경적 맥락, 규정과 기대 등에 맞지 않는 개인의 행동이나 자기표현 양상	• 수용: 건강 상태 • 신체장애에 적응 • 가족 기능	• 역할 강화
무력감: 자신의 행동이 결과에 중요한 영향을 미치지 못할 것이라고 인지하는 것을 포함하여, 상황에 대한 통제력 부족을 생생하게 경험하는 것	• 수용: 건강 상태 • 피로 수준 • 지식: 인지된 자원 • 건강 신념: 인지된 조절 • 영적 건강 • 대상자 만족: 통증	• 자존감 강화 • 상호적 목표 설정 • 통증 관리
구강점막 손상: 입술, 입안의 연조직과 볼 안쪽, 구인두의 손상	• 조직 통합성: 피부와 점막	• 구강 건강 회복
기도 흡인 위험성: 위장계 분비물, 구강인두 분비물, 고체나 액체가 기관절개 통로 안으로 흡인되어 건강에 위협이 될 만큼 취약한 상태	• 흡인 예방	• 흡인 예방 조치
피부 손상 위험성: 표피와 진피 모두 또는 어느 한쪽의 변화로 인해 건강에 위협이 될 만큼 취약한 상태	• 조직 통합성: 피부와 점막	• 자세잡기: 압력 관리 • 욕창 예방, 피부 감시
만성통증: 실제적이거나 잠재적인 조직 손상으로 인해 경험하는 감각적 또는 정서적 불편감, 갑자기 또는 서서히 경증에서 중증 강도로 지속하거나 예기치 못한 재발성 통증이 6개월 이상 지속되는 상태	• 대상자 만족: 통증	• 통증 관리

임상추론 웹 구성하기 Constructing the Clinical Reasoning Web

사정 자료, 근거, 단서들로부터 문제가 구별되고 간호진단이 선택된 후, 임상추론 웹은 다음의 단계를 따라 설계된다.

1. 대상자에 대한 일반적 서술을 일차적 의학 진단명과 함께 가운데 타원에 위치시킨다. 이번 사례에서 대상자는 53세 백인 여성이며, 병명은 난소암 말기이다.
2. 가운데 타원 주위에 있는 타원에 대상자의 단서에서 나온 NANDA-I 간호진단을 각각 기입한다.
3. 각 간호진단에서 대상자의 이야기와 사정을 통해 수집된 자료를 나열한다.
4. 각 간호진단은 대상자 상황에 대한 간략한 서술이 담긴 가운데 타원에 직접적으로 관련되어 있기 때문에, 간호사는 가운데 타원에서 주변에 있는 각 간호진단 타원까지 선을 그린다. 그림 13.1은 이번 사례를 위한 임상추론 웹을 만들기 위한 첫 번째 단계를 보여주고 있다.

임상추론 웹을 잇고 엮기 Spinning and Weaving the Reasoning Web

임상추론 웹을 잇고 엮기 위해 간호사는 반드시 간호진단 간의 관계를 설정하고, 이를 분석 및 설명해야 한다. 이 과정은 가운데 타원에서 주변에 있는 다른 간호진단 타원까지 각각 선을 그리면서 시작된다. 이 과정에서 3장의 생각하는 대로 말하기, 자기대화, 스키마 찾기, 가설 세우기, 만약-그렇다면, 어떻게-그래서 사고, 비교분석이 사용된다. 간호사는 이를 통해 바깥 타원에 있는 간호진단들 사이의 가능한 연결 고리를 찾고 관계를 규명할 수 있다.

간호사는 다음의 단계에 따라 웹을 계속해서 잇고 엮는다.

1. 각 간호진단과 건강관리 문제가 다른 모든 진단과 어떻게 관련되어 있는지 생각한다. 두 진단 사이에 기능적 관계가 있는 경우 단방향 화살표를 그려 단방향 관계를 나타내고, 양방향 화살표를 그려 양방향 관계를 표시한다. 예를 들어, 심박출량 감소와 운동 장애의 관계는 어떻게 되는가? 이 진단들은 어떻게 관련되어 있는가? 서로 어떻게 영향을 주는가? 페이지의 사례에서 간호사는 심박출량 감소가 운동 장애를 초래하는지, 혹은 반대로 운동 장애가 심박출량을 감소시키는지 고려해 볼 것이다. 이런 경우

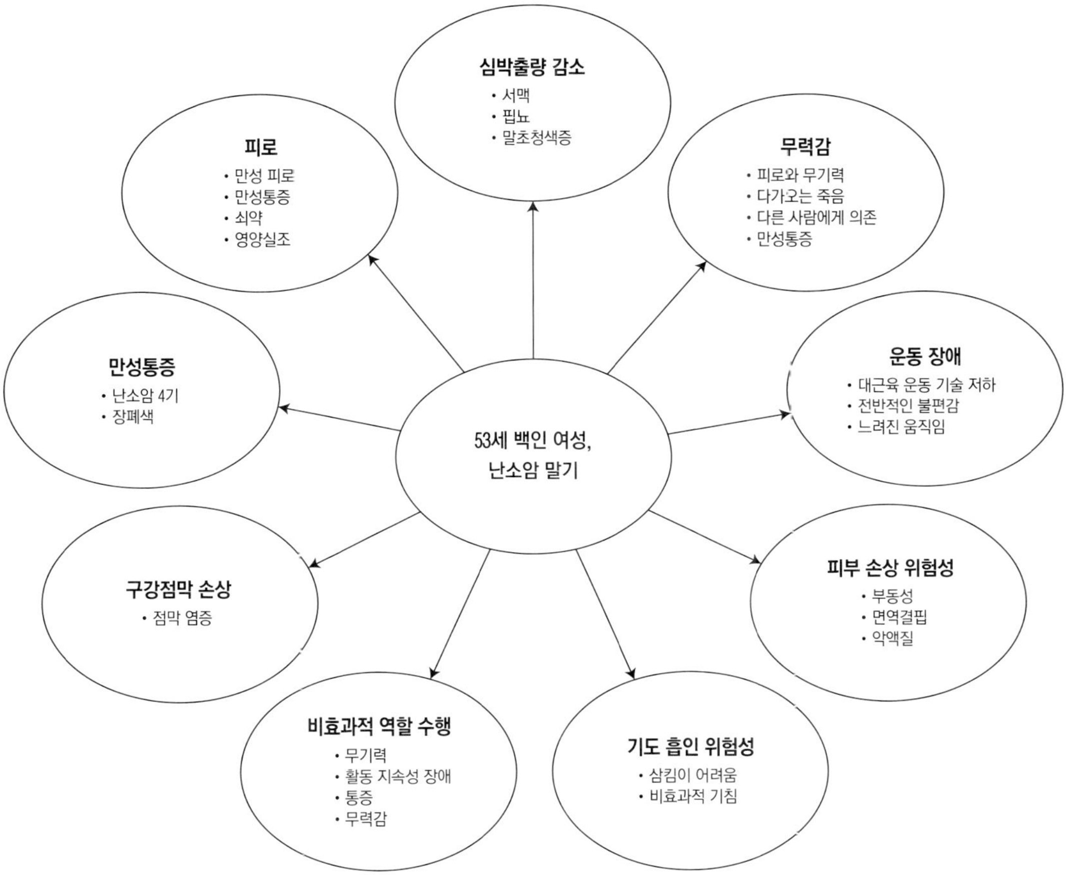

그림 13.1 임상추론 웹-완화간호: 의학적 진단에서 간호진단으로의 연결

에는 심박출량 감소와 운동 장애 진단의 타원 사이에 단방향 연결 고리가 존재한다. 다른 예시로, 운동 장애 간호진단이 구강점막 손상 문제와 관련되어 있는지 고려해 볼 수 있다. 이 두 진단 사이에는 관계가 없으므로 두 진단 사이에 연결선이 그어지지 않는다.

2. 연결 관계를 결정하기 위해 첫 번째 단계는 서로 다른 타원들 사이에서 반복적으로 되풀이된다. 만약 기능적 관계가 있다면, 모든 과정이 끝날 때까지 연결선이 그어지고, 시각적으로 웹이 나타난다.

3. 모든 연결선이 그려지면, 한 타원에서 다른 타원으로 이어지는 모든 선의 개수가 세어지고 그 숫자는 임상추론 웹 워크시트에 기록된다. 페이지 문제의 우선순위는 연결선의 개수를 기반으로 표 13.2에 제시하였다.

4. 가장 많은 연결선을 가진 간호진단이 핵심 문제가 된다. 그림 13.2는 이번 사례에 대해 완성된 임상추론 웹을 나타낸다.

가장 많은 연결선을 가진 간호진단, 즉 핵심 문제는 우선순위의 문제가 된다. 이는 대상자의 현재 상태를 정의하는 기초가 되고, 기대되는 결과 상태와 대조된다(Kuiper et al., 2009). 핵심 문제를 파악하는 것은 간호사가 후속 치료 계획에 집중할 수 있도록 한다(Butcher & Johnson, 2012; Herdman & Kamitsuru, 2014). 핵심 문제가 인지된 후 병렬화 사고전략을 이용하여 문제~결과의 상호보완적 본질을 알아내기 위해 지식 작업이 계속된다. 이번 사례의 핵심 문제는 무력감이다. 페이지가 점점 쇠약해지는 건강에 대한 정신적 갈등에 대응하고 해결할 수 있도록 돕기 위한 중재가 선택된다. 이러한 중재들은 웹에 나온 다른 문제에도 영향을 미칠 경향이 높다.

표 13.2 간호영역, 간호진단과 연결선

간호영역	분류	간호진단	웹 연결선
심리사회적 영역	정서적	무력감	7
	역할/관계	비효과적 역할 수행	6
기능적 영역	활동/운동	운동 장애	5
		피로	6
	안위	만성통증	5
	영양	구강점막 손상	3
	심장 기능	심박출량 감소	4
환경적 영역	위기 관리	피부 손상 위험성	5
		기도 흡인 위험성	2

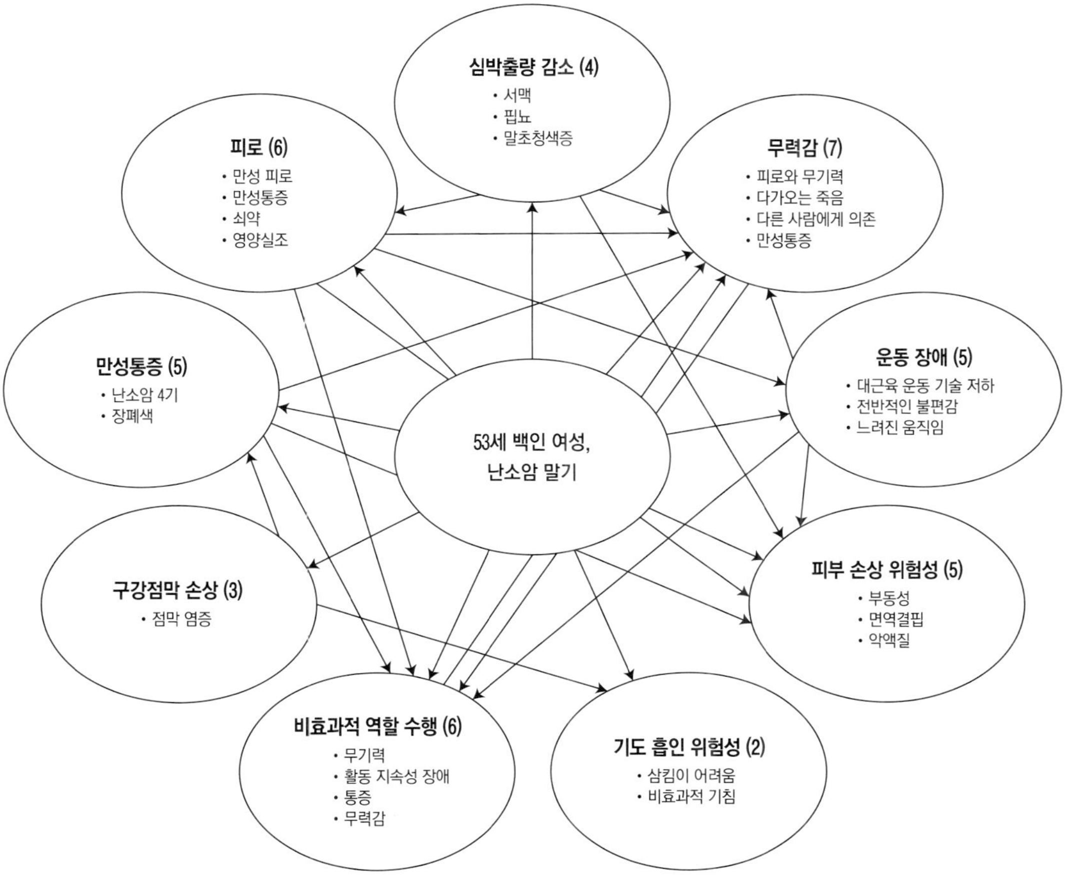

그림 13.2 임상추론 웹-완화간호: 간호진단 간의 연결선

[멈춰서 생각해 보기]

1. 인지된 문제(진단) 사이의 관계는 무엇인가?

2. 어떤 핵심 문제가 나타나는가?

임상추론의 OPT 모델 워크시트 완성하기 Completing the OPT Clinical Reasoning Model

핵심 문제 및 단서 논리의 인지와 함께 추론 웹이 완성된 후에는 임상추론의 OPT 모델 만들기가 완료될 수 있다. 이번 장에 나온 사례를 통해 OPT 모델의 모든 부분을 채울 수 있다.

맥락 속 대상자 이야기 Patient-in-Context Story

사례 13.1은 성인 여성 대상자인 페이지의 맥락 속 대상자 이야기를 보여준다. 그림 13.3 속 OPT 모델의 가장 오른쪽에 맥락 속 대상자 이야기가 기록되어 있다. 이 이야기는 대상자의 인구학적 특성, 의학적 진단, 현재 상황에 대해 강조한다. 이 상자 속 정보는 간략한 형식으로 모델의 나머지 부분을 위한 관련 사실과 함께 정리되어 있다.

진단 군집/단서 논리 Diagnostic Cluster/Cue Logic

간호계획 과정의 다음 단계는 진단 군집/단서 논리를 완성하는 것이다. 핵심 문제는 우선순위의 따라 나열된 다른 간호진단들과 함께 바닥에 있는 칸에 배치된다. 이 시점에서 간호사는 간호진단을 지지하는 근거가 있는지, 그리고 핵심 문제가 올바르게 선정된 것인지 확인

사례 13.1

맥락 속 대상자 이야기

2011년부터 난소암 4기를 앓아온 53세 여성이 완화간호를 받기 위해 호스피스 간호센터에 입원했다. 소생술을 하지 않는다는 의미의 DNR 처방이 내려진 상태이다.

사회력: 두 번 이혼했으며, 26살, 15살, 13살인 3명의 자녀가 있다. 맏딸이 동생들의 후견인으로 결정된 상태이다.

활력징후: 체온 36.2℃(97.2F), 맥박 96회/분, 혈압 102/64mmHg, 호흡 22회/분

검사 결과: 실내에서 산소포화도 97%

현재 상태: PCU 펌프로 모르핀을 주입받고 있으며 "견딜 수 있는 통증"이라 표현한다. 호흡은 얕고 고르지 못하다. 맥박이 약하며 하지에 +2 부종이 있다. 무기력하며 입이 말라 말하기가 어렵다. 피부는 창백하고 손발톱 바닥은 회청색이며, 사지는 차갑다.

약물: 매시간 마다 모르핀 5mg, 불안이 있을 시 로라제팜 투여

하기 위해 목록을 검사한다. 단서 논리는 간호의 의미를 식별하기 위해 맥락 속 대상자 자료를 의도적으로 구성하는 것이다(Butcher & Johnson, 2012). 이번 사례에서 추론 웹의 외부 타원에 서술된 간호진단은 OPT 모델 임상추론 워크시트의 진단 군집/단서 논리에 따라 각 진단을 향하는 화살표의 수와 함께 기록된다. 사례 13.2에서는 인지된 핵심 문제, 즉 이번 사례에서는 무력감이 다른 간호진단 밑에 위치한다.

사례 13.2

진단 군집/단서 논리

1. 비효과적 역할 수행(6)
2. 피로(6)
3. 운동 장애(5)
4. 피부 손상 위험성(5)
5. 만성통증(5)
6. 심박출량 감소(4)
7. 구강점막 손상(3)
8. 기도 흡인 위험성(2)

핵심 문제/주제

무력감(7)

프레이밍 Framing

워크시트의 맨 위 가운데에는 맥락 속 대상자 이야기에 관한 배경 문제를 가장 잘 나타내는 프레임이나 주제를 나타내는 상자가 있다 이번 사례의 프레임은 53세 여성으로, 난소암 4기를 판정받고 안위와 평화로운 죽음을 위해 호스피스 간호를 받고 있다. 대상자의 맏딸이 어린 동생들의 양육을 책임지게 될 것이다. 이 프레임은 현재 상태와 결과 상태의 구조화를 돕고 필요한 간호에 대한 통찰력을 제공하기 위해 상태 사이의 차이를 보여준다. 프레임은 간호사가 이 대상자의 스키마와 프로토타입을 과거에 경험했던 다른 사례와 구분하게 돕는 렌즈 혹은 배경 관점이다. 간호계획에서 사용될 중재와 검사는 인지된 프레임에 한정된다. 사례 13.3은 페이지와 그녀의 가족 사례의 프레임을 보여준다.

사례 13.3

프레임

53세 여성, 난소암 4기로, 안위를 찾고 평화로운 죽음을 준비하기 위해 호스피스 간호센터에서 완화간호를 받고 있음. 각각 26살, 15살, 13살의 자녀를 둔 이혼녀이며, 양육 책임은 맏딸에게 전이됨

현재 상태 Present State

현재 상태는 맥락 속 대상자의 이야기 혹은 대상자의 최초 상태의 서술이다(Butcher & Johnson, 2012). 이 섹션에서 제시된 항목은 간호행동과 대상자의 상황의 결과로 시간이 지나면서 변한다. 핵심 문제 밑에 제시된 대상자에 대해 밝혀진 단서와 문제는 대상자의 현재 상태를 잘 담아낸다. 문제들에 대해 간호계획, 중재, 평가가 이루어진다.

> **사례 13.4**
>
> **현재 상태**
>
> 1. 피로와 무기력
> 2. 무력감 표현
> 3. 종교적 신념을 다시 갖고자 하는 바람을 표현
> 4. 자녀들의 안녕에 대한 걱정
> 5. 만성통증

현재 상태의 항목은 핵심 타원에 나열되어 있고 (1) 피로와 무기력, (2) 무력감 표현, (3) 종교적 신념을 다시 갖고자 하는 바람을 표현, (4) 자녀들의 안녕에 대한 걱정, (5) 만성통증의 5개의 일차적 문제가 핵심 문제와 관련되어 있다. 사례 13.4는 세워진 결과가 달성되었는지 확인하기 위해 검사될 핵심 문제와 관련된 현재 상태의 문제 목록을 보여 준다.

결과 상태 Outcome State

규명된 현재 상태를 고려하여 핵심 문제를 해결하기 위해 달성할 수 있는 기대되는 상태를 고려해야 한다. 하나의 결과 상태나 목표는 각 현재 상태 항목에 대해 나열되어 있고, 간호 및 협동적 중재를 통해 검사되고 달성될 수 있다. 이번 사례에서 NOC 라벨(굵은 글씨)과 결과 상태는 페이지가 (1) 에너지 제한 사항과 균형적 활동을 알고 휴식을 취한다. (2) 통증 조절과 신체적/정신적 욕구가 호스피스 간호를 통해

> **사례 13.5**
>
> **결과 상태**
>
> 1. **휴식과 에너지 보존:** 에너지 제한 사항과 균형적 활동을 알고 휴식을 취한다.
> 2. **건강 신념:** 인지된 조절: 통증 조절과 신체적/정신적 욕구가 호스피스 간호를 통해 충족된다.
> 3. **영적 건강:** 평화의 감정을 크현하고 종교에서 의미를 찾는다.
> 4. **지식:** 건강 자원: 자녀들을 위한 양육적 준비와 이용 가능한 자원을 인식한다.
> 5. **대상자 만족:** 통증 관리: 상호적으로 설정된 안위 목표의 달성을 자기 보고한다.

충족됨을 인정한다. (3) 평화의 감정을 표현하고 종교에서 의미를 찾는다. (4) 자녀들을 위한 양육적 준비와 자원을 인식한다. (5) 상호적으로 설정된 안위 목표의 달성을 보고할 수 있도록 돕는다.

각각의 현재 상태와 그에 상응하는 결과 상태는 직접적으로 서로 관련되기 때문에 그들은 병렬 처리를 위해 서로 옆에 배치된다. 이러한 배치는 간호사가 임상추론을 시행하는 동안 비교분석과 성찰을 할 수 있게 돕는다.

검사 Tests

현재 상태와 결과 상태 사이의 차이는 다음 단계의 간호계획에서 초점이 된다. 간호사는 현재 상태와 결과 상태의 차이를 메우기에 어떤 검사와 중재가 가장 적절한지 반드시 고려해야 한다. 임상 결정에 기초하여, 간호사는 차이가 해소되었는지 그렇지 않은지를 나타낼 수 있는 근거를 고려한다. 변화를 측정하고 자료를 모으기 위해 다른 건강관리 제공자, 대상자와 협동하여 검사를 시행한다. 간호사는 각 기대되는 결과 상태를 확인하기 위해 어떤 임상적 지표를 사용할 수 있는지 질문해 본다. 이는 기대되는 결과가 달성되었는지 그렇지 않은지에 대해 무엇을 고려해야 하는지 묻는 것이다. 사례에서 선택된 검사는 (1) 활력징후와 대상자 관찰, (2) 대상자가 안위를 구두로 표현, (3) 대상자가 영적 안녕을 구두로 표현, (4) 자녀들의 안녕과 지원을 위한 지역사회자원 이용가능성을 포함하는 사례 관리 기록, (5) 통증 척도이다. 페이지를 위한 검사는 사례 13.6에 나와 있다.

> **사례 13.6**
>
> **검사**
>
> 1. 활력징후와 대상자 관찰
> 2. 대상자가 안위를 구두로 표현
> 3. 대상자가 영적 안녕을 구두로 표현
> 4. 사례 관리 기록지: 자녀들의 안녕과 지원을 위한 지역사회자원 이용가능성
> 5. 통증 척도

[멈춰서 생각해 보기]

1. 맥락 속 대상자의 이야기가 완성되었는가?
2. 상황의 프레임을 어떻게 구성하고 있는가?
3. 현재 상태는 어떻게 정의되는가?
4. 기대되는 결과는 무엇인가?
5. 진단에 대해 어떤 결과를 생각하고 있는가?
6. 결과와 현재 상태의 상호보완적 짝 혹은 차이는 무엇인가?
7. 기대되는 결과의 임상적 지표는 무엇인가?
8. 어떤 검사와 기준으로 기대되는 결과가 측정될 수 있는가?
9. 기대되는 목표 결과가 언제 달성되는지 어떻게 알 수 있는가?

중재 Interventions

임상추론의 OPT 모델 워크시트의 하단에는 대상자가 결과 상태에 도달하도록 돕는 근거기반의 간호활동인 대상자 간호중재(NIC)를 나타내는 상자가 있다. 간호사는 대상자가 현재 상태에서 결과 상태로 이동하도록 도울 수 있는 중재에 대한 임상적 결정이나 선택을 내려야 한다. 간호사는 중재가 수행되면 어느 정도로 결과가 이루어졌는지 평가하게 된다. 중재는 근거를 기반으로 하고 문헌, 교과서, 프로토타입 예시와 같은 최신의 자원에서 수집된다. 근거는 중재 옆 분리된 열에 나열되고 인용된다. 각 중재에 대해 근거를 나열하는 것은 간호활동에 대한 이해와 정당성을 높인다. 이 사례의 중재와 근거는 표 13.3에 나와 있으며, 삶의 업적에 대한 성찰과 감정의 표현을 격려하고, 영적 간호를 위한 자원을 촉진하며, 비침습적으로 통증을 완화하는 방법과 사정을 포함한 중재를 보여주고 있다.

표 13.3 중재와 근거

중재	근거
1. 대상자와 가족에게 다양한 비침습적 통증 완화 방법을 제공하고 음악 치료와 같은 방법이 효과적인 이유를 설명한다(Carpenito, 2016).	1. 음악중재는 암 대상자의 통증, 불안, 기분장애, 삶의 질에 긍정적 영향을 준다는 근거가 있다(Carpenito, 2016, 163쪽; Archer, Bruera, & Cohen, 2012; Beebe & Wyatt, 2009).
2. a. 대상자가 질병에 대한 자신의 느낌, 지각, 걱정을 표현하도록 격려한다(Gulanick & Myers, 2014, 156쪽). b. 대상자가 과거의 업적들을 돌아보도록 격려한다(Ralph & Taylor, 2014, 636쪽).	2. a. 이러한 접근은 지지적 환경을 만들고 배려의 메시지를 전달한다. 감정과 지각의 표현은 대상자가 스트레스 상황에 대해 더 현실적인 판단을 내리도록 돕는다(Gulanick & Myers, 2014, 157쪽). b. 이는 만족감을 조성하고 현 상태의 수용을 촉진한다(Ralph & Taylor, 2014, 636쪽).
3. 영적 안녕을 지지하기 위해 자원에 대한 접근을 촉진한다(Ackley & Ladwig, 2017, 467쪽).	3. 완화간호를 받는 다른 이들과 희망과 괴로움에 대해 건강 증진의 소통을 하는 것은 희망을 향상시킬 잠재력이 있다(Benzein & Savemant, 2008; Ackley & Ladwig, 2017, 467쪽).
4. 양육적, 재정적 준비를 위해 사회 서비스에 의뢰한다(Ralph & Taylor, 2014, 454쪽).	4. 이는 어린 자녀들을 위한 사회적 지지, 자원, 간호의 연속성을 보장한다(Ralph & Taylor, 2014, 454쪽).
5. 통증의 지속기간, 상담한 사람 그리고 어떤 치료법(대체/보완 포함)을 사용했는지에 대한 종합적인 평가를 제공한다(Doenges, Moorhouse & Murr, 2016, 599쪽).	5. 만성통증의 병태생리학은 많은 요소로 이루어져 있다. 만약 지속적인 통증을 초래하는 상태가 암 말기처럼 생리적이고 치료가 불가능한 상황이라면, 모든 진단과 치료는 중단되고 통증 관리가 주된 목표가 된다(Doenges, Moorhouse & Murr, 2016, 599쪽; Stopper, 2014).

판단 Judgments

OPT 모델 워크시트를 구성하는 마지막 단계는 결과가 달성되었는지 확인하기 위해 검사와 중재들을 성찰하는 것이다. 검사의 결과는 임상적 판단을 내리기 위해 사용하는 자료이다(Pesut, 2008). 임상추론의 OPT 모델 워크시트의 가장 왼쪽 상자에 각 결과를 위한 판단이 나열되어 있다. 판단은 결과 성취에 대한 결론이다. 각 판단은 (1) 현재 상태와 기대되는 상태의 대조, (2) 기대되는 상태와 연관된 기준(예: 검사), (3) 간호중재의 효과와 영향 고려, (4) 중재가 결과 달성에 효과적인지에 대한 결론의 네 가지 구성 요소를 필요로 한다(Kuiper et al., 2009). 검사의 분석 결과를 바탕으로 문제가 해결되었는지 그렇지 않은지에 대한 판단이 내려진다. 간호사는 프레임을 재구성하거나 맥락 속 대상자의 이야기 속 사실에 다른 의미를 부여한다. 표 13.4는 이번 사례 연구에 대한 결과 상태와 판단을 나타낸다. 각 판단 진술을 이끌어내기 위해 사용되는 임상추론을 표의 세 번째 열에 제시하였다. 사례 13.7은 이번 사례의 판단을 보여 준다.

[멈춰서 생각해 보기]

1. 선택된 검사를 고려할 때, 결과 상태에 도달한 근거에 대한 나의 임상적 판단은 무엇인가?
2. 판단에 근거했을 때, 결과에 도달했는가? 혹은 상황의 프레임을 재구성해야 하는가?
3. 이번 경험을 구체적으로 기억하고 비슷한 사례에 대해 추론할 때 미래의 스키마로 어떻게 사용할 수 있는가?

완성된 임상추론의 OPT 모델 Completed OPT Model of Clinical Reasoning

그림 13.3은 호스피스 완화간호를 받고 있는 대상자를 위해 완성된 임상추론의 OPT 모델을 보여준다.

사례 13.7

판단

1. 괴로움의 징후 없이 휴식을 취함, 모든 욕구의 충족, 호스피스 간호를 통한 정서적 지지
2. 안락한 조치를 위해 보유하는 영양, 내용물
3. 종교 지도자와 만나 영적 평화를 표현
4. 자녀의 소망과 승인에 따른 양육적 준비, 추적조사 전략과 지역사회자원의 준비
5. 통증이 관리됨, 통증 척도에서 NRS 10점 만점 중 2점(10점이 제일 높은 수준의 통증을 의미)

표 13.4 결과 상태, 판단, 근거 표

결과 상태	판단	임상추론
휴식과 에너지 보존: 에너지 제한사항과 균형적 활동을 알고 휴식을 취함	대상자는 괴로움의 징후 없이 휴식을 취하고 있다. 신체적 욕구가 충족되고 정서적 지지가 호스피스 완화간호를 통해 제공된다.	다가오는 죽음을 의미하는 대상자의 혈압, 체온, 맥박 감소와 고르지 않은 호흡의 활력징후가 모니터링 되고 있다. 안위는 유지되고 있고 정서적 지지가 제공되고 있다.
건강 신념: 인지된 조절: 통증 수준과 신체적/정신적 필요가 호스피스 간호를 통해 충족	대상자의 기본적 욕구(안전, 위생, 온기, 수화)가 만족된 상태이다(안위를 위해 영양은 제공되지 않음).	통증이 조절되지 않는다는 근거나 표현이 없다. 대상자의 안위를 위해 영양은 제공되지 않으며, 기본 욕구는 충족되고 있다.
영적 건강: 평화의 감정을 표현하고 종교에서 의미를 찾음	대상자는 종교 지도자와 만나고 영적 자기와 평화를 찾았다고 말한다.	대상자는 종교 지도자와 만남을 가졌다. 대상자는 영적 안녕의 개인적 인지를 표현한다.
지식: 건강 자원: 자녀들을 위한 수용 가능한 양육 준비 및 이용 가능한 자원에 대한 인정	대상자가 바라는 바와 자녀들이 동의한 내용에 따라 양육적 준비가 계획되고 있다. 지역사회자원이 제공되었다. 나중에 수행될 추적조사 전략이 발달되고 있다.	양육권 협의가 계획되었으며 지역사회자원이 준비되었다. 다가오는 어머니의 죽음에 앞서 수행될 것으로 기대되는 추적조사 전략이 발달하고 있다.
대상자 만족: 통증 관리: 상호적으로 설정된 안위 목표의 달성을 자기 보고	통증이 성공적으로 관리된다. 대상자는 안정적인 상태이다.	통증은 성공적으로 관리되고, 보고된 통증 점수는 NRS 10점 중 2점이다(0에서 10점 중 10점이 제일 높은 통증 수준을 의미함).

요약 Summary

완화간호를 받고 있는 말기암 대상자를 위한 임상추론은 대상자의 이야기를 이해하고 가족의 문제를 고려하는 것과 함께 시작한다. OPT 모델을 개념적 틀로 사용하고, 임상추론 웹을 도구로 사용하는 것은 특정 사례와 관련된 임상추론을 발달하는 데에 도움이 된다. 임상추론의 OPT 모델은 대상자가 어디 있고(현재 상태), 대상자가 어디 있기를 바라는지(결과 상태)에 대한 시각적 그림을 제공하며, 이야기 속 배경 문제의 인지를 통해 상태의 프레임이 구성된다. 임상추론 웹은 대상자의 건강과 심리사회적 문제와 위기를 반영하는 관련 간호진단을 담고 있는 주변의 타원과 함께 대상자의 의학적 진단명을 나타내는 그래픽이다. 간호

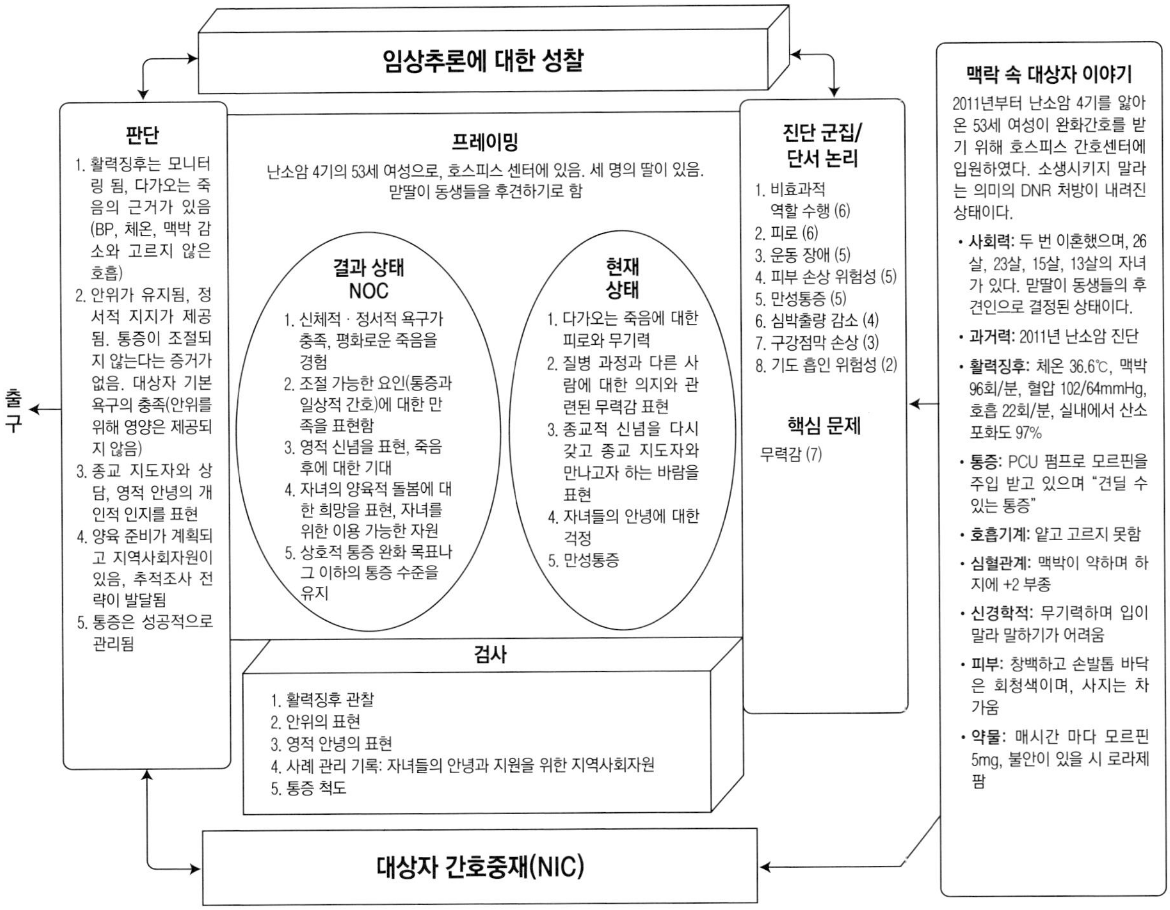

그림 13.3 완화간호 중에 있는 대상자를 위한 임상추론의 OPT 모델

사는 생각하기(자기대화)와 가설을 세우고 경쟁하는 간호 요구 사이의 명백한 기능적 관계를 밝히기 위해 간호의 우선순위를 결정하게 된다. 한 번 우선적 문제(핵심)가 밝혀지면, 계획이 시작된다. 이번 사례에서 인지된 핵심은 무력감이다.

임상추론의 OPT 모델은 대상자가 어디에 있는지(현재 상태)에 대한 시각적 그림을 제공한다. 5개의 현재 상태 항목은 (1) 피로와 무기력, (2) 무력감의 표현, (3) 종교적 신념을 되찾고 종교적 지도자를 만나고자 하는 욕구를 표현, (4) 자녀들의 안녕에 대한 걱정을 표현, (5) 만성통증이다. 이 시점에서부터 간호사는 대상자가 어디에 있기를(결과 상태) 바라는지 확인할 수 있었다.

이번 사례에서 간호사는 NOC 용어를 사용하여 휴식과 에너지 보존, 건강 신념, 영적 건강, 지식-건강 자원, 대상자 만족-통증 관리의 결과를 선정할 수 있었다. 현재 상태와 결과 상태 항목의 모든 고려 사항에 대한 프레임은 대상자 이야기의 배경 문제의 인지를 통해 구성된다. 간호사는 대상자 상황의 프레임을 난소암 말기의 53세 여성으로 호스피스 센터에서 완화간호를 받고 있는 것으로 구성했다. 대상자는 세 딸의 어머니로, 맏딸이 동생들을 돌보게 될 것이다.

최종적으로 간호사는 두 상태 사이의 차이를 메우고 결과를 충족시키는 대상자의 진전 상태에 대한 결정(판단)을 내리는 평가자(검사)를 지지하는 근거를 결정해야 한다. 간호사는 (1) 활력징후 관찰, (2) 대상자가 안위를 구두로 표현, (3) 대상자가 영적 안녕을 구두로 표현, (4) 자녀들의 안녕을 위한 지역사회자원에 관한 사례 관리 기록, (5) 통증 척도의 검사를 고려했다. 이런 성격의 사례 연구를 통한 경험은 간호사의 경험을 돕고 유사한 성격을 가진 추후 사례와 함께 활성화될 수 있는 임상추론 기술 세트를 추가로 얻게 한다.

요점 Key Points

- 호스피스 완화간호를 받고 있는 대상자를 위한 임상추론은 OPT 모델과 함께 추진될 수 있다.
- 호스피스 완화간호를 받고 있는 대상자에게 단계적 접근 방식을 사용한다. 이러한 접근은 다른 건강 환경 속 시한부 대상자 간호의 스키마와 프로토타입에 사용될 수 있다.
- 임상추론 웹과 임상추론의 OPT 모델을 완성하기 위해 다양한 사고와 성찰 전략이 임상추론 과정 내내 사용된다.

질문과 활동

1. 이번 장의 사례에 대한 간호를 계획하고 평가할 때 임상추론의 OPT 모델을 사용하는 데서 오는 장점을 설명해보자.

2. 다른 간호계획 모형과 OPT 모델은 어떻게 다른가?

3. 추론 웹을 잇고 엮기 위해 어떤 사고전략을 사용하겠는가?

4. 호스피스 완화간호 사례 연구에 선택할 다른 간호진단이 있는가? 만약 그렇다면, 주어진 대상자 자료를 고려하여 어떤 진단을 제시할 것인가?

5. 이번 사례에 대해 다른 우선순위가 있는가? 즉, 간호계획에서 권장할 다른 핵심 문제가 있는가?

6. 이 대상자 시나리오에서 현재 상태와 결과 상태 사이의 차이를 해소하기 위해 다른 어떤 검사가 적합하겠는가?

REFERENCES

Ackley, B., & Ladwig, G. (2017). *Nursing diagnosis handbook: An evidence-based guide to planning care* (11th ed.). St. Louis, MO: Mosby Elsevier.

Bakitas, M. A., Tosteson, T. D., Li, Z., Lyons, K. D., Hull, J. G., Li, Z, ... Ahles, T. A. (2015). Early versus delayed initiation of concurrent palliative oncology care: Patient outcomes in the ENABLE III randomized controlled trial. *Journal of Clinical Oncology*, 33(13), 1420–1421. doi:10.1200/JCO.2014.60.5386

Butcher, H. K., Bulechek, G. M., Dochterman, J. M., & Wagner, C. M. (2019). *Nursing Interventions Classification (NIC)* (7th ed.). St. Louis, MO: Mosby Elsevier.

Butcher, H., & Johnson, M. (2012). Use of linkages for clinical reasoning and quality improvement. In M. Johnson, S. Moorhead, G. Bulechek, H. Butcher, M. Maas, & E. Swanson (Eds.), *NOC and NIC linkages to NANDA-I and clinical conditions (3rd ed.)*, pp. 11–23. Maryland Heights, MO: Elsevier.

Carpenito, L. J. (2016). *Nursing diagnosis: Application to clinical practice* (15th ed.). Philadelphia, PA: Wolters Kluwer Health.

Doenges, M. E., Moorhouse, M. F., & Murr, A. C. (2016). *Nursing diagnosis manual: Planning, individualizing and documenting client care* (5th ed.). Philadelphia, PA: F. A. Davis Company.

Gulanick, M., & Myers, J. L. (2014). *Nursing care plans: Diagnoses, interventions, and outcomes*. Philadelphia, PA: Mosby Elsevier.

Healthy People 2020. (2014). Access to health services. Washington, DC: U.S. Department of Health and Human Services, Office of Disease Prevention and Health Promotion. Retrieved from https://www.healthypeople.gov/2020/topics-objectives/topic/Access-to-Health Services

Herdman, T. H., & Kamitsuru, S. (Eds.). (2014). *NANDA International nursing diagnoses: Definition and classifications, 2015-2017*. Oxford, England: Wiley Blackwell.

Ignatavicius, D. D., & Workman, M. L. (2016). *Medical surgical nursing: Patient centered collaborative care* (8th ed.). St. Louis, MO: Elsevier.

Kelley, A. S., Deb, P., Du, Q., Aldridge Carlson, M. C., & Morrison, R. S. (2013). Hospice enrollment saves money for Medicare and improves care quality across a number of different lengths of stay. *Health Affairs*, 32(3), 552–561.

Kuiper, R. A., Pesut, D. J., & Arms, T. (2016). *Clinical reasoning and care coordination in advanced practice nursing*. New York, NY: Springer Publishing.

Kuiper, R., Pesut, D., & Kautz, D. (2009). Promoting the self-regulation of clinical reasoning skills in nursing students. *The Open Nursing Journal*, 3, 76–85. http://doi.org/10.2174/1874434600903010076

Moorhead, S., Johnson, M., Maas, M. O., & Swanson, E. (2013). *Nursing Outcomes Classification (NOC): Measurement of health outcomes* (5th ed.). St. Louis, MO: Elsevier.

National Hospice and Palliative Care Organization. (2015). NHPCO facts and figures on hospice care. Retrieved from http://www.nhpco.org/sites/default/files/public/Statistics_Research/2015_Facts_Figures.pdf

Pesut, D. (2008). Thoughts on thinking with complexity in mind. In C. Lindberg, S. Nash, & C. Lindberg (Eds.), *On the edge: Nursing in the age of complexity* (pp. 211–238). Bordentown, NJ: PlexusPress.

Ralph, S. S., & Taylor, C. M. (2014). *Nursing diagnosis reference manual* (9th ed.). Philadelphia, PA: Wolters Kluwer/Lippincott Williams & Wilkins.

World Health Organization. (2015). Palliative care fact sheet No. 402. Retrieved from http://www.who.int/mediacentre/factsheets/fs402/en/

Zimmerman, C. (May 2014). Early palliative care for patients with advanced cancer: A cluster-randomized controlled trial. *The Lancet*, 383(9930), 1721–1730. doi:10.1016/S0140-6736(13)62416-2

PART III

임상추론 OPT 모델의 혁신적인 적용

INNOVATIVE APPLICATIONS OF THE OPT MODEL OF CLINICAL REASONING

CHAPTER 14 오마하 시스템과 OPT 모델 사용하기

CHAPTER 15 임상감독을 위해 OPT 모델 사용하기

CHAPTER 16 미래 경향과 도전 과제

CHAPTER 14

오마하 시스템과 OPT 모델 사용하기

USING THE OPT MODEL WITH THE OMAHA SYSTEM

학습 목표

- 주어진 지역사회 건강 맥락에서 임상추론과 사례 연구 내용을 구성하기 위해 OPT 모델과 오마하 시스템을 사용한다.
- 지역사회 맥락에서 오마하 시스템의 문제 분류 체계, 중재 체계, 결과에 대한 문제측정척도와 OPT 모델이 어떻게 임상추론을 지원하는지 설명한다.
- 시각장애가 있는 제2형 당뇨병 재가 대상자 베시 리에 대한 정보를 사용하여 임상추론 웹을 설계한다.
- 베시 리의 사례 연구에 다한 추론과 연관된 임상추론과 사고전략을 설명한다.
- 지역사회 건강 맥락에서 추론을 지원하는 오마하 시스템의 표준화된 용어의 유용성을 평가한다.

이번 장에서는 오마하 시스템을 사용하여 가정에서 간호가 필요한 대상자의 사례에 대해 추론해본다. 예시를 통해, 오마하 시스템의 문제 분류 체계, 중재 체계, 결과에 대한 문제측정척도와 다른 표준화된 간호용어를 비교 · 대조해 본다. 이번 장에서 사례를 연구하고 난 후, 지역사회 건강관리 체계를 구성하고 조직하는데 있어 오마하 시스템의 유용성을 고려해 본다(Martin, Monsen, & Bowles, 2011; Monsen, Peters, Schlesner, Vanderboom, & Holland, 2015; Monsen, Banerjee, & Das, 2010).

지역사회간호와 임상추론 Community Care and Clinical Reasoning

건강관리는 병원에서의 급성기 치료에서 지역사회 환경으로 이동하고 있다. 지역사회간호는 자율적인 간호실무를 시행할 수 있는 장소이다. 지역사회의 맥락에서 간호실무의 가치는 질병 예방, 건강증진, 건강 유지나 질병으로부터의 회복에 대한 대상자의 가치를 지지하는데에 있다. 지역사회에서 의료진은 자신의 가정에서 건강을 유지하는 대상자로부터 교훈을 얻는다. 지역사회 간호사는 건강 결과를 달성하기 위해 여러 체계가 서로 어떻게 상호작용 하는지를 이해해야 한다. 지역사회간호는 흔히 환경적 건강과 관련된 문제에 초점을 맞춘다. 또한 심리사회적, 생리적, 건강 관련 행위 문제에 대해 강조한다.

지역사회의 중재 종류에는 보건교육, 지도와 상담, 질병 예방이 있다. 중재는 치료와 절차 관리, 사례 관리, 감시를 포함한다. 몇 가지 사례에서 대상자와 지역사회를 위한 간호계획과 자원 습득은 정치적 행위를 필요로 한다. 지역사회 상황에서 사고하고 추론할 때, 공공 정책, 자원 할당, 보건 계획의 큰 틀에 대상자를 어떻게 맞출지 고려해야 한다. 특별한 간호지식 분류 체계, 즉 오마하 시스템은 지역사회 상황에서 발달하여 국내외에서 성공적으로 사용되고 있다.

지역사회간호를 위한 표준화된 용어: 오마하 시스템 Standardized Terminologies for Community Care: The Omaha System

오마하 시스템은 지역사회 간호실무에 수반되는 활동을 명명하기 위한 실무에 기반을 둔 노력의 한 예시이다(Bowles, 2000; Martin & Scheet, 1992, 2005). 오마하 시스템은 다학제적 문제(진단), 중재, 문제에 구체적인 결과 측정을 위한 표준화된 용어로 이루어져 있다. 오마하 시스템의 문제 분류 체계에는 42개가 넘는 건강 개념(문제)이 환경적, 심리사회적, 생리적, 건강 관련 행위의 네 가지의 영역으로 조직되어 있다. 표 14.1에 각 영역의 정의와

표 14.1 오마하 시스템 영역과 문제

환경적 영역: 물적 자원, 물리적 환경, 대상자 내부, 외부의 물질, 가정, 이웃, 광범위한 공동체	
수입	
위생	
주거	
이웃/직장의 안전	
심리사회적 영역: 행동 양식, 소통, 관계, 발달	
지역사회자원과의 의사소통	정신 건강
사회적 접촉	성욕
역할변화	돌봄/양육
대인관계	아동/성인 방치
영성	아동/성인 학대
슬픔	성장과 발달
생리적 영역: 생명을 유지하는 과정의 기능적 상태	
시각	순환
언어와 말	소화와 수분
구강건강	배변기능
인지	배뇨기능
통증	생식기능
의식	임신
피부	산후
신경-근골격 기능	전염성/감염성 상태
호흡	
건강 관련 행위 영역: 안녕을 유지하거나 증진하고, 회복을 촉진하거나 재활 잠재력을 극대화하는 활동들	
영양	약물 사용
수면과 휴식 양상	가족계획
신체적 활동	건강관리 감독
개인위생	약물 복용

대상자 문제의 예시가 나와 있다.

42개 문제는 각각 정의되어 있고 고유한 증상/징후를 가지고 있다. 문제는 분류학적이며, 지역사회 간호실무의 종합적이고 포괄적인 건강 관점을 나타낸다. 오마하 시스템의 특별한 측면 중 하나는 문제 분류 체계와 중재 체계, 결과에 대한 문제측정척도와의 관계이다. 이 지식 체계에서 결과는 지식, 행위, 주어진 문제 상태의 변화를 말한다. 결과에 대한 문제측정척도는 결과가 달성되었는지를 판단 내리는데 도움이 된다. 오마하 시스템에 대한 설명은 다음 장에서 이어진다.

오마하 시스템: 문제 영역 Omaha System: Problem Domains

오마하 시스템은 간호에 대한 문제 인지 접근을 돕는다. 대상자의 문제는 환경적, 심리사회적, 생리적, 건강 관련 행위의 네 영역으로 나뉘어져 있다. 영역과 문제 종류의 예시는 다음 네 개의 문단과 표 14.1에 설명되어 있다.

- 환경적 영역은 대상자가 속한 가정, 이웃, 지역사회를 포함한 물리적 환경에 대한 문제로 구성되어 있다. 물질, 천연자원 또한 환경적 영역의 일부로 간주된다. 환경적 영역에 속한 문제는 재정, 위생, 거주, 안전 문제와 관련되어 있다.

- 심리사회적 영역은 행동 양식, 소통 문제, 관계, 성장과 발달 문제를 포함한다. 이 영역에 속한 문제의 예시로는 지역사회자원의 유효성과 접근, 사회적 접촉, 역할변화, 대인관계, 영성, 슬픔, 정신 건강, 성욕이 있다. 또한 돌봄, 양육, 방치 및 학대와 같은 문제가 있다.

- 생리적 영역은 생명을 유지하는 과정으로 정의된다. 청각, 시각, 언어와 말, 구강건강, 인지, 통증 문제가 이 영역에 포함되어 있다. 의식, 피부, 신경-근골격 기능, 호흡, 순환, 소화, 전염성/감염성 질환, 배변기능, 배뇨기능, 생식기능도 생리적 영역에 포함된다. 예를 들어, "불규칙한 심박동수"와 같이 순환과 관련된 구체적 문제가 이 영역에 속한다.

- 오마하 시스템의 네 번째, 즉 마지막 영역은 건강 관련 행위 영역이다. 건강 관련 행위 영역은 안녕과 회복을 유지하거나 증진하고, 재활을 극대화하는 행위와 활동을 포함한다. 영양, 수면과 휴식 양상, 신체적 활동, 개인위생, 약물 사용, 가족계획, 건강관리 감

독, 약물 복용 등의 문제가 이 영역에 포함된다. 이 영역에 속하는 문제의 구체적인 증상과 징후는 신체적 활동 문제에서는 "앉아서 일하는 생활양식"과 약물 사용 문제에서는 "알코올 남용"과 같은 이슈를 포함한다.

중재와 정의는 문제를 명시하고 검증하기 위해 사용되며, 표 14.2에서 확인할 수 있다. 두 가지 유형의 수식어(modifier)가 있는데, 하나는 문제가 확인되는 수준(개인, 가족, 지역사회)을 지정하는 것이고, 다른 하나는 문제의 심각성-건강 증진, 잠재적 및 실제적을 명시하는 것이다. 예를 들어, 문제가 약물 사용이고 증상/징후가 "흡연/담배 사용"이다. 만약 대상자 개인이 흡연을 하지 않지만 친한 친구가 흡연자이고 대상자가 담배를 피우도록 유도한다면, 첫 번째 수식어는 대상자에 대해서는 "개인"이 될 것이고, 두 번째 수식어는 약물 사용에 대해서 "잠재적"이 될 것이다.

[멈춰서 생각해 보기]

1. 오마하 시스템의 문제들이 지역사회 건강 맥락에서의 간호문제들의 범위를 어느 정도 포착한다고 생각하는가?
2. 오마하 시스템의 문제가 NANDA-I 진단과 어떻게 비슷하고 또 어떻게 다른가?
3. 지역사회 건강 맥락의 실무가 독특한 간호지식 분류 체계를 보증하는 것과 현저한 차이가 있다고 생각하는가? 그렇다면 혹은 그렇지 않다면 이유는 무엇인가?

오마하 시스템: 중재와 목표 Omaha System: Interventions and Targets

오마하 시스템의 2단계는 4가지 행동 범주를 기술하는 것이다. 75개의 목표 행위는 중재를 더 구체적으로 명시한다. 간호중재는 (1) 보건교육, 지도와 상담, (2) 치료와 절차, (3) 사례관리, (4) 감시이다.

간호중재 또는 활동의 대상으로 정의되는 목표는 중재를 더욱 구체화하기 위해 사용된다. 오마하 시스템의 한 중재는 세 개의 정의된 용어와 하나의 사용자가 정의할 수 있는 분야의 조합으로 이루어져 있다. 예를 들어, 상처 간호중재는 상처 간호 프로토콜을 형성할 수 있는 간호기술과 함께 피부 문제, 치료와 절차 범주, 드레싱 교환/상처 간호 목표를 포함할 것이다. 중재의 정의와 중재 체계 속 목표 행위는 표 14.2와 14.3에서 확인할 수 있다.

표 14.2 오마하 시스템의 중재

중재	정의
보건교육, 지도, 상담	정보와 자료를 제공, 자기돌봄과 대응을 위한 활동과 책임을 권장, 개인/가족/지역사회가 결정을 내리고 문제를 해결하는 것을 돕기 위해 고안된 활동
치료와 절차	개인/가족/지역사회의 증상과 징후를 예방, 감소, 완화하기 위해 고안된 상처 간호, 검체 수집, 저항 운동, 약물 처방과 같은 기술적 활동
사례 관리	서비스 전달을 촉진, 건강 및 인적 서비스 제공자 간의 소통을 개선, 자기주장을 증진, 개인/가족/지역사회를 적절한 자원으로 지도하는 조정, 옹호, 위탁과 같은 활동
감독	주어진 상태나 현상에 관한 개인/가족/지역사회의 상태를 인지하기 위해 계획된 발견, 측정, 비판적 분석, 모니터링과 같은 활동

오마하 시스템: 결과에 대한 문제측정척도 Omaha System: Problem Rating Scale for Outcomes

오마하 시스템 개발자들은 결과 측정의 중요성을 깨달았다. 오마하 시스템의 결과는 지식, 행위, 상태 세 가지 영역에서 평가된다. 대상자 서비스 기간 전반에 걸쳐 사용하도록 설계된 결과에 대한 문제측정척도는 특정 문제와 관련된 진행 상황을 측정하고 실무 지침과 문서화 방법을 제공하기 위한 것이다. 대상자의 문제를 처음으로 사정할 때, 간호사는 정해진 시간에 대상자의 상태와 상황을 담아내면서 기준점을 관찰하고 기록한다. 한 문제나 그 이상에 대한 초기 기준점은 시간에 따른 대상자의 상태와 상황을 비교 · 대조하기 위해 사용된다. 측정에 있어 시간에 따른 비교나 변화는 간호중재에 대한 대상자의 진행 상태를 사정하고 따라서 간호계획의 효과를 평가하기 위해 사용된다. 또한 이러한 기록 체계는 간호사가 대상자의 진행 상태에 대해 다른 사람과 소통할 수 있도록 한다(Martin, 2005).

결과에 대한 문제측정척도는 표 14.4에 제시된 정의와 함께 5단계 리커트 형식의 서열척도로 이루어져 있다. 예를 들어, 지식에 대한 척도는 '1=지식이 없음'부터 '5=우수한 지식'까지 있다. 결과에 대한 문제측정척도는 공식적인 질문들을 포함하지 않는다. 대신 간호사는 이런 정의에 따라 점수나 척도를 배정할 수 있게 하는 지식 기반과 임상판단 기술을 가지고 있어야 한다(Martin, 2005). 오마하 시스템은 개인, 가족, 지역사회 수준에서 사용할 수 있는 각 문제에 대한 척도의 예시를 제공한다(Martin, 2005). 결과에 대한 문제측정척도는 문

표 14.3 오마하 시스템의 중재를 위한 목표 행위

목표 행위	
해부학/생리학	약물 효과/부작용
분노 관리	투약관리
행동 수정	약물 조정/주문
방광 간호	약물 처방
유대/애착	약물 준비
장 간호	기동성/이동
심장 간호	간호
돌봄/양육 기술	영양 관리
석고붕대 간호	작업치료 관리
의사소통	인공 항문 관리
지역사회 봉사자 서비스	다른 지역사회자원
간호의 연속성	전문보조직/조무사 관리
대응 기술	자세 조정
주간 보호/유예	오락 요법 간호
식단 관리	휴식/호흡 기술
규율	호흡 간호
드레싱 교환/상처 간호	호흡기 치료 간호
내구성 있는 의료 기구	휴식/수면
교육	안전
고용	스크리닝 절차
환경	질병/부상 간호
운동	증상/징후-정신적/정서적
가족계획 관리	증상/징후-신체적
수유 절차	피부간호
재정	사회복지/상담 간호
보행훈련	검체 수집
유전학	말하기와 언어병리적 간호
성장/발달	영적 간호
가정	자극/양육
가사/살림	스트레스 관리
감염 예방책	마약 등 약물 사용 중단
상호작용	공급
통역사/번역가 서비스	지지집단
진단 결과	지지 체계
법률 제도	교통수단
의료/치아 관리	안녕

표 14.4 결과에 대한 문제측정척도의 정의

결과/개념	1	2	3	4	5
지식: 정보를 해석하고 기억하는 대상자의 능력	지식이 없음	최소의 지식	기본 지식	충분한 지식	우수한 지식
행위: 때에 따른 대상자의 관찰 가능한 반응, 행위, 활동들	부적절한 행위	드물게 적적한 행위	일관성 없는 적절한 행위	대개 적절한 행위	일관적으로 적절한 행위
상태: 객관적 및 주관적인 정의적 특성에 관한 대상자의 상태	극심한 증상과 징후	중증의 증상과 징후	중간의 증상과 징후	최소의 증상과 징후	증상과 징후가 없음

제, 인구, 실무 환경에 대한 요구와 건강 결과를 비교할 수 있도록 한다.

오마하 시스템의 장점은 많은 지역사회 맥락에서 간호를 기록하기 위한 표준화된 틀과 구조를 제공한다는 것이다. 표준화된 언어는 임상적 의사결정에 유용한 정보를 제공하고 여러 기관에 걸친 간호의 연속성을 촉진한다. 오마하 시스템은 공중 보건, 가정 건강, 간호대학, 외래진료센터 그리고 더 최근에는 급성 진료 시설에서의 임상적 자료 관리를 용이하게 한다(Monsen et al., 2010; Monsen et al., 2015; Monsen, Schenk, Schleyer, & Schiavenato, 2015). 시스템의 주요 강점은 문제 및 중재에 대한 관련 라벨, 정의 및 증상/징후가 있는 분류학적 구조, 그리고 문제, 중재 및 결과를 연계시킬 수 있다는 점이다. 이는 간단하고 총체적이며 포괄적이므로 사회복지사, 목사, 경찰뿐만 아니라 다른 많은 건강관리 의료인에게 사용되고 있다(Martin, 2005).

전문 용어 연구자들이 오마하 시스템의 강점과 문제점을 탐구하고 있지만, 오마하 시스템의 한계 중 일부는 문제 지향적이라는 점이다(Monsen et al., 2010; Monsen et al., 2015). 문제 분류 체계는 특히 생리적 영역 안에서의 신체 체계 구조에 의존한다. 지식, 행위, 상태 결과는 구체적인 증상/징후나 상황보다 일반적 문제 용어와 더욱 관련되어 있다.

대상자 이야기 Patient Story

대상자에게 필요한 간호에 대해 추론하기 위해 베시 리의 이야기를 고려하고 임상추론의 OPT 모델 구조와 오마하 시스템을 사용해보자. 리는 77세의 아프리카계 미국인 여성으로 양쪽 눈에 녹내장이 있고 왼쪽 눈은 실명된 상태이다. 제2형 당뇨병을 앓고 있으며 인슐린을 맞고 혈당강하제를 복용 중이다. 인슐린 자가 주사를 준비해주기 위해 리를 방문하는 간호사가 있다. 리는 직접 요리를 할 수 없을 정도로 시력이 나쁘기 때문에 리의 이웃이 그녀의 활력징후를 측정하고 아침을 만들어 준다. 리는 음식을 준비하는 데에 문제가 있기 때문에 매우 적은 양의 식사를 하고 있으므로 방문간호사는 그녀의 칼로리 섭취량에 대해 걱정하고 있다.

[멈춰서 생각해 보기]

1. 리가 필요한 간호에 대해 어떻게 추론할 수 있는가?
2. 임상 상황과 표 14.1에 열거된 정보와 문제 분류에 대한 검토를 바탕으로 리와 간호사는 어떤 문제를 다루어야 하는가?
3. 이야기에서 얻은 자료에 기반을 두었을 때 지식, 행위, 상태에 대해 어떤 결과가 중요한가?
4. 사례에서 중요한 결과를 구조화하고 추론하는 데에 임상추론의 OPT 모델이 어떻게 도움을 줄 수 있는가?
5. 사례에 중요한 문제, 중재, 결과에 대해 추론하는 것을 오마하 시스템이 어떻게 도울 수 있는가?

임상추론 웹을 잇고 엮기 Spinning and Weaving the Clinical Reasoning Web

오마하 시스템의 표준화된 용어에 의지하여 임상추론 웹을 잇고 엮는 과정에서 간호사는 용어를 사용하여 사실과 단서에 의미를 부여한다. 임상추론은 대상자 이야기에서 얻은 자료를 해석하기 위한 분류 체계의 임상용어를 습득하기 위해 필요한 것들을 읽고, 외우고, 훈련하고, 쓰고, 연습한 것을 전제로 한다. 이번 사례에서 그러한 지식 작업은 오마하 시스템, 문제, 범주, 목표 행위와 친숙해지는 것이다. 리에게 필요한 간호를 계획하기 위한 근본적인 지식은 제2형 당뇨병과 녹내장의 병태생리에 관한 지식이나 노화의 생리적 · 정신적 · 사회적 후유증에 대한 지식을 포함한다. 웹을 잇고 엮을 때 중재를 통해 해결될 수 있고 확인된 많은 건강관리 문제와 염려에 영향을 미칠 수 있는 핵심 문제를 결정하기 위해 여러 사고전략을 사용해야 한다. 자기대화, 프로토타입 확인, 스키마 찾기, 가설 세우기, 만약-그렇다면, 어떻게-그래서 사고와 같은 사고전략은 간호사가 임상추론 웹을 만드는 것을 돕는다. 그림 14.1은 리의 사례에 대한 오마하 시스템 영역과 대상자의 문제를 보여준다.

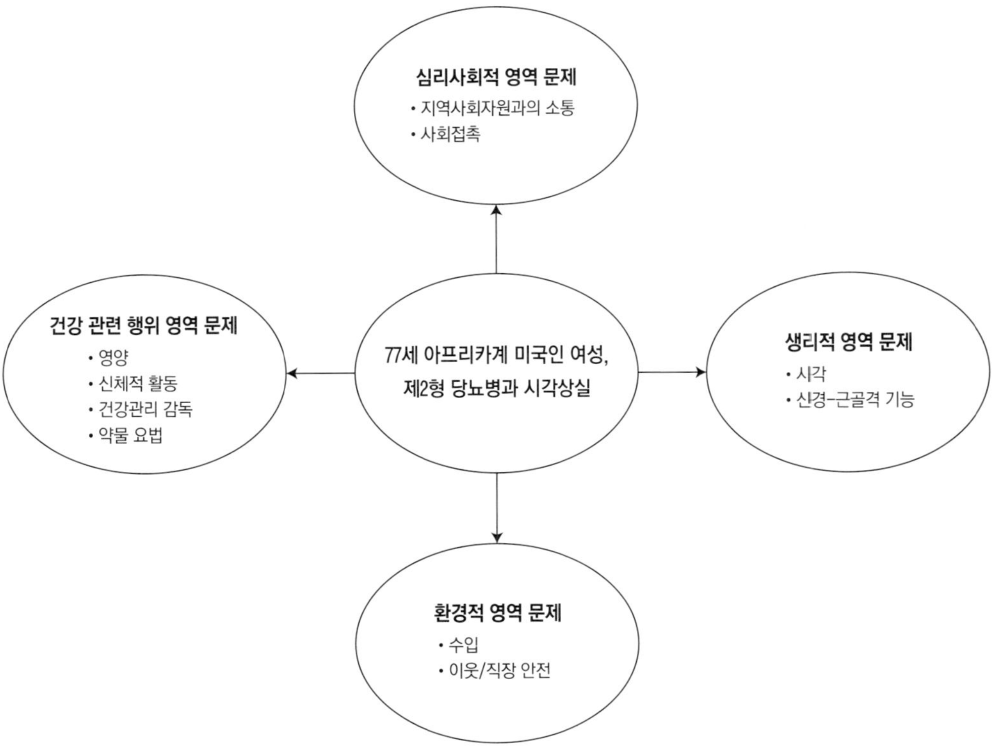

그림 14.1 오마하 시스템 영역과 문제를 사용한 임상추론 웹 시작하기: 제2형 당뇨병과 시각상실

[멈춰서 생각해 보기]

1. 시각 문제, 식사 준비, 약물 처방, 식이섭취 그리고 리의 영양 상태 사이의 기능적 관계는 무엇인가?
2. 임상추론 웹에서 이러한 문제들을 제시하는 것이 어떻게 관계를 더 명백히 보여 주는가?
3. 이 과정에서 어떤 사고전략이 필요한가?
4. 추론 활동에서 어떤 핵심 문제가 나타나는가?

임상추론을 위한 사고전략 Thinking Strategies that Support Clinical Reasoning

만약 오마하 시스템의 개념과 정의를 알지 못하면 리의 사례에서 진단적 가설을 내리기 어렵다. 자기대화, 프로토타입 확인, 스키마 찾기, 가설 세우기, 만약-그렇다면, 어떻게-그래서 사고와 같은 사고전략은 간호사가 임상추론 웹을 잇고 엮어 관계를 만드는 것을 돕는다.

자기대화 Self-Talk

자기대화는 "제2형 당뇨병, 왼쪽 눈의 실명, 건강관리 감독이 없는 노인의 문제와 연관된 가능한 간호진단은 무엇인가?"라는 질문에 답하는 것이다. 오마하 시스템에서 영역별 문제는 상당히 잘 분류되어 있다. 이 질문에 대한 답은 사례에 관련된 문제의 인지로 이어진다.

예를 들어, 리의 문제는 낮은 수입과 혼자 살고 있다는 점이다(환경적 영역: 수입과 이웃/직장의 안전). 리는 서비스가 필요할 때 다른 이들에게 의존하고 집에서 나가지 않는다. 따라서 그녀는 사회적 상호작용이 부족하다(심리사회적 영역: 지역사회자원과의 의사소통, 사회접촉). 신체적 문제는 제2형 당뇨병과 시력장애이다(생리적 영역: 시각, 소화와 수분, 신경-근골격 기능). 마지막으로, 만성적 상태와 건강을 관리하는 데에 있어 문제가 있다(건강 관련 행위 영역: 영양, 신체적 활동, 건강관리 감독, 투약 요법). 이런 내용들은 리의 이야기에 대한 간호계획의 초점을 제공한다. 임상추론 웹을 잇고 엮는 동안 깊게 생각하고 리의 이야기에 관련된 가능한 간호진단을 추론해봐야 한다.

프로토타입 확인 Prototype Indentification

프로토타입 확인은 비교분석을 위해 모델 사례를 참고하는 것이다. 리의 사례는 혼자 거주하고 만성적 질병을 가지고 있으며, 건강관리 감독이 필요한 치료 요법을 이행해야 하는 노인 여성의 예시라고 할 수 있다. 프로토타입을 확인함으로써 제2형 당뇨병 상태의 대상자에게 필요한 간호에 대해 교과서적인 서술이나 설명을 고려한다. 프로토타입은 비교분석을 위한 기준이 된다. 프로토타입에서 나온 지식을 사용하는 것은 문제, 중재, 결과 사이의 관계에 대해 생각해 보는 것을 돕는다. 오마하 시스템은 리의 사례에서 간호사가 영향을 주길 희망하는 지식, 행위, 상태 결과에 관하여 문제를 분류하고 만성 질환이 있는 노인을 위한 간호의 초점을 조직하기 위한 구조와 용어를 제공한다(Monsen, Holland, Fung-Houger, & Vanderboom, 2014).

스키마 찾기 Schema Search

공중보건 간호사는 리와 비슷한 대상자들을 자주 마주하게 된다. 과거의 임상경험은 이런 구체적인 사례에 대해 추론하는 것을 돕는다. 스키마 찾기는 최근의 상황에 적용할 수 있는 과거 경험들의 일반적이거나 구체적인 양식에 접근하는 과정이다. 이러한 임상 경험을 바탕으로 간호사들은 임상추론 지식 기반을 추가하는데 도움이 되는 간호 양상의 레퍼토리를 수집한다. 경험이 많을수록 더 많이 연관을 지을 수 있고 복잡한 상황에 대해 더 잘 이해할 수 있게 된다.

가설 세우기 Hypothesizing

리의 이야기에서 인지된 사실들을 설명해보자. 오마하 시스템을 사용할 때 문제들은 임상추론 웹을 발달시키는 과정에서 연관성을 찾기 위한 시작점과 삽입점이 된다. 웹을 잇고 엮기 시작하면서 이번 사례의 자료가 대상자 상황에 대한 몇 가지의 가설을 인지하도록 어떻게 돕는지 확인할 수 있다. 표 14.5는 이번 사례를 위해 세워진 진단적 가설을 보여준다. 연결선들은 제2형 당뇨병과 네 영역의 문제들 사이에 관계가 있다는 점을 시사한다.

표 14.5 대상자를 위한 영역, 자료와 문제

영역	자료	문제
환경적	77세이며, 홀로 거주	수입, 이웃/직장의 안전
심리사회적	시력 장애로 인해 집에 고립됨	지역사회자원과의 의사소통, 사회접촉
생리적	제2형 당뇨병, 왼쪽 눈 실명	시력, 신경-근골격 기능
건강 관련 행위	규칙적으로 먹지 않음 약물 복용에 대한 감시가 필요함	영양 신체적 활동 투약 요법 건강관리 감독

만약-그렇다면, 어떻게-그래서 사고 If-Then, How-So Thinking

리의 사례에서 발견할 수 있는 만약-그렇다면, 어떻게-그래서 사고는 다음과 같다. 만약 리가 큰 생리적 영역의 시력 문제가 있다면, 집에서 나가기 힘든 상황이기 때문에 건강 관련 행위 영역의 문제인 영양과 신체적 활동, 그리고 심리사회적 영역의 문제인 사회접촉과 관련된 어려움을 갖고 있을 것이다. 환경적 영역의 문제인 수입은 그녀에게 제공될 수 있는 간호와 영양 보조에 관한 자원을 제한할 수 있다. 그림 14.2는 이러한 관계들을 각 영역의 대상자 문제 사이에 연결선으로 나타내는 임상추론 웹을 보여주고 있다.

리와 비슷한 상황을 가진 대상자의 프로토타입 확인을 통해 얻은 지식을 사용하여 간호사는 영역들에 걸쳐있을 수 있는 안전 문제에 주의를 기울일 것이다. 한 예시로, 리가 혼자 살고 있기 때문에 이웃/직장의 안전을 포함한 환경적 영역 문제는 안전과 관련될 수 있다. 시각과 신경-근골격 기능과 같은 생리적 영역 문제는 리가 더 이상 독립적으로 살 수 없게 할 수 있다. 그림 14.2에서 어떻게 이런 관계들이 계속해서 웹을 채우는지 확인할 수 있다.

그림 14.3은 리를 위해 완성된 임상추론 웹이다. 여기서 추가적인 관계가 밝혀졌다. 낮은 수입으로 인해 리의 영양 상태에 문제가 생길 수 있고, 따라서 지역사회자원과의 의사소통이 필요하다.

리는 혼자 거주하므로, 사회접촉이 부족할 수 있다. 이는 심리사회적 영역의 문제를 야기할 수 있다. 간호사가 관계에 대해 추론하고 관계를 선으로 그릴수록, 핵심 문제인 영양

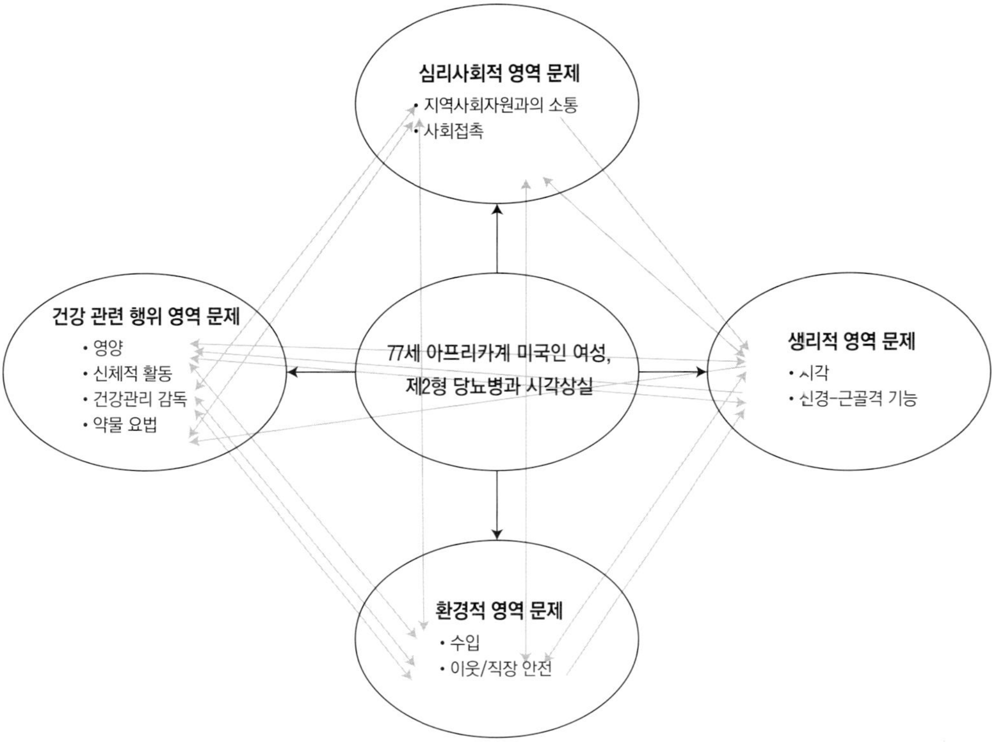

그림 14.2 오마하 시스템 영역과 대상자 문제 관계를 이용한 임상추론 웹: 제2형 당뇨병과 시각상실

문제 주변의 기능적 관계들이 집합되는 것처럼 보인다. 만약 리가 영양 상태와 약물 요법을 유지한다면 당뇨병이 더 잘 조절되고 활동을 위해 더 많은 에너지를 갖게 되고, 안전이 위협받지 않게 될 것이라는 게 말이 되는가? 이번 사례 연구의 자료에 대한 프레임을 구성할 수 있는 많은 방법이 있다. 리는 시각 문제가 있고, 혼자 살며, 안전 문제가 존재하며, 복잡한 투약 요법을 동반하는 제2형 당뇨병을 앓고 있기 때문에 그녀의 이야기가 건강관리 감독의 프레임을 제시한다고 할 수 있다.

비교분석 Comparative Analysis

웹을 사용하여 진단 가설과 그 관계가 명시되면 비교분석을 통해 이러한 관계 중 어느 것이

리의 간호초점의 핵심 지원 문제인지 결정한다. 핵심 문제의 인지는 문제, 목표와 중재를 명확하게 할 수 있게 한다. 예를 들어, 리의 영양을 더 효과적으로 관리하는 것은 삶의 다른 영역에서의 건강관리에 기여한다. 이런 문제를 식별하면 추론의 프레임을 구성하고 현재 상태를 결정하며 임상적 판단을 내리기 위해 필요한 근거의 차이를 좁혀줄 검사를 결정할 수 있다.

[멈춰서 생각해 보기]

1. 임상추론 웹을 만들 때 어떤 주제가 떠오르는가?
2. 주제가 제시하는 현재 상태는 무엇인가?
3. 현재 상태에 대해 어떤 결과가 제시되는가?

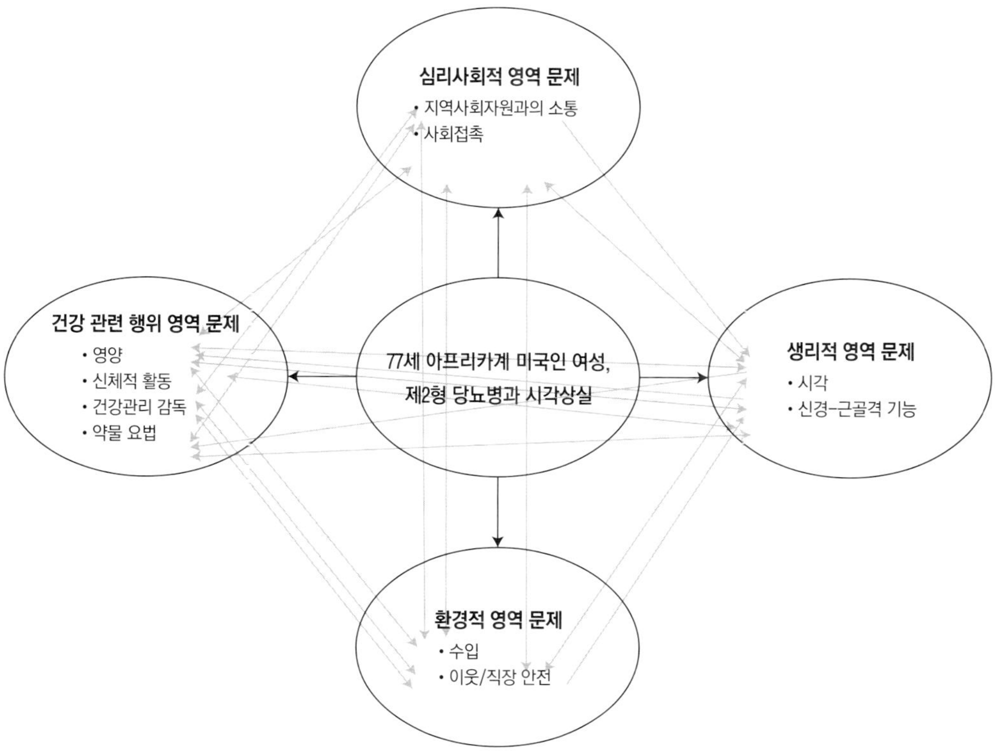

그림 14.3 오마하 시스템 영역과 대상자 문제 관계를 이용하여 완성된 임상추론 웹: 제2형 당뇨병과 시각상실

4. 결과 상태, 현재 상태, 프레임을 동시에 고려하는 것이 어떻게 결과 기준의 명시로 이어지는가?
5. 현재 상태와 결과 상태의 차이는 무엇인가?
6. 어떤 근거를 통해 차이를 메우고 리가 현재 상태에서 기대되는 결과 상태로 이동하도록 만들 수 있는가?
7. 리가 기대되는 상태에 도달하는 것을 돕기 위해 어떤 임상결정을 내려야 하는가?

건강관리 감독은 리의 사례에 적용할 수 있는 하나의 프레임이다. 프레임이 정해지면, 현재 상태와 결과 상태를 명확하게 할 수 있다. 현재 상태와 결과 상태의 차이는 검사를 설정한다. 차이를 메우는 근거는 결과 달성을 목표로 한 의사결정을 내리거나 간호중재를 선택하도록 한다. 그림 14.4는 리를 위한 임상추론의 OPT 모델 워크시트를 제시하고 있다.

건강 추구 행위는 리의 이야기의 프레임 혹은 배경이고 오마하 시스템이 지식, 행위, 상태에 대한 세 개의 결과를 갖고 있다는 점에서, 리가 영양부족 상태에서 충분한 섭취를 달성할 수 있도록 돕는 임상적 의사결정이나 구체적인 중재를 내릴 수 있게 된다. 병렬의 사고전략을 사용하면 미국당뇨병협회(American Diabetic Association, ADA)가 제시한 1,200칼로리라는 바람직한 결과 상태와 현재의 상태(영양 불량)를 대조할 수 있다.

병렬화 Juxtaposing

한 상태와 다른 상태를 나란히 대조하면 결과에 도달하기 위해 해결되어야 하는 차이를 알게 된다. 현재 상태와 기대되는 상태 사이의 명백한 차이는 검사를 설정할 수 있게 한다. 리의 사례에서 간호사는 제2형 당뇨병을 앓고 있는 사람에게 부족한 영양섭취와 1,200칼로리 ADA 식단을 비교한다. 두 상태의 나란한 대조는 차이를 드러낸다. 차이는 한 상태에서 다른 상태로 메워져야 한다. 차이를 메우는 것은 임상결정과 간호행위에 의해 영향을 받는다. 매일 1,200칼로리 ADA 식단을 유지한다는 기대되는 결과 기준에 도달하거나 일치시키기 위해 간호사는 지역사회에서 리가 이용할 수 있는 자원을 사용하여 리와 가정간호 조무사와 함께 인슐린 주사 일정을 관리하고 식단을 함께 짠다.

건강관리 감독의 프레임과 현재 상태와 결과 상태의 병렬화 과정에서 리의 현재 영양 상태와 기대되는 매일 1,200칼로리를 유지하는 결과 상태 사이를 위한 검사가 결정된다. 오마하 시스템에 따른 결과는 문제의 상태에 대한 측정을 포함하기 때문에 시간이 지남에 따라 변동이 있을 수 있다. 이런 결과는 5점 측정척도에 따라 점수를 매길 수 있다.

[멈춰서 생각해 보기]

1. 차이가 메워졌는지 보기 위해 어떤 근거를 사용하는가?
2. 근거를 얻기 위해 어떤 간호행위나 임상결정이 이루어져야 하는가?
3. 오마하 시스템에서 지식, 행위, 문제의 상태 측면에서 어떤 결과가 명시되어야 하는가?

의사결정(중재) Decision-Making (Interventions)

리의 불충분한 현재 상태에서 매일 1,200칼로리의 기대되는 결과로 이동할 수 있도록 돕기 위해 간호사는 오마하 시스템의 보건교육, 지도와 상담, 치료와 절차, 사례 관리, 그리고 감독의 네 가지 분류를 모두 사용했다. 대상자가 현재 상태에서 결과 상태로 이동할 수 있도록 돕는 중재와 관련된 임상적 의사결정이 핵심이다. 오마하 시스템 책과 오마하 시스템 가이드라인 웹사이트(Omaha System, n.d.)는 대상자가 현재 상태에서 명시된 결과 상태로 이동할 수 있도록 돕기 위해 간호사가 사용하는 활동과 중재를 안내해준다. 간호사는 어떻게 리가 현재 상태에서 결과 상태로 이동하도록 도울 것인가? 이 의사결정의 목표는 결과에 가장 큰 영향을 줄 중재와 활동을 선택하고, 효과가 없거나 적은 중재나 활동을 제거하는 것이다. 비교분석과 결과측정척도를 사용하여 이에 대해 알 수 있다. 검사를 시행하는 것은 비교분석과 재귀적 비교 사고전략, 그리고 진행 상태나 변화를 측정하기 위한 방법으로서 오마하 시스템의 결과에 대한 문제측정척도를 이용하는 것을 수반한다. 그림 14.4에서 리를 위한 완성된 임상추론의 OPT 모델 워크시트를 검토해보자.

재귀적 비교 Reflexive Comparison

다음 방문에 간호사가 리의 상태를 확인하러 왔을 때, 간호사는 한 관찰 시점에서 다음 방문까지 있었던 진행 상태를 비교할 것이다. 간호사는 이러한 방식으로 확인된 결과 기준과 대

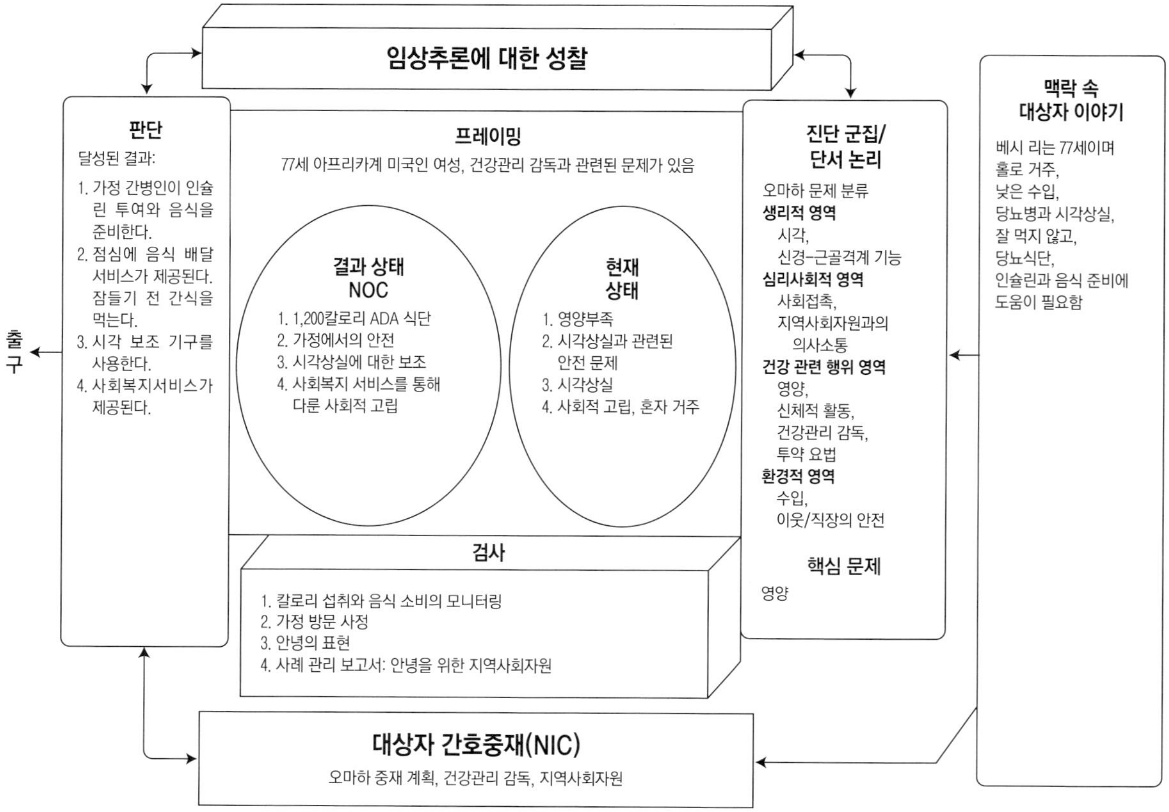

그림 14.4 오마하 시스템을 이용한 지역사회 건강 대상자를 위한 임상추론의 OPT 모델

상자 자신을 경과 또는 결과 달성 기준으로 사용한다. 간호사는 검사를 시행하는 방법으로 재귀적 비교를 사용하게 된다. 결과 상태 기준을 리의 최근 상태의 재귀적 비교와 병렬화함으로써 간호사는 임상적 판단을 내리기 위해 사용할 수 있는 자료와 근거를 갖게 된다. 예를 들어, 만약 리가 1,200칼로리 식단이라는 결과 기준을 달성했다면, 결과에 도달한 것이 된다. 하지만 만약 리의 상태가 악화되었다면, 핵심 문제 혹은 현재 상태의 성찰과 프레임 재구성이 이루어져야 한다.

이런 상황은 이야기를 바꾸고 진단 군집/단서 논리를 활성화하며, 다른 현재 상태, 결과 상태, 검사를 만들어 낼 것이다. 세 번째 가능성은 리의 상태가 좋아지기는 하지만 기대되는 결과에는 닿지 못한다는 것이다. 이렇게 된다면 성찰을 통해 새로운 자료와 시야를 갖게 될 수 있고, 이는 결과 상태로의 이동을 촉진하는 다른 프레임이나 임상적 판단 또는 중재로 이어질 수 있다. 이런 비교에서 나온 자료나 근거는 임상적 판단을 내리기 위해 이용할 수 있는 사실이 된다.

다음 방문에서 리는 인슐린을 투여해 주는 가정간호 조무사가 그녀에게 아침을 만들어 주고 그녀가 먹을 동안 함께 있는다고 보고했다. 리는 정오에 식사 배달 서비스를 제공받아 점심으로 거의 다 먹은 후 저녁으로 조금 남겨 둔다. 리는 추가적인 칼로리를 섭취하기 위해 자기 전에 간식도 먹기 시작했다.

[멈춰서 생각해 보기]

1. 리가 보고한 바에 근거하여 결과 달성에 대해 어떤 판단을 내릴 수 있는가?
2. 이 판단이 오마하 시스템을 통해 어떻게 기록될 수 있는가?
3. OPT 모델과 오마하 시스템은 이 사례에서 어떻게 추론과 문제 인지의 구조화를 도왔는가?
4. 리가 보고한 바에 따라, 이 상황의 프레임을 재구성할 필요가 있는가?

프레임 재구성 Reframing

만약 리가 기대되는 결과 상태 기준에 도달하지 못했다면 어떻게 되는가? 임상적 판단을 위해 프레임이 재구성되어야 할 것이다. 프레임 재구성은 단서, 검사, 의사결정 내용, 판단이 주어진 상황의 내용이나 맥락에 다른 의미를 부여하는 사고전략이다. 새로운 문제가 발생했거나 해결되지 않은 경우, 간호사가 이야기를 계속 성찰하고 추론할 때 다른 문제를 확인하기 위해 성찰과 의사결정이 진단 군집/단서 논리를 활성화할 수 있다. 예를 들면, 리는 얼마나 오랫동안 독립성을 유지할 수 있게 되는가?

성찰 점검 Reflection Check

성찰 점검은 어떤 것이 제대로 진행되었는지 정확히 집어내고, 실수를 인지하며, 실수를 바로잡거나 문제의 프레임을 재구성하는 법을 인지하고 이해할 수 있는 통찰력과 기회를 제공한다.

[멈춰서 생각해 보기]

1. 만약 내가 리의 가정방문 간호사였다면, 리의 이야기에 대해 어떻게 다르게 추론하겠는가?
2. 과거의 임상 경험이 이번 사례에 대한 나의 추론에 어떤 영향을 주는가?
3. 이번 사례와 오마하 시스템을 고려할 때, 자기대화, 스키마 찾기, 프로토타입 확인, 가설 세우기, 만약-그렇다면, 어떻게-그래서 사고, 비교분석, 병렬화, 재귀적 비교, 프레임 재구성, 성찰 점검을 이용한 몇 가지 예시가 있다.
4. 이번 사례를 통한 경험이 미래에 비슷한 이야기를 가진 대상자를 마주했을 때의 임상추론에 어떤 영향을 미칠 것인가?

요약 Summary

이번 장에서 지역사회 속 대상자를 위한 간호가 논의되었다. 오마하 시스템은 지역사회 건강 맥락 속에서 문제, 중재, 결과에 대한 추론을 위한 표준화된 간호용어를 제공했다. 오마하 시스템은 실무를 기반으로 개발되었고 20년의 세월 동안 사용되고 발전해왔다. 이 시스템의 장점은 문제, 중재, 결과를 분류한다는 것이다. 오마하 시스템은 지역사회나 가정 간호 상황에서 일어날 수 있는 거의 모든 종류의 문제를 다룬다. 일반적이지만 결과에 대한 문제 측정척도는 지식, 행위, 상태 영역에서 결과에 초점을 맞추는 것의 중요성을 강조한다. 임상추론의 OPT 모델은 오마하 시스템을 이용하여 주어진 대상자의 이야기 속 내용에 대해 추론하는 것을 돕는다. 임상추론을 지지하는 사고전략은 지역사회간호 상황에서 유용하다. 오마하 시스템의 추가적인 발달과 수정은 간호에서 다른 간호지식 발달과 함께 예술과 과학으로의 미래 간호지식 발달과 임상추론의 발전을 도모한다(Monsen et al., 2015).

요점 Key Points

- 건강관리가 지역사회로 이동하고 있다. 어떤 사람들은 지역사회간호가 전문적인 간호교육과 실무의 중요한 핵심이 될 것이라고 말한다.
- 오마하 시스템은 실무 기반의 분류 체계로 문제 영역, 중재, 결과로 구성된다.
- 오마하 시스템과 OPT 모델의 병합은 지역사회 환경에서 대상자가 필요한 간호에 대해 추론하기 위한 구조를 제공한다.

질문과 활동

1. 자신이 가지고 있는 지역사회 임상 경험을 떠올려보자. 지역사회에서 가정전문 간호사는 어떤 분류 체계를 사용하는가? 왜 그런 체계를 선택한 것인가? 현재 분류 체계의 발달로 비추어 봤을 때 사용하고 있는 체계의 장점과 단점은 무엇인가?

2. 리의 사례를 돌아보자. NANDA-I, NIC, NOC의 표준화된 용어와 분류 체계를 사용했다면 임상추론 웹을 어떻게 만들어졌는가?

3. 자신을 오마하 시스템을 사용하지 않는 지역사회 건강센터의 간호사라고 가정해 보자. 직장에서 오마하 시스템을 사용하게 하기 위한 논의를 시작해보자. 전문적 실무와 수준 높은 대상자 간호를 위한 지식 분류 체계의 가치를 설명해보자.

REFERENCES

Bowles, K. H. (2000). Application of the Omaha System in acute care. *Research in Nursing Health*, 23(2), 93–105.

Hitchcock, J. E., Schubert, P. E., & Thomas, S. A. (2003). *Community health nursing caring in action* (2nd ed.). Clifton Park, NY: Thomson Delmar Learning Inc.

Martin, K. S. (2005). *The Omaha System: A key to practice, documentation, and information management* (reprinted 2nd ed.). Omaha, NE: Health Connections Press.

Martin, K. S., Monsen, K. A., & Bowles, K. H. (2011). The Omaha System and meaningful use: Applications for practice, education, and research. *Computers Informatics Nursing*, 29(1), 52–58.

Martin, K. S., & Scheet, N. J. (Eds.). (1992). *The Omaha System: Applications for community health nursing*. Omaha, NE: WB Saunders Company.

Monsen, K. A., Banerjee, A., & Das, P. (2010). Discovering client and intervention patterns in home visiting data. *Western Journal of Nursing Research*, 32(8), 1031–1054.

Monsen, K. A., Holland, D. E., Fung-Houger, P. W., & Vanderboom, C. E. (2014). Seeing the whole person: Feasibility of using the Omaha System to describe strengths of older adults with chronic illness. *Research and Theory for Nursing Practice*, 28(4), 299–315.

Monsen, K. A., Peters, J., Schlesner, S., Vanderboom, C. E., & Holland, D. E. (2015). The gap in big data: Getting to wellbeing, strengths, and a whole person perspective. *Global Advances*, 4(3), 31–39.

Monsen, K. A., Schenk, E., Schleyer, R., & Schiavenato, M. (2015). Applicability of the Omaha System in acute care nursing for information interoperability in the era of accountable care. *American Journal of Accountable Care*, 3(3), 53–61.

Omaha System. Retrieved from http://www.omahasystem.org/

CHAPTER 15

임상감독을 위해 OPT 모델 사용하기

USING THE OPT MODEL FOR CLINICAL SUPERVISION

학습 목표

- 임상감독의 개념과 목적을 논의한다.
- OPT 모델이 어떻게 성찰을 촉진하고 임상감독 과정을 구성하는지 설명한다.
- OPT 모델이 어떻게 비판적, 창의적, 체계적, 복합적 사고기술의 발달을 돕는지 설명한다.
- 임상추론의 숙달성을 높이기 위해 감독 과정을 용이하게 하고 성찰적 사고기술의 개발과 습득을 돕는 일련의 질문을 논의한다.

건강관리 체계가 재구조화되고 재설계화될수록 간호사는 다른 간호사, 후배, 보조적인 보건의료 근로자들을 교육하고 감독할 기회를 얻게 된다. 복잡한 치료 상황에 대해 다른 사람들이 추론할 수 있도록 돕는 것은 어려운 일이다. 이번 장의 목적은 임상추론의 OPT 모델을 기틀로 사용하여 임상감독의 본질을 탐구하는 것이다. 복잡한 시나리오와 대상자 이야기에 임상추론의 OPT 모델을 체계적으로 사용하고 적용함으로써 간호상황에서 학문적, 실용적, 성공적 사고를 포함한 다양한 종류의 지능 개발을 지원한다. 임상추론의 OPT 모델을 지원하는 구조, 전략 및 전술을 사용하여 사람들이 다양한 의료 상황에서 필요한 비판적, 창의적, 시스템 및 복잡성 사고기술을 습득할 수 있다(Kuiper, Pesut, & Arms, 2016; Pesut, 2008). 임상추론 웹, OPT 모델 워크시트, 사고전략 워크시트와 같은 도구는 복잡한 상황에 대한 추론과 사고의 체계화를 돕고 교수-학습과 감독 과정을 지원할 수 있다(Kuiper, 2002; Kuiper, Pesut, & Kautz, 2009).

성찰적 사고 기술과 간호 지능 Reflective Thinking Skills and Nursing Intelligence

Robert Stenberg(1985, 1988)는 학문적 · 실용적 · 성공적 지능을 구분한다. 학문적 지능은 Intelligence Quotient(IQ) 검사로 측정할 수 있다. 학문적 문제는 '해야 한다'는 것에 초점을 맞춘 지식이다. 학문적 문제는 잘 정의되고, 다른 사람들에 의해 공식화되며, 보통 문제해결에 필요한 모든 정보와 함께 등장한다. 일반적으로, 학문적 문제는 정답을 얻기 위한 단 하나의 정답과 방법을 가지고 있다. 종종 학문적인 문제는 일상적인 경험과 관련이 없다. 반대로, 실용 지능은 모든 상황에 정신적 능력을 적용하는 능력으로 자기 자신이나 다른 사람, 그리고 과제를 관리하는 법을 학습하는 것이 포함된다. 세상 물정을 밝게 하는 측면의 실용 지능은 암묵적이며 경험을 통해 얻어진다.

Stenberg(1988)는 실용적인 문제가 학문적 문제와 다음 다섯 가지 측면에서 차이가 있음을 제시한다.

- 실용적인 문제는 잘 정의되어 있지 않고 다른 사람들에 의해 공식화되지 않는다.
- 종종 사람들은 문제를 해결하는 데 필요한 모든 정보를 가지고 있지 않다.
- 실용적 문제는 하나의 해답이 정해져 있지 않다.

- 일상생활의 경험을 통해 실용적 문제를 해결할 수 있다.
- 실용 지능은 '무엇이 효과가 있는가'에 초점을 맞춘 지식이다.

학술적 경험(이론)과 결합한 임상 대화, 지도 또는 감독을 통해 얻은 실제 경험은 간호 지식을 쌓고 개인 및 집단 간호 지능을 강화한다. 경험과 코칭이 연결되었을 때 실용 지능과 학업 지능의 결합은 높은 간호 IQ(Nursing Intelligence Quotient, [NIQ])의 발달을 도모한다.

예를 들어, Patricia Benner(1984)의 고전적인 작업은 시간이 지남에 따라 전문 지식을 개발하는 것과 관련이 있다. 간호사와 대화를 통해 그녀는 현실적인 간호실무에서 온 암묵적 지식 혹은 실용 지능을 "발견"하고 명백하게 했다. Benner(1984)는 다음의 실용적 간호 영역을 인지하고 정의했다.

- 도움의 역할
- 교육 및 코칭 기능
- 진단과 대상자 모니터링 기능
- 빠르게 변화하는 상황의 효과적 관리
- 치료적 중재와 요법의 집행과 모니터링
- 건강관리 실무의 질의 모니터링과 보장
- 조직적 영역과 직업 역할 역량

Benner(1984)는 단순히 어떤 것에 대해 "아는 것"과 "방법을 아는 것"을 구분한다. 그녀는 실용 지식이 과학 공식에 적용될 수 없다고 제시한다. Benner(1984)는 응용 분야의 지식 개발은 이론 기반의 과학 연구를 통해 실제 "노하우"를 확장하고 임상 경험을 통해 개발된 기존 "노하우"의 확장으로 구성되어 있다고 생각한다. 오늘날, 사례 연구 분석을 통한 학습을 위해서는 간호교육 및 다양한 사고 기술의 근본적인 발달(Benner, Sutphen, Leonard, & Day, 2009), 임상적 상황을 정리하기 위한 조금 더 의도적인 전략들(Dreifuerst, 2009, 2012) 그리고 시뮬레이션(Kuiper, Heinrich, Matthias, Graham, & Bell-Kotwall, 2008)이 요구된다.

간호 지능(NIQ)은 성찰에 의해 수정된 학문적이고 실용적인 지능의 기능이다. 이는 새로운 간호상황이나 문제에서 발생한 요구에 대응하는 능력이다. NIQ는 간호경험에서 학습한 것을 적용하는 능력이며, 간호지식 발달의 가이드로써 추론을 효과적으로 사용하는 능력을 의미한다. NIQ는 아는 것, 방법을 아는 것, 이유를 아는 것의 기능을 하며 의료진이 실무에서 호기심과 놀라운 감정을 유지하게 하는 기능이 있다. NIQ는 간호사들이 대상자 치료상황에 대해 성찰하는 방식으로 자신과 다른 사람들과 대화할 때마다 향상된다. NIQ의 공통분모는 행위를 성찰하는 것이다.

행위 성찰은 Donald Schon(1983)이 전문인이 생각하고 행동하는 과정을 설명하기 위해 사용한 용어로 실무 상황에 대하여 자기 자신과 다른 사람들과 의식적으로 대화하는 능력이다. 성찰적 실무는 간호를 위한 가치있고 중요한 패러다임이며 여러 상황에 대한 지식의 통합과 평생 학습을 지원하는 개념적 틀과 모델을 제공한다(Sherwood & Horton-Deutsch, 2012, 2015).

임상추론의 OPT 모델 사고전략인 자기대화, 프로토타입 확인, 스키마 찾기, 가설 세우기, 만약-그렇다면, 어떻게-그래서 사고, 비교분석, 병렬화, 재귀적 비교, 프레임 재구성, 성찰 점검은 행위 성찰의 구체적인 기법이다. 성찰적 기술은 간호사들이 불확실하고 독특한 상황을 다루는 간호 '예술'의 중심이다.

행위 성찰을 할 때, 그 사람은 실무 상황에서 과학적 학자가 된다. 과학적 학자로서 간호사들은 무엇이 효과가 있는지에 대해 관심을 두지만 어떤 것이 효과가 없는지에 대해서도 궁금해한다. 효과가 없는 것은 다음 조사 대상을 정확히 파악하는 데 도움이 된다.

간호사가 만나는 각 임상 사례, 시나리오, 상황은 행위 성찰을 통해 NIQ를 개발할 수 있는 기회를 제공한다. 코칭 및 임상감독은 동료와 동기들이 전문적 실무를 위해 필요한 탐구심과 선행 기술을 발달하기 위해 성찰할 수 있는 기회이다.

[멈춰서 생각해 보기]

1. 코칭과 임상감독이 어떻게 임상추론에 필요한 지식, 의도, 성찰, 호기심, 모호함에 대한 관용, 자존감, 전문적 동기의 발달을 도울 수 있는가?

임상감독과 성공적 지능의 발달
Clinical Supervision and the Development of Successful Intelligence

임상감독의 목적은 개인의 성공과 치료적 역량을 촉진하는 것이다. 임상감독은 사람들이 강점과 약점을 파악하여 강점은 강화하고 약점을 보완하여 궁극적으로 개인의 성공에 기여하는 대인관계 과정이다. Loganbill, Hardy와 Delwortrh(1982)는 '감독'을 한 사람이 다른 사람의 치료 능력을 촉진하는 집중적이고, 상호작용에 초점을 맞춘 일대일 관계로 정의한다. Webb(1997)은 임상감독이 여러 목적에 기여함을 다음과 같이 언급했다.

- 임상감독은 간호사들이 자신의 실무를 안전하고 지지적인 환경에서 탐구, 발견, 시험해 볼 수 있는 공식적인 체계를 설립한다.
- 임상감독은 개인이 대상자나 대상자 집단에게 더 향상된 간호를 제공할 수 있는 방법으로 자신의 생각과 행동을 개발하도록 한다.
- 임상감독은 간호사가 자신의 실무와 발전에 대한 책임을 받아들이도록 한다.
- 임상감독은 많은 것을 요구하는 건강관리 환경에서 오는 스트레스를 방지하는 목적을 지닌다.

임상감독을 통해 사람들은 실무 문제에 대해 배우고, 개발하고, 성찰할 수 있고, 간호 및 전문성 개발을 향상시키는 통찰력, 지원 및 지침을 얻을 수 있다(Pesur & Williams, 1990). 임상감독을 적극적으로 이용하는 것은 평생 학습을 유지하는 한 가지 방법이다.

[멈춰서 생각해 보기]

1. '임상감독'이란 용어를 생각하면 떠오르는 이미지, 인상, 연관성은 무엇인가?
2. 개인적으로 생각하는 코칭과 임상추론의 차이점은 무엇인가?
3. 임상감독이 가져야 할 자질과 특징은 무엇인가?
4. 임상감독이 나의 개인적 혹은 전문적인 발전과 NIQ 향상에 어느 정도로 도움이 되는가?

간호에서 임상감독과 코칭은 성공적인 지능 발달을 촉진한다. Stenberg(1996)는 무엇이 성공적인 지능을 구성하는지 개략적으로 정의한다. 성공한 지성인은 다음의 특성을 지니고 있다.

- 그들은 문제가 명백히 나타날 때까지 기다리지 않는다. 대신 문제의 존재가 커지기 전에 먼저 인지하고 해결 과정을 시작한다.
- 그들은 문제를 정확하게 정의하고 그에 따라 관련 없는 문제들을 해결하기보다는 직면한 문제들을 해결한다. 이렇게 하면 동일한 문제가 다시 발생하지 않는다. 또한 이런 사람들은 어떤 문제가 해결할 가치가 있는지 그렇지 않은지를 결정하기 위해 초기에 노력한다.
- 그들은 문제 해결을 위한 전략을 신중하게 수립한다. 서둘러서 나중에 전략을 다시 생각해야 하는 상황을 만들기보다는 장기적인 계획에 중점을 둔다.
- 그들은 문제에 대한 정보를 효과적으로 사용할 수 있는 방법에 중점을 두고 가능한 정확하게 문제에 대한 정보를 제시한다.
- 그들은 신중하게 생각하여 장 · 단기적인 자원들을 할당한다. 그리고 위험 보상 비율을 고려한 다음 수익을 극대화할 것이라고 생각하는 옵션을 선택한다.
- 그들은 항상 옳은 결정을 내리지는 않지만, 자신의 결정을 성찰하고 평가하여 발견된 실수를 바로잡는다.

[멈춰서 생각해 보기]

1. 복잡성을 탐색하는 데 있어 성공한 지성인의 특성을 검토하면서 나에게 필요한 강점과 학습은 무엇인가?
2. 임상감독 상황에서 만약 내가 감독관이거나 감독을 받는 사람이라고 할 때, 어떻게 성공적인 간호 지능을 가질 수 있는가?

감독관인지 감독을 받는 사람인지 여부와 상관없이 대부분의 감독은 이야기와 함께 시작한다. 이야기의 구성 요소를 공유함으로써 문제와 숙달되어야 하는 학습 도전 과제들을 개념화하고 프레임을 구성할 수 있다. 저자들은 임상추론의 OPT 모델이 비판적, 창의적, 체계적, 복합적 사고 기술의 습득을 증진하며, 감독 과정을 조직하고 지지하기 위한 전략과 전술, 도구를 제공한다고 믿는다. 이야기는 현재 상태의 과제를 구성하고 인식하는데 도움이 된다. 창의적 사고와 문제와 결과의 상호보완적 본질에 대한 심사숙고는 결과를 정의하고 명시하는 방법에 대한 통찰력을 얻게 한다. 결과가 결정되면, 지식 작업과 근거를 기반으로 중재를 결정하고 행동을 선택하여 상황을 해결할 수 있다. 최종적으로, 결과 달성에 대한 판단은 환자 치료 문제, 도전 및 성공에 대한 정신 모델과 스키마를 추가한다. 감독이라는 단어가 말 그대로 '감독'하는 것이기 때문에 감독관은 업무에 대한 책임감을 가지고 다른 사람의 업무를 감독하게 된다(Leddick, & Bernand, 1980).

임상추론의 OPT 모델은 감독받는 사람의 사고에 대한 관리를 생각하고 조직하는 유용한 방법이다. 간호실무를 위한 성찰적인 임상추론 사고기술은 비판적, 창의적, 복합적, 체계적 사고의 인지적이고 메타인지적 과정에 의존한다(Kuiper & Pesut, 2004). 양질의 대상자 중심적인 안전한 간호를 제공하기 위해 개별 대상자의 가치 및 선호와 함께 근거기반 가이드라인에서 벗어나는 적절한 시기를 알기 위해서는 임상적 전문지식, 임상추론 기술, 인지적 및 메타인지적 과정 등이 필요하다.

임상감독을 위해 임상추론의 OPT 모델 사용하기

Using the OPT Model of Clinical Reasoning for Clinical Supervision

지금까지 임상추론의 OPT 모델을 사용하여 대상자의 사례에 대한 추론의 구조를 잡았다. 이제는 그림 15.1에 나온 임상추론의 OPT 모델이 임상감독 영역에서는 어떻게 틀을 잡는지 확인해본다. 임상감독을 지지하는 요소와 질문이 OPT 모델에 나와 있다. 임상감독 영역에서 사고와 추론의 구조를 잡기 위해 임상추론의 OPT 모델을 사용하는 것은 개개인이 대상자 간호상황에서 임상추론을 적용하기 어려울 때 고려해야 하는 다양한 종류의 사고와 여러 수준의 관점을 갖게 한다.

학생들은 교육 임상감독과 가장 친숙하다. 이런 감독 경험은 학생이 대상자 간호를 위한 간호중재에 대해 학습하는 것을 돕는다. 학생들이 성숙함에 따라 자신감과 전문지식이 발달한다. 하지만 새로운 상황이 생겨나고, 그 상황에 대해 효과적으로 추론할 수 있는 경험이 없을 수 있다. 이런 상황에서는 임상감독을 찾는 것이 현명하다.

임상감독은 성찰적 임상 실무를 위한 여러 종류의 사고를 향상시키는 하나의 메커니즘이다. 마주한 상황, 관찰된 반응, 효과적인 치료 해결책에 대해 서로 대화함으로써 성찰이 증

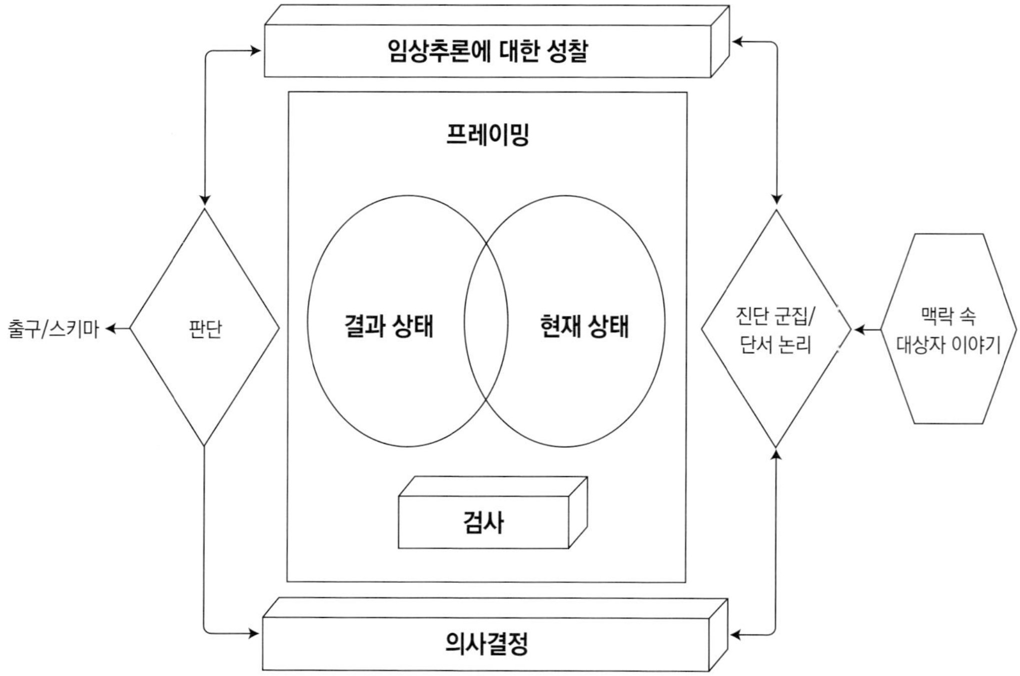

그림 15.1 임상추론의 OPT 모델
(Pesut & Herman, 1998, 1999)

가한다. 사례 연구, 대상자 간호문제 협의, 공식적 혹은 비공식적인 상담, 임상 사례의 사용이나 비판적 사건은 더 많이 성찰하게 하고 학생과 임상간호사 간의 대화를 증가시킨다. 사례가 어떤 점에서 비슷하고 다른지에 대한 논의는 성찰을 북돋고 임상적 지식을 쌓기 위한 또 다른 방법이다. 사고전략과 함께 임상추론의 OPT 모델은 사람들이 복잡한 상황에서 사고할 수 있게 돕는 구조와 기술을 제공한다. OPT 모델이 주어지면 임상감독은 모델의 구조와 유사한 일련의 질문과 대화를 통해 수행된다.

감독받는 사람이 구체적인 상황에 대해 추론하는 것을 돕기 위해 감독관이 임상추론의 OPT 모델을 구조의 틀로 잡고 사용할 수 있는 다양한 질문은 다음과 같다.

- 임상적인 맥락 속 상황 이야기를 말하라.
- 이야기/상황을 어떻게 필터링하고, 프레이밍하며, 초점을 맞추고 있는가?

- 임상적 상황에서 어떤 진단을 내릴 수 있는가?
- 어떤 근거가 진단을 지지하는가?
- 진단에 대해 어떤 결과를 염두에 두고 있는가?
- 추론 웹은 임상적 상황을 위한 진단 사이의 관계를 어떻게 밝히는가?
- 어떤 핵심 문제가 나타나는가?
- 현재 상태는 어떻게 정의되는가?
- 기대되는 결과는 무엇인가?
- 결과와 현재 상태의 상호보완적 짝 혹은 차이는 무엇인가?
- 기대되는 결과의 임상적 지표는 무엇인가?
- 어떤 검사/척도로 기대되는 결과를 평가할 수 있는가?
- 기대되는 목표 결과가 달성되었는지 어떻게 알 수 있는가?
- 어떤 임상적 결정이나 중재가 결과 달성에 도움이 되는가?

대부분의 임상감독은 임상적 문제에 대한 논의와 함께 시작한다. 감독 관계의 핵심 구성요소 중 하나는 감독받는 사람의 필터링, 프레이밍, 이야기에 관련된 초점에 대한 성찰을 돕는 것이다. 사실, 임상추론의 OPT 모델의 각각 부분은 성찰을 장려하는 질문의 초점이 될 수 있다. 임상감독관은 감독받는 사람들이 어떻게, 구체적으로는, 그들이 얼마나 비판적으로 각 요소에 대해 사고하는지 질문을 함으로써 그들의 숨겨진 가정, 가치, 신념, 아이디어를 알아낼 수 있고 명쾌하게 분석하고 이해할 수 있게 한다. 가끔 임상감독관은 새로운 방법으로 문제에 대한 프레임을 구성할 수 있도록 돕는다. 프레임이 구성되면, 결과가 분명해진다. 특정 결과 상태 기준과 현재 상태를 병렬화하거나 명시적으로 비교하는 것도 임상감독의 기회가 될 수 있다. 이러한 병렬을 통해 차이 분석이 이루어지고 이에 따라 검사를 위한 상태를 준비하게 된다. 간호의 목표가 현재 상태와 기대되는 결과 상태의 차이를 메우므로, 감독관은 감독받는 사람이 임상적 결정을 내릴 수 있도록 돕는다.

스키마 찾기, 프로토타입 확인, 비교분석의 사용과 적용을 통한 창의적 사고로 의사결정을 내릴 수 있다. 만약–그렇다면, 어떻게–그래서 사고와 가설 세우기를 통해 경쟁하는 대체 방안의 강점과 약점을 알아낼 수 있다. 감독관은 체계적인 방법으로 감독받는 사람이 사실과 지식을 기억하고, 프로토타입에 대해 추론하고, 스키마에 접근하고, 만약–그렇다면, 어떻게–그래서 사고와 비교분석, 마지막으로 재귀적 비교를 하도록 돕는 질문을 분명하게 할 수 있다. 예를 들어, "사실이 무엇인가", "이런 경험이 과거에 있었는가?"와 같은 감독 질문은 기억을 촉진하고 스키마 찾기를 가능하게 한다. "만약... 이렇다면 무슨 일이 생길 것인가?"는 가설 세우기와 만약–그렇다면, 어떻게–그래서 사고를 활성화할 수 있는 질문이다. "대상자 상태의 기초 자료가 무엇인가?"는 비교분석과 재귀적 비교 사고전략을 활성화하는 질문이다.

임상적 판단은 개인 및 시스템의 결과를 얻기 위해 중요하다. 이 과정에서 사고를 돕는 감독 질문은 "기대되는 결과를 이루었는가?", "기대되는 결과 기준에 근거했을 때 무엇이 부족한가?", "현재 이 사실들을 다루는 문제에 대한 다른 설명, 프레임, 관점이 있는가?"이다. 임상감독 대화 과정 동안 다른 질문들도 분명히 생겨나게 된다.

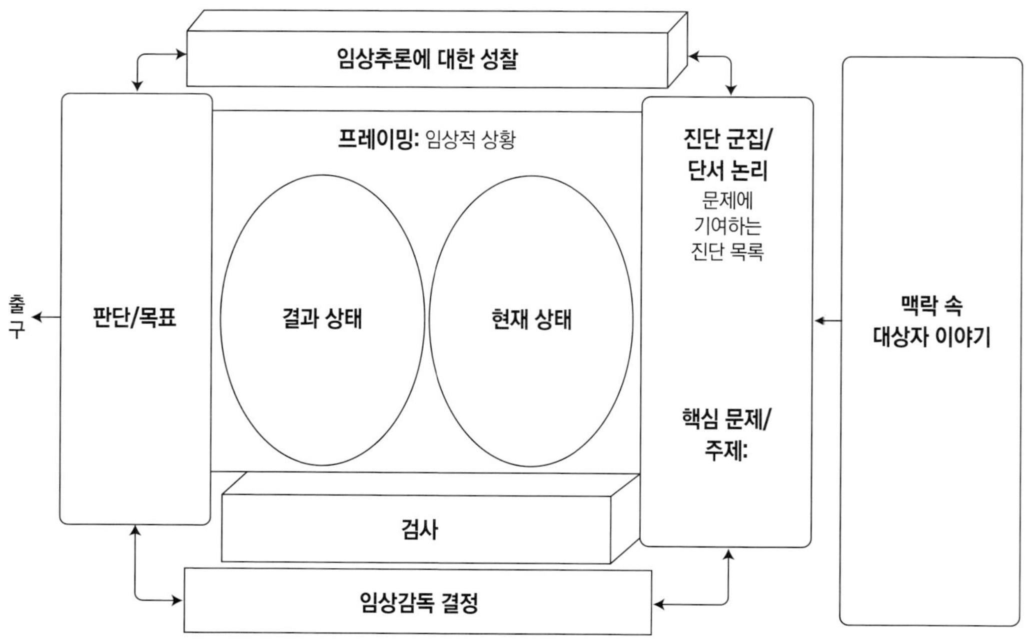

그림 15.2 임상감독을 위한 임상추론의 OPT 모델 워크시트

임상추론의 OPT 모델은 이야기, 프레임, 현재 상태~결과 상태, 검사, 판단의 구성 요소의 조직화를 통해 임상감독 과정을 구성한다. 빈틈없는 임상감독관은 임상추론을 위해 어떤 사고전략이 필요한지 알고 있다. 임상추론 웹과 OPT 모델 워크시트를 사용하여 구체적인 사례에 관련된 명쾌한 사고전략을 활용할 수 있다. 근본적으로, 감독을 잘하기 위해서는 임상적 문제를 다루는 방법에 대한 학습이 필요하다. 감독을 받는 사람들이 감독관을 롤 모델로 삼는 것이 중요하다. OPT 도구와 기술의 사용은 임상감독 과정의 효과와 효율을 높일 수 있다. 그 효과는 간호 전문직 실무의 일부분인 학문적, 실용적, 성공적인 간호 지능의 증진

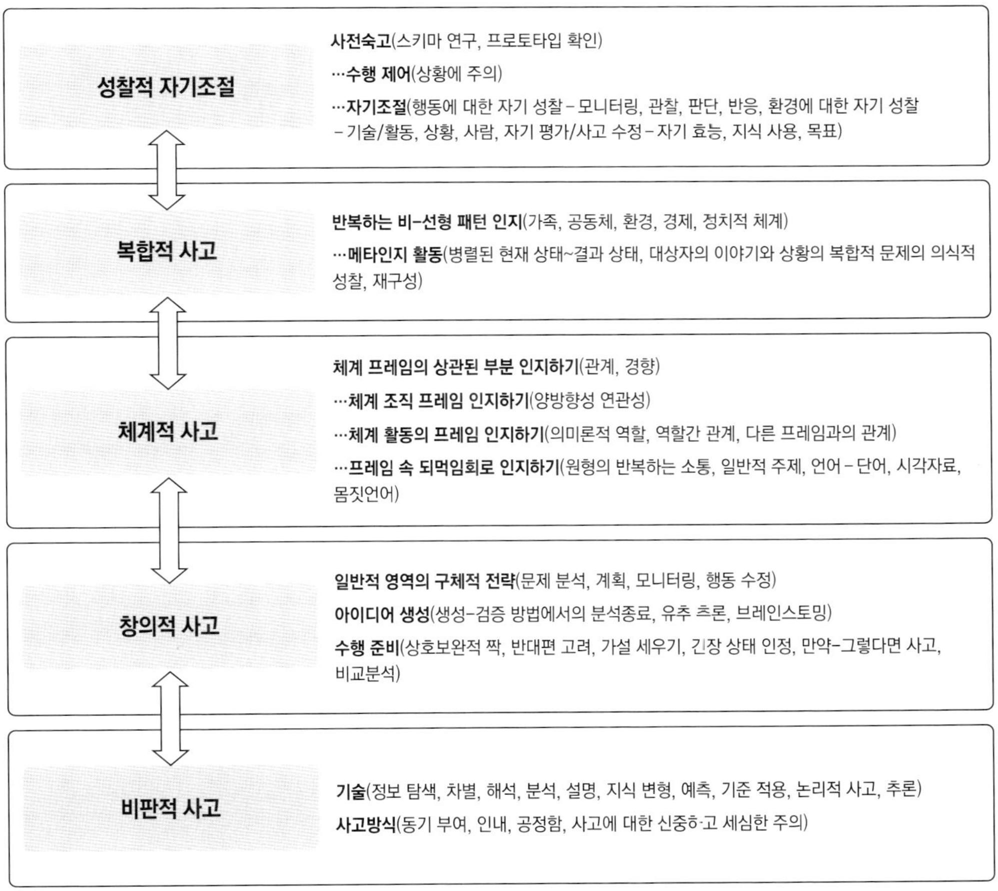

그림 15.3 임상추론을 위한 사고 기술

을 말한다. 그림 15.2는 빈 OPT 모델 워크시트이다. 감독받는 사람들과의 상호작용을 원활하게 하고, 그들의 사고를 지도하기 위해 이 구조를 어떻게 사용할 수 있는가?

그림 15.3에서 임상추론을 위한 필수적인 인지적 · 메타인지적 사고 기술의 개요가 서술되어 있다.

요약 Summary

학문적 지능만으로는 실제 환경에서 성공적인 성과를 거두기에는 부족하다. 성공적인 체계적 사고와 실용 지능이 필요하다. 간호 지능은 근무 중 호기심과 놀라움을 유지하는 의료진의 능력을 말한다. 간호 지능은 강인함을 인정하고 이해력, 기술, 능력의 장벽을 인식할 때 발달한다. 간호 지능은 간호사가 서로 대화를 나누고 암묵적인 지식을 명백하게 드러낼 때 임상감독과 성찰을 통해서 강화된다. 간호사-학자가 간호계에 존재하는 다양한 지능을 인지하고 그에 대해 논할 때, 그리고 간호과학의 실용적, 학문적 지식을 발달시키기 위해 얻은 통찰력을 이용할 때 간호 지능이 성장한다.

OPT 모델과 함께 사용되는 사고전략은 성찰 및 임상추론의 기법이기 때문에 임상추론 구조의 OPT 모델을 사용하면 임상감독을 안내하는 데 도움이 될 수 있다. 임상추론의 OPT 모델은 전문직 실무에 기여하는 분석적, 창의적, 실용적, 성공적 지능의 사용과 적용을 격려한다. 감독관은 임상추론을 위한 성찰과 많은 사고전략의 활성화를 유도하는 질문을 하는 중요한 역할을 한다.

요점 Key Points

- 임상감독은 예술이자 과학이다. 의료 환경이 구조 조정과 재설계를 경험함에 따라 간호사들은 다양한 보조 의료 종사자들을 감독하는 자기 자신을 발견할 것이다. 임상감독은 발달되어야 하는 기술이다.

- 감독은 한 사람이 다른 사람의 치료 역량을 촉진하기 위해 고안된 집중적이고, 상호작용에 초점을 맞춘 일대일 관계이다. 감독이란 단어는 말 그대로 '감독'한다는 뜻이다. 즉, 감독관은 양질의 업무에 대한 책임감을 가지고 다른 사람의 업무를 감독하는 사람이다.

- 임상감독은 간호사들이 자신의 실무를 안전하고 지지적인 환경에서 탐구, 발견, 시험해 볼 수 있는 공식적인 체계를 설립한다. 임상감독은 개인이 대상자나 대상자 집단에게 더 향상된 간호를 제공할 수 있는 방법으로 자신의 생각과 행동을 개발하도록 한다. 임상감독은 간호사가 자신의 실무와 발전을 위한 책임을 받아들이도록 하며, 많은 것을 요구하는 건강관리 환경에서 오는 스트레스를 방지하는 목적을 지닌다.

- 임상추론의 OPT 모델은 성찰을 장려하는 질문을 유도하는 구조가 될 수 있다. 임상감독관은 감독받는 사람들이 어떻게, 얼마나 비판적으로 각 요소에 대해 사고하는지 질문함으로써 그들의 숨겨진 가정, 가치, 신념, 아이디어를 알아낼 수 있고 명쾌하게 분석하고 이해할 수 있게 한다.

- 임상감독의 본질은 감독받는 사람이 임상추론을 위해 사고전략을 사용하는 것을 돕기 위해 감독관이 의식적으로 활동하는 것이다.

질문과 활동

1. 임상감독의 필수적 요소는 무엇인가? 직접 임상감독의 정의를 써 보고 동료와 논의해보자.

2. 임상감독관으로서의 기술을 얻기 위한 계획을 세워보자.

3. 임상추론의 OPT 모델에 근거하여 주머니 속에 넣어 다닐 카드에 적을 일련의 감독 질문을 만들어보자. 이 질문들이 기대되는 결과를 달성하기 위해 임상 상황을 성찰하기 위한 핵심 문제를 제기하는지 논해보자.

4. 후배 간호사를 감독하는 것은 동료를 감독하는 것과 어떻게 다른가? 이 차이점에 임상추론의 OPT 모델을 적용할 수 있는가?

5. 임상감독의 윤리적 · 법적 결과는 무엇인가?

6. 임상감독과 관련된 윤리적 · 법적 문제를 고려할 때 임상추론 구조의 OPT 모델을 준수하는 것이 어떻게 유용할 수 있는가?

REFERENCES

Benner, P. (1984). *From novice to expert: Power and excellence in nursing practice*. Menlo Park, CA: Addison-Wesley.

Benner, P., Sutphen, M., Leonard, V., & Day, L. (2009). *Educating nurses: A call for radical transformation (Vol. 15)*. Hoboken, NJ: John Wiley & Sons.

Benner, P. E., Tanner, C. A., & Chesla, C. A. (2009). *Expertise in nursing practice: Caring, clinical judgment, and ethics*. New York, NY: Springer Publishing Company.

Dreifuerst, K. T. (2009). The essentials of debriefing in simulation learning: A concept analysis. *Nursing Education Perspectives*, 30(2), 109-114.

Dreifuerst, K. T. (2012). Using debriefing for meaningful learning to foster development of clinical reasoning in simulation. *Journal of Nursing Education*, 51(6), 326-333.

Kuiper, R. (2002). Enhancing metacognition through the reflective use of self-regulated learning strategies. *The Journal of Continuing Education in Nursing*, 33(2), 78-87.

Kuiper, R., Heinrich, C., Matthias, A., Graham, M. J., & Bell-Kotwall, L. (2008). Debriefing with the OPT Model of Clinical Reasoning during high fidelity patient simulation. *International Journal of Nursing Education Scholarship*, 5(1), 1-14.

Kuiper, R. A., & Pesut, D. J. (2004). Promoting cognitive and metacognitive reflective reasoning skills in nursing practice: Self-regulated learning theory. *Journal of Advanced Nursing*, 45(4), 381-391.

Kuiper, R. A., Pesut, D. J., & Arms, T. (2016). *Clinical reasoning and care coordination in advanced practice nursing*. New York, NY: Springer Publishing Company.

Kuiper, R., Pesut, D., & Kautz, D. (2009). Promoting the self-regulation of clinical reasoning skills in nursing students. *The Open Nursing Journal*, 3, 76-85.

Leddick, G., & Bernard, J. (1980). The history of supervision: A critical review. *Counselor Education and Supervision*, 19, 186-196.

Loganbill, C., Hardy, E., & Delworth, U. (1982). Supervision: A conceptual model. *Counseling Psycholo gist*, 10, 3-42.

Pesut, D., & Herman, J. (1998). OPT: Transformation of the nursing process for contemporary practice. *Nursing Outlook*, 46, 29-36.

Pesut, D., & Herman, J. (1999). *Clinical reasoning: The art and science of critical and creative thinking*. New York, NY: Delmar Publishers.

Pesut, D., & Williams, C. (1990). The nature of clinical supervision in psychiatric nursing: A survey of clinical specialists. *Archives of Psychiatric Nursing*, 4(3), 188-194.

Schon, D. (1983). *The reflective practitioner*. New York, NY: Basic Books.

Sherwood, G., & Horton-Deutsch, S. (2012). *Reflective practice: Transforming education and improving outcomes*. Indianapolis, IN: Sigma Theta Tau International.

Sherwood, G., & Horton-Deutsch, S. (2015). *Reflective organizations: On the front lines of QSEN & reflective practice implementation*. Indianapolis, IN: Sigma Theta Tau International.

Sternberg, R. (1985). Implicit theories of intelligence, creativity, and wisdom. *Journal of Personality and Social Psychology*, 49(3), 607-627.

Sternberg, R. (1988). *The triarchic mind: A new theory of human intelligence*. New York, NY: Viking.

Sternberg, R. (1996). *Successful intelligence*. New York, NY: Simon & Schuster.

Sternberg, R. J. (1998). Metacognition, abilities, and developing expertise: What makes an expert student? *Instructional Science*, 26(1-2), 127-140.

Webb, B. (1997). Auditing a clinical supervision training program. *Nursing Standard*, 11(34), 34-39.

CHAPTER 16

미래 경향과 도전 과제

FUTURE TRENDS AND CHALLENGES

학습 목표

- 시뮬레이션 경험 이후, 성찰과 디브리핑을 증진하기 위해 임상추론의 OPT 모델을 어떻게 사용할 수 있을지 설명한다.
- 교육과정 통합과 간호 교육 프로그램에서 임상추론을 학습할 때 임상추론의 OPT 모델을 개념적 틀로 사용하는 것에 대해 논의한다.
- 임상추론의 OPT 모델이 어떻게 전문직종 간의 건강교육과 훈련 상황에서 교수 학습의 구조 및 모델로 사용되는지 설명한다.
- 간호사가 돌보는 대상자, 가족, 지역사회의 이익을 위해 사고 습관을 향상시키고 역량과 기술을 성장시키기 위해 어떻게 임상추론의 OPT 모델을 사용할 수 있을지 설명한다.

파트 I에서 대상자와 가족을 위한 간호계획과 목표한 우선순위의 검사, 중재, 치료에 대한 내용, 과정, 결과를 강조하는 구조로서 임상추론의 OPT 모델이 소개되었다. 또한 OPT 모델은 건강관리 결과를 달성했는지 평가하기 위한 방법으로 사용된다. 성찰적 임상추론과 과정에 연관된 사고전략에 대해 살펴보았다. 파트 II에서는 임상추론의 OPT 모델을 생애 전반에 걸친 건강관리 문제와 관련된 다양한 사례에 적용해보았다. 파트 III는 이 모델의 혁신적인 적용을 제안하고 설명했다. 그 예로, 14장에 나온 임상추론의 OPT 모델과 오마하 시스템이 지역사회 상황에 접목되었다.

OPT 모델은 임상감독을 위한 구조, 전략, 전술을 제공한다. 향후 모델이 지속적으로 발전할수록 모델을 다양하게 적용할 수 있으며 이는 독자들로 하여금 임상, 교육 연구, 가설 발달에 있어 모델을 추가적으로 활용하도록 영감을 줄 수 있다. 이번 장에서는 OPT 모델이 디브리핑, 교육과정 발전, 전문직종 간 교육과 훈련에 어떻게 사용될 수 있는지 논의한다.

OPT 모델: 시뮬레이션 디브리핑 OPT Model: Simulation Debriefing

시뮬레이션은 학생들이 실무 기술과 소통 전략을 개선하여 임상 환경에 적응할 수 있도록 돕기 위해 오랫동안 경험적 학습으로 사용되었다(Foronda, Gattamorta, Snowden, & Bauman, 2014; Feingold, Calauce, & Kallen, 2004; Kovalsky & Swanson, 2004). 시뮬레이션을 통한 경험은 임상 기술과 활동 학습에 발판이 된다. 임상추론 OPT 모델의 혁신적 사용 방법 중 하나는 급성 간호를 다룬 고충실도 시뮬레이션 경험을 위한 디브리핑 도구로 사용하는 것이다. 임상추론의 OPT 모델과 같은 교수 학습 전략을 사용하여 디브리핑을 구성하는 것은 교수진과 학생들에게 임상 및 시나리오 상황에 대한 토론 방향을 제공한다. 시뮬레이션에서 가장 중요한 활동 중 하나는 디브리핑이다. 이런 성찰 활동은 학생들이 임상적 전문 지식을 발전시키고 숙달하기 위하여 자신의 행동과 사고를 돌아보게 한다(Feltovich, Prietula, & Ericsson, 2006; Sundler, Pettersson, & Berglund, 2015). 디브리핑 과정은 학습의 분석을 넓히고, 학생들이 자신의 사고를 바로 잡고 더 향상된 수준의 인지를 발달시키도록 돕는다(Fanning & Gaba, 2007; Kuiper, Pesut, & Kautz, 2009; Rudolph, Simon, Dufresne, & Raemer, 2006).

디브리핑이 구조화될 때 시뮬레이션을 통한 정서적 · 행동적 학습이 일어난다(Petranek, Corey, & Black, 1992). 디브리핑이 구조화되지 않은 경우 학생의 반응은 다양한 수준의 인지 수준에 있을 수 있으며 향후 경험에 부적절할 수 있다(Patranek et al., 1992). 또한 Patranek et al.(1992)은 분석적 학습 기술을 발달하기 위해 쓰기의 중요성을 강조한다. OPT 모델 워크시트의 구조는 학생들이 자신의 사고를 정리하도록 돕고, 사례 시나리오의 본질적 요소를 제시하는 글쓰기 개요의 역할을 한다. 3장에서 나온 임상추론을 위한 사고의 종류는 시뮬레이션 후 디브리핑 활동에 유용하다. 특히, 학생들이 자기조절적인 성찰 질문을 다룰 때 조직화, 비교, 분류, 평가, 요약, 분석과 같은 인지적 비판적 사고전략이 설명된다.

임상추론의 OPT 모델이 고충실도 시뮬레이션 후 디브리핑에 효과적인 도구임을 제안하는 연구 근거가 있다(Kuiper, Heinrich, Matthias, Graham, & Bell-Kotwall, 2008). OPT 모델 워크시트가 성찰과 사고의 발판으로서 디브리핑에 사용될 때, 시뮬레이션 경험에 따른 임상추론이 향상된다. 프로젝트를 조직하고 지도하기 위해 구성주의 학습 이론이 사용되었다. 구성주의 이론은 사람과 상황 사이에서 상황 인지가 일어난다고 주장한다(Schunk, 2015). 이 전제는 학생들이 디브리핑에 사용한 OPT 모델 워크시트의 분석에 의해 측정된 고충실도 시뮬레이션 세계를 통한 문제 해결이 실제 임상 경험과 유사하다는 가설을 지지하였다. 학생들은 직접 시뮬레이션 전후의 OPT 모델 워크시트를 통한 디브리핑과 실제 임상적 경험 후의 디브리핑을 비교했다.

과거에 수업 과정에서 참여한 과제를 제외하고는 대상자 시뮬레이션에 노출된 적 없는 44명의 간호대학 4학년 학부생이 참여한 프로젝트가 시행되었다. 실제 임상 경험(다양한 중환자대상자 병동)과 시뮬레이션 경험(30~45분의 급성 대상자 사례) 후 디브리핑 시간에 OPT 모델 워크시트가 비교되었다. OPT 워크시트에서 두 집단($t=-1.321$, $p=.194$)의 측정 도구상 평균값 사이에 큰 차이가 없었다. 과거 조사 연구에서 평가자 간의 신뢰도가 통계적으로 유의하였다[(Kendall's coefficient: $W=.703$, $X2(24)=.573$, $p=.000$)](Kautz et al., 2009).

OPT 모델 워크시트의 점수는 시뮬레이션 디브리핑 후에 중재 나열, 검사 데이터 기록, 검사에 대한 판단 내리기, NANDA-I 진단을 사용하여 현재-결과 상태 연결에서 더 높았다. 피드백과 모니터링에 이어 사고전략을 연습하는 것은 효과적이고 효율적으로 과제를 수행하기 위한 고차적인 인지 기술과 전문 지식을 촉진한다(Feltovich et al., 2006; Kuiper & Pesut, 2004).

[멈춰서 생각해 보기]

1. OPT 모델을 사용한 디브리핑을 시뮬레이션 및 실제 실무와 결합하여 임상추론 개발을 촉진하는 방법은 무엇인가?

교육과정 통합: 교육과정에서 임상추론의 OPT 모델 사용하기
Curriculum Intergration: Using the OPT Model of Clinical Reasoning Across the Curriculum

OPT 모델의 또 다른 혁신적인 적용은 간호교육 프로그램의 커리큘럼 개발 및 통합과 관련이 있다. 저자는 간호사가 문제에 대한 진단을 내리고, 적절한 간호를 시작하며, 합병증을 관리하고 어려운 대상자 결과를 예방하기 위해 임상추론 기술을 필수적으로 가지고 있어야 한다고 주장한다(Lapkin, Levett-Jones, Bellchambers, & Fernandez, 2010). 간호교육 프로그램의 교수진은 임상추론 결과를 촉진하고 측정하는 교수 학습 전략이 제한적임에도 불구하고 학생들이 이러한 임상추론 기술을 배우고 습득하도록 도와야 한다(Boshuizen & Schmidt, 2000; Groves, O'Rourke, & Alexander, 2003; Hoben, Varley, & Cox, 2007; Kabanza, Bisson, Charneau, & Taek-Sueng, 2006; Liu, Chan, & Hui-Chan, 2000; McAllister & Rose, 2000; Norman & Eva, 2010; Rochmawati & Wiechula, 2010; Unsworth, 2001).

몇몇의 교육학자는 교육 내 패러다임의 전환이 필요하고, 가설-연역적인 추론 모델(Elstein, Shulman, & Sprafka, 1990)을 다양한 관점에서 맥락적이며 사회적으로 구성된 현실을 지원하는 내러티브 추론으로 대체해야 한다고 주장한다(Benner, Hughers, & Sutphen, 2008; Edwards & Richardson, 2008; Murphy, 2004). 간호학에서의 교육 및 인지 발달 연구는 임상 환경에서 대상자의 결과와 비판적 사고 사이의 관계를 일관되게 보여 주지 않았다. 개개인이 경험에서 의미를 찾고 대상자 결과가 달성됨에 따라 OPT 모델의 구조, 내용, 과정을 통해 실무 맥락에서 성찰적 사고를 촉진한다.

숙련된 추론은 지식과 기술에 있어 복잡하고 다차원적인 특징이 있다(Norman & Eva, 2010). 다른 사람들은 임상추론을 촉진하는 열쇠가 다양한 상황에서 연습을 통해 사례별로 저장된 지식의 은행을 구축하는 스크립트 또는 스키마를 공식화하는 것이라고 제안한다(Kabanza et al., 2006). OPT 모델의 반복은 실제 임상 상황에서 임상추론의 발달을 도와 직관과 통찰력을 강화할 뿐만 아니라 미래에 있을 대상자와의 상호작용에 영향을 준다.

임상추론의 OPT 모델은 문맥 의존적이고, 영역 특수적이며 재귀적인 과정 때문에 임상추론을 촉진하는 기준을 만족한다(Gillespie, 2010). 사고전략에서 파생된 임상추론 결과는 영역별 언어, 구조, 프로세스 간의 관계에서 나타났다. 영역 특수적 언어는 내용(임상용어)과 임상적 추론을 위한 환자 건강 문제를 정리하는데 사용되는 간호용어로 표현되는 지식이다.

표준화된 간호용어의 조직화된 사용을 통해 여러 연구에서 대상자 결과의 기록 방식에 개선이 있었다(Kautz, Kuiper, Pesut, & Williams, 2006; Muller–Staub, 2009). OPT 모델의 구조는 사고 활동의 발판으로 사용된다. 자기조절적인 성찰적 사고 과정은 경험들을 한 곳으로 모아 효율적인 추론을 강화한다. 그림 16.1은 임상추론 결과를 제공하는 틀에서의 내용, 구조, 과정의 관계를 나타낸다.

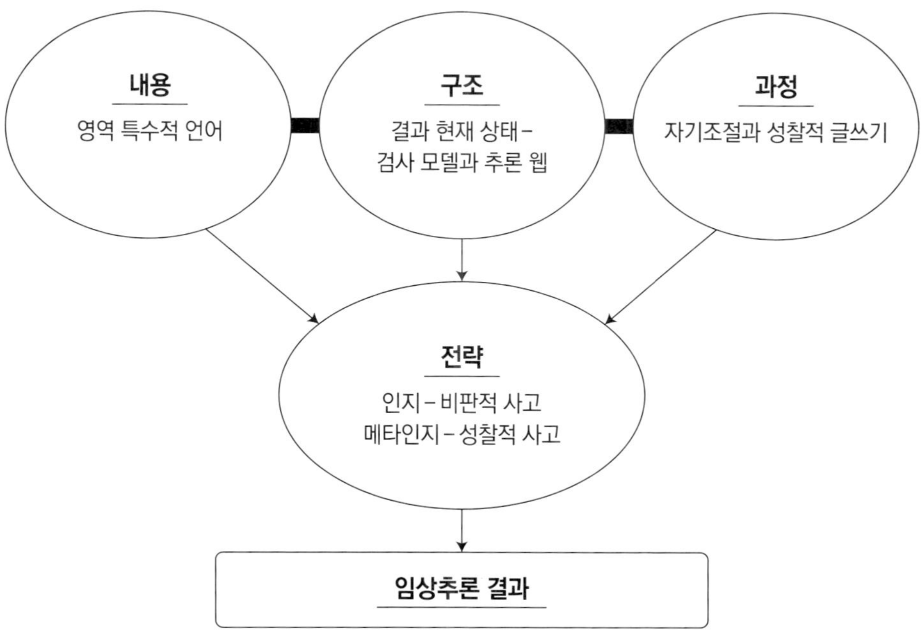

그림 16.1 내용, 구조, 과정 모델

연구에 따르면 임상추론의 OPT 모델을 통해 학생들이 더 높은 수준으로 사고하고, 대상자 문제에 대한 관심을 개선하였다(Kuiper et al., 2009). 학생들이 과거의 전통적인 간호계획 형식으로부터 벗어날 때, 이들은 OPT 모델 워크시트를 사용하는 것에 대해 열광하고 임상 과제를 더욱 대상자 중심으로 바라본다.

이러한 결과를 바탕으로 학생들이 다양한 전문 분야를 통해 발전하고, 보다 복잡하고 급성기인 대상자 배정을 통해 상급의 학습을 진행함에 따라 한 대학의 학부 교수진은 커리큘럼 전반에 걸쳐 임상추론의 OPT 모델을 통합한다(Kuiper, 2013). OPT 모델 워크시트의 사용은 강의에 따라 달라졌고 학생들은 단순히 책이나 아티클에서 이미 제시한 중재들을 모방하는 대신 개개인 대상자에게 특수한 간호계획을 직접 설립했다. 교수진은 임상추론의 OPT 모델을 교육과정에서 다음의 강의에 통합했다.

- 임상추론과 과학적 탐구: OPT 모델 워크시트는 한 강의에 한 부분씩 소개하고 실습하는 기초 과정이다.
- 성인간호학 I: 7개의 임상 과제에서 OPT 모델 워크시트가 완성된다.
- 정신간호학: OPT 모델 워크시트가 입원 대상자와 지역사회 환경에 사용된다(Bland et al., 2009).
- 모성간호학: 시뮬레이션 디브리핑과 3개의 임상 과제에서 OPT 모델 워크시트가 완성된다.
- 노인간호학/임종관리: 1개의 과제에서 장기적 간호에 대한 OPT 모델 성찰 활동이 사용된다.
- 아동간호학: OPT 모델 워크시트가 4번 완성된다.
- 지역사회간호학: 한 번의 포괄적인 가정간호 방문에 OPT 모델 워크시트가 사용된다.
- 성인간호학 II: 3개의 복잡한 중환자 문제에 대해 OPT 모델 워크시트가 완성된다.

이와 같은 OPT 모델의 통합은 임상 과제나 임상적 맥락이 각 분야 영역마다 다르기 때문에 모든 강의에 똑같이 적용되지 않았다. 하지만 모델과 교육방법을 프로그램에 일관적으로 사용함으로써 임상추론의 구조, 내용, 과정이 강화되었다. 반복적으로 모델을 적용해 보는 것은 특정한 사고방식을 생성하는 것에 기여하며 이로 인해 교육과정을 마치고 난 후 학생들은 사고를 위한 스키마와 틀을 습관적으로 갖고 있게 된다. 따라서 워크시트를 위한 발판이 더 이상 필요하지 않다.

이 통합의 결과는 높은 국가고시 합격률과 대학졸업자의 수행에 대한 고용주 만족도를 통해 측정할 수 있다. 최근 OPT 모델 통합 프로그램을 졸업한 학생은 OPT 모델을 통한 문제 해결 방식이 국가고시 시험을 통과하는 데에 도움을 주었다고 말하였다.

OPT 모델 교육방법의 성공적인 통합을 위해서는 연례 오리엔테이션 실시 또는 감독, 워크시트를 이해하고 사용하는 교수진이 새롭거나 이미 사용한 방법에 대한 검토가 필요하다. 많은 건강관리 교육자가 제시하는 대상자 결과는 학생들이 (1) 대상자와 그들의 문제를 대상자가 사는 환경을 고려하여 이해, (2) 사회적이고 현실적인 상황 속 문제에 대해 절차적인 내용 지식을 사용, (3) 대상자의 상태가 어떻게 변하고 관리되어야 하는지 이해, (4) 대상자가 자신의 간호활동에 참여하는지 고려를 하도록 돕는다는 점에서 매우 비슷하다(Liu et al., 2000). 임상추론을 평가하는 과정에서 학생들의 임상추론 능력과 대상자 문제를 해결하기 위한 역량을 성장시키기 위해서는 교수진의 지도, 모니터링, 전문 지식이 중요하다.

간호교육 과정에서 OPT 모델의 선정, 적용, 평가를 촉진하기 위해 다음의 내용을 제시한다.

- 임상 상황에서 임상추론을 연습해보자.
- 좋은 사고방식을 가지기 위해 발판 방식을 사용해보자.
- 메타인지적 임상추론을 강화하기 위해 성찰해보자.
- 임상추론 기술의 성장을 위해 풍부한 피드백을 제공해보자.
- 이런 기술을 새로운 실무 현장에 적용하기 위해 OPT 모델이 고취하는 사고전략을 연습해보자.

[멈춰서 생각해 보기]

1. 구조, 내용, 과정 모델이 어떻게 임상추론의 OPT 모델을 사용하며 나의 최근 수업 활동이나 학습 경험에 관련되어 있는가?
2. 교수진이 임상추론의 OPT 모델과 관련된 학생들의 사고전략과 전술의 숙달을 돕기 위해 어떤 구체적인 교수진의 발달, 멘토링, 지도가 필요한가?
3. 무엇이 교수진이나 학생들이 임상추론의 OPT 모델을 사용하는 것을 막는가?

OPT 모델과 전문직 간 교육 OPT Model and Interprofessional Education

OPT 모델의 혁신적 적용 및 사용의 마지막 예시는 전문직 간 교육에 관련되어 있다. 건강관리 전달 체계의 미래는 전문직 간 교육과 실무 모델에 대해 주의를 기울이는 것에 달려 있다. 간호사는 임상추론의 OPT 모델에 대해 동료들을 교육하고, 모델이 어떻게 건강관리의 조직화에 중요한 팀워크를 촉진하는지 보여준다. 최근 의학협회 IOM 보고서(2010)의 역량기반 교육은 모든 준비 수준에서 숙련된 의사결정, 질 강화 기술, 체계적 사고, 팀 리더십을 간호사가 갖추도록 하기 위해서 간호계 및 다른 건강관리 제공자의 교육에 포함되어야 하는 역량을 명시한다. 이런 역량은 전문직 간 팀워크에 관련된 지식, 기술과 능력, 대상자 중심의 간호, 정보 통신 기술의 사용, 윤리 규범 고취, 건강증진과 질병 관리를 위한 리더십 개발을 포함한다. 전문직 간 교육은 새로운 제공자들에게 최신 지식 개발, 근거기반 실무, 근거기반 교육 전략을 위한 기술을 준비해 주어야 한다.

ANA 간호업무의 범위와 표준(ANA, 2015)에서 교육 의무는 미래 의료 상황에서 건강관리조정에 필수적인 역할에 대한 간호사의 준비를 포함한다. 팀 기반, 대상자 중심의 간호를 촉진하기 위한 교훈적 · 임상적 경험과 함께 다른 이들과 협동하고 건강관리조정을 이루기 위한 임상추론을 교육하기 위해서는 교육전략이 필요하다(ANA, 2015; Kuiper, Pesut, & Arms, 2016; Lamb, Zimring, Chuzi, & Dutcher, 2010). 건강관리조정을 위한 임상추론은 간호사와 다른 전문직 간 팀의 모든 멤버가 다학제 팀의 중재 계획을 지원하는 실무 문제, 중재 및 결과에 대해 생각하고 성찰하도록 요구한다. 전문직 간 교육에 연관된 지식, 기술, 태도는 임상추론의 OPT 모델에 의해 강화되는 역량과 기술을 제공한다.

전문직 간 협동을 위해 교수진이 임상추론을 촉진하는 것을 돕는 몇 가지의 교육학적 전략은 학생들이 시뮬레이션이나 실제 임상 환경에서 팀으로 함께 작업하고 상호작용할 기회를 제공하는 것이다. 임상추론의 OPT 모델을 여러 다른 학문의 학생들에게 사용하는 것은 개인 수준을 넘은 체계적 사고를 조성한다. 건강관리조정을 위한 임상추론의 복잡성은 개인 대상자를 생각하면서 동시에 조직적 · 체계적 문제에 대해 협동하는 전문직 간 팀에서 근무해야 한다는 사실에서 비롯된다. 임상추론을 위해서는 대상자 중심, 팀 중심, 체계 중심 추론의 여러 수준의 관점을 동시에 고려해야 한다.

선행 연구들에서는 전문직 간 건강관리 교육과정에 관한 교육적 의제를 제시한다. 의제는 학생들이 전문직 간 역량과 전문직 경계를 인지하고 전문직 간 관계를 성찰하며, 자기 자신, 다른 이와 건강관리 전달 팀 안에 존재하는 고정관념을 학생들에게 제공하는 것을 목표로 전문직 간 의료 커리큘럼을 둘러싼 교육 의제를 제안한다(Thistlewaite, 2012). 임상추론 전략 및 도구와 함께 전문직 간 교육과정을 발달시켜야 하는 이유는 학생들이 전문직 간 임상 학습 경험을 통해 자신감, 역량, 소통을 학습하고 팀워크의 명확한 역할을 이해하면 대상자 건강관리를 향상할 수 있기 때문이다(Morphet et al., 2014). 임상추론의 OPT 모델이 제공하는 메타 모델 구조는 필터링, 프레이밍, 여러 건강관리 학문에서 온 초점과 합쳐져 임상추론, 전문직 간 이해, 팀워크를 지지한다.

전문직 간 팀워크를 위한 임상추론의 OPT 모델은 팀 기반 관리, 의사결정, 대상자 결과에 대한 판단을 지지하는 다음 세대의 혁신적 모델과 건강관리조정의 관점을 제공한다.

[멈춰서 생각해 보기]

1. 대상자와 가족의 욕구를 다루기 위한 건강관리를 조정하기 위해서 필터링, 프레이밍, 초점 맞추기, 전문직 간 건강관리 팀 일원들 사이의 표준화된 용어와 소통이 임상추론에 얼마나 중요한가?

2. 구조, 내용, 과정 모델이 어떻게 나의 전문직 간 팀워크를 강화할 수 있는가?

3. 주어진 최신의 건강관리 맥락에서 어떻게 임상추론의 OPT 모델을 전문직 간 감독에 사용할 수 있는가?

요약 Summary

이번 장에 나온 OPT 모델의 세 가지의 다른 혁신적 이용 방법은 (1) 임상 시뮬레이션에 따른 디브리핑 도구, (2) 성찰적 임상추론 교육 방법을 교육과정에 통합하는 방법, (3) 건강관리 전달의 미래를 위한 전문직 간 교육과 팀워크를 향상하는 도구이다. 그리고 아직 설명되지 않은 OPT 모델의 다른 사용법이 존재한다. OPT 모델은 건강관리 환경에서 추론과 사고를 강화하는 가치 있는 도구로 진화하고 있다. 다양한 방법으로 임상추론을 촉진하는 도구의 유연성은 상황 인지와 구성주의적 가설에 기반을 둔다. OPT 모델은 다양한 임상 상황과 맥락에서 학생들과 간호 제공자들에 의해 사용될 수 있으며, 더 나아가서 건강과 안녕을 증진하기 위해 대상자와 가족의 교육에도 이용될 수 있다.

요점 Key Points

- 임상추론의 OPT 모델은 시뮬레이션 경험의 디브리핑 도구로 사용될 수 있다. 임상추론의 OPT 모델과 같은 교수 학습 전략과 함께 디브리핑의 구조화를 통해 교수진과 학생들은 사고와 임상추론에 대한 논의의 방향을 잡을 수 있다.
- 임상추론의 OPT 모델은 간호 프로그램의 교육과정에 통합될 수 있다. 임상추론을 촉진하는 것은 시간이 지나면서 문제를 진단하고, 적절한 간호를 시작하며, 합병증을 관리하고, 좋지 않은 대상자의 결과를 예방하는 학생들의 능력을 강화한다.
- 임상추론의 OPT 모델은 전문직 간 교육 경험에 통합될 수 있다. 다른 영역의 전문직 종사자들과 함께 일하는 간호사들은 다른 학문들이 어떻게 간호 계획 활동을 필터링, 프레이밍하고 초점을 맞추는지 이해하고 존중함으로써 건강관리를 조정할 수 있다.

질문과 활동

1. 임상추론의 OPT 모델에 근거하여, 시뮬레이션 후 디브리핑 과정에서 자신에게 물어볼 수 있는 질문을 만들어보자. 질문들은 기대되는 결과를 달성하거나 달성하지 못한 시뮬레이션의 성찰을 위한 핵심 문제를 제기하는지 논해보자.
2. 시뮬레이션 후 디브리핑이 실제 임상 경험 후 디브리핑 하는 것과 어떻게 같고 다른가? 그 차이를 OPT 모델이 어떻게 보여주는가?
3. 간호 프로그램과 특정 교육과정을 떠올려보자. 각 과정에서 성찰적 임상추론을 강화하기 위해 OPT 모델을 어떻게 통합할 수 있는가?
4. 전문직 간 교육의 필수 요소는 무엇인가? 전문직 간 교육의 정의를 직접 작성해 보고 친구들과 공유해보자.
5. 전문직 간 팀에게 임상추론의 OPT 모델을 소개하기 위한 계획을 세워보자.

REFERENCES

American Nurses Association (ANA). (2015). *Nursing: Scope and standards of practice* (3rd ed.). Silver Spring, MD: American Nurses Association.

Benner, P., Hughes, R. G., & Sutphen, M. (2008). Clinical reasoning, decision making, and action: Thinking critically and clinically. In R. G. Hughes (Ed.), *Patient safety and quality: An evidence-based handbook for nurses* (pp. 1–23). Washington, DC: Association for Healthcare Research and Quality. Retrieved from https://archive.ahrq.gov/professionals/clinicians-providers/resources/nursing/resources/nurseshdbk/nurseshdbk.pdf

Bland, A. R., Rossen, E. K., Bartlett, R., Kautz, D.D., Carnevale, T., & Benfield, S. (2009). Implementation and testing of the OPT Model as a teaching strategy in an undergraduate psychiatric nursing course. *Nursing Education Perspectives*, 30(1), 14–21.

Boshuizen, H. P. A., & Schmidt, H. G. (2000). The development of clinical reasoning expertise. In J. Higgs & M. Jones (Eds.), *Clinical reasoning in health professions* (pp. 15–22). Edinburgh, Scotland: Butterworth Heinemann.

Edwards, I., & Richardson, B. (2008). Clinical reasoning and population health: Decision making for an emerging paradigm of health care. *Physiotherapy Theory & Practice*, 24(3), 183–193. doi:10.1080/09593980701593797

Elstein, A. S., Schulman, L. S., & Sprafka, S. A. (1990). Medical problem solving: A ten-year retrospective. *Evaluation and the Health Professions*, 13(5), 5–36.

Fanning, R. M., & Gaba, D. M. (2007). The role of debriefing in simulation-based learning. *Simulation in Healthcare*, 2(2), 115–125.

Feingold, C. E., Calauce, M., & Kallen, M. A. (2004). Computerized patient model and simulated clinical experiences: Evaluation with baccalaureate nursing students. *Journal of Nursing Education*, 43(4), 156–163.

Feltovich, P. J., Prietula, M. J., & Ericsson, K. A. (2006). Studies of expertise from psychological perspectives. In K. A. Ericsson, N. Charness, P. J. Feltovich, & R. R. Hoffman (Eds.), *Cambridge handbook of expertise and expert performance*, pp. 41–67. New York, NY: Cambridge University Press.

Foronda, C., Gattamorta, K., Snowden K., & Bauman, E. B. (2014). Use of virtual clinical simulation to improve communication skills of baccalaureate nursing students: A pilot study. *Nurse Education Today*, 34(6), e53–e57.

Gillespie, M. (2010). Using the Situated Clinical Decision-Making framework to guide analysis of nurses' clinical decision-making. *Nurse Education in Practice*, 10(6), 333–340. doi:10.1016/j.nepr.2010.003

Groves, M., O'Rourke, P., & Alexander, H. (2003). The clinical reasoning characteristics of diagnostic experts. *Medical Teacher*, 25(3), 308–313. doi:10.1080/0142159031000100427

Hoben, K., Varley, R., & Cox, R. (2007). Clinical reasoning skills of speech and language therapy students. *International Journal of Language & Communication Disorders*, 42(1), 123–135. doi:10.1080/13682820601171530

Institute of Medicine (IOM). (2010). *The future of nursing: Leading change, advancing health*. Retrieved from http://www.nap.edu/catalog/12956.html

Kabanza, F., Bisson, G., Charneau, A., & Taek-Sueng, J. (2006). Implementing tutoring strategies into a patient simulator for clinical reasoning learning. *Artificial Intelligence in Medicine*, 38(1), 79–96. doi:10.1016/j.artmed.2006.01.003

Kautz, D., Kuiper, R., Bartlett, R., Buck, R., Williams, R., & Knight-Brown, P. (2009). Building evidence for the development of clinical reasoning using a rating tool with the Outcome-Present State-Test (OPT) Model. *Southern Online Journal of Nursing Research*, 9(1).

Kautz, D.D., Kuiper, R., Pesut, D. J., & Williams, R. L. (2006). Using NANDA, NIC, and NOC (NNN) language for clinical reasoning with the Outcome-Present State-Test (OPT) Model. *International Journal of Nursing Terminologies and Classifications*, 17(3), 129–138.

Kovalsky, A. A., & Swanson, R. (2004). Integration of patient care simulators into the nursing curriculum can enhance a student's ability to perform in the clinical setting. *Dean's Notes*, 25(5), 1–3.

Kuiper, R. (2013). Integration of innovative clinical reasoning pedagogies into a baccalaureate nursing curriculum. *Creative Nursing*, 19(3), 128–139. Retrieved from http://dx.doi.org/10.1891/10784535.19.3.128

Kuiper, R., Heinrich, C., Matthias, A., Graham, M. J., & Bell-Kotwall, L. (2008). Debriefing with the OPT Model of Clinical Reasoning during high fidelity patient simulation. *International Journal of Nursing Education Scholarship*, 5(1), 1–14.

Kuiper, R. A., & Pesut, D. J. (2004). Promoting cognitive and metacognitive reflective reasoning skills in nursing practice: Self-regulated learning theory. *Journal of Advanced Nursing*, 45(4), 381-391.

Kuiper, R. A., Pesut, D. J., & Arms, T. (2016). *Clinical reasoning and care coordination in advanced practice* nursing. New York, NY: Springer Publishing Company.

Kuiper, R., Pesut, D., & Kautz, D. (2009). Promoting the self-regulation of clinical reasoning skills in nursing students. *The Open Nursing Journal*, 3, 76-85. Retrieved from http://doi.org/10.2174/1874434600903010076

Lamb, G., Zimring, C., Chuzi, J., & Dutcher, D. (2010). Designing better healthcare environments: Interprofessional competencies in healthcare design. *Journal of Interprofessional Care*, 24(4), 422-435.

Lapkin, S., Levett-Jones, T., Bellchambers, H., & Fernandez, R. (2010). Effectiveness of patient simulation manikins in teaching clinical reasoning skills to undergraduate nursing students: A systemic review. *Clinical Simulation in Nursing*, 6(6), 207-222. doi:10.10116/j.ecns.2010.05.005

Liu, K. P. Y., Chan, C. C. H., & Hui-Chan, C. W. Y. (2000). Clinical reasoning and the occupational therapy curriculum. *Occupational Therapy International*, 7(3), 173-183.

McAllister, L., & Rose, M. (2000). Speech-language pathology students: Learning clinical reasoning. In J. Higgs & M. Jones (Eds.), *Clinical reasoning in health professions* (pp. 205-213). Edinburgh, Scotland: Butterworth Heinemann.

Morphet, J., Hood, K., Cant, R., Baulch, J., Gilbee, A., & Sandry, K. (2014). Teaching teamwork: An evaluation of an interprofessional training ward placement for health care students. *Advances in Medical Education and Practice*, 5, 197-204. Retrieved from http://dx.doi.org/10.2147/AMEP.S61189

Muller-Staub, M. (2009). Evaluation of the implementation of nursing diagnoses, interventions, and outcomes. *International Journal of Nursing Terminologies Classifications*, 20(1), 9-15. doi:10.1111/ j.1744-618X.2008.01108.x

Murphy, J. I. (2004). Using focused reflection and articulation to promote clinical reasoning: An evidence based teaching strategy. *Nursing Education Perspectives*, 25(5), 226-231.

Norman, G. R., & Eva, K. W. (2010). Diagnostic error and clinical reasoning. *Medical Education*, 44(1), 94-100.

Petranek, C. F., Corey, S., & Black, R. (1992). Three levels of learning in simulations: Participating, debriefing and journal writing. *Simulation & Gaming*, 23(2), 174–185.

Rochmawati, E., &c Wiechula, R. (2010). Education strategies to foster health professional students' clinical reasoning skills. *Nursing & Health Sciences*, 12(2), 244–250.

Schunk, D. (2015). *Learning theories: An educational perspective* (7th ed.). Upper Saddle River, NJ: Pearson Education Inc.

Sundler, A. J., Pettersson, A., & Berglund, M. (2015). Undergraduate nursing students' experiences when examining skills in clinical simulation laboratories with high-fidelity simulators: A phenomenological research study. *Nurse Education Today*, 35(12), 1257-1261.

Thistlewaite, J. (2012). Interprofessional education: A review of context, learning and the research agenda. *Medical Education*, 46(1), 58-70.

Unsworth, C. A. (2001). The clinical reasoning of novice and expert occupational therapists. *Scandinavian Journal of Occupational Therapy*, 8(4), 163-173.

용어사전

OPT 모델 임상추론의 맥락과 내용을 걸러 내기, 구상하기 및 초점을 맞추고 대상자의 현재 상태 자료와 결과 상태를 병렬화하는 동시에 성찰적 자기 모니터링을 강조하는 임상추론의 동시 반복 모델. 이 도델의 임상 의사결정은 간호중재 선택과 관련됨. 이 모델의 임상적 판단은 원하는 기준 결과 상태와 현재 상태 사이의 일치 또는 테스트 결과에 의미를 부여함

가설 일련의 사실을 설명하고 추가 조사를 통해 테스트할 수 있는 설명을 결정하는 것

간호 건강과 능력의 보호, 촉진 및 최적화하여 질병 및 부상을 예방하고 치유를 촉진하는 것. 인간의 반응을 진단하고 치료를 통하여 고통을 완화시키며 개인, 가족, 지역사회 및 인류를 돌보는 가치를 옹호(American Nurses Association [ANA], 2015)

간호 지능지수 간호 경험으로부터 배운 것을 적용하고 간호 지식 개발을 위한 가이드로 추론을 효과적으로 사용하는 능력

간호과정 건강의 실제 또는 잠재적인 변화에 대한 개인 또는 그룹의 반응을 식별하고 치료하는 데 초점을 맞춘 다섯 부분으로 구성된 체계적인 임상결정 방법. 간호사정, 진단, 계획, 수행, 평가를 포함(MediLexicon International, 2016)

간호과학 논리를 사용하여 대상자 문제를 이해하고 해결하는 간호

간호관리최소데이터세트 광범위한 의료 시스템 속에서 여러 데이터 사용자의 정보 요구를 충족하는 간호의 관점과 관련된 일관된 정의 및 범주를 가진 변수의 집합

간호기술 인간의 존엄성을 배려하고 존중하며 영성, 건강, 공감, 상호 존중 및 파트너십, 우호적 협력관계를 포용하는 대상자 간호에 대한 접근 방식(ANA, 2015)

간호목표 대상자에게 기대되는 최종 상태를 결정하는 과정

간호분석 대상자/가족 치료 프로그램을 둘러싼 결과를 개선하기 위한 목표로 의사결정을 유도하는 자료를 설명, 예측, 처방 및 비교하는 자료의 광범위한 사용

간호성과분류 다양한 대상자 및 가족 상태, 행동 또는 간호 수행에 반응하는 간호적 민감 대상자 변화 시스템

간호정보 간호, 간호정보 및 지식을 정보통신기술과 통합하여 전세계 사람, 가족 및 지역사회의 건강을 증진하는 과학 및 실습

간호중재분류 영역, 주제, 수행의 세 가지 수준으로 구성된 간호중재를 표준화하기 위한 분류체계

간호진단 삶의 과정에서 실제 또는 잠재적인 건강 문제에 대한 개인, 가족 또는 지역사회의 반응에 대한 임상적 판단(NANDA A-I, 2009)

검사 현재 상태와 결과 상태를 병렬화하고, 현재 상태 데이터와 특정 결과 간의 비판적 일치를 평가하는 과정

결과 상태 프레임 및 초기 현재 자료에서 파생된 대상자의 원하는 조건 및 원하는 조건을 정의하는 기준

결과 중심적 사고 결과 또는 최종 결과를 강조하는 사고

계획(간호과정의 한 부분) 대상자 또는 상황에 대해 원하는 결과를 달성하기 위한 전략을 설계하는 것(Carpenito, 2017)

과학적 방법 문제가 식별되고 문제에 대한 해결책이 가정되며 해결책을 테스트하기 위한 실험이 설계되는 문제해결 설계 접근 방식

귀납적 추론 세분화된 것에서 일반적인 것으로의 추론

단서 임상추론을 위한 데이터 역할을 하는 사람이 표시하는 징후, 증상, 행동 또는 특성

단서 논리 생물-심리-사회-영적 사실, 표준화된 용어 시스템 데이터 및 진단 가설 간의 기능적 관계의 고려함. 임상추론 시나리오를 위한 조직 틀을 구축하기 위해 임상추론 웹에서 단서 및 개념의 귀납적, 연역적 및 후향적으로 연결하는 성찰적 의사결정 과정

단서 연결 프레이밍, 결과 설명 및 테스트 설정을 안내하는 패턴을 형성하기 위해 둘 이상의 단서를 군집화하는 과정

대상자 중심적 사고 치료적 협력을 통해 문제를 변화시키는 것에 대해 생각하고 성공을 달성하기 위해 대상자 및 가족의 필요와 문제를 반영하는 것

대상자의 맥락적 이야기 대상자와의 의사소통(언어적 및 비언어적), 신체사정, 보호자 및 가족 면담, 이전 의학적 기록에서 파생된 대상자 이야기의 핵심 문제

동시적 사고 복잡성 사고와 추론을 지지하는 사실, 개념 및/또는 원칙을 동시에 고려하는 것

만약-그렇다면, 어떻게-그래서와 같은 방식의 사고 아이디어와 결과를 논리적 순서로 연결하는 사고전략

메타인지 점검 자기 관찰, 자기 교정, 자기 강화, 특정 작업이나 상황에 대한 자신의 생각을 스스로 평가하기 위해 참여하는 과정

반복적 사고 동시적 사고와 추론을 위해 규칙, 전략 또는 전술을 반복적으로 사용

변증법적 사고 차이점에 대한 이해와 모순되는 입장, 정보 및 태도에 대한 여러 관점을 포함하는 분석적 사고 및 추론 전략

병렬화 지정된 결과 상태의 기준과 현재 상태 자료를 나란히 비교

복합적 사고 특정 대상자 이야기에 포함된 관계 간의 복잡성에 대한 이해와 모든 유형 사고와의 결합

북미간호진단협회 개별 간호 실무 영역 내에 있는 간호진단을 개발, 구성 및 테스트하는 수단을 제공하기 위해 1973년에 설립된 조직(Carpenito, 2017)

분류 정렬된 카테고리로 명명 분류

브레인스토밍 문제의 정의, 해결책 생성, 해결책 판단 기준 설정, 그리고 결과를 위한 최상의 해결방법을 선택하는 것

비교분석 상충되는 두 대안의 강점과 약점을 고려하는 과정

비판적 사고 해석, 분석, 평가 및 추론과 그 판단의 근거가 되는 근거적, 개념적, 방법론적, 기준적 또는 맥락적 고려 사항에 대한 의도적, 규제적 판단(Facione, 1990)

비판적 사고 기술 해석, 분석, 추론, 설명, 평가 및 자기조절 기술(Facione & Facione, 1996)

사고전략 간호사가 성찰적 임상추론에 참여할 때 사용하는 특정 인지 및 메타인지 기술 및 전략

사정 대상자의 건강, 가족 그리고 커뮤니티와 관련된 데이터 및 정보의 수집하는 것

생성과 검사 전략 지식을 사용하여 가능한 해결책의 계층을 만들고 후속 해결책을 선택하는 것

성찰 대상자의 상황에 대해 고려하는 동시에 자신의 생각을 관찰하는 과정이며 가능한 최상의 사고과정을 달성하는 것을 목표로 함

성찰 점검 자기 모니터링, 자기 교정, 자기 강화, 특정한 상황이나 일에 대한 자신의 사고에 대한 평가를 의도적으로 사용하는 과정(Herman, Pesut, & Conard, 1994; Uiper & Pesut, 2004; Pesut & Herman, 1992; Worrell, 1990)

성찰적 사고 사고전략의 의식적 적용, 자기대화의 기능적 관계, 프로토타입 확인, 스키마 찾기, 가설 세우기, 만약-그렇다면, 어떻게-그래서 사고, 병렬화, 비교분석, 재귀적 비교 및 프레임 재구성

수단 목표 분석 문제 상황을 좋은 영역의 지식과 경험적 상황을 비교하는 것

스키마 복잡한 현실이나 경험과 관련된 패턴을 설명하고 인식을 돕거나 반응을 안내하는 데 도움

스키마 연구 현재 상황에 적용될 수 있는 과거 경험의 일반적 또는 특정 성향을 평가하는 것

시나리오 가정되거나 입증된 일련의 사건의 개요

역량 무엇인가를 잘하는 능력

연역적 추론 일반적인 것에서 세분화된 것으로 추론

오마하 간호분류 시스템 지역사회 및 가정간호 실무와 관련된 문제와 수행을 분류하고 코드화하는 체계적인 수단

웹 잇고 엮기 고객의 건강 상태와 관련된 진단 가설 간의 기능적 관계를 분석하고 종합하기 위해 사고전략을 사용하는 과정

유추 어떤 한 상황을 지식과 경험에 의해 이미 드러나 있는 것에 비교하는 것

의사결정 원하는 결과 상태의 달성을 촉진하는 행동 사이에서 중재를 고려하고 선택

임상감독 사람들의 강점을 식별하고, 약점을 파악하며, 강점을 활용하고, 약점을 보완 또는 수정하고, 성공에 기여할 수 있도록 설계된 전문직 간 과정

임상추론 간호사가 대상자의 현재 상태와 원하는 결과 상태 사이를 대조해 보기 위해 내용을 거르고, 프레임을 만들고, 초점을 맞추고, 병렬화 및 테스트하는 데 사용하는 간호실무에 포함된 성찰적, 동시적, 비판적, 창의적, 체계적이고 복잡한 사고 과정

임상추론 웹 시스템 및 복잡성 사고 문제에서 파생된 간호문제들 간의 기능적 관계를 시각적으로 표현하여 간호 조직의 초점이 되는 핵심 문제를 수렴하고 식별하는 것

임상판단 의료 서비스 제공자가 결과–현재 상태–검사(OPT) 모델의 '결과' 상태의 검사 또는 차이분석에서 파생된 근거에 속성을 부여하는 의미

자기 대화 자신의 생각을 자신에게 표현

자기조절 개인이 목표 달성을 향한 행동, 인지 및 감정을 적극적으로 추구하고 유지하는 메타인지 과정(Zimmerman & Schunk, 2001)

재구성 일련의 단서, 웹 논리, 테스트, 결정 또는 판단이 주어진 상황의 내용 또는 맥락에 다른 의미를 부여하는 것

재귀적 비교 현재 사례를 기준으로 하여 표준에 대한 질을 측정한 후 상태를 판단

저인지 설득력있는 의사소통이나 행동을 유도하는 아이디어를 구조화 할 적합한 단어나 언어가 없어 표현하거나 의사소통 할 수 없음

전자의무기록 표준화된 용어에서 파생된 의료 및 간호 자료를 획득하고 저장하는 수단

중재(간호과정의 한 부분) 교육 및 건강 증진과 관련된 치료 조정 및 활동을 포함하는 치료 계획의 실행

지식 작업 임상적 용어를 배우기 위해 읽기, 암기, 훈련, 쓰기 및 복습을 적극적으로 사용하는 것(Kuiper, Pesut, & Arms, 2016)

진단(간호과정의 한 부분) 실질적 또는 잠재적인 간호진단, 문제 또는 문제들 결정하기 위한 데이터 분석(Carpenito, 2017)

진단 가설 위험이 높은 결과를 설명하기 위한 상황에 대한 설명과 추측

창의적 사고 문제를 해결하기 위해 연관성, 속성, 요소, 이미지 및 작용을 생성하여 임상추론을 지원하는 메타인지 과정(Peseta, 2009)

체계적 사고 구분, 체계/시스템 규칙, 관계 규칙 및 관점 규칙에 주의를 기울여 아이디어 또는 사물을 구분하여 부분적으로 나누거나 전체로 묶거나 서로 관련 지음(Cabrea & Cabrera, 2015)

치료적 협력 적절한 의료 서비스의 제공을 촉진하기 위해 대상자를 포함하여 치료에 참여하는 두 명 이상의 참가자 간의 대상자의 치료 활동을 조직하는 것(Agency for Healthcare Research and Quality [AHRQ], 2014)

치료적 협력을 위한 임상추론 시간과 의료 상황 및 서비스 전반에 걸쳐 문제, 중재 및 결과를 해결하기 위해 사람들을 돌보고 치료하는 공동 작업에 대한 역할 관계의 실질적 문제, 상호 의존성 및 상호 연결을 결정하기 위한 비판적, 창의적 시스템 및 복합적 사고의 적용

코칭 지도자와 지도를 받고자 하는 개인 간의 협력 관계. 시간 제한적이고 집중적이며 대화를 통하여 고객이 목표를 달성하도록 도움(Donner & Wheeler, 2009)

판단 현재 상태와 특정 결과 상태를 비교한 검사에서 도출된 결론. 판단은 결론, 임상결정, 새로운 검사, 재구성 또는 추론 작업의 종료로 이어짐

평가(간호과정의 한 부분) 결과 달성을 위한 과정의 결정

표준화된 용어 공통의 의사소통 수단을 제공하기 위해 직업 내에서 일반적으로 이해하는 어휘 및 언어

프레이밍 상황에 맞게 고객의 상황의 주제 또는 의미를 도출하는 과정에 대한 인식과 행동에 영향을 미치고 안내하는 내적인 구성

프로토타입 확인 비교분석을 위해 모델 또는 교과서 사례를 참조 요즌으로 사용하는 것

필터링 대상자 돌봄 시나리오에 대한 자료를 수집하기 위해 사용하는 지식과 관점을 의식하는 과정. 분야마다 대상자 자료를 다르게 필터링함. 대상자 이야기와 관련된 중요한 사실을 선별하고 선택

핵심 문제 임상추론 웹에 표현된 개념 및 진단 가능성의 분석 및 종합을 기반으로 추론 및 치료 계획을 안내하는 대상자 이야기의 중점이 되는 지원 요소

현재 상태 대상자의 초기 상태는 단서 논리에서 파생되고 간호 활동 및 결정의 결과이며, 시간이 지남에 따라 변경되는 표준화된 용어로 정의됨. 검사 당시의 대상자 상태를 의미

찾아보기

ㄱ

가설 세우기 _ 52, 53, 88, 89, 320

간호결과분류 _ 30

간호결과분류체계 _ 8

간호계획 _ 123, 176, 230, 260, 286

간호과정 _ 4, 5

간호관리최소데이터세트 _ 25, 30

간호실무 데이터 분류 운영위원회 _ 29

간호실무 데이터의 수준 _ 22

간호업무 _ 14

간호업무의 범위와 표준 _ 4, 5

간호영역 _ 129, 184

간호의 과학과 예술 _ 7

간호정보와 데이터 세트 평가 센터 _ 28

간호중재분류 _ 30

간호중재분류체계 _ 8

간호 지능 _ 332

간호진단 _ 5, 72

간호진단과 연결선 _ 129, 184

간호진단 사이의 웹 연결 _ 68

간호최소데이터세트 _ 24, 25, 30

개인 수준의 데이터 _ 23

건강 관련 행위 영역 _ 311, 312, 319, 321

검사 _ 79, 134, 162, 189, 216, 244, 272, 297, 326

결과 _ 32, 72, 314

결과 상태 _ 79, 84, 134, 161, 188, 215, 243, 271, 296, 326

결과 중심의 사고 _ 84

결과-현재 상태-검사 _ 84

계획 _ 7

과학 _ 14

국제간호실무분류 _ 8, 30

국제표준검사용어코드 _ 8, 31

귀납적 _ 64

규범적 가정 _ 45

기능적 _ 32

기능적 영역 _ 33

ㄴ

네트워크/지방정부/국가 수준 _ 25

ㄷ

단위/조직 수준 _ 23

대상자 이야기 _ 122, 175, 201, 228, 257, 285, 317

대체의료청구코드 _ 8, 31

데이터의 요소 _ 25

디브리핑 _ 348

ㅁ

만성 질병 _ 284

만약-그렇다면 _ 54, 89, 321

만약-그렇다면 비교법 _ 47

만약-그렇다면 사고 _ 81

만약-그렇다면 사고의 활성화 _ 88

맥락 속 대상자 _ 63

맥락 속 대상자 이야기 _ 131, 159, 186, 213, 241, 294

메타인지적 _ 42, 88

메타인지적 사고 _ 43

목표 _ 313

문제 _ 311

문제 영역 _ 312

문제측정척도 _ 314

미국간호협회 _ 4

ㅂ

반복되는 사고 _ 12

반복적 사고 _ 78

발전 _ 7

범위 _ 14

변증법적 _ 64

변증법적 사고 _ 64

병렬화 _ 52, 54, 88, 90, 324

복합적 사고 _ 43, 44, 49, 341

북미간호진단 _ 30

북미간호진단분류 _ 8

브레인스토밍 _ 44, 47

비교분석 _ 52, 54, 88, 89, 322

비판적 사고 _ 5, 8, 44, 341

ㅅ

사고전략 _ 51, 88, 91

사정 _ 7

사정 영역 _ 105

사회적 인지 이론 _ 46

생리적 _ 32

생리적 영역 _ 33

생산 및 검증 _ 47

성찰적 사고 기술 _ 332

성찰적 자기조절 _ 43, 44, 45, 341

성찰 점검 _ 52, 55, 108, 110, 327

수단-결과 분석 능력 _ 47

수술간호데이터세트 _ 8, 31

스키마 찾기 _ 52, 72, 73, 320

실용 지능 _ 332

심리사회적 _ 32

심리사회적 영역 _ 33

ㅇ

어떻게-그래서 사고 _ 54, 89, 321

연역적 _ 64

예술 _ 14

오마하 시스템 _ 8, 31, 34, 310

오마하 시스템 영역 _ 311
완화간호 _ 284
유추 _ 47
의사결정(중재) _ 325
임상간호분류 _ 31
임상간호분류체계 _ 8
임상적 결정 _ 97
임상추론 결과 _ 109
임상추론 웹 _ 13, 126, 177, 208, 261, 287, 317
임상추론 웹 만들기 _ 236
임상추론의 OPT 모델 워크시트 _ 65, 101, 109

ㅈ

자기대화 _ 51, 52, 72, 73 319
자기 모니터링 _ 42, 45
재귀적 비교 _ 52, 55, 90, 100, 104, 325
저인지 _ 43
전문직 간 교육 _ 354
전자의무기록 _ 28
중재 _ 7, 72, 135, 163, 190, 217, 245, 273, 298, 313
중재 분류 _ 32
증상관리 _ 284
지식 작업 _ 51, 52, 72
지지적 간호 _ 284
진단 _ 32
진단 군집/단서 논리 _ 65, 67, 131, 160, 186, 213, 241, 269, 270, 294

ㅊ

창의적 문제-해결 과정 _ 46
창의적 사고 _ 43, 44, 46, 341
체계적 사고 _ 43, 44, 47, 341
초점 맞추기 _ 83

ㅋ

코칭 _ 333, 334

ㅍ

판단 _ 99, 137, 165, 192, 219, 247, 274, 299
패러다임 가정 _ 45
평가 _ 7
표준 _ 14
표준의료용어체계 _ 8, 31
표준화된 용어 _ 6, 14, 26
프레이밍 _ 79, 80, 133, 160, 187, 214, 242, 295
프레임 재구성 _ 52, 55, 104, 327
프로토타입 확인 _ 52, 53, 72, 320
필수적인 특징 _ 14
필터링 _ 78, 79

ㅎ

학문적 지능 _ 332
핵심 쟁점 _ 66, 67
행위 성찰 _ 334
현대 간호실무 _ 14

현재 상태 _ 79, 133, 161, 188, 214, 243, 270, 296, 326

호스피스 간호 _ 284

환경적 _ 32

환경적 영역 _ 33

흐름 _ 6

A

ABC _ 36

APIE _ 7

C

CCC _ 36

I

ICNP(International Classification of Nursing Practice) _ 8

N

NANDA-I _ 7

NANDA-I classification _ 8

O

OPT 모델 _ 8, 11, 101, 139, 167, 194, 221, 249, 276, 300

OPT 모델 워크시트 _ 101

P

Perioperative Nursing Data Set _ 8

Peter Senge _ 81